DIKTATOREN IM SPIEGEL DER MEDIZIN

ANTON NEUMAYR

DIKTATOREN IM SPIEGEL DER MEDIZIN

NAPOLEON • HITLER • STALIN

Umschlagbilder: Napoleon: Stich des 19. Jahrhunderts, Privatbesitz
Hitler: Foto Heinrich Hoffmann, aus: Hitler in den Bergen, 1938
Stalin: Bildarchiv Preußischer Kulturbesitz

VORWORT

Im vorliegenden Buch soll der Versuch unternommen werden, den spektakulären Aufstieg und das klägliche Ende jener drei politischen Gestalten einer medizinischen Analyse zu unterziehen, die den Lauf der europäischen Geschichte während der vergangenen zwei Jahrhunderte in außergewöhnlicher Weise beeinflußt haben und deren Herrschaft bis heute allerorts ihre Spuren hinterlassen hat.

Die Weltgeschichte verzeichnet zwar ähnliche wirkungsmächtige Gestalten, die kometengleich die politische Weltbühne betraten und mit ihrer an Naturgewalten erinnernden Energie und fast dämonischen Überzeugungskraft ungeheure Menschenmassen für ihre persönlichen, egoistischen Ziele zu organisieren vermochten. Mit Napoleon hielt jedoch jener Typus von Machtbesessenheit Einzug in die Geschichte, dessen menschenverachtendes Handeln und Treiben Dimensionen annahm, die alles bisher Dagewesene in den Schatten stellten. Bedenkenlos waren die drei von mir ausgewählten historischen Gestalten bereit, Hekatomben von Menschen am Altar ihrer Machtgier, ihrer Ruhmessucht, ihrer sadistischen Rachlust oder ihrer krankhaften Wahnideen zu opfern, unter schamloser Vorspiegelung ehrenhafter nationaler oder ideologischer Beweggründe.

Die grauenhaften Ereignisse auf den europäischen Schlachtfeldern um 1800, in den sowjetischen GULAGs und in den deutschen Konzentrationslagern sowie die unvorstellbaren Menschenrechtsverletzungen bis hin zum Völkermord wurden in zahllosen einschlägigen Biographien und historischen Abhandlungen mehr oder weniger detailliert beschrieben und je nach Gesinnung der jeweiligen Autoren kommentiert. Nur wenige Publikationen hingegen waren bisher bemüht, sich die Frage zu stellen, welche Faktoren an der Entwicklung solch unheimlicher geschichtlicher Gestalten mitwirkten und welche spezifischen psychologischen Merkmale vorherrschen müssen, um zu einem derart brutalen und rücksichtslosen Vorgehen überhaupt fähig zu sein und gleichzeitig eine fast unbeschränkte Macht über Millionen von Menschen zu erlangen. Ist es doch heute vor allem für jüngere Menschen schier unerklärlich, wieso man damals den utopischen und irrealen Wahnvorstellungen eines einzelnen derart verfallen konnte und warum man für die Verwirklichung der vom jeweiligen Idol vorgezeichneten Ziele gleichsam in einer Art Massenhysterie bereit war, selbst das eigene Leben freudig hinzugeben.

Die vorliegende medizinische Analyse soll sich deshalb nicht nur mit der Aufklärung somatischer Erkrankungen befassen, wie sie unter Berücksichtigung unseres derzeitigen medizinischen Wissens aus der biographischen Anamnese mit großer Sicherheit möglich ist und vor allem bei Napoleon eine Korrektur mehrerer medizinischer Irrtümer notwendig machte. Größeres Interesse beanspruchen zweifellos die erarbeiteten Psychogramme sowie die psychiatrischen, psychohistorischen und vor allem kriminalpsychologischen Überlegungen zu Hitler und Stalin, weil auf diese Weise manche der begangenen Handlungen und Verbrechen unserem Verständnis nähergebracht werden können. Zweifellos wird bei Wahrung einer schonungslosen Objektivität, wie sie bei einer medizinischen Untersuchung selbstverständliche Voraussetzung ist, manch ein chauvinistisch oder ideologisch verblendeter Leser desillusioniert werden. Andererseits ist jedoch zu erwarten, daß bei Kenntnis des wahren Charakters eines durch gezielte Propaganda heroisierten Idols manche überkommenen und gedankenlos aufgenommenen Vorstellungen bereitwillig über Bord geworfen werden. Und nicht zuletzt wird wohl manchem bewußt werden, wie verantwortungslos man eigentlich handelt, wenn man sich kritikschwach und unter dem verführerischen Einfluß demagogischer Überredungskünste in den Dienst von irrealen Wahnvorstellungen egoistischer, vom Machtrausch besessener Volkstribunen stellt. Für eine solche Bewußtseinsbildung ist es allerdings notwendig, die vielen bestehenden Legenden endgültig zu Grabe zu tragen und einem realistischen Bild jener drei historischen Gestalten der neueren europäischen Geschichte zum Durchbruch zu verhelfen. Der Blickwinkel der Medizin bietet dafür eine hervorragende Hilfe.

In diesem Sinne ist dieses Buch nicht nur für medizinisch und historisch interessierte Leser gedacht, sondern für jeden politisch denkenden Menschen mit intaktem Sozialgewissen.

Wien, Jänner 1995   *Anton Neumayr*

NAPOLEON BONAPARTE

Was Napoleon wirklich tat, wird auf die Dauer das sein,
was er in Gerechtigkeit tat,
was die Natur mit ihren Gesetzen bestätigen wird.
Was an Wirklichkeit in ihm war: das, und weiter nichts,
wird von Bestand sein.
Alles übrige war Rauch und Schutt.

Thomas Carlyle,
Über Helden, Heldenverehrung und das
Heldentümliche in der Geschichte, 1841

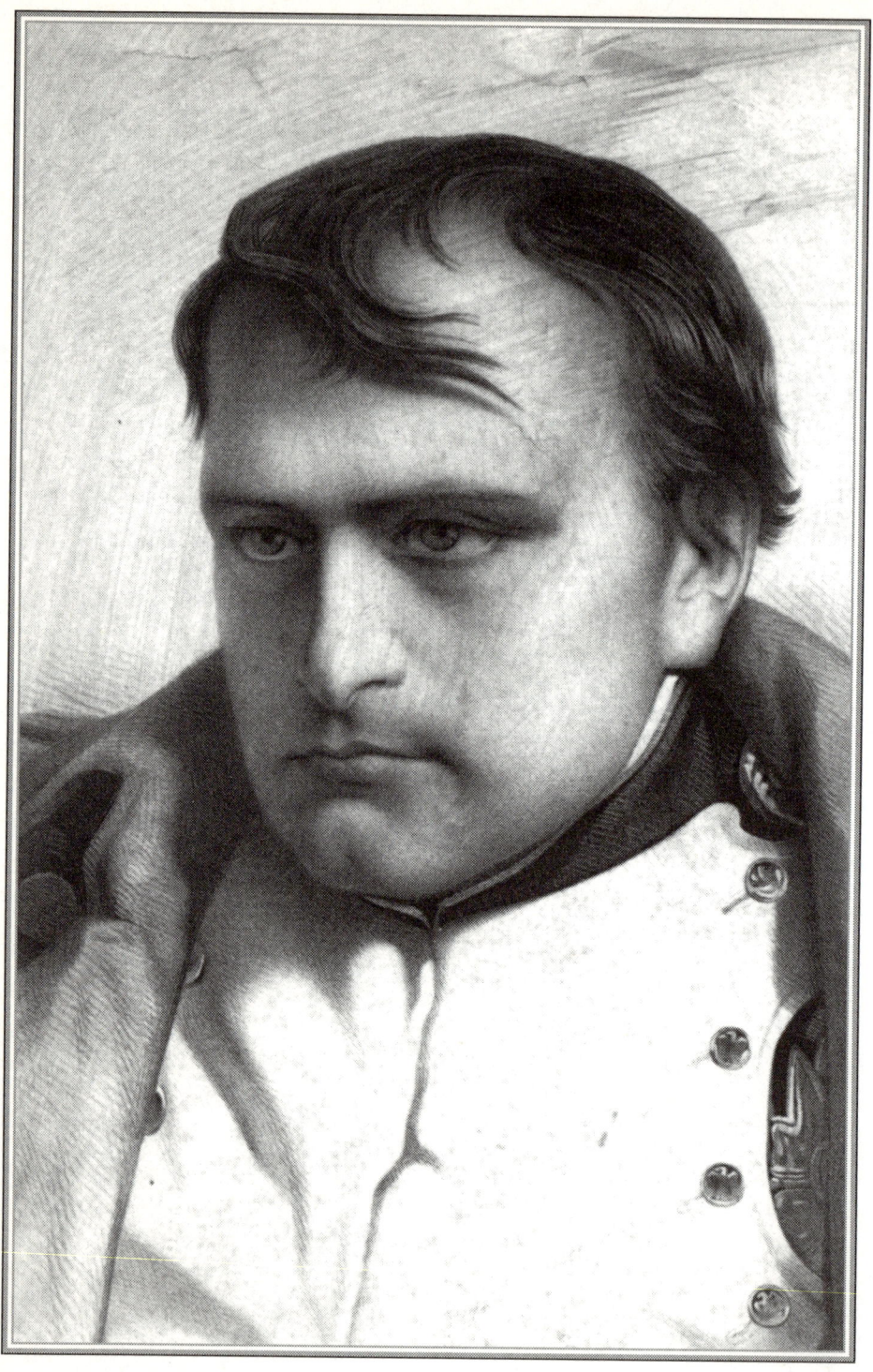

Die Legende, wonach das Ziel Napoleons die Freiheit der Völker gewesen sei, an deren Verwirklichung ihn nur seine Feinde – mit Großbritannien an der Spitze – gehindert hätten, schuf er selbst in den Jahren seiner Verbannung auf St. Helena. Und da sie später von Napoleon III. noch erweitert und romantisch verbrämt wurde, wirkt sie auch heute noch spürbar in manchen Kreisen und literarischen Schriften nach. Erst in den letzten Jahrzehnten wurde vor allem von Frankreich aus ein realistischeres und differenzierteres Bild Napoleons entworfen, in welchem sein Wirken, sowohl als Kraft der Zerstörung wie auch als Kraft des Aufbaus, erkennbar und seine Rolle als wesentlicher Mitgestalter der modernen europäischen Geschichte ins rechte Licht gerückt wird. Als Wegbereiter des neunzehnten Jahrhunderts vereinigte er in genialer Weise die Ideen der Aufklärung und der Französischen Revolution mit einem absolutistischen Herrscherwillen. In seinem uferlosen Machtdrang entfesselte er weit über den bourbonischen Machtbereich Ludwigs XIV. hinaus in weiten Teilen Europas die Zerstörung des *ancien régime*, wodurch gewaltige Kräfte in politischer und wirtschaftlicher Hinsicht freigesetzt wurden. In Frankreich ist bis auf den heutigen Tag in der Rechtssprechung und in vielen Verwaltungsbereichen sein ordnender und fortschrittlicher Geist spürbar geblieben, und auch in Italien und Deutschland, wo er dem modernen Staatsgedanken und Nationalempfinden zum Durchbruch über feudale Sonderrechte und kleinstaatliche Zersplitterung verhalf, setzte Napoleon den Entwicklungsprozeß zum Rechts- und Nationalstaat in Gang.

So ist es nicht verwunderlich, daß das dichterische Bild Napoleons im neunzehnten und teilweise sogar noch im zwanzigsten Jahrhundert zwei Gesichter aufweist, je nachdem, von wem es entworfen wurde: das des brutalen Tyrannen, des machtbesessenen Größenwahnsinnigen und des Scharlatans auf der einen Seite, jenes des gefeierten Vollenders der Revolution, des Völkerbezwingers und Übermenschen auf der anderen Seite. Einhellig bestaunt, von seinen Truppen vergöttert und von seinen Gegnern vielfach nachgeahmt wurde Napoleon als Feldherr. Sein sagenhafter Aufstieg vom korsischen Rebellen zum Kaiser der Franzosen und zum Beherrscher des europäischen Kontinents läßt ihn in den Augen der Welt als eine einzigartige welthistorische Persönlichkeit erscheinen, die sich im Grunde jedem Versuch einer rationalen Erfassung entzieht und auf welche ohne Zweifel das Prädikat „der Große" zuträfe, wie es Jacob Burckhardt einmal so treffend umschrieb: „Die Geschichte liebt es bisweilen, sich auf einmal in einem Menschen zu verdichten, welchem hierauf die Welt gehorcht. Die großen Individuen sind die Koinzidenz des Allgemeinen und des Besonderen, des Verharrenden und der Bewegung in einer einzigen Persönlichkeit. Sie resümieren Staaten, Religionen, Kulturen und Krisen."

Obwohl es Napoleon nicht gegeben war, durch politische Reden die Massen in seinen Bann zu ziehen oder Menschen durch die Gewalt seiner Stimme für sich bzw. für seine weitgespannten Ideen zu gewinnen, war er sich der Bedeutung voll bewußt, welche einer gezielten Einwirkung auf die Massen innewohnt, und er spürte auch instinktiv, auf welche Weise er sie am besten für sich und seine atemberaubenden Zukunftspläne gewinnen und begeistern konnte. Rückblickend auf andere weltgeschichtlich überragende Persönlichkeiten kam er zu der Überzeugung:

„Die Menschen, welche die Welt verändert haben, erreichten dies nie, indem sie sich der Führer versicherten, sondern stets nur, indem sie Massen erregten. Das erste Mittel gehört in den Bereich Intrige und führt nur zu Resultaten zweiten Ranges, das zweite ist der Weg des Genies und verändert das Antlitz der Welt."

Napoleons Charakter, in welchem dämonische Leidenschaften mit einem kühl rechnenden, schärfsten Intellekt gepaart waren, sein brennender Ehrgeiz, sein unbeirrbares Selbstvertrauen, sein traumwandlerisch sicherer Instinkt, sein unbeugsamer Wille und seine fast unbegrenzte Arbeitskraft wurden in seinen großen Biographien ebenso deutlich herausgearbeitet wie die historischen Hintergründe, vor denen sich seine kometengleiche Karriere und sein Sturz abspielten. Während sich jedoch fast alle bisherigen Historiker, die den Charakter Napoleons zu beschreiben versuchten, zwar über die auffallende Polarität seines Charakters einig waren, versuchten sie kaum, sich über die Ursachen derselben ernstere Gedanken zu machen. Um seinen Charakter besser zu verstehen, wird es deshalb notwendig sein, seine Jugendanamnese einer objektiven medizinischen Betrachtung zu unterziehen. Eine ausführliche biographische Anamnese wird uns aber auch befähigen, verschiedene militärische und persönliche Krisen in seinem Leben, denen die Historiker verwundert gegenüberstehen, durch bisher kaum oder überhaupt nicht beachtete medizinische Besonderheiten oder Ereignisse erklären zu können. Denn: „Nicht Wellington hat Napoleon bei Waterloo besiegt!"

Bietet die medizinische Biographie Napoleons schon für seine Zeit als Feldherr, Staatsmann und Kaiser der Franzosen manch überraschende Facetten, so liefert sie uns vor allem ein wahrhaft erschütterndes Bild von dem auf St. Helena

Verbannten, der zu einem Leben in absterbender, langdauernder Agonie verurteilt war. Die auf dieser verlassenen Felseninsel erlittenen Demütigungen trugen wahrscheinlich nicht wenig zu seinem letztlich zum qualvollen Tod führenden Leiden bei, das übrigens selbst in jüngst veröffentlichten medizinischen Artikeln noch immer falsch interpretiert wird. Eine zusammenfassende Darstellung des Lebens und Sterbens Napoleons aus ärztlicher Sicht sollte geeignet sein, das Bild dieser historisch so bedeutenden Persönlichkeit abzurunden und uns menschlich näherzubringen.

DIE BIOGRAPHISCHE ANAMNESE

KINDER- UND SCHULJAHRE

Da Napoleon auf der Insel Korsika das Licht der Welt erblickte, nennt man ihn allgemein einen Korsen. Doch wenn auch seine Vorfahren seit mehr als zwei Jahrhunderten auf Korsika ansässig waren und sich im Verlaufe dieser Zeit als echte korsische Patrioten fühlten, so weisen genealogische Nachforschungen überraschenderweise auf die Wahrscheinlichkeit hin, daß die Stammväter der Bonaparte (ursprünglich Buonaparte) germanischen Ursprungs waren. Ob fränkischer oder langobardischer Herkunft, bleibt ungewiß, doch trugen auf alle Fälle die ersten Buonaparte urkundlich nachweisbar germanische Namen. Der erste Vorfahre, der den Namen Buonaparte annahm, war Graf Wilhelm aus dem Geschlecht der Kadolinger, die sich von der Lombardei bis hin zur Toskana ausbreiteten, an mehreren Kreuzzügen teilnahmen und als Ghibellinen im dreizehnten Jahrhundert die Partei des Kaisers ergriffen. Bis zum Jahre 1529 verblieben die Buonaparte in der Gegend von Genua und übersiedelten erst dann auf die Insel Korsika, wo sie in Ajaccio bald zu den angesehensten und wohlhabendsten Familien zählten.

Am 27. März 1746 wurde Carlo Maria Buonaparte geboren, der – selbst nur achtunddreißig Jahre alt werdend – als Vater Napoleons in die Unsterblichkeit einging und damit dafür verantwortlich wurde, daß seine Familie plötzlich mit wahrhaft elementarer Wucht in die Weltgeschichte eintrat. Er selbst war vielseitig begabt, temperamentvoll und schöngeistig veranlagt, aber zugleich auch ein äußerst ehrgeiziger Mann, dessen beständiges Verlangen nach Reichtum, Ehre und Ruhm ihn zeitlebens nicht zur Ruhe kommen ließ. Tausende von kühnen Plänen und phantastischen Ideen jagten durch das Gehirn dieses „Grafen Buonaparte", wie er sich mit Stolz auf das ehrwürdige Alter seines Geschlechtes gerne nannte.

Napoleons Mutter, Maria Letizia Ramolino, wurde am 24. August 1750 in Ajaccio geboren und gehörte einer Familie italienischen Ursprungs an, die es an Alter und Ansehen mit den Buonaparte durchaus aufnehmen konnte. Die Ehe der beiden jungen Leute stand vom ersten Tag an im Zeichen des korsischen Freiheitskampfes, der unter Führung von Pasquale Paoli die Befreiung der Insel vom genuesischen Joch, unter dem sich das freiheitsliebende Bergvolk Korsikas mehr als zwei Jahrhunderte beugen mußte, zum Ziel hatte. Die Korsen hatten denn auch 1764 bereits die gesamte Insel von den Genuesern gesäubert, als die Republik Genua es satt bekam, sich mit dem aufsässigen Gebirgsvolk weiter herumzuschlagen, und die Insel gegen eine entsprechende Geldentschädigung den Franzosen übergab.

Nun versuchte Ludwig XV. die Korsen zu gehorsamen Untertanen zu machen. Doch Paoli gab sich noch nicht verloren und begann einen verzweifelten Guerillakrieg gegen die eindringenden Franzosen zu führen, für den sich auch Carlo Buonaparte begeisterte. Aber weder Paolis hartnäckiger Widerstand noch Buonapartes Feuereifer vermochten die Unabhängigkeit der Korsen zu retten, da die kleine korsische Miliz der Übermacht der Franzosen auf die Dauer nicht gewachsen war. Nach einer vernichtenden Niederlage mußte Paoli die Insel verlassen.

Während des Guerillakrieges, in dem Letizia ihren Gatten Carlo überallhin begleitete, die Verwundeten pflegte und den Kämpfenden Munition in die vordersten Reihen brachte, trug sie bereits ihr zweites Kind unter dem Herzen, das buchstäblich im Donner der Geschütze empfangen worden war und das sie wenige Monate nach dem Zusammenbruch des heldenhaften Widerstandes der Korsen am 15. August 1769 in Ajaccio zur Welt brachte. Es wurde auf den Namen Napoleone Buonaparte getauft. Die Glocke, die zu seiner Geburt erklang, zitterte noch von fernen Sturmsignalen, und das Neugeborene atmete gewissermaßen die schwüle Luft gegenseitigen Hasses zwischen Korsen und Franzosen. Napoleon schilderte die Umstände seiner Geburt später mit folgenden Worten: „Die Schmerzensschreie der Sterbenden, die Klagen der Unterdrückten, Tränen und Verzweiflung umgaben meine Wiege. Meine Geburt kam plötzlich und unerwartet... Meine Mutter, die die Entbehrungen und Mühsalen des Freiheitskampfes geteilt hatte, befand sich am Ende ihrer Schwangerschaft. Es war gerade der Feiertag Mariä Himmelfahrt. Sie fühlte sich noch stark genug, um dem Gottesdienst beizuwohnen, doch sie überschätzte ihre Kräfte. Kaum war sie bis zur Kirche gekommen, als sich die ersten Wehen einstellten. Rasch kehrte sie um und erreichte noch den Salon, wo sie mich auf dem Sofa auf einer alten Decke gebar. Ich empfing den Namen Napoleon, den stets die zweitgeborenen Söhne unserer Familie trugen."

Die selbst in neuesten Biographien wiedergegebene Schilderung, wonach Napoleon im Vorzimmer des Hauses auf einem Teppich geboren wurde, den die Helden aus Homers „Ilias" zierten, ist nach einer Aussage Napoleons, die er auf der Insel St. Helena traf, nichts als eine fromme Legende. Ähnliche Legenden ranken sich um seine Jugend, denen zufolge sich schon der Knabe durch eine auffallende Gemütsart ausgezeichnet habe. Durch Napoleons eigene Bekenntnisse und durch Schilderungen der mit der Familie Buonaparte befreundeten Herzogin von Abrantès erfahren wir jedoch, daß im Wesen des kleinen Napoleon bestenfalls nur zarte Schattierungen erkennbar waren, die auf einen später außerordentlichen Mann schließen ließen. In seinen Memoiren schrieb er über seine Kindheit immerhin einige aufschlußreiche Bemerkungen:

„Ich war ein eigensinniges Kind. Nichts imponierte mir, nichts brachte mich außer Fassung. Ich war zänkisch und kampflustig und fürchtete niemand. Den einen schlug ich, den andern kratzte ich, und alle hatten Angst vor mir... Doch wenn ich auch wild und unbändig heranwuchs, so achtete ich doch die mütterliche Autorität. Meiner Mutter und ihren vortrefflichen Grundsätzen verdanke ich mein ganzes Glück und alles, was ich Gutes getan habe. Ja, ich zögere nicht zu behaupten, daß die Zukunft eines Kindes von der Mutter abhängt... Von klein auf liebte ich das Soldatenspiel, und wenn ich wirklich Soldaten vorbeimarschieren sah, lief ich ihnen nach. Meine Vorliebe für exakte Wissenschaften prägte sich bei mir bereits frühzeitig aus, und meine Mutter erzählte mir oft, daß, während meine Geschwister sich kindlichen Spielen hingaben, ich mathematische Figuren an die Wand malte."

Von Napoleons Kinderfrau Saveria brachte die Herzogin von Abrantès verschiedene Vorkommnisse aus der Jugend des späteren Kaisers in Erfahrung. So erzählte diese, daß „Napoleon fast niemals weinte, wenn er bestraft wurde. Bekam er Schläge, so entlockte ihm der Schmerz zwar bisweilen eine Träne, aber das dauerte nicht lange, und wenn er unschuldig war, wollte er um keinen Preis um Verzeihung bitten." Erzieher war weniger der Vater, der seinem mit Stolz betrachteten Sohn das meiste durchgehen ließ, als vielmehr die Mutter, die den ungestümen und starrköpfigen Sprößling wenn nötig auch mit Schlägen einigermaßen im Zaum zu halten vermochte. Von ihr, die man später gerne „Madame Mère" nannte, hatte Napoleon auch zeitlebens aufrichtigen Respekt. Seiner Meinung nach besaß sie den Kopf eines Mannes auf dem Körper einer schwachen Frau, die auch später Verluste und Entbehrungen verschiedenster Art mit bewundernswerter Größe auszustehen vermochte.

Über sein Äußeres erzählte Napoleons Kindermädchen Saveria folgende Einzelheiten: „Napoleon war kein hübsches Kind wie etwa sein Bruder Joseph; sein Kopf war im Verhältnis zu dem übrigen Körper viel zu dick, ein Schönheitsfehler, der in der Familie Bonaparte übrigens häufig vorkam. Was an dem jungen Napoleon angenehm war, das war sein Blick und besonders der Ausdruck der Milde, der sich darin in Augenblicken des Wohlwollens spiegelte... Von allen Kindern der Madame Letizia (es überlebten vier weitere Brüder und drei Schwestern. *Anm. d. Verf.*) war der spätere Kaiser dasjenige, das am wenigsten eine Spur seiner künftigen Größe verraten hätte."

Und doch offenbarte sich schon in dem munteren Knaben eine eigenartige, selbständige Natur, die ihn deutlich vom Durchschnitt seiner Spielgefährten abhob. Neben den Erinnerungen seiner Mutter zeigen dies die wenig bekannten Aufzeichnungen seines Onkels Michele Durazzo, der unter anderem schrieb:

„Da wir keine Kinder hatten, nahm ich mich um so mehr derer meiner Verwandten an, besonders des kleinen Nabulio, der stets ein geheimnisvolles Wesen zur Schau trug, oft aber auch abenteuerlich, aufbrausend und jähzornig bis zum Äußersten sein konnte. Bisweilen wurde er auch recht ausfällig, grob und brutal. Trotz der Strenge seines Vaters wußte er stets seinen Willen durchzusetzen, weshalb er allgemein als schlechterzogener Junge und unverbesserlicher Galgenstrick galt... Der kleine Nabulio war sehr eitel. Er trug diese Eitelkeit offen zur Schau, denn sie war der energisch betonte Ausdruck seines Wesens... Der würdige Abbé, der sein erster Lehrer war, hatte seine liebe Not mit dem unbändigen Knaben... Während des Unterrichts zeigte er sich abwechselnd geistesabwesend, unaufmerksam, begeistert, leidenschaftlich und gleichgültig. Er beleidigte die religiösen Gefühle seines Lehrers und machte sich nichts aus seinem Tadel. Einmal sollte er Schläge bekommen; er wehrte sich verzweifelt gegen die Züchtigung und biß dem Abbé in die Hand... Als Kind geriet er sehr leicht in Zorn. Oft bekam er dann solche Anfälle, daß er krank wurde und außer sich vor Wut schrie. Aus einfachem Widerspruchsgeist und Eigensinn weigerte er sich, ruhig in der Ecke stehen zu bleiben, schüttelte sich wie im Fieber und verweigerte jede Nahrung... Eines Nachts wurde ich durch Schreie aus dem Schlaf geweckt – das Maquis am Vorgebirge stand in Flammen, und Nabulio war nicht im Hause! Der Gedanke, der Wildfang könnte das Gestrüpp angezündet haben und nun in den Flammen umkommen, ließ mich erzittern. Da rief plötzlich ein Hirte: ,Es ist jemand auf dem Turm'. ,Das ist der Junge', sagte ich. Ja, es war wirklich Nabulio. Er hatte ein großartiges Schauspiel genießen wollen. Deshalb hatte er die Heide angezündet und war dann auf den Turm gestiegen."

Da Napoleon schon so frühzeitig eine große Vorliebe für alles Militärische bekundete, bestimmte ihn sein Vater für die Offizierslaufbahn. So kam der neunjährige Napoleon zusammen mit seinem Bruder Joseph in ein Kolleg im burgundischen Autun, um notdürftig in kurzer Zeit die französische Sprache zu erlernen; redete er bisher doch nur in der Mundart seiner Heimatinsel.

Wenige Monate später erreichte Carlo Buonaparte die Aufnahme seines Sohnes in die königliche Militärschule von Brienne, die ausschließlich für die Ausbildung von adligen Söhnen für den Soldatenberuf vorgesehen war. In der Liste der Zöglinge von Brienne findet man folgenden Eintrag: „Heute, dem 23. April 1779, ist Napoleon Buonaparte, neun Jahre, acht Monate und fünf Tage alt, in die Königliche Militärschule zu Brienne-le-Château eingetreten."

Da der mittellose Sohn eines Korsen von fragwürdigem Adel mit seiner spindeldürren kleinen Erscheinung von seinen Kameraden nicht für voll genommen wurde, fühlte er sich bald durch ihre Arroganz in seiner Ehre empfindlich verletzt. Er habe es satt, schrieb er nach Hause, „die Zielscheibe einiger aristokratischer Lümmel zu sein, die, stolz auf die Vergnügungen, die sie sich leisten können, mich wegen der Entbehrungen, die ich mir auferlege, beschimpfen und belächeln." Da er jedoch die Militärschule nicht verlassen konnte, versuchte er sich schon frühzeitig Distanz zu verschaffen und eine Schranke zwischen ihm und seinen Kameraden zu errichten, die nie ganz verschwand. Louis Bourrienne, der spätere Sekretär und Staatsrat Napoleons, berichtet in seinen Memoiren über seinen ehemaligen Mitschüler: „Die Eindrücke, die das Unglück Korsikas und seiner eigenen Familie ihm schon in früher Kindheit eingeprägt hatten, machten ihm die Einsamkeit zum Bedürfnis... Immer lag etwas Bitteres in seinen Worten, sein Wesen hatte nichts Liebevolles; der Grund dafür lag wohl in den mißlichen Umständen, die bei seiner Geburt seine Familie betrafen, teils in den Eindrücken, die die Unterjochung seines Vaterlandes auf ihn als Kind gemacht hatte." Tatsächlich war Napoleon schon der bloße Gedanke an die Unterwerfung Korsikas durch Frankreich, die ihn, den einzigen Korsen in der Militärschule zu Brienne, als Besiegten unter Siegern erscheinen ließ, verhaßt. Seine nationale Empfindlichkeit konnte dabei so weit gehen, daß er selbst seinen Vater wegen dessen Courtoisie gegenüber den Franzosen scharf kritisierte. Als nämlich einmal während eines Essens mit seinen Professoren diese sich abfällig über Paoli äußerten, rief Napoleon gereizt aus: „Paoli war ein großer Mann, der sein Vaterland wie ein alter Römer liebte, und niemals werde ich es meinem Vater, der sein Adjudant war, verzeihen, daß er zur Vereinigung Korsikas mit Frankreich beigetragen hat; er hätte dem Glücksstern seines Generals folgen und mit ihm fallen sollen."

In seiner Zurückgezogenheit fand er Zuflucht im Studium der Heldenwelt des Plutarch, und man fand ihn häufig lesend und träumend in dem ihm zugewiesenen Teil des Gartens, mit dessen Bearbeitung er sich in seiner Freizeit mit besonderer Vorliebe beschäftigte. So blieb er fünf Jahre als Zögling der Militärschule in Brienne, und wie mit jeder Demütigung oder Zurücksetzung in ihm ein revoltierendes, aufbegehrendes Gefühl wuchs, so erstarkte gleichzeitig mit seiner Menschenverachtung sein inneres Selbstwertgefühl. Immer deutlicher ließ ihn die Ablehnung seiner Kameraden den Vorsatz fassen, es ihnen später heimzuzahlen und sich an Frankreich für die erlittenen Demütigungen zu rächen. Vor allem aber strömte in ihm der dunkle Wunsch, dereinst seine Heimatinsel vom französischen Joch zu befreien.

Eine fundierte Allgemeinbildung war von dieser Militärschule nicht zu erwarten. Wie es in seinem Abgangszeugnis heißt, habe er sich „immer durch Talent und Fleiß in der Mathematik ausgezeichnet. Geschichte und Geographie ziemlich gut; schönwissenschaftliche Übungen und Latein wenig befriedigend... verdient die Aufnahme in die Militärschule zu Paris." Als er im Oktober 1784 dort ankam, trat ihm das Fremde und Feindselige seiner Umgebung noch deutlicher als bisher entgegen. An dieser Pariser Kadettenschule reüssierte er nach einem Jahr zum Sekondeleutnant im Artillerieregiment La Fère in Valence – nach einem Examen, das er recht und schlecht bestanden hatte. Im Zeugnis hieß es: „Zurückhaltend und fleißig, zieht er Studien jeder Art der Unterhaltung vor und erwärmt sich an guten Schriftstellern... Er ist schweigsam, liebt die Einsamkeit, ist launisch, hochmütig und sehr egoistisch. Ohne viel zu reden, ist er in seinen Antworten entschieden, schlagfertig und überlegt in der Debatte. Viel Eigenliebe und Ehrgeiz, der nach allem strebt."

In der langweiligen Garnisonsstadt Valence wäre er wohl verzweifelt, hätte er sich nicht in eine literarische Welt zurückziehen können. Später berichtete er: „Als ich die Ehre hatte, einfacher Leutnant bei der Artillerie zu sein, war ich drei Jahre in Garnison zu Valence. Ich war kein Freund der Gesellschaften und lebte äußerst zurückgezogen. Dafür hatte es ein glücklicher Zufall gefügt, daß ich in der Nähe eines kenntnisreichen und sehr gefälligen Buchhändlers wohnte. Dessen Bibliothek habe ich während dieser drei Garnisonsjahre gelesen und wieder gelesen, und ich habe auch das nicht vergessen, was sich nicht auf meinen Stand bezog. Zudem hat mich die Natur mit einem guten Zahlengedächtnis begabt."

Wie ernst es ihm mit der Erweiterung seines Allgemeinwissens durch eifriges Selbststudium war, bewiesen die mit fast unleserlicher Handschrift angefertigten Auszüge in einer Reihe von Heften, deren Abdruck allein 400 Seiten füllt! Gleichzeitig begann Napoleon auch selbst zu schreiben. Er entwarf Novellen und begann einen Roman zu schreiben, der auf Korsika spielt – alles vom Haß gegen Frankreich erfüllt, doch nichts zu Ende geführt.

Indem er sich in seiner Phantasie zunehmend mit der aussichtslosen Lage Korsikas beschäftigte, verspürte er die Gegensätze in seiner realen Umwelt, mit denen er konfrontiert war, um so deutlicher, was eine Art Lebensmüdigkeit, Weltschmerzstimmung und depressive Anwandlungen zu Folge hatte. Mit seinen kaum sechzehn Jahren schrieb er: „Was soll ich in der Welt? Da ich doch einmal sterben muß, könnte ich mich dann nicht jetzt schon umbringen?" Auch wenn es sich vermutlich dabei um keine echten suizidalen Absichten handelte, so ist eine derartige depressive Verstimmung für einen frühreifen Jüngling doch auffallend.

In einer solchen seelischen Verfassung trat er im September 1786 einen Heimaturlaub an, bei dem er nur zu bald zwischen die Fronten geriet. Für die frankophilen Freunde gab er sich viel zu korsisch, und die national gesinnten Korsen sahen in ihm wiederum nur den Uniformträger des französischen Königs. In seinem Tagebuch heißt es: „Immer allein, auch unter Menschen, komme ich nach Hause, um mich meinen einsamen Träumen und den Wellen meiner Schwermut hinzugeben. Wohin neigt sie sich heute? Dem Tode zu. Und doch stehe ich an der Schwelle des Lebens und darf hoffen, lange zu atmen... Da ich immer Unglück habe und mir nichts Freude macht, warum ein Leben ertragen, in dem mir alles mißlingt! ... Welches Schauspiel zu Hause! ... Solch ein Blick auf mein Vaterland, dazu volle Ohnmacht zu helfen. Gründe genug, um in eine Welt zu fliehen, in der ich die rühmen muß, die ich hasse... Das Leben ist mir zur Last, ich habe keinen Genuß, alles wird Schmerz."

Nach einem dumpfen Jahr, das er zwischen Geld- und Familiensorgen auf Korsika verbrachte, mußte er in dieser hoffnungslosen, depressiven Stimmung in die Garnison nach Frankreich zurückkehren. Sein Regiment lag, als er im Frühjahr 1788 eintraf, inzwischen in Auxonne, und da er bei seinem General zunehmendes Ansehen genoß, änderte sich seine Stimmung bald. An seinen Onkel schrieb er, daß er von seinem obersten Vorgesetzten beauftragt wurde, „auf dem Schießübungsplatz verschiedene Werke zu errichten, die schwierige Berechnungen erfordern", und daß er Schriften über die moderne Kriegsführung und taktische Operationen zum genauen Studium überreicht bekam, mit denen er sich rasch die Grundlagen seines später so bewunderten strategischen Könnens aneignete. Außerdem wurde er in die politische Propädeutik eingeführt, wobei ihn vor allem Rousseau und Voltaire stark beeindruckten. In seinem Tagebuch befindet sich bezeichnenderweise unter anderem ein *Entwurf zu einer Denkschrift über die Königsgewalt*, in welchem er die Einzelheiten der usurpierten Macht der Könige in den damals zwölf Monarchien Europas darzustellen versuchte und dabei zu dem Schluß kam, daß „nur wenige unter ihnen sind, die nicht verdienen, abgesetzt zu werden." Und wie man aus seinen *Briefen über Korsika* entnehmen kann, schien ihm Ludwig XVI. in zweifacher Hinsicht reif für die Entfernung von seinem Throne: einmal als absolut herrschender König Frankreichs und andererseits als Usurpator und Kolonialherr Korsikas.

KORSISCHES ABENTEUER

War seine Mutter, die ihn 1782 angeblich in der Militärschule zu Brienne besucht hatte, schon damals über das überaus schlechte Aussehen ihres Sohnes, das ihn fast unkenntlich machte, entsetzt gewesen, so verschlimmerte sich dessen Allgemeinzustand in der Garnison von Auxonne noch weiter. Durch den äußerst kargen Sold als junger Artillerieleutnant zu einer besonders bescheidenen Lebensführung gezwungen, lebte er so gut wie ausschließlich nach einem „animalischen vegetabilischen Prinzip", wie er sich selbst ausdrückte, das in der Zufuhr von Milch und Brot sowie allenfalls noch gelegentlich von Mais bestand. Mit Stolz berichtete er damals seiner Mutter, daß er es sich zur Gewohnheit gemacht hätte, mit einer einzigen Mahlzeit am Tage das Auslangen zu finden, und da er sich überdies in seinem Eifer als Offizier in jeder Hinsicht überanstrengte, ist es kein Wunder, daß er allmählich extrem abmagerte.

Zu allem Überfluß erkrankte er im Sommer 1788 an einem Fieber, an dem auch viele Kameraden seiner Garnison litten und das offenbar längere Zeit hindurch anhielt. In einem Brief an seinen geistlichen Onkel Kardinal Joseph Fesch vom 22. August 1788 heißt es hierzu: „Ich bin etwas leidend. Die großen Arbeiten, die ich in der letzten Zeit zu verrichten hatte, sind wohl die Ursache davon... Am meisten beunruhigt mich meine Gesundheit, die mir etwas angegriffen erscheint." Es ist bezeichnend für seinen maßlosen Ehrgeiz, daß er trotz seines schmächtigen, spindeldürren Habitus und seines angeschlagenen Allgemeinzustandes keine noch so großen Strapazen, wie sie ihm der harte Dienst in der Garnison abforderte, scheute.

Bald hallten die revolutionären Ereignisse in Paris, allen voran die am 14. Juli 1789 erfolgte Eroberung der als Bollwerk des Absolutismus geltenden Bastille, auch in der kleinen Garnisonsstadt Auxonne wider. Als am 27. August 1789 in der Erklärung der Menschenrechte *Liberté, Egalité, Fraternité* verkündet wurden, erwartete der junge Leutnant Napoleon voller Hoffnung auch eine korsische Unabhängigkeitserklärung, weshalb er sich im September 1789 eiligst von der Armee beurlauben ließ, um die Gunst der Stunde in Korsika nützen zu können. In Ajaccio wurde inzwischen sein älterer Bruder Joseph durch eine einberufene korsische Versammlung zum Vorsitzenden des Distriktrates von Ajaccio gewählt, und auch Pasquale Paoli war bereits aus der in England verbrachten Verbannung zurückgekehrt. Unter seiner Führung trachtete Napoleon gemeinsam mit der Nationalgarde die Souveränität Korsikas zu erlangen. Dieses Ziel wurde durch Uneinigkeit und Zwietracht innerhalb der politischen und gesellschaftlichen Gruppen Korsikas allerdings verfehlt, weshalb Napoleon enttäuscht im Februar 1791 wieder bei seiner Einheit in Auxonne eintraf, wo er schon bald zum Premierleutnant befördert wurde.

Aus dieser Zeit gibt es ein aufschlußreiches Dokument, das uns einen Einblick in Napoleons damaliges Denken und sein späteres Wirken gewährt, nämlich den Aufsatz zur Beantwortung der hochdotierten Preisfrage der Akademie zu Lyon: *Welche Wahrheiten und welche Gefühle sind den Menschen für ihr Glück am meisten einzuprägen?* In dieser Schrift erkennt man zum ersten Mal sehr deutlich die beiden Seelen in seiner Brust – die kalt berechnende Vernunft einerseits und zügellose, leidenschaftliche Emotionen anderseits –, die sich in seinen künftigen Taten und Untaten immer wieder offenbaren sollten. Er setzte sich in diesem Aufsatz, den herrschenden Ideen der Zeit entsprechend, für eine ausgewogene Mischung aus Gefühl und Vernunft ein und warnte davor, „das Gefühl mit zügelloser Einbildung zu vermählen", da sonst das Unglück unausweichbar auf den Fuß folge. Menschen mit ungezügelter Phantasie sollten sich deshalb „nicht um die Aufrechterhaltung der Ordnung bewerben können, da sie deren oberste Gesetze verletzen." Als Beweis für die Richtigkeit seiner Forderung führte er geschichtliche Beispiele an: „Der Ehrgeiz, dieser unbändige Wunsch, den Hochmut oder die Unmäßigkeit zu befriedigen, der niemals zu stillen ist, hat Alexander von Theben nach Persien, vom Granicus an den Issus nach Arbella und von da nach Indien geführt, der Ehrgeiz, der ihn die Welt erobern und verheeren läßt, um ihn dennoch nicht zu befriedigen."

An dieser weisen Einsicht, die ihm später eilig abhanden kommen sollte, mangelte es ihm allerdings schon zum Zeitpunkt der Niederschrift dieser Zeilen. Neuerlich beurlaubt, erschien er wieder in Korsika, um sein Schicksal selbst in die Hand zu nehmen. Von unbändigem Ehrgeiz angefacht und getrieben von der Sucht nach Ruhm und Ehre, begann er jetzt genau das zu tun, was er in seinem Aufsatz so heftig verurteilt hatte. Mit den Methoden Machiavellis versuchte er mittels Wahlmanipulation, Bestechung und Verleumdung, ja sogar durch Androhung von Gewalt gegenüber dem Wahlkommissar, ein Kommando in der korsischen Miliz und ein Wahlamt zu erzwingen. Auf diese verwerfliche Weise am 1. April 1792 zum zweiten Oberstleutnant eines Freiwilligenbataillons gewählt, versuchte er skrupellos, sich mit Hilfe der Radikalen zum militärischen und politischen Herrn von Ajaccio zu machen. Dabei hinterging er durch eine gezielte Lüge sogar sein ehemaliges Idol, den Oberkommandierenden der korsischen Nationalgarde Pasquale Paoli, so daß er bald fast alle Korsen gegen sich aufgebracht hatte und sich eiligst aus Korsika wieder zurückziehen mußte. Ende Mai 1792 war er wieder in Paris, um sich um seine Wiedereinstellung in die Armee zu bewerben. In Frankreich ein mehr oder weniger desertierter Leutnant, in Korsika ein abgesetzter Oberstleutnant, den peinlichsten Verfahren ausgesetzt, abgewirtschaftet und demnächst dem Hunger preisgegeben, erblickte Napoleon nunmehr seine einzige Hoffnung in den Radikalen. So schloß er sich Robespierre an, da er seinen eigenen Aufstieg nur im Falle eines Sturzes der Dynastie erwarten konnte.

Am 8. Juli 1792 wurde er wieder in die Armee aufgenommen und avancierte zwei Tage später zum Hauptmann. Doch war er durch das abscheuliche Verhalten der revolutionären Massen und der Jakobiner, die sich „wie die Wahnsinnigen gebärden, ohne gesunden Menschenverstand", wie er seinem Bruder Joseph schrieb, innerlich nicht gewillt, an der Front jenes Krieges zu kämpfen, den Frankreich im April 1792 dem Erzfeind Österreich erklärt hatte. Viel lohnender schien es ihm, sich neuerlich für die korsische Sache einzusetzen, weshalb er im September Paris verließ, wo bald der Wohlfahrtsausschuß das gesamte „öffentliche Wohl" beherrschte und das Revolutionstribunal sich anschickte, alle von ihm als Klassenfeinde verurteilten Bürger einschließlich des Königs auf die Guillotine zu schicken. In Korsika hoffte Napoleon, endlich über einen militärischen Erfolg zu persönlichem Ansehen und zu einer politischen Machtstellung zu gelangen. Durch ein wenig ehrenhaftes Verhalten seinem Kommandanten gegenüber, dem er als Bataillonschef unterstand, verlor Napoleon jedoch bald das Wohlwollen Paolis, und als sein Bruder und Mitstreiter Lucien den Patrioten und Volkshelden Paoli als Separatisten und Gegenrevolutionär denunzierte, war damit endgültig das Signal zu einer Treibjagd auf die Familie Buonaparte gegeben. Das Haus der Familie wurde zerstört, und die Mutter mußte mit ihren Kindern fliehen. Napoleon selbst verließ die Insel – gemeinsam mit seiner Familie – am 11. Juni 1793.

Dreimal hatte er sie erobern wollen, als Befreier. Nun wurde er als Franzose von den Seinen mit Schimpf und Schande verjagt, und nur mehr die Zusammenarbeit mit den Jakobinern konnte ihn hoffen lassen, seine Machtgier befriedigen zu können. Da er inzwischen so viele der in seinem Aufsatz für die Akademie von Lyon vertretenen Grundsätze durch seine Handlungen in Korsika mißachtet und verraten hatte, hatte er jetzt auch keine Skrupel mehr, sich in einer politischen Schrift offen als Jakobiner zu bekennen. In dieser Agitationsschrift ließ er nicht nur seine blitzschnelle Anpassungsfähigkeit an gegebene Fakten – soferne ihm diese zum Vorteil gereichten – erkennen, sondern er demonstrierte damit auch zum erstenmal seine außerordentliche Begabung für Propaganda und für die Fähigkeit zur psychologischen Lenkung der Massen. Infolge seines Wechsels zum Jakobinismus gewann er bald den Ruf eines *Robespierre au cheval*, ohne jedoch erkennen zu lassen, daß ihn ideologische Grundsätze kalt ließen und er einzig und allein darauf erpicht war, mit Unterstützung der Jakobiner möglichst rasch Geld, Macht und Ruhm zu gewinnen.

Vom Brigadegeneral zum Premierkonsul

Im Sold des Konvents stehend, hatte er auch bald die Gelegenheit, seine militärischen Kenntnisse für die Sache der Jakobiner unter Beweis zu stellen, nämlich bei der Niederschlagung des Aufstandes der Bürger in Toulon. Da der Kommandeur der Artillerie infolge Verwundung ausgefallen war, wurde dem jungen Hauptmann Napoleon die Belagerung der Stadt übertragen. Sein Operationsplan wurde vom kommandierenden General Dugommier gebilligt, und nach etwas mehr als drei Monaten, am 17. Dezember 1793, wurde das sturmreif geschossene Toulon erstürmt. Napoleons „revolutionäre" Haltung und seine erfolgreiche militärische Aktion wurden von den Kommissaren des Konvents durch seine Ernennung zum Brigadegeneral belohnt, wobei sich unter den Jakobinern besonders Augustin Robespierre, der Bruder des Anführers der Schreckensherrschaft in Paris, für ihn einsetzte. Dies wäre Napoleon allerdings bald zum Verhängnis geworden, nachdem der ältere Robespierre am 28. Juli 1794 selbst auf der Guillotine geendet hatte. Als „Mann des Bruders Robespierres" wurde Napoleon in Festungshaft genommen, allerdings nach kurzer Zeit wieder in Freiheit entlassen.

Die ungerechtfertigte Erschießung von hunderten Menschen nach der Einnahme von Toulon gefiel ihm nicht, ja es gelang ihm angeblich sogar, einige Unschuldige zu retten. Persönlich fühlte er sich belästigt durch ein stark juckendes Hautleiden, angeblich einer Krätze, die er sich während der Belagerung eingewirtschaftet haben soll, während ihm eine Verwundung am Oberschenkel durch einen Bajonettstich offensichtlich keine Sorge bereitete.

Da er zunächst vergeblich versuchte, als Brigadegeneral eine befriedigende Verwendung zu finden, trug er sich im Mai 1795 ernstlich mit dem Gedanken, sich um die Stelle eines Militärberaters in der Türkei zu bewerben. Mit Regierungsantritt des Direktoriums in Frankreich eröffnete sich jedoch für seine militärische Laufbahn eine vielversprechende neue Möglichkeit, indem man ihm einen Zugang zur Kommission für die Leitung der Armee und für Operationspläne im Falle kriegerischer Auseinandersetzungen vorschlug. Um so überraschender kam daher für ihn die Nachricht, daß man ihn aus verschiedenen politischen und persönlichen Gründen am 15. September 1795 von der Liste der französischen Generäle gestrichen hatte. Seine weitere Karriere war nur dem Umstand zu danken, daß sich inzwischen in Paris eine aus Monarchisten und Liberalen bestehende Opposition gebildet hatte, die das neue Regime unter Mithilfe der bürgerlichen Nationalgarde zu stürzen versuchte. Zur Bereinigung dieser bedrohlichen Situation sah sich Paul Barras, der militärisch wenig kompetente neue Befehlshaber der Streitkräfte des Inneren, nun genötigt, den soeben abgesetzten

Brigadegeneral Napoleon Bonaparte zurückzuberufen, der auch umgehend eine wirksame Strategie zur Niederwerfung des Aufstandes vorschlug.

Als am 5. Oktober 1795 der Regierungspalast in den Tuilerien von royalistischen Aufständischen angegriffen wurde, bereitete er diesen eine vernichtende Niederlage, indem er sie mit seinen optimal plazierten Kanonen einfach brutal niederkartätschte, was ihm den Beinamen „Kartätscher" einbrachte. Später schämte er sich offenbar dieses Vorgehens gegen die eigenen Landsleute, indem er schwor, daß die Gegner und nicht er dieses „Verbrechen am französischen Volk" auf dem Gewissen hätten. In Wahrheit hatte aber wohl Bonaparte den ersten Schuß befohlen, denn noch kurz vor dem Massaker hatte er zu Barras, dem zu dieser Zeit mächtigsten der fünf Direktoren, gemeint: „Ernennen Sie mich, so bin ich verantwortlich und muß freie Hand haben. Erwarten Sie vielleicht, das Volk soll uns die Erlaubnis geben, auf das Volk zu schießen?" Und seinem Bruder schrieb er noch in der Nacht nach seinem raschen „Sieg" auf dem Schlachtfeld Paris: „Endlich, alles ist vorüber... Wir haben unsere Truppen aufgestellt, der Feind hat uns an den Tuilerien angegriffen, wir haben Scharen getötet, uns hat es 30 Tote und 60 Verwundete gekostet... alles ist ruhig. Wie immer bin ich völlig unverletzt... Das Glück ist mit mir."

Zur Belohnung wurde der junge Brigadegeneral zum Divisionsgeneral, nach dem Rücktritt von Barras sogar zum Oberbefehlshaber der Armee des Inneren ernannt. Die Tribüne des Konvents zollte ihm rauschenden Beifall, das Volk von Paris hingegen mußte ihn hassen lernen, denn Hunderte von unbewaffneten Bürgern, Neugierigen und Frauen waren in jener Abendstunde getötet worden. Doch sein Sinn stand ihm nicht danach, geliebt zu werden. Als Abenteurer der Revolution rasch zu einer hohen Position avanciert, begann er die Freuden und Annehmlichkeiten der neuen Gesellschaftsklasse zu genießen. Und da er nun plötzlich auch Geld hatte, nützte er seine hohe Stellung und seinen Einfluß – so wie es hochgespülte Politiker vor und nach ihm häufig zu tun pflegten –, um seine Angehörigen und engsten Freunde in einflußreiche Ämter zu hieven. Obwohl er den Parisern reichlich provinziell erschien und er mit seinen groben Manieren und seinem ungepflegten Äußeren mit den dunklen, fettigen, bis zu den Schultern herabfallenden Haaren nicht gerade „den Eindruck eines Mannes von Geist machte", war man sich dennoch – auch bei den Damen – darüber einig, daß man es beim General Bonaparte mit einem außergewöhnlichen Menschen zu tun hatte. Dies trotz seines Kleinwuchses mit dem etwas zu groß geratenen Kopf und den im Verhältnis zum Oberkörper zu kurzen Extremitäten, seiner fast krankhaft mager erscheinenden Gestalt und seiner gelblichen Gesichtsfarbe; eines Gesichtes, das im übrigen durch häufige nervöse Zuckungen auffiel.

Wie alle Männer der neuen führenden Klasse wurde auch Napoleon bald in die Salons jener schönen Damen eingeführt, die man scherzhalber im Volk als „Eigentum der Regierung" bezeichnete und zu denen auch Joséphine, verwitwete Marquise de Beauharnais, zählte. Sie war eine der Lieblings-Mätressen des mächtigen Barras, der sie nun seinem neuen Günstling Bonaparte zudachte. Mit seinem ungestümen korsischen Temperament, das er bisher zu sehr zu zügeln gezwungen war, fing Napoleon lichterloh Feuer und verfiel der um sechs Jahre älteren, koketten Kreolin von der Antilleninsel Martinique so rettungslos, daß schon wenige Monate nach ihrem ersten Kennenlernen am 9. März 1796 die Ziviltrauung stattfand. Um einigermaßen gleichaltrig zu erscheinen, einigten sich die Aristokratin und der korsische Emporkömmling darauf, sich mit gefälschten Taufscheinen um vier Jahre jünger beziehungsweise um eineinhalb Jahre älter zu machen. Zwei Tage nach der Hochzeit verließ Napoleon Paris, um – inzwischen zum Oberbefehlshaber der Italienarmee aufgerückt – in aller Eile zu den Truppen zu reisen, und während seine Liebe und Zuneigung zu ihr mit jedem Tag stärker wurde, schwand er ihr schon mit dem Tag seiner Abreise aus Herz und Sinn.

Italien war für die französischen Revolutionäre deshalb ein bevorzugtes Angriffsziel, weil sie damit den Inbegriff der konservativen Reaktion, nämlich das Habsburgerreich, zu treffen hofften und auf diese Weise den fortschrittlich denkenden Menschen in Italien Beistand leisten konnten, wenn es darum ging, sowohl den Klerus als auch die adeligen Herrscherhäuser zu enteignen. Wurde Bonaparte zunächst als Protektionskind mit scheelen Augen betrachtet, so verstand er es rasch, sowohl den Offizieren wie auch der Mannschaft Achtung einzuflößen. Propagandistisch aufbereitete Flugblätter, die er unter den Soldaten verteilen ließ, sollten ihn als genialen Heerführer verherrlichen, und bald gingen sie alle für ihn durchs Feuer, angespornt von Parolen wie „Er fliegt wie der Blitz und schlägt zu wie der Donner. Er ist überall und sieht alles!"

Der Erfolg sollte ihm recht geben. Unter Anwendung neuer Kriegstaktiken und einer überlegenen Strategie besiegte er in einer Art modernen Blitzkrieges die veralteten Heere Österreichs. Wie er später selbst von sich sagte, hatte er seit dem Sieg bei Lodi am 10. Mai 1796 die Überzeugung gewonnen, vom Schicksal für besondere Taten auserwählt zu sein. Im Bewußtsein grenzenloser Möglichkeiten seiner Kräfte eröffnete er zum ersten Male seinem Freund Marmont: „Ich fühle, mir sind Taten vorbehalten, von denen das lebende Geschlecht nichts ahnt." Und als er nach Paris schrieb: „Ich habe ihren Friedensvertrag mit Sardinien erhalten. Die Armee hat ihn gebilligt", da fuhr dann auch den Direktoren der Schreck durch die Glieder. Wann hatte jemals ein General es gewagt, in einem solchen Ton mit seiner Regierung zu sprechen!

Aber nicht nur den Direktoren in Paris, auch den Bürgern von Mailand, wo er wie ein römischer Triumphator einzog, machte er ungeheuren Eindruck. Wenn auch niemand begeistert, sondern eher jeder erstaunt war, so schien doch nichts von Hochmut an diesem Sieger, vielmehr alles Entschlossenheit und eherner, unbeugsamer Wille, dem man sich widerspruchslos beugen mußte. Der Feldherr ruhte sich im Palais des Erzbischofs aus und badete – die einzige Erholung seiner Nerven und sein einziger Luxus, den er bis zum Tode immer eigensinniger pflegte – immer länger und immer heißer.

Mit dem Fall der Festung Mantua hatte Österreich seine Vorherrschaft in Italien eingebüßt. Mit der Bildung der „Cisalpinischen Republik" mit der Hauptstadt Mailand bzw. der „Ligurischen Republik" mit der Hauptstadt Genua, beides von nun an Vasallenstaaten Frankreichs, vollzog Bonaparte einen Schöpfungsakt, den er in immer größeren Kreisen wiederholen sollte, um seinem Ziel eines Vereinigten Europa näher zu kommen. Zwar verkündete er den bis dahin „Unterdrückten" die zum Wohle des Volkes gedachten Fortschritte der Französischen Revolution, doch führte er gleichzeitig in einer Epoche größter Geldnot Frankreich Geld und Naturalien und dem Louvre mehr Kunstschätze zu, als dies je ein König in seinem Glanz vermocht hatte. Seine Hofhaltung auf dem Schloß Montebello bei Mailand stand der eines Fürsten im *ancien régime* um nichts nach, dabei war er immer persönlich darauf bedacht, von allen geachtet oder gefürchtet zu werden. Sein parvenuhaftes Benehmen und sein zunehmend überhebliches Gebaren ließ deutlich eine verborgene Unsicherheit erkennen. Ein römischer Zeitgenosse schrieb: „Sie machen sich von dem Dünkel und Hochmut, mit denen er mich empfing, keinen Begriff. Er verschwor sich hoch und teuer, aufs Kapitol ziehen zu wollen, und zerriß dabei mit den Zähnen im Zorn ein Dokument, das er in der Hand hielt." Ob dies tatsächlich Ausdruck eines ungezügelten Temperamentes war, oder ob er damit seinen Geschäftspartner absichtlich beeindrucken und ihm Furcht einflößen wollte, muß dahingestellt bleiben. Dieses arrogante und aufbrausende Verhalten bewies er auch französischen Diplomaten gegenüber, wenn er etwa ausrief: „Was ich bisher geleistet habe, ist noch nichts; ich stehe erst am Anfang meiner Laufbahn."

Tatsächlich marschierte er auf eigene Faust in Richtung Wien bis zum Semmering vor, um dann mit den Habsburgern am 18. April 1797 den Waffenstillstand von Leoben zu schließen, und auch der am 17. Oktober 1797 in Campoformio geschlossene Friedensvertrag erfolgte völlig eigenmächtig und gegen die Absicht des Direktoriums. „Den Advokaten, die man in das Direktorium berufen hat", machte er klar, daß er nicht länger ihren Anordnungen zu folgen gedachte: „Ich habe die Lust am Herrschen verspürt und kann nicht mehr darauf verzichten." Seine Gier nach Ruhm und Macht, eine der

Haupttriebfedern Bonapartes in seinem zukünftigen Handeln, war nun einmal wachgerufen, und wenn ihm auch das bisher Erreichte noch lange nicht genug war, so resümierte er Bourrienne gegenüber vor dem Verlassen Italiens doch bereits einigermaßen zufrieden: „Noch ein paar solcher Feldzüge, und wir haben uns einen leidlichen Platz in der Nachwelt gesichert."

Scharfsinniger als die meisten Männer des damaligen Frankreich durchschaute die berühmte und überaus kluge Madame de Staël-Holstein den in Paris triumphal empfangenen Bonaparte, nachdem sie ihn persönlich kennengelernt hatte: „Ich habe bedeutende Männer genug gesehen, auch wilde Naturen, aber die Furcht, die ich vor diesem empfinde, ist besonders. Dieser ist nämlich weder gut noch häßlich, weder sanft noch grausam... er ist mehr und auch weniger als ein Mensch. Wesen, Geist, Sprache, alles hat ein fremdes Gepräge, und das ist ein Vorteil mehr, um die Franzosen zu gewinnen... Er haßt nicht mehr als er liebt, für ihn existiert nur er selbst, alle anderen sind Nummern. Ein großer Schachspieler, für den die Menschheit den Gegner darstellt, den er sich vornimmt schachmatt zu setzen... Er verachtet die Nation, deren Beifall er sucht, kein Funken Begeisterung mischt sich in sein Bedürfnis, die Menschheit in Erstaunen zu setzen... Ich habe in seiner Gegenwart nie frei atmen können."

Vielleicht mehr einem frommen Wunsch als der Realität entsprechend, glaubten manche Zeitgenossen damals, daß der Schmalbrüstige mit seinen eingefallenen Wangen und der spindeldürren Erscheinung an Schwindsucht leiden müsse, und während des italienischen Feldzuges trank schon mancher französische Emigrant auf Napoleons vermutlich nah bevorstehendes Ende. Tatsächlich litt er während des gesamten italienischen Feldzuges an ständigem Husten und an wiederholten fieberhaften Zuständen, wie den Briefen an seine Frau zu entnehmen ist. Ja, er bat 1797 sogar das Direktorium in Paris aus diesem Grunde um seine Entlassung aus dem Militärdienst: „Ich kann kaum mehr reiten, ich brauche zwei Jahre Ruhe", vertraute er Talleyrand an, wenngleich sich diese Zeilen mehr auf sein bereits damals vorhandenes Hämorrhoidalleiden bezogen haben dürften, als auf seinen allgemein reduzierten Gesundheitszustand.

In Paris trat er eher bescheiden auf. Schon wenige Tage nach seiner Rückkehr aus Italien fiel es auf, daß er beim festlichen Empfang im Palais Luxembourg in Felduniform – kann man bescheidener sein? – mit ernster und zurückhaltender Miene und mit festen Schritten zur Estrade schritt, wo er dann seine Ansprache hielt. Er gab sich in kluger Berechnung mehr als Bürger denn als General, doch wurde ihm bald klar, daß sein Ansehen auf diese Weise rasch verblassen würde: „In Paris behält man nichts im Gedächtnis. Bleibe ich lange untätig, bin ich erledigt." Wieder war es der brennende Ehrgeiz, neuen Ruhm auf seine Fahnen zu heften, der ihn weitertrieb. Der nächstliegende Gedanke, der auch im Direktorium auf fruchtbaren Boden fallen würde, war der Sieg über England, denn wer England schlüge, wäre uneingeschränkter Herr Europas. Da er sich jedoch auf das aussichtslose Abenteuer einer Invasion der Insel nicht einlassen konnte, schien im Augenblick nur eine Militärexpedition nach Ägypten sinnvoll, da man auf diese Weise den Landweg Englands zu seinem reichsten Kolonialbesitz Indien blockieren könnte. Gleichzeitig würde damit sein Jugendtraum, wie einst Alexander der Große nach Indien zu ziehen, in Erfüllung gehen. Das Direktorium stimmte diesem Vorschlag Bonapartes fast mit Erleichterung zu, weil auf diese Weise ein nicht ungefährlicher Mann voraussichtlich auf längere Zeit und – beim Scheitern eines solchen Unternehmens – vielleicht sogar für immer ferngehalten werden konnte.

Die Franzosen errangen zunächst in der Schlacht bei den Pyramiden am 21. Juli 1798 gegen die weit unterlegenen Mamelucken einen leichten Sieg, wenn auch die Moral der Truppe durch die hinter ihr liegenden Strapazen bald einem Tiefpunkt zustrebte. Da traf die alarmierende Nachricht ein, daß am 1. August in der Seeschlacht von Abukir die französische Flotte von den Engländern unter Admiral Nelson vernichtet und damit nicht nur der Nachschub aus Frankreich, sondern vor allem auch der Rückzugsweg der Armee abgeschnitten worden war. Um den ersehnten Ruhm, als siegreicher Held nach Paris zurückzukehren, betrogen und durch den Aufstand der Ägypter, die von türkischen Truppen tatkräftig unterstützt wurden, in Bedrängnis gebracht, unternahm Napoleon alles, um die Freundschaft der Bevölkerung zu gewinnen. Dennoch brach ein Aufstand aus, den er jedoch durch die Hinrichtung der Rädelsführer im Keim ersticken konnte. Auf dem Vormarsch nach Syrien im Februar 1798 kam es dann in Gaza zu einem Blutbad an türkischen Soldaten: Es erinnert an die Kriegsverbrechen des zwanzigsten Jahrhunderts, wenn man liest, daß mehrere tausend Kriegsgefangene an den Strand geführt und dort mitleidlos entweder ins Meer gejagt oder erschlagen wurden. Napoleons späterer Rechtfertigungsversuch, er hätte sie nicht bewachen und ernähren können, klingt fast zynisch und zeigt die kalte Rücksichtslosigkeit und Menschenverachtung dieses Mannes, für den nach Madame de Staël nur er selbst existierte und alle anderen wertlose Nummern darstellten. Ein Brief an Joséphine, den er wenige Tage vor dem Schicksalstag von Abukir schrieb, wirft ein bezeichnendes Licht auf diesen Menschen, wenn es darin unter anderem heißt: „Die Menschheit ekelt mich... Mein Gefühl ist zerrissen... Es bleibt mir nur noch, vollkommener Egoist zu werden."

Seine noch immer lebendigen Visionen trieben ihn weiter. Statt nach Indien wollte er nun auf Damaskus und Aleppo vorrücken und schließlich in Konstantinopel eindringen: „Ich stürze die Türkei und gründe ein neues großes

Reich. So sichere ich mir den Namen in der Nachwelt." Immer wieder kreisten seine Gedanken nur um den späteren Ruhm, für den seine Soldaten unsägliche Mühen, Leiden oder Tod widerspruchslos und womöglich noch freudig in Kauf nehmen mußten. Erst nach der erfolglosen Belagerung von Akkon setzte allgemeine Ernüchterung ein. Es wurde der Rückzug nach Kairo angetreten, ohne Straßen, ohne Wasser und mit der Pest im Gefolge. Sieche und Verwundete wurden kurzerhand zurückgelassen.

In Jaffa besuchte Napoleon das Lazarett der Pestkranken. Obwohl sich Nicolas Desgenettes, der Chefarzt des Sanitätskorps, unter Berufung auf seinen hippokratischen Eid weigerte, wollte Napoleon an etwa dreißig Pestkranke Opium verabreichen lassen, um ihnen einen sanften Tod zu verschaffen. In einer späteren Rechtfertigung sagte er: „Ich hätte unter solchen Umständen meinen eigenen Sohn vergiften lassen", und meinte weiters, daß er diese Sterbehilfe für sich selbst ebenso in Anspruch genommen hätte, wenn er an der Pest erkrankt wäre. Im Streit mit den Ärzten einigte man sich schließlich auf Laudanum als schmerzstillendes Mittel, eine Therapie, die angeblich einige der Soldaten sogar wieder gesunden ließ. Seinen Besuch bei den pestkranken Soldaten von Jaffa ließ er später von seinem Hofmaler Gros idealisieren, wie er ja auch bei seiner Rückkehr nach Kairo, gefolgt von den übriggebliebenen fünftausend Mann, „wie ein arabischer Märchenerzähler von seinen Taten berichtete."

Er war sich klar, daß er sein Ziel, durch ruhmreiche militärische Operationen im Orient eine Basis für seinen weiteren Aufstieg in Frankreich zu schaffen, nicht erreichen würde. Da für seine hochtrabenden Pläne mit der französischen Orientarmee, die nach seinen Worten „mit ihrer Karriere abgeschlossen" hatte, nichts mehr anzufangen war und er nicht einmal genug Schiffe zur Verfügung hatte, um den kläglichen Rest seiner Armee zurückzuführen, beschloß er kurzerhand, diese undankbare Aufgabe General Kléber anzuvertrauen und selbst per Schiff den Heimweg nach Frankreich anzutreten. Das Direktorium, das innerpolitischen Schiffbruch erlitten hatte und sich inzwischen im Zweiten Koalitionskrieg gegen England, Österreich und Rußland befand, hatte seine Meinung über Bonaparte geändert und wartete jetzt ungeduldig auf seine baldige Rückkehr. Selbst die gegnerische Presse schrieb: „Sein Feldzug in Ägypten ist mißglückt, doch was schadet es?... Und doch scheint alles, was er gewagt hat, uns wieder Mut zu geben."

Mit seiner Rückkehr dachte Napoleon allerdings weniger an Frankreich, das durch den Koalitionskrieg bereits arg in Bedrängnis geraten war, sondern an die willkommene Chance, trotz des mißglückten Ägyptenunternehmens nicht als geschlagener Feldherr, sondern als Hoffnungsträger seines Vaterlandes empfangen zu werden. Hatte er doch schon vor seiner Abreise nach Ägypten mit der Möglichkeit gerechnet, durch den zu erwartenden Konflikt Frankreichs mit den europäischen Großmächten, der während seiner Abwesenheit entbrennen würde, als Retter der Republik zurückzukehren und auf diese Weise jene Position einnehmen zu können, für die er sich vorbestimmt glaubte. Aus einem Brief an seinen Bruder, den er vor Antritt seiner Fahrt nach Ägypten schrieb, können diese Gedanken eindeutig herausgelesen werden: „Wenn der Krieg entbrennt und unglücklich geführt wird, dann komme ich wieder und bin der öffentlichen Meinung sicherer als jetzt." Was allerdings seine Soldaten, die er in Ägypten zurückließ, zu der Nachricht sagten, daß ihr vergötterter General am 23. August 1799 klammheimlich mit dem Schiff in Richtung Heimat in See gestochen war, steht auf einer anderen Seite im Buche der ehrgeizigen Pläne Napoleons. Zur Erreichung seiner Pläne ging er äußerst umsichtig und klug zu Werke. Er empfing Führer der Jakobiner ebenso wie Agenten der Bourbonen, gab jedem geeignete Ratschläge, sagte keinem, was er wirklich dachte, und benahm sich wie ein vornehmer Mann, der lange auf Reisen war und mit gespielter Gelassenheit den Bericht über ihre Querelen entgegennimmt. „Es war die Zeit meines Lebens", erinnerte sich Napoleon später, „in der ich mich am geschicktesten benahm. Ich besuchte den Abbé Sieyès (ein neues und besonders einflußreiches Mitglied des Direktoriums. *Anm. d. Verf.*) und versprach ihm die Durchführung seines wortreichen Verfassungsentwurfes; ich empfing die Führer der Jakobiner und die Agenten der Bourbonen, ich verweigerte niemandem meinen Rat, aber ich gab ihn nur im Interesse meiner eigenen Pläne. Jeder lief mir ins Garn."

Das Ergebnis des Komplottes, das Napoleon mit dem Abbé Sieyès schmiedete, war ein Staatsstreich, der am 18. Brumaire (9. November 1799) begann und durch den die bisher amtierenden fünf Direktoren durch zwei oder drei jeweils zehn Jahre im Amt verbleibende Konsuln ersetzt werden sollten. Im Rat der Fünfhundert erlitt Napoleon allerdings eine politische Niederlage, und als er nicht nur geschmäht, sondern sogar zur Tür hinausgestoßen wurde, erlitt der an solche parlamentarischen Gepflogenheiten nicht gewöhnte General einen Schwächeanfall. Er fühlte sich zutiefst gedemütigt und schwor sich, dieser parlamentarischen „Schwatzbude" bald ein Ende zu bereiten. Nur durch das Eindringen der Grenadiere in den Plenarsaal konnte erreicht werden, daß der Rat der Alten die geplante provisorische Regierung aus drei Konsuln bestätigte. Wieder nützte Napoleon die Wirkung einer gezielten und gelenkten Propaganda auf das Volk, wenn er verkünden ließ: „Hundert Mörder stürzen sich auf mich und zielen auf meine Brust... Der Ruf ‚Vogelfrei' richtet sich gegen den Verteidiger des Gesetzes... Franzosen! Ihr werdet ohne Zweifel in diesem Verhalten den Eifer eines Soldaten der Freiheit, eines der Republik ergebenen Bürgers erkennen!" In Wahrheit spielte er schon zu diesem Zeitpunkt mit dem Gedanken, mit Hilfe der Armee an die Spitze Frankreichs getragen zu werden.

Zunächst aber schien ihm die Ausarbeitung einer Verfassung, die seinen eigenen, ehrgeizigen Plänen dienlich war, vordringlich zu sein. Durch geschickte und ausdauernde Verhandlungen strebte er so ein „formaldemokratisches Verfassungspapier für eine caesaristische Verfassungswirklichkeit" an. Bereits am 24. Dezember 1799 kam eine Konsulatsverfassung zustande, innerhalb derer er sich selbst den Titel eines Premierkonsuls zuweisen ließ. Nach einem in der neueren Geschichte bewährten Rezept beschloß er, seine mit dieser Ernennung de facto bereits erreichten Möglichkeiten einer Alleinherrschaft mit demokratischem Schein zu verklären und seine Machtposition über das Parlament hinweg durch eine Volksabstimmung abzusichern und ein für allemal zu festigen. Obwohl aufgrund von Unregelmäßigkeiten bei der Auszählung und infolge einer sehr hohen Zahl von Stimmenthaltungen weniger als ein Drittel der Wahlberechtigten mit Ja votierte, begnügte sich der Premierkonsul mit diesem Ergebnis und setzte die Verfassung in Kraft.

Eine der vordringlichsten Aufgaben des gewählten Premierkonsuls war die Beendigung des Zweiten Koalitionskrieges, die er zunächst – nicht so sehr aus persönlicher Überzeugung, sondern mehr aus Rücksicht auf die Sehnsucht seines Volkes nach Frieden – auf diplomatischem Wege zu erreichen versuchte. Da, wie zu erwarten war, England ebenso wie Österreich seine Friedensangebote zurückwiesen, konnte er sich den Franzosen als „enttäuschter Friedensliebhaber" präsentieren und mit einem Aufruf an seine Soldaten, gegen die feindlichen Staaten anzutreten, die öffentliche Meinung für seine Entscheidung gewinnen, den Feind militärisch zum Frieden zu zwingen.

So erstieg im Frühling 1800 eine Armee den Großen St. Bernhard, um im Stile der Alpenüberquerung Hannibals im Jahre 218 vor Christus die überraschten Österreicher in Oberitalien zu schlagen. Der Sieg Napoleons bei Marengo am 14. Juni 1800 war allerdings nicht so makellos, wie er ihn später selbst darzustellen versuchte. Wäre ihm nämlich General Louis Charles Desaix mit einer frischen Division nicht rechtzeitig zur Seite gestanden, hätte Napoleon die Schlacht sicher verloren. Dies einzugestehen, war für den eitlen und stets nach Ruhm dürstenden Feldherrn undenkbar, und das Schicksal half ihm, diesen für ihn recht fragwürdigen Sieg in ein günstiges Licht zu rücken. Da nämlich General Desaix bei seiner Entsatzoperation tödlich verwundet wurde, konnte Napoleon den Ruhm für sich allein in Anspruch nehmen und für seine Zwecke entsprechend ausschlachten. Nach den Friedensverträgen von Lunéville (1801/02) und später von Amiens konnte er sich seinem Volke glaubhaft als Friedensstifter hinstellen, und mit einem solchen friedliebenden Napoleon glaubte sich auch

Europa anfreunden zu können. Seine damalige Proklamation ruft unwillkürlich Erinnerungen wach an ähnliche Worte, wie sie im zwanzigsten Jahrhundert im Dritten Reich erklingen sollten: „Franzosen! Ihr habt ihn endlich ganz, diesen Frieden, den ihr durch so lange und so heldenmütige Anstrengungen verdient habt. Die Regierung hat sich, euren Wünschen und ihren Versprechungen getreu, weder vom Ehrgeiz der Eroberungen noch von den Lockungen der kühnen und außerordentlichen Unternehmungen hinreißen lassen. Es war ihre Pflicht, der Menschheit die Ruhe wiederzugeben und die große europäische Familie, deren Aufgabe es ist, das Schicksal der Welt zu bestimmen, durch feste und dauerhafte Bande zu vereinen."

Mit solchen und ähnlichen Worten gelang es Napoleon, auch ausländische Gesprächspartner wie etwa den neuen englischen Premierminister Fox zu beeindrucken, der mit begeisterten Worten über den geläuterten Englandfresser nach einem Besuch in Paris nach Hause zurückkehrte.

Nach dem erfolgreichen Abschluß der Friedensverträge mußte sich Napoleon verstärkt innenpolitischen Problemen zuwenden. Zunächst beeilte er sich, seinen Staat nach zehnjähriger Feindschaft mit der Kirche wieder mit dieser zu versöhnen. Allerdings nicht, weil er selbst gläubig war, sondern ausschließlich deshalb, weil man sich seiner Meinung nach mit dieser ältesten aller Mächte aus Vernunftsgründen vertragen mußte, wollte man sie für seine Zwecke nützen. „Der Katholizismus erhielt mir den Papst, und bei meinem Einfluß und meiner Gewalt in Italien gab ich die Hoffnung nicht auf, ihn früher oder später nach meinem Willen zu lenken. Und dann erst – welcher Einfluß! Welches Mittel gegenüber Europa!" Er schaffte aber auch ein neues Schulgesetz für das gesamte Land und hob durch Verstärkung der Sicherheitskräfte die innere Sicherheit. Während er die Annäherungsversuche der Bourbonen mit höfischer Geschmeidigkeit abwendete, war er den Royalisten aus der Vendée eher günstig gesinnt. Am verläßlichsten aber schien es ihm, die große demokratische Mitte an seiner Seite zu wissen, weil auch sie sich unter ihm sicher fühlte und er wie ein richtiger Landesvater alles tat, was die soziale Not lindern konnte.

Verschwörungen gegen den Premierkonsul Bonaparte gingen von den Jakobinern aus, die ihn am 10. Oktober 1800 in einer Loge der Pariser Oper zu erdolchen versuchten. Aber auch die Royalisten dachten an einen Tyrannenmord, und zwar unter Verwendung einer Höllenmaschine, die während der Fahrt zur Oper am 24. Dezember dieses Jahres gegen seinen Wagen geschleudert wurde. Der Ehrgeiz des Kutschers, der rechtzeitig vorfahren wollte, rettete ihm das Leben, während neun Menschen, die zufällig vorübergingen, getötet wurden. Anschließend erschien Napoleon seelenruhig in seiner Loge zur Vorstellung; – erstmals gab man in Paris Haydns *Schöpfung;* am folgenden Tag ließ er je-

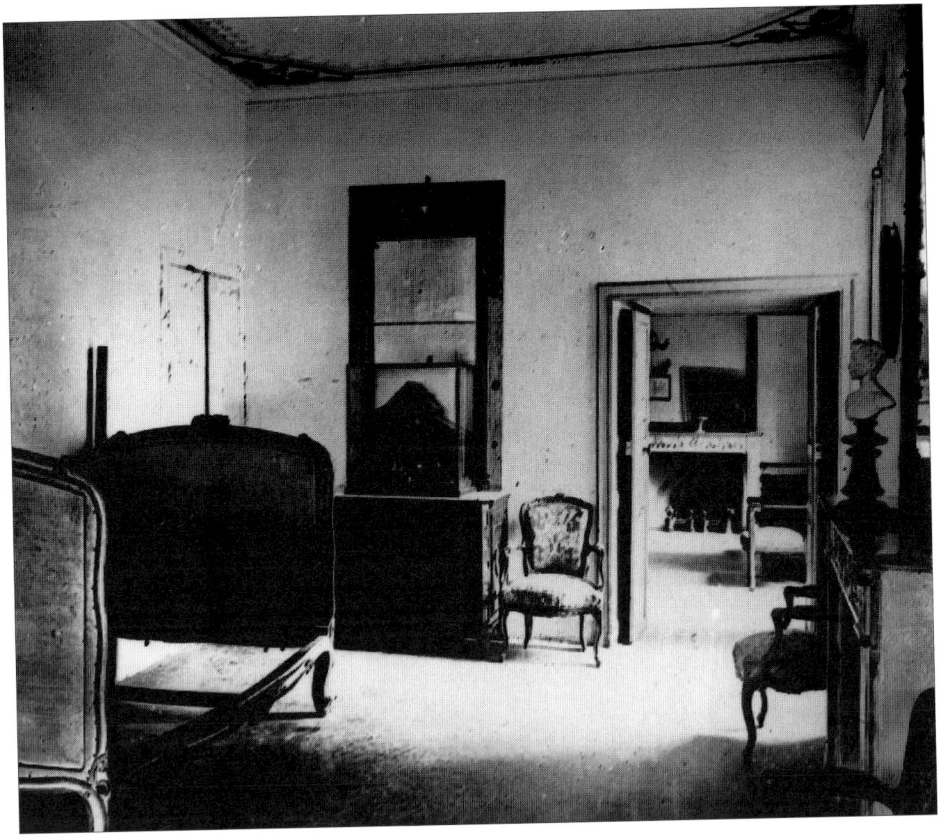

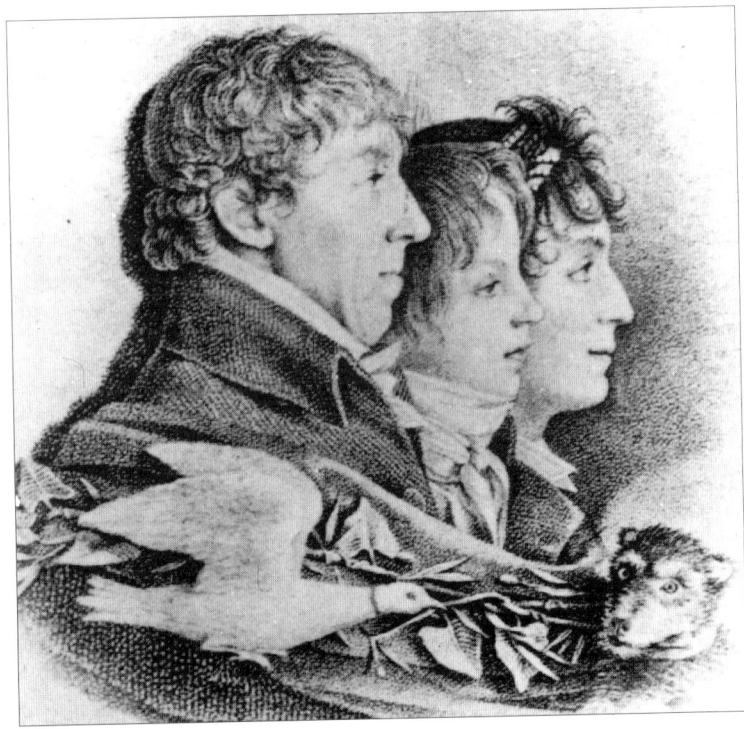

Napoleons Geburtszimmer in Ajaccio

Vater Carlo Maria Buonaparte mit seinem Sohn Napoleon I. und seiner Gemahlin Maria Letizia Ramolino (Zeitgenössischer Stich)

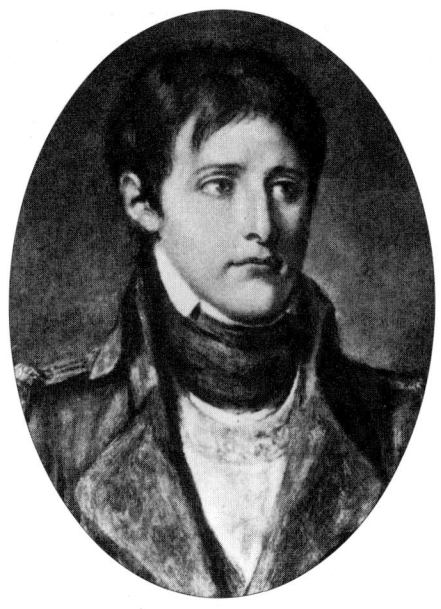

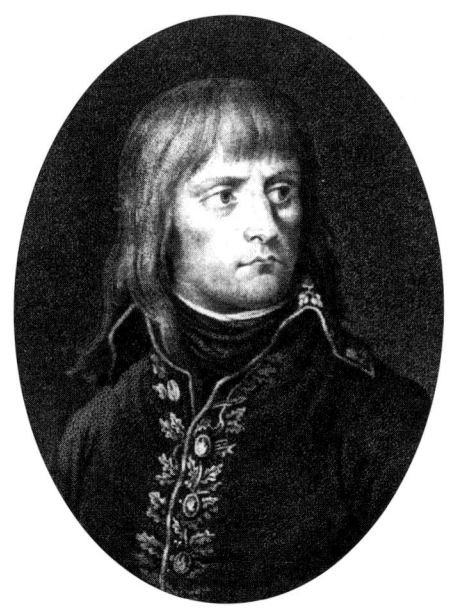

Napoleon Bonaparte als Artillerie-
leutnant, um 1790

Vor der Beförderung zum Brigade-
general, 1793

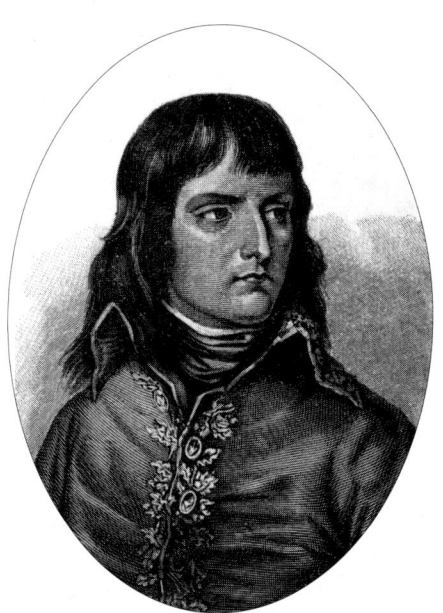

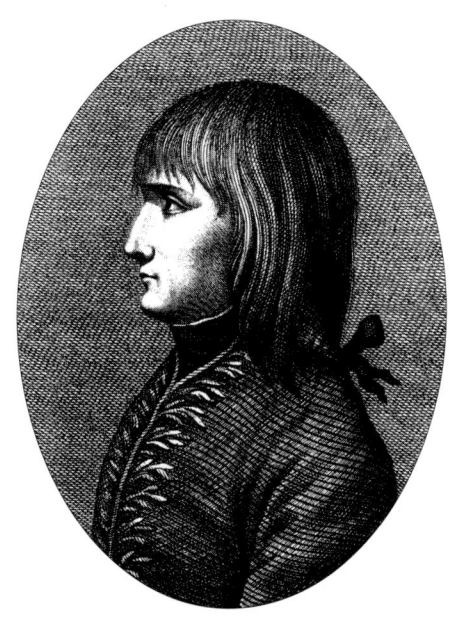

General Bonaparte im Jahre 1795
nach seiner Entlassung aus der Armee

Als Oberkommandierender der
französischen Truppen in Italien, 1796

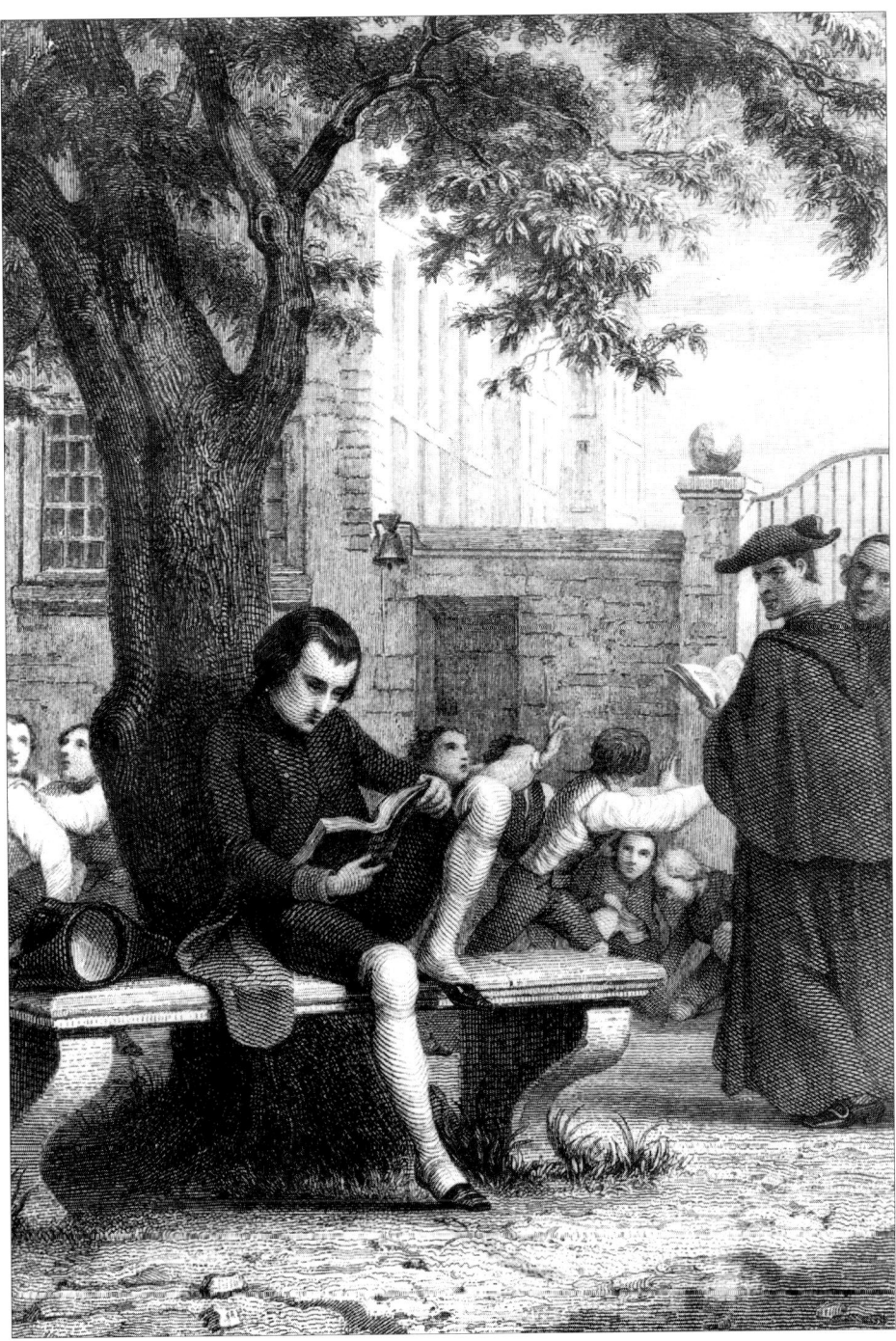

*Napoleon in der Militärschule zu Brienne bei der Lektüre klassischer Autoren
(Zeichnung von Karl Girardet)*

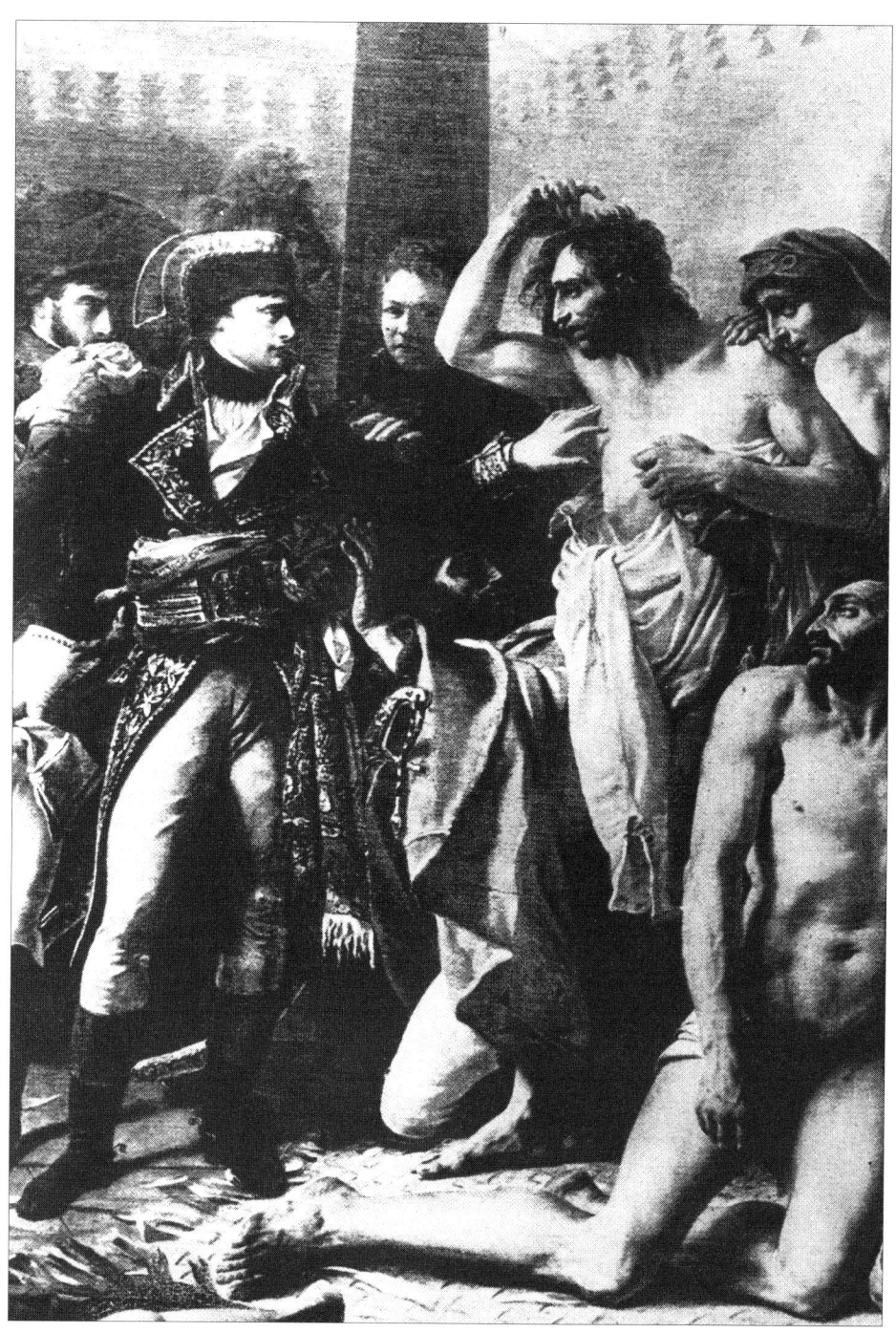

General Bonaparte besucht die Pestkranken in Jaffa, 11. März 1799
(Ausschnitt aus dem Gemälde von Antoine Jean Gros)

doch ohne Urteilsspruch hundertdreißig Jakobiner auf die Seychellen deportieren und nahm diese Maßnahme auch nicht zurück, als sich die Royalisten als die wahren Attentäter herausstellten. Zwei königstreue Attentäter, die gefaßt wurden, ließ er im roten Hemd der Vatermörder guillotinieren, da sie den „Vater des Vaterlandes" zu töten versucht hatten, wie er sagte. Er ging aber auch gegen ihm gefährlich erscheinende Schriftsteller rigoros vor, wie etwa gegen Madame de Staël-Holstein, die er 1802 wegen ihrer scharfen Worte gegen seinen aufgeklärten Absolutismus aus Paris verbannte und die später vom Ausland her den europäischen Widerstand gegen ihn wesentlich unterstützte.

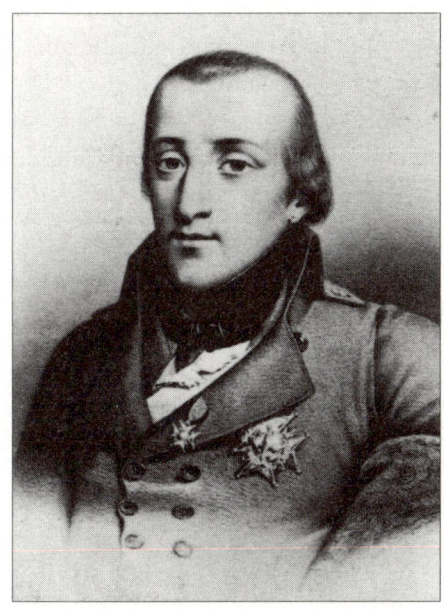

Der Duc de Enghien,
nach Scheinprozeß 1804 erschossen

Ähnlich wie nach ihm andere Diktatoren hielt er sich für den Repräsentanten und, wenn nötig, zur Gewalt berechtigten Vollstrecker des Volkswillens. Die hiezu erforderlichen Methoden ähnelten weitgehend jenen der diktatorischen Staaten des zwanzigsten Jahrhunderts und bestanden neben einer geschickten Lenkung der öffentlichen Meinung durch Propaganda in der Schaffung einer Staatspolizei, welche die Staatsbürger möglichst lückenlos zu überwachen hatte. Zum Polizeiminister schien ihm der ehemalige Jakobiner und spätere Wendehals Joseph Fouché, der durch seine Schreckensherrschaft in Lyon in die Revolutionsgeschichte eingegangen war, am geeignetsten. Dessen Agentennetz war so eng geknüpft, daß er damit sogar den Premierkonsul selbst überwachen konnte. Die Propaganda hingegen, die für seine Machtpläne von solcher Wichtigkeit war, besorgte Napoleon vorsichtshalber in Eigenregie selbst, denn sie war es, die den Franzosen pausenlos die einzigartige Größe seiner Ruhmestaten ins Gedächtnis zu rufen und mit leidenschaftlichem, national gefärbtem Pathos den Bürger davon zu überzeugen hatte, daß nur er, Napoleon, die Fähigkeiten, die Willensstärke und den messerscharfen Verstand besäße, um als herausragende Persönlichkeit die Geschicke Frankreichs erfolgreich lenken zu können.

Schon jetzt war er überzeugt davon, ein „neues Frankreich als Modell für ein französisches Europa" schaffen zu können. Um dies zu erreichen, bedurfte es seiner Meinung nach nicht nur eines überlegenen Verstandes und eines übermenschlichen Willens, sondern vor allem auch einer nie ermüdenden, ausdauernden Tatkraft. Tatsächlich arbeitete er ununterbrochen, ob zu Hause, auf Reisen oder im Felde, am Tage ebenso wie in der Nacht, und seine Mitarbeiter waren ob dieser rastlosen Aktivität nicht wenig strapaziert. Eine solche Arbeitsweise war ihm nur deshalb möglich, weil er sehr wenig Schlaf benötigte und sich diesen nahm, wann und wo es ihm gerade paßte.

Diese hektische Arbeitsweise hatte aber auch negative Auswirkungen im Sinne erstmalig sich meldender psychosomatischer Beschwerden, wobei sich vor allem sein Magen als besonders anfällig erwies. Schon während seiner schulischen Ausbildung in Brienne hatten sich bei psychischen Belastungen oder Aufregungen wiederholt Magenschmerzen unbestimmter Art eingestellt, die allerdings rasch wieder abgeklungen waren. Diesmal begann sich jedoch dieses Organ mit angeblich fast unerträglichen Schmerzattacken zu melden. Nach einem Bericht seines Sekretärs Bourrienne aus dem Jahre 1802 soll Napoleon während einer intensiven Arbeitsphase mit den Worten aufgestöhnt haben: *„Comme je souffre!"* Mitten in seiner Arbeit soll er sich fest gegen die Kante des Schreibtisches gelehnt, die Weste aufgerissen und seine beiden Hände gegen die rechte Oberbauchregion gepreßt haben.

Die Stabilisierung der Währung, die Schaffung eines ausgeglichenen Staatshaushaltes und seine Erfolge auf wirtschaftlichem und sozialem Gebiet stärkten sein Ansehen und seine Glaubwürdigkeit im Volk, und er verstand es, die Eitelkeit der Menschen durch die Verleihung von Orden und Auszeichnungen für die Rekrutierung verläßlicher Mitarbeiter auf den verschiedensten Gebieten zu nützen: „Mit Kinderspielzeug lockt man die Männer." Ein besonderes Anliegen war ihm schließlich die Schaffung einer staatsbürgerlichen Rechtsgleichheit mit dem am 21. März 1804 veröffentlichten *Code civil des Français*, später als *Code Napoleon* bezeichnet, womit er es unter anderem erreichte, sich im zivilen Bereich auf das Bürgertum stützen zu können. Dieser Gesetzeskodex beeinflußte später das Zivilrecht vieler europäischer Staaten. Alle Kinder wurden gleich erbberechtigt, alle Eltern zur Erhaltung der Kinder verpflichtet, die Juden gleichgestellt und die Zivilehe für alle mit der Möglichkeit einer Scheidung eingeführt.

All diese Wohltaten ließen im Volk den verständlichen Wunsch laut werden, ihren Wohltäter auf Lebenszeit behalten zu wollen.

NAPOLEON I., KAISER DER FRANZOSEN

Selbst am ungeduldigsten auf diese Entscheidung drängend, ließ Napoleon zur raschen Entscheidung dieser Frage ein neuerliches Plebiszit in die Wege leiten. „Soll Napoleon Bonaparte Konsul auf Lebenszeit sein?" lautete der dem Volk vorgelegte Text, und 3,600.000 Wahlberechtigte stimmten gegen nur 8.370 Neinstimmen mit Ja. Mit stolz geschwellter Brust konnte er von sich endlich sagen: „Von nun an stehe ich auf der gleichen Höhe mit den anderen Souveränen!" Mit dieser selbstzufriedenen Einstellung tauchte auch zugleich der Gedanke auf, seine unumschränkte Stellung als Herrscher durch deren Erblichkeit auch für die Zukunft seinen Nachkommen bzw. seiner Familie zu sichern. Mit unvermerkten, aber raschen Schritten ging er dem Throne entgegen, denn, wie er im privaten Kreise versicherte, mit Hilfe seiner ihm Ergebenen könne er alles erreichen, was er wolle.

Begünstigt wurde sein Plan durch eine in Frankreich immer stärker werdende neomonarchistische Welle, was auch dem Senat und selbst dem mit noch einigen Jakobinern besetzten Tribunat nicht verborgen bleiben konnte. Da dieser Institution eine Wiedererrichtung der Bourbonenherrschaft undenkbar erschien, verwendete sie sich lieber für die Idee einer Monarchie unter Bonaparte, weshalb sie den Antrag stellte, „Napoleon Bonaparte, den derzeitigen Premierkonsul, zum Kaiser der Franzosen und die kaiserliche Würde in seiner Familie für erblich zu erklären."

Napoleons Handschrift

Schon am 18. Mai 1804 wurde die neue Verfassung durch den Senat beschlossen, in der es unter anderem hieß: „Die Regierung der Republik wird einem Kaiser übertragen, der den Titel Kaiser der Franzosen trägt." In einer dritten Abstimmung dem Volke vorgelegt, erhielt sie mit mehr als dreieinhalb Millionen Jastimmen am 6. November 1804 eine überwältigende Zustimmung durch die französischen Bürger, weshalb Bonaparte mit unverhohlenem Stolz sagte: „Es ist nie ein Fürst mit legitimeren Rechten auf den Thron gesetzt worden als Napoleon. Hugo Capet erhielt den Thron aus den Händen einiger Bischöfe und einiger Großen des Landes. Der Kaiserthron wurde Napoleon durch den Willen aller Bürger übergeben."

Bonaparte hatte aber noch mehr im Sinn. Um den europäischen Souveränen und seinen gläubigen Bürgern gegenüber sich wie ein Monarch alten Stils präsentieren zu können, hielt der die Bestätigung seiner Kaiserwürde durch die päpstliche Salbung für unverzichtbar. Allerdings bestand er darauf, daß zu diesem Zwecke der Papst zu ihm nach Paris kommen sollte; zum Schauplatz der Krönungsfeierlichkeiten wurde die altehrwürdige Kathedrale von Nôtre-Dame auserkoren. Papst Pius VII. willigte notgedrungen ein, machte jedoch zur Bedingung, daß vorher die bisherige Zivilehe zwischen Bonaparte und Joséphine durch die kirchliche Trauung bestätigt zu werden habe, und erst als ihm der Vollzug derselben gemeldet wurde, erwiderte der Heilige Vater befriedigt: „Nun werden wir uns nicht länger mehr der Krönung des erhabenen Kaisers widersetzen."

Das grandiose Schauspiel fand am 2. Dezember 1804 statt: Etwa eine Stunde nach der Ankunft des Papstes in der Kathedrale stellten sich unter dem Donner der Kanonen der Kaiser und die Kaiserin ein. Der Kaiser verbat sich, daß der Papst seine Krone berühre, und setzte sich diese selbst auf sein Haupt; alsdann nahm der Kaiser die für die Kaiserin bestimmte Krone und setzte sie der vor ihm Niederknieenden aufs Haupt. Anschließend ließ er sich von Pius VII. salben. Auch in dieser feierlichen Stunde war er nicht befangen. Joséphine zur festlichen Tafel geleitend, sagte er nur: „Gott sei Dank, das ist überstanden! Ein Schlachttag wäre mir lieber gewesen."

Bei allem Triumph dieses Tages fiel dennoch ein Schatten auf Napoleon, verursacht durch seine unersättliche Sehnsucht nach Ruhm und Macht, wie die skeptisch-pathetische Bemerkung zu seinem Vertrauten Decrès bezeugt: „Ich bin zu spät auf die Welt gekommen, es gibt nichts Großes mehr zu tun... Ich gebe zu, ich habe eine schöne Karriere gemacht, aber was für ein Unterschied zum Altertum! Da, nehmen sie einmal Alexander! Nachdem er Asien erobert hatte, erklärte er sich als Jupiters Sohn, und der ganze Orient glaubte es ihm – ausgenommen seine Mutter, Aristoteles und ein paar athenische Pedanten. Ich aber, wenn ich heute erklären würde, der Sohn des Ewigen Vaters zu sein, und wenn ich nach Nôtre-Dame ginge, ihm dafür zu danken – jedes Fischweib würde mich auslachen. Die Völker sind heutzutage gescheit, man kann nichts Großes mehr vollbringen."

Diese wenige Stunden nach der Kaiserkrönung gesprochenen Worte zeigen neuerlich, daß nichts seinem unbändigen Streben nach Höherem genügen konnte. Seitdem er sah, wie leicht man sich bei den Menschen durch herausragende Taten und durch geschickte Menschenführung Gehorsam und Gefolgschaft zu sichern vermochte, fühlte er, daß ihn, den Stärksten, die Forderungen der Aufklärung nichts angingen. Wie hätte er auch die Herrschaft des Volkes wünschen können, die Demokratie, da er doch inzwischen die Schwäche ihrer Instinkte so genau kennengelernt hatte! Sich auszubreiten, seinen Namen in größere Fernen zu tragen und im Buche der Geschichte Seiten mit goldenen Lettern zu hinterlassen, das allein schien ihm das Ziel und der Lohn seines Lebens zu sein. Und als man ihm in diesen Tagen den Entwurf zu einem kaiserlichen Siegel unterbreitete und er auf dieser Skizze einen ruhenden Löwen erblickte, strich er die Zeichnung kurzerhand durch und schrieb eigenhändig daneben: „Ein Adler im Flug".

Die Stunde der Kaiserkrönung bedeutete das endgültige Aus für die Republik, und in ganz Europa begannen jetzt, enttäuscht von ihrem Idol, die Vorkämpfer geistiger Freiheit von ihm abzufallen: so auch Ludwig van Beethoven, der ihm unverzüglich die Widmung zu seiner „Heroischen Symphonie" entzog.

Im übrigen fand Napoleon an seiner Krone kein Genügen. Am 17. März 1805 wurde ihm von der Cisalpinischen Republik die Vereinigung des Königreichs Italien mit dem französischen Kaiserreich angeboten, und am 26. Mai empfing er in Mailand, in jenem Dom, dessen Grundstein von Galeas Visconti gelegt worden war, die Eiserne Krone der alten Lombardenkönige, die einst Karl der Große getragen hatte und die er nun auf sein Haupt setzte mit den Worten: „Gott hat sie mir gegeben, wehe dem, der sie berührt!"

Wollte er als Kaiser der Franzosen Paris zum Mittelpunkt Europas machen, so mußte er sich nun in monarchischer Form darstellen und seine Hofhaltung auch dementsprechend gestalten. Wie unter den Bourbonen gab es daher an seinem Hof Ämter für die unterschiedlichsten Aufgabenbereiche, und auch bei den Reichsämtern griff er auf die Usancen des *ancien régime* zurück. Während der alte Lehnsadel verschwunden war, schuf er einen neuen, volkstümlichen Verdienstadel, für dessen Verankerung die Einsetzung der Ehrenlegion ein erster Schritt war. Die Ernennung von siebzehn Marschällen sollte jene verdienten Generäle belohnen, die ihm auf seinen Feldzügen besonders wertvolle Dienste geleistet hatten. Bald begann er auch, die Mitglieder seiner Familie mit Fürstentiteln auszustatten und ihnen einträgliche Ämter zuteil werden zu lassen, und schon nach wenigen Jahren wurden auch die alten Adelstitel wieder eingeführt, die zur Anleitung und Überwachung der neuen, vielfach aus Parvenus bestehenden Hofgesellschaft notwendig wurden, den damit Geadelten jedoch weder Feudalbesitz noch Steuerprivilegien oder Erbberechtigung einbrachten. Während Kaiserin Joséphine einen Aufwand an Roben und Juwelen trieb, der jenen aller bisherigen Königinnen weit übertraf, begnügte sich Napoleon mit der Uniform des Soldaten, die er nur bei feierlichen Anlässen durch den blauen Frack der Gardegrenadiere ersetzte. Große Bedeutung maß er hingegen dem zeremoniellen Ablauf zur Feier des Sonntags bei, der die Bürger ebenso beeindrucken sollte wie die ausländischen Diplomaten. Daß dies auch tatsächlich erreicht wurde, bezeugt die Schilderung eines seiner Marschälle: „Es ist Sonntag, in der Großen Galerie wird Er erwartet. Sobald der Ruf ‚Der Kaiser!' sich vernehmen läßt, erbleichen wir; ich kenne einige, wackere Kerle, die am ganzen Leibe zittern." Für besonders „lehrreich für Freund und Feind" hielt Napoleon die Große Parade, die er zu Pferde abnahm und die mit ihren Trommeln und Fanfaren, ihren prunkvollen Fahnen und Standarten mit ihren glitzernden vergoldeten Adlern wahre Begeisterungsstürme auszulösen pflegte, ein Phänomen, das auch in unserem Jahrhundert zum Repertoire wirksamer Massenbeeinflussungsmethoden zählt und manchem Diktator nur zu sehr vertraut war.

So wie viele Tyrannen und Diktatoren sprach auch Napoleon mit Vorliebe von sich selbst. Sein Wesen zeichnete sich durch einen oft brüsken Wechsel von unbeschwerter Heiterkeit zu drohender Verdüsterung aus, wobei er seine augenblickliche Stimmung und seine momentanen Gedanken nie verbergen konnte. Seine Schrift, die schon in seiner Jugend schwer leserlich war, wurde durch seine Kurzsichtigkeit mit den Jahren immer verzerrter. Ähnlich wie Hitler war er mit einer unglaublich raschen Auffassungsgabe und einem ganz erstaunlichen Gedächtnis ausgestattet, das ihn nie verließ. Sein Tagesablauf war von einer rastlosen und unermüdlichen Tätigkeit geprägt, die ihm an manchen Tagen nur wenige Stunden Schlaf erlaubte. Er stand üblicherweise um sieben Uhr auf und überflog rasch die wichtigsten Akten und Berichte sowie die Zeitungen, in denen er nach etwaigen Abweichungen von der vorgegebenen Linie fahndete, um sich dann in die Badewanne zu begeben. Von seinem Kammerdiener Constant Wairy erfahren wir, daß ihm das Wasser nie heiß genug sein konnte, weil er angeblich gegen Kälte außerordentlich empfindlich war. Und da er zuweilen auch tagsüber oder nachts auf den Gedanken kam, ein Bad zu nehmen, mußte Tag und Nacht warmes Badewasser bereitgehalten werden.

Während des Bades ließ er sich den Inhalt verschiedener Depeschen, aber auch private Histörchen berichten, und der Diener mußte während dieser Zeit – oft dehnte er das Bad länger als eine Stunde aus – ständig heißes Wasser nachgießen. Auch das Badezimmer selbst mußte, sogar im Sommer, stets gut geheizt sein, so daß sein Diener die Luft, die der Atmosphäre eines Dampfbades glich, anschließend durch Öffnen aller Türen und Fenster entweichen lassen mußte. Zudem war sein Kopf übrigens sehr kälteempfindlich, weshalb ihm Constant die Hüte wattieren lassen mußte. Nach dem Bade schlüpfte er in einen Morgenmantel aus weißem Flanell, setzte wieder seine Nachtmütze auf und begann sich zu rasieren, nachdem er vorher eine oder zwei Tassen Tee zu sich genommen hatte. Nach der Rasur wusch er sich die Hände mit einer Mandel-paste und einer mit Rosenessenz parfümierten Seife, reinigte das Gesicht mit einem feinen Schwamm, bestreute seine Zahnbürste mit feinst verriebenen Korallen und spülte schließlich den Mund mit verdünntem Branntwein. An-schließend ließ er sich von Constant mit Kölnischwasser abreiben, um die Pro-zedur der Morgentoilette mit einer Dosis Schnupftabak zu beenden. Unmittel-bar daran kleidete er sich an, um sich in sein Arbeitszimmer zu begeben, wo sein Sekretär bereits mit der Feder in der Hand den Kaiser erwartete.

Gegen zehn Uhr wurde ihm ein Frühstück serviert. Das Mittagessen nahm er rasch ein; es dauerte selten länger als zwölf Minuten. Die Gewohnheit, so schnell zu essen, hatte häufig einen nachteiligen Einfluß auf das Befinden des Kaisers, wie ein von Constant berichteter Vorfall beweist: „Eines Tages wurde ich zum Kaiser gerufen, dem die Mittagsmahlzeit schlecht bekommen war. Ich fand ihn ausgestreckt auf dem Teppich liegen, die Kaiserin kniete neben ihm und hatte seinen Kopf auf dem Schoß; er stöhnte, er fluchte; er vermochte diese Art von Leiden, gegen die er Hilfe zu suchen pflegte, indem er sich lang auf die Erde hinstreckte, schwerer zu ertragen als alles Ungemach, alle Gefahren eines Feld-zuges... Napoleon trank drei Tassen Tee und fühlte sich erleichtert. Die Kaise-rin streichelte ihm die Stirn und rieb ihm den Magen... Ich war oft Zeuge sol-cher rührender Szenen."

Diese und ähnliche Schilderungen Constants veranlaßten den italienischen Psy-chiater Cesare Lombroso, bei Napoleon eine Epilepsie zu diagnostizieren, eine Annahme, für die allerdings keinerlei Beweise vorgebracht werden konnten. Die Legende, Napoleon hätte an einer Epilepsie gelitten, stammt von Talley-rand, der in seinen Memoiren berichtet, daß der Kaiser während eines Aufent-haltes in Straßburg im September 1805 in seiner Gegenwart einen Anfall erlit-ten habe, bei dem er zu Boden gegangen sei und sich fünfzehn Minuten lang in Krämpfen gewunden habe. Da in diesem Zusammenhang jedoch weder von ei-nem Zungenbiß, noch von Schaum vor dem Mund oder gar von einer Bewußt-losigkeit die Rede ist, konnte es sich wohl damals nicht um einen epileptischen Anfall gehandelt haben. Von seiner unmittelbaren Umgebung wurde übrigens ausdrücklich betont, daß bei Napoleon niemals epileptische Anfälle beobach-tet werden konnten. Wahrscheinlich wurde der von Talleyrand beschriebene Anfall durch einen heftigen krampfartigen Magenschmerz ausgelöst, wie er von seinem Diener Constant wiederholt miterlebt wurde. Daß Napoleon dabei ge-legentlich theatralisch agierte, entsprach seinem extrem angespannten Nerven-zustand, der auch bei anderen Gelegenheiten durch muskuläre Begleitreaktio-nen, die seiner engeren Gefolgschaft nicht verborgen blieben, zum Ausdruck kam. Wenn er etwa nach langen Stunden der Arbeit mitunter plötzlich mit der rechten Schulter zu zucken begann, dann handelte es sich dabei um eine Art von nervösem Tic, der eine erhöhte Nervenanspannung anzeigte. In ähnlicher Weise bemerkte seine engere Umgebung ein unter dem Seidenstrumpf sichtbares Vibrieren der Wadenmuskeln immer dann, wenn sich ein heftiger Gefühlsausbruch ankündete.

Die Mahlzeiten bestanden aus einer Suppe, drei Fleischgerichten, unter denen Hühnerfrikassee – Poulet à la Marengo – zu seinen Leibspeisen zählte, zwei Sorten Gemüse, Kaffee und Chambertin-Wein. Diese Speisenfolge wurde im Laufe der Jahre allerdings zusehends vereinfacht und reduziert. Napoleon, für den „das Essen nur eine Aufnahme von Brennstoff für die Arbeitsmaschine" bedeutete, merkte ja oft überhaupt kaum, was man ihm vorsetzte, da er in Gedanken schon wieder bei der Fortsetzung seiner unterbrochenen Arbeit weilte. Diese fast pathologische Hingabe an die Arbeit war auch der Grund dafür, daß er seine Mahlzeiten häufig sehr unregelmäßig einnahm und deshalb die Speisen oft genug aufgewärmt vorgesetzt bekam, was ihn übrigens nicht störte. So wenig wie auf die Zusammensetzung des Menüs legte er auch auf die Tischsitten Wert und bediente sich statt der Gabel gern seiner Finger, wodurch häufig sowohl das Tischtuch als auch seine Kleidung Spuren der hastig verschlungenen Speisen zurückbehielten.

Ähnlich wie mit dem Essen dürfte es sich auch mit seinen sexuellen Bedürfnissen verhalten haben. Die Frau war nach dem Urteil eines Historikers für Napoleon „nichts als ein Mittel zur Erholung von der Arbeit." Eine Frau zu umwerben, schien ihm Zeitverschwendung, weshalb er stets ohne Umschweife zur Sache kam. Eine gesellschaftliche Gleichstellung der Frau hielt er geradezu für abwegig: „Die Frauen sind unser Eigentum... Sie sind unser Besitz, wie ein Baum, der Frucht trägt, der Besitz des Gärtners ist." Die positive Rolle der Frau sah er in einer sittsamen, treuen Ehegattin und kinderreichen Mutter. Da er überdies der Ansicht war, daß seit dem *ancien régime* „die Franzosen in dieser Hinsicht viel strenger geworden wären und ihrem Herrscher öffentliche Liebschaften und Mätressen nicht mehr verzeihen würden", war an seinem Hofe offiziell jede Mätressenwirtschaft streng verpönt.

Auch sonst war das Leben am Hofe steif und wegen des oft unberechenbaren Stimmungswandels des Hausherrn eher gedämpft, so daß Herre meint, „es war der ungemütlichste und langweiligste Hof, den Frankreich je gehabt hatte." Gesprächspartner, für die er gerne Zeit aufwendete, waren seine Hofmaler wie Jacques Louis David und François Gérard, denen er gerne Anweisungen gab, wie sie seine Taten und seine eigene Person am wirkungsvollsten darstellen sollten. Ebenso erwartete er von seinen Architekten, daß sie seinem Kaiserreich durch entsprechende klassizistische Bauten den Eindruck antiker Größe zu verleihen hatten. So wurde er trotz seiner zunehmenden Leibesfülle bald mit berühmten antiken Gestalten verglichen, wenn auch sein Körperbau wenig mit einer griechischen Statue gemein hatte. Doch obwohl Napoleon sowohl militärisch wie auch politisch ein maßloser Phantast war, hatte er sichtlich Hemmungen, wie ein römischer Imperator überdimensionale Monumentalbauten errichten zu lassen. Dadurch unterscheidet er sich deutlich von der krankhaften Baumegalomanie Hitlers. Pläne solcher Art wies er mit der Bemerkung zurück: „Zuviel Ehrgeiz hinterläßt unvollendete Paläste."

Schon ein Jahr vor seiner Krönung hatte der Krieg mit England aufs neue begonnen, mehr ein Kriegszustand als ein Feldzug, der nicht enden sollte, ehe Napoleon selbst besiegt war. Ähnlich wie vor dem Ägyptenabenteuer, prüfte er jetzt in Boulogne alle Möglichkeiten einer Landung, doch verführte ihn das ihm fremde Element der See zu Überlegungen, die mehr von einem Amateur als von einem Fachmann entworfen schienen. Dabei kam es unter anderem auch zu einem tragischen Vorfall, der symptomatisch ein warnendes Licht auf sein aufbrausendes und tyrannisches Wesen warf: Als er nämlich trotz eines heraufziehenden Sturmes eine Flottenrevue befahl und der kommandierende General sich weigerte, diese befohlene Bewegung auszuführen, verwies er diesen, die Reitpeitsche mit drohender Geste schwingend, vom Platz und bestand eigensinnig auf der Ausführung seines Befehls. Zwanzig Boote kippten dabei um, und zweihundert tote Matrosen wurden als Opfer dieser grausamen Laune eines machtbesessenen Tyrannen am folgenden Tag an die Küste ihres Vaterlandes geschwemmt – als teurer Preis für die bedingungslose Erfüllung eines übermütigen und verantwortungslosen Befehls.

Der Konflikt mit England, das in Österreich und Rußland mächtige Bundesgenossen für diesen Dritten Koalitionskrieg gefunden hatte, sollte sich schon bald als der Beginn vom Ende Napoleons herausstellen. Zunächst folgte allerdings eine Eroberung der anderen. Durch die Anwendung einer neuen Kriegskunst, die nach Ansicht Marschall Fochs richtungweisend für das neunzehnte und sogar das zwanzigste Jahrhundert wurde und „das Wesen und die Dimensionen des Krieges" total veränderte, gelang es Napoleon in genialer Weise, die ganze österreichische Armee einzuschließen, bevor sie sich noch recht zum Kampf stellen konnte. „Ich habe meinen Zweck erreicht, die österreichische Armee durch einfache Märsche vernichtet. Jetzt werde ich mich gegen die Russen wenden. Sie sind verloren!" So einfach stellte er sich die Vernichtung der russischen Militärmacht vor.

Doch da, mitten im fliegenden Vormarsch, traf die Hiobsbotschaft von der fast völligen Vernichtung seiner Flotte bei Trafalgar durch Admiral Nelson, der in dieser Seeschlacht sein Leben verlor, ein. Dennoch ließ er sich nicht abhalten, auf jener Bahn weiterzustürmen, die ihm sein übermächtiger Ehrgeiz und der Glaube an seine politische Mission – die Gründung eines Europäischen Reiches – vorschrieb und die ihm die Erfüllung des französischen Machtstrebens und des unbändigen Dranges nach Ausdehnung seines imperialen Einflußbereiches in Aussicht stellte. Die Realisierung seiner Operationspläne brachte ihn mitunter durch die dafür erforderliche ununterbrochene und teils hektische Anspannung all seiner Kräfte bis an die Grenzen des Ertragbaren, wie der erwähnte, von Talleyrand berichtete Vorfall aus Straßburg bezeugt: „Ich riß ihm die Krawatte ab, denn er schien zu ersticken. Er erbrach sich nicht, aber er stöhnte, und Speichel rann aus seinem Munde."

Endlich, am 2. Dezember 1805, gelang es ihm in der denkwürdigen Schlacht, bei der drei Kaiser persönlich zugegen waren, die Österreicher und die Russen zu besiegen und der öden Ebene dieses Schauplatzes für alle Zeiten den Ruhm eines Namens zu geben: der Ebene von Austerlitz. An Joséphine schrieb er danach: „Ich bin etwas müde, habe acht Tage im Freien biwakiert, bei ziemlich frischen Nächten. Heut' liege ich in einem Bett im schönen Schlosse des Fürsten Kaunitz... und denke zwei bis drei Stunden zu schlafen."

Mit diesem beispiellosen Sieg erlosch 1806 das Heilige Römische Reich Deutscher Nation, und aus den Trümmern des alten Reiches schuf Napoleon „eine französische Festung, der er den Anstrich einer deutschen Zitadelle gab", um mit den Worten von Franz Herre zu sprechen. Durch die Einführung des *Code Napoléon* wurde nun auch für die deutschen Staatengebilde die Grundlage für eine bürgerliche Gesellschaft geschaffen, die Privilegien des Adels wurden abgebaut, den Bauern die Feudallasten genommen, die Juden emanzipiert und alle Glaubensgemeinschaften toleriert. An die Stelle des Heiligen Römischen Reiches Deutscher Nation war im Geiste des aufgeklärten Absolutismus ein Römisches Reich Französischer Nation getreten, in welchem es allerdings nur einen einzigen Herrscher geben sollte, nämlich Napoleon.

Um alle Unklarheiten von vornherein zu beseitigen, annektierte er 1809 kurzerhand den Kirchenstaat und nahm Papst Pius VII. gefangen. „Jetzt bin ich der Kaiser von Rom", meinte Napoleon nach dem Sieg von Austerlitz und begann nach römischem Vorbild ein modernes Imperium zu planen. Seinen Bruder Joseph setzte er als König von Neapel ein, denn, so schrieb er damals, „das Königreich Neapel will ich in meine Familie einbeziehen, so daß es wie Italien, die Schweiz, Holland und die drei deutschen Königreiche Bayern, Württemberg und Sachsen zu meinen Föderativstaaten oder in Wahrheit zum französischen Kaiserreich gehören wird." Diese seinem Bruder anvertrauten Gedanken fügten sich nahtlos in seinen fest gefaßten Plan zur Schaffung eines „Europäischen Reiches" unter der Führung des Kaisers der Franzosen ein.

Unter diesen Umständen bedrückte ihn der Umstand, daß er aus der Ehe mit Joséphine keinen Erben erwarten konnte, weshalb er sich auf die Suche nach einer anderen Frau begab und diese in Marie-Louise, der Tochter des österreichischen Kaisers Franz I., fand. Während manchem seiner alten Kampfgefährten Napoleons angestrebte Eheverbindung mit einer alten, eingesessenen Dynastie mißfiel, betrachtete er sie selbst „als einen großen Erfolg, der sich mit dem von Austerlitz messen kann."

Nachdem er am 14. Oktober 1806 in der Schlacht bei Jena und Auerstädt die Preußen, die von ihm ultimativ den Abzug aus Süddeutschland und Handlungsfreiheit für den preußischen König Friedrich Wilhelm III. gefordert hatten, vernichtend geschlagen hatte und damit nun auch Norddeutschland einschließlich Schlesiens bis hin zur Weichsel in seiner Hand war, begann ihm sein Erfolg sichtlich zu Kopf zu steigen. Beseelt von seinem Machtrausch glaubte er, durch einen totalen Handelskrieg – mit den sogenannten Kontinentalsperre als Instrument (Dekret von Berlin, 21. November 1806) – nun auch England in die Knie zwingen zu können.

Als Gegner blieb nun nur noch Rußland, dessen Armee zahlenmäßig stark und mit dem Terrain sowie den klimatischen Umständen gut vertraut war. Wenn daher Napoleon glaubte, die Russen rasch besiegen zu können, so war dies ein Irrtum. Winter, Kälte und Schnee, vor allem aber die russische Taktik der verbrannten Erde führten dazu, daß die napoleonische Strategie diesmal zu versagen drohte und die Entscheidungsschlacht am 8. Februar 1807 bei Eylau unentschieden endete, wodurch sein Ruf als unbesiegbarer Feldherr in Paris beträchtlichen Schaden erlitt. So schien es Napoleon am klügsten, mit Rußland eine Verständigung herbeizuführen, die am 9. Juli 1807 durch einen französisch-russischen Vertrag abgesichert wurde. Im Frieden von Tilsit wurde aus den abgetretenen Teilen des preußischen Staatsgebietes das Herzogtum Warschau und das Königreich Westfalen gebildet, das er seinem Bruder Jérôme zudachte.

Die preußische Gräfin von Voß beschrieb Napoleon zwar als „korpulent, klein und ganz ohne Figur... der Ausdruck seiner Züge ist Härte; er sieht aus wie die Inkarnation des Erfolges", doch war seine Konstitution offenbar nicht immer so eisern, wie er dies durch sein majestätisches Auftreten zu demonstrieren versuchte. Während des Feldzuges gegen die Russen kam es wiederholt zu heftigen Magenkrämpfen, die ihn schließlich zu beunruhigen begannen. „Ich trage den Keim eines frühen Todes in mir. Ich werde am selben Leiden sterben wie mein Vater." So sah es in jenem Mann „ edler Einfalt und stiller Größe ", den Goethe als den großen Ordner Europas empfunden hatte, aus.

Die Vorstellung Goethes von Napoleon als „Halbgott", der außerhalb jeder Moral „zuletzt wie physische Ursachen, wie Feuer und Wasser" wirke, erinnert an die ursprüngliche Einschätzung Hitlers durch Thomas Mann oder Martin Heidegger. Auch Napoleon in seiner „edlen Einfalt und stillen Größe" verstand es, seine Umgebung durch das Tragen des einfachen grünen Rockes der Gardejäger zu beeindrucken und durch ein solches bewußtes Understatement seine Rolle als „Bändiger der Massen und Überwinder des Chaos" um so überzeugender ins rechte Licht zu setzen.

Napoleon wurde jetzt immer häufiger von Magenkrämpfen heimgesucht und vermochte die zunehmende Reizbarkeit seiner Nerven nur durch stundenlange heiße Bäder zu lindern. Das Verhalten seiner Umgebung gegenüber wurde immer kälter, ja er verbot sogar seinen Brüdern, ihn anzusprechen. Es kam vor, daß er mitten in der Nacht aufstand, um bis zum Morgen zu diktieren, und mitunter verdunkelte eine Schwermut sein Gemüt, wie er sie nur in seinen Jünglingsjahren erlebt hatte. Jetzt, da sich der Traum seiner Phantasien allmählich zu erfüllen begann, schien ihm das Erreichte zuwenig. Als ihm nach der Unterzeichnung des Vertrages von Tilsit ein Minister gratulieren wollte, fuhr er ihn barsch mit den Worten an: „Sie sind auch wie die Menge. Herr werde ich erst sein, wenn ich den Frieden von Konstantinopel unterzeichnet habe." Immer noch schwebte ihm also sein Traum von der umspannenden Weltmacht, von der Beherrschung Asiens vor Augen.

DIE WENDE KÜNDIGT SICH AN

Die Peripetie im Schicksal Napoleons begann sich abzuzeichnen. Englands Machtstellung konnte durch die Kontinentalsperre nicht gebrochen werden, Österreich bereitete sich auf einen neuen Krieg vor, und Talleyrand, der in Vorahnung des Kommenden sicherheitshalber als Außenminister zurückgetreten war, gelang es während des Fürstentages zu Erfurt im Oktober 1808, durch geheime Intrigen den Zaren von der blinden Eroberungssucht des Kaisers zu überzeugen, worauf sich Alexander I. von Napoleon abzusetzen begann. Dazu kam noch die Erhebung der Spanier gegen die Franzosen, die zur Folge hatte, daß sich im Juli 1808 der als König eingesetzte Joseph Bonaparte zusammen mit der französischen Armee eiligst aus seiner Hauptstadt Madrid bis hinter den Ebro zurückziehen mußte. Als Vergewaltiger des spanischen Volkes von den unterdrückten Nationen angeprangert, dämmerte auch den Franzosen allmählich, daß Napoleon es mit seiner so oft proklamierten edlen Absicht, den Völkern die Freiheit und die ihnen zustehenden Rechte zu bringen, nicht aufrichtig meinte und daß eher sein Ehrgeiz und seine Eroberungssucht die eigentlichen Triebfedern seiner großspurigen imperialen Bestrebungen waren. In völliger Unkenntnis des leidenschaftlichen spanischen Nationalismus versuchte er mit Einsatz von Elitetruppen, die er selbst befehligte, das Unheil abzuwenden. Einer solchen massiven Übermacht konnten die Spanier nichts entgegenstellen und übergaben am 4. Dezember 1808 dem Imperator ihre Hauptstadt Madrid. Doch nun entbrannte ein Guerillakrieg, der mit unvorstellbarer Härte und Grausamkeit geführt wurde und Napoleons Strategie zum Scheitern brachte. „Der spanische Krieg hat mein Ansehen in Europa vernichtet", bekannte er später, und da er diesen Krieg nur zur Gewinnung einer neuen Krone für seine eigene Dynastie und zur Vermehrung seines Ruhmes angezettelt hatte, büßte er auch in Frankreich viel von seinem Ansehen ein. Vor allem setzte dieser erfolgreiche Abwehrkampf der Spanier gegen den Eroberer ein aufpeitschendes Signal für andere unterdrückte Völker. So sah sich im besonderen der Reichsfreiherr vom und zum Stein in seinem Vorhaben bestärkt, gemeinsam mit den Generälen Gneisenau und Scharnhorst nach dem Muster Spaniens auch in Deutschland das Joch des Unterdrückers sprengen zu können. Aber auch Österreich rüstete zum fünften Krieg, nachdem es sich aufs neue mit England und diesmal auch mit der Türkei verbündet hatte. Doch in der undankbaren Rolle des Angreifers tat Österreich Napoleon den Gefallen, ihm die Funktion des Verteidigers von Frankreich zuzuspielen und damit sein angeschlagenes Prestige in der Heimat und den Kampfgeist seiner Truppen zu heben.

Schon am 12. Mai 1809 rückten die Franzosen zum zweitenmal in Wien ein, wenngleich das Heer der Österreicher noch nicht geschlagen war. Und nun zeigte es sich, daß Napoleons sieggewohnte Strategie insofern an die Grenzen ihrer Möglichkeiten gestoßen war, als der Gegner bereits zuviel von den taktischen Manövern des genialen Feldherrn gelernt hatte. Auf dem Schlachtfeld von Aspern erlitt Napoleon seine erste Niederlage, und daß er diese ihm zugefügte Scharte am 6. Juli 1809 in der Schlacht bei Wagram einigermaßen wieder ausbessern und durch Verstärkung seiner Streitkräfte aus Italien einen Sieg erringen konnte, verdankte er nur dem Umstand, daß Erzherzog Karl seinen vorhergegangenen Erfolg nicht auszunützen verstand.

Nach der Schlacht bei Aspern, einer im Leben Napoleons besonders peinlichen und belastenden Situation, machte sich sein Hautleiden wieder bemerkbar. Seine Ärzte waren so besorgt, daß sie Dr. Johann Peter Franck, den Hofarzt des österreichischen Kaiserhauses und ersten Direktor des neuerbauten Wiener Allgemeinen Krankenhauses, zum Konsilium baten. Dieser diagnostizierte offenbar das Vorliegen eines durch Reiben des Mantelkragens auf der Nackenhaut entstandenen Furunkels und stellte wegen der möglichen Gefahr einer „Gehirnkongestion" eine langwierige Behandlung in Aussicht. Da Napoleon derartige Heilmethoden strikte ablehnte, ließ er seinen Leibarzt Professor Jean-Nicolas Corvisart aus Paris kommen, der tatsächlich dieses Furunkel mittels Blasenpflaster offenbar rasch heilen konnte.

Nach dem am 14. Oktober 1809 unterzeichneten Friedensvertrag von Schönbrunn, den er den Österreichern aufzwang, kam es bei der Siegesparade zu einem peinlichen Zwischenfall: Friedrich Staps, der Sohn eines protestantischen Pfarrers, versuchte Kaiser Napoleon zu erdolchen. Staps erklärte nach seiner Festnahme, früher ein glühender Bewunderer des Imperators gewesen zu sein und erst durch die gewaltsame Eroberungspolitik den wahren Charakter Napoleons erkannt zu haben. Der Gesinnungswandel dieses aufrechten jungen Menschen, der vor seiner Hinrichtung noch ausrief: „Es lebe die Freiheit, Tod dem Tyrannen", soll Napoleon sehr nachdenklich gestimmt haben. Aber auch andernorts regte sich der geistige Widerstand, und verschiedene Flugschriften schlugen bereits einen bedenklich drohenden Ton an. Als der Verleger eines derartigen gegen Napoleon gerichteten Pamphlets, Johann Philipp Palm aus Braunau am Inn, von der französischen Besatzungsmacht ausfindig gemacht wurde, befahl Napoleon ein Exempel zu statuieren: Palm wurde am 26. August 1809 in Braunau am Inn hingerichtet.

Ein innerer Feind ganz anderen Formats war für Napoleon der Reichsfreiherr vom und zum Stein, der dem Preußenkönig Friedrich Wilhelm III. in zähem Ringen Reformen abzutrotzen versuchte und der – so wie in Spanien – auch für Norddeutschland sehnsüchtig eine Volkserhebung erhoffte. In einem Brief, der abgefangen und nach Paris weitergeleitet wurde, hatte er geschrieben: „Das spanische Beispiel zeigt, wie weit List und Herrschsucht es treiben können und was andererseits eine Nation vermag, die Kraft und Mut besitzt. Die Erbitterung nimmt in Deutschland täglich zu, und es ist ratsam, sie zu nähren und sie unter dem Volk zu verbreiten." Mit der anschließenden Ächtung durch den Kaiser der Franzosen erwuchs im nach Österreich und später nach Rußland geflohenen Reichsfreiherrn vom Stein dem Volk ein Märtyrer, der gemeinsam mit Madame de Staël den nationalen und internationalen Widerstand gegen den immer heftiger sich gebärdenden Imperialismus Napoleons organisierte und lenkte.

Aber auch im Mutterland selbst machte sich infolge des immer diktatorischer werdenden Wesens der napoleonischen Herrschaft zunehmend Mißstimmung breit. Die Zahl der jährlichen Einberufungen für Kriege, die nicht der Verteidigung Frankreichs, sondern ausschließlich der Ausdehnung des Herrschaftsbereiches und der Stärkung seiner Macht nach Art eines römischen Imperators dienten, nahm ständig zu, die Verluste an Gefallenen überschritten längst die Millionengrenze. Es ist bezeichnend für Napoleons Auffassung von der Rolle junger Menschen bei der Erreichung seiner ehrgeizigen Ziele, wenn er Frankreich als seine „Mätresse" bezeichnete, die „für das Glück, sich ihm hingeben zu dürfen, mit Freuden bezahlen würde." Denn, so brüstete er sich wörtlich, „wenn ich 500.000 Menschen brauche, so gibt sie sie mir." In den Memoiren Fouchés, seines ungeliebten und dennoch unentbehrlichen Polizeiministers, wird Napoleon mit den Worten zitiert: „Ich brauche 800.000 Mann und habe sie: Ganz Europa werde ich hinter mir herschleifen, Europa ist nichts als ein altes Weib, mit dem ich mit meinen 800.000 Mann machen kann, was ich will... Haben Sie mir nicht selber gesagt, Sie lassen das Genie gelten, weil es keine Unmöglichkeiten kennt ?... Ich habe meine Bestimmung noch nicht erfüllt, ich will beenden, was erst begonnen ist... Aus allen Völkern will ich ein Volk machen." Wieder wird hier seine Vision der Vereinigten Staaten von Europa deutlich.

Je massiver die imperialen Pläne Napoleons die Rekrutierungen forcierten, um so mehr mußte er für die Aufrechterhaltung der Ruhe im Inneren sorgen, und die dadurch notwendig gewordene Verschärfung der Diktatur verdüsterte die Stimmung der Bürger noch zusätzlich. Da bereits Tausende junger Männer sich den Aushebungen durch Flucht zu entziehen versuchten, mußte er sie durch „fliegende Kolonnen" und durch Drohungen gegen Familien und Gemeinden gewaltsam zum Dienst in der Armee heranzerren. Bis in den letzten Winkel des Landes reichte das Agentennetz des staatlichen Überwachungsdienstes, und jedes noch so geringe Zeichen von Kritik wurde gnadenlos verfolgt. Mehr als dreitausend „Staatsverbrecher" saßen bereits ohne Prozeß in „Schutzhaft", wie man dieses Vorgehen – ähnlich wie bei den Diktatoren unseres Jahrhunderts – schon damals bezeichnete, mit Begründungen wie „weil er den Kaiser haßt" oder „wegen regierungsfeindlicher Äußerungen in Privatbriefen". Als in einer holländischen Zeitung die Meinung vertreten wurde, daß der Papst einen König mit dem Bann belegen dürfe, wird nicht nur das Blatt verboten, sondern gleichzeitig auch der Autor verhaftet. Hatte Napoleon früher bei jedem Schritt nach der öffentlichen Meinung gefragt, mißachtete er jetzt im Vollgefühl seiner Kraftentfaltung den ungünstigen moralischen Eindruck, den er mit seinen Handlungen auf die Franzosen machte: „Was kümmert mich die Meinung der Salons und der Schwätzer!"

Außerhalb der Grenzen Frankreichs wuchs die Erbitterung über die Politik Bonapartes. Die Beschlagnahmung und anschließende Verbrennung von Waren, die illegal durch die löchrige Kontinentalsperre in deutsche Städte gelangt waren, durch das französische Militär wirkte wie ein Fanal auf die unterdrückten Völker. Doch jeder Versuch von Widerstand oder Aufruhr wurde gewaltsam im Keim erstickt.

Als es 1812 in der Normandie zu einer Hungerrevolte kam, ließ Napoleon Truppen aufmarschieren und mit acht Todesurteilen ein abschreckendes Exempel statuieren. Mit eiserner Konsequenz wurde das französische Volk dem Willen eines einzigen Diktators unterworfen, eines „Alleinherrschers, der sich zwar auf den Willen des Volkes berief, doch willkürlicher regierte als ein Monarch von Gottes Gnaden: Ein Thronräuber gründete eine Dynastie und sammelte Kronen." Schon längst waren die Gleichheit und die Freiheit mit Füßen getreten. Befangen in einem selbstherrlichen Machtrausch dienten seine Anweisungen und Beschlüsse nur noch seinen eigenen Interessen und der Vermehrung seines Ruhms, und je stärker im Volk der Unmut wuchs, um so drückender wurden die Repressalien: Alle Schriften, die das Ansehen des Kaisers schmälern hätten können, wurden konfisziert oder durch Zensoren korrigiert, und Bücher, wie etwa jene von Madame de Staël oder von Chateaubriand, kamen auf den Index. Ähnlich wie später Hitler betrachtete auch Napoleon Intellektuelle als Ideologen, die seiner Politik bloß im Wege standen und ihm auch persönlich zutiefst zuwider waren. Schon 1807 löste er das parlamentarische Tribunat, das er für „eine Schwatzbude der Ideologen und einen Tummelplatz für Oppositionelle" hielt, auf, wodurch der Staatsrat zu einem bloß formellen Bestätigungskörper seiner einsamen Entschlüsse degradiert wurde. „Ich bin ein römischer Kaiser, ich bin von der besten Art der Caesaren", rühmte er sich selbst. Von nun an wurden die Gesetze nur noch von Napoleon persönlich erlassen, der auch für deren peinliche Befolgung Sorge trug, und mit der Einführung einer Probezeit für Richter war er auf dem besten Weg, sich auch auf dem Gebiet der richterlichen Gewalt einzumischen und die Oberhoheit zu gewinnen. Und ähnlich wie im Dritten Reich gab es auch unter den französischen geistlichen Würdenträgern welche, die trotz der 1809 gewaltsam erfolgten Auflösung und Annexion des Kirchenstaates ihrem Kaiser „Liebe, Achtung, Gehorsam und Treue" schulden zu müssen glaubten, da sie der Ansicht waren, daß ihn Gott zu ihrem „Souverän, zum Werkzeug seiner Gewalt, zu seinem Abbild auf Erden" gemacht hätte. Eine Formulierung, die Napoleon mit den bescheidenen, selbstgefälligen Worten kommentierte: „Ich überlasse es euch, mich mit Gott zu vergleichen."

Charakteristischerweise versuchte er nun auch, durch das Ausnahmegesetz von 1808 gegen die Juden vorzugehen, die seit der Revolution emanzipiert lebten, da er sich davon offenbar Sympathien und eine Anhebung seines gesunkenen Ansehens beim breiten Volk erhoffte. Doch vergeblich – er wurde der Masse des Volkes immer unsympathischer, und seine anmaßende Überheblichkeit ließ ihn selbst in den ihm gut gesinnten Kreisen mitunter geradezu lächerlich erscheinen. In seiner Selbstherrlichkeit und Selbstbeweihräucherung ließ er allmählich jede gesunde Selbstkritik vermissen, wenn er etwa verkündete, „er habe in seinem kleinen Finger mehr Wissen als seine Untertanen in allen ihren Köpfen."

Als Marie-Louise, die achtzehnjährige Tochter des österreichischen Kaisers Franz I., nach der kirchlichen Trauung am 2. April 1810 in die Tuilerien einzog, erwartete sich Napoleon dazu keine besonderen Sympathiebeweise der Franzosen, denen nach den Erfahrungen mit Marie-Antoinette die Habsburger in noch schlechterer Erinnerung als die Bourbonen geblieben waren. Nun war allerdings diese Heirat sicher nicht aus politischen Erwägungen heraus erfolgt, sondern ausschließlich in dem Wunsch begründet gewesen, seiner Dynastie einen männlichen Nachfolger zu sichern, da sein illegitimer Sohn Alexandre, den ihm die polnische Gräfin Maria Walewska geboren hatte, diesem Anspruch nicht gerecht werden konnte. Schon am 20. März 1811 wurde nach einer schweren Zangengeburt sein Thronerbe geboren, dem er den Titel eines „Königs von Rom" verlieh.

Inzwischen verstärkten sich die Interessensgegensätze zwischen Frankreich und Rußland in bedrohlicher Weise. Obwohl Napoleon noch am 16. Juni 1811 in einer „Proklamation an die Nation" die tröstliche Zusicherung gab, daß der Friede auf dem Kontinent nicht aufs Spiel gesetzt würde, liefen zur gleichen Zeit bereits die Rüstungsvorbereitungen zum Krieg gegen Rußland, in den er am 24. Juni 1812, ein Jahr nach dieser trügerischen Botschaft, eintrat. Mit sechshunderttausend Mann, dem bisher größten Heer der Geschichte, und im Glauben, von seinen Satellitenstaaten tatkräftige Unterstützung zu erhalten, vermeinte er durch einen „Blitzkrieg" in wenigen Monaten Rußland besiegen und mit der Eroberung Asiens Herr der Welt werden zu können. Allen Warnungen zum Trotz, die Franzosen würden in den unendlichen Weiten Rußlands hoffnungslos Hunger und Kälte ausgeliefert sein, überschritt er am 24. Juni den Grenzfluß Memel. Der siegessichere Appell an die *Grande Armée* lautete: „Rußland geht seinem Verhängnis entgegen! Sein Geschick muß sich erfüllen."

Der Kaiser suchte die Schlacht, die Feldherren des Zaren vermieden sie. So stieß der zügige Vormarsch der französischen Armee buchstäblich ins Leere. Mit der Ausrufung des „Heiligen Krieges" gegen den französischen Usurpator entfachte der Zar bei seinen Truppen zudem eine patriotische Flamme, die symbolisch in dem russischen Verteidigungssystem der „verbrannten Erde" zum Ausdruck kam. Bald wurde die Verpflegung bei der französischen Armee knapp. Die Pferde fraßen das Stroh von den Dächern und brachen reihenweise tot zusammen, so daß selbst Napoleon streckenweise zu Fuß marschieren mußte; vor ihm der Rauch zerstörter Dörfer, hinter ihm der Verwesungsgeruch zahlreicher Leichen. Die Ruhr als ständiger Begleiter, verlor er in den ersten vier Wochen über hunderttausend Mann, ohne auch nur einmal mit dem Feind militärisch in

Berührung gekommen zu sein. Erst am 7. September 1812 stellte sich in der Schlacht bei Borodino das russische Heer, das von den Franzosen zwar zurückgeschlagen, aber nicht vernichtet werden konnte. Zum ersten Mal während eines Kampfgeschehens konnte Napoleon an diesem Tag seinen Platz nicht verlassen. An einer schweren Erkältung laborierend, mit Fieber und Atemnot, hustend und mit geschwollenen Beinen saß er auf seinem Pferde und erlaubte seinen Truppen nicht, den fliehenden Gegner zu verfolgen.

Immerhin öffnete die Schlacht bei Borodino den Franzosen das Tor Moskaus, durch das er am 14. September in die menschenleere Stadt einzog. Der Traum der todmüden Soldaten, endlich Quartiere für den so notwendigen Schlaf gefunden zu haben, wurde jäh zerstört, denn schon flammte an allen Ecken und Enden Moskaus Feuer auf. Angeblich soll es auf Befehl des russischen Militärgouverneurs gelegt worden sein, doch könnte es auch durch die plündernden Soldaten zumindest mitverursacht worden sein. „Wäre Moskau nicht in Brand gesteckt worden, so hätte ich dort Winterquartier bezogen und der Welt das seltene Schauspiel eines mitten im feindlichen Lande friedlich überwinternden Heeres geboten", schilderte Napoleon im Rückblick seine damalige Situation.

Die Wahrheit sah allerdings ganz anders aus, denn sein Unternehmen war bereits gescheitert, bevor Moskau in Flammen stand. Seine geistigen und körperlichen Kräfte waren durch die erlittenen Strapazen bei „wenig Schlaf, wenig Nahrung und dabei immer in der höchsten geistigen Anspannung" nicht mehr dieselben, die Goethe noch in Erfurt an ihm so bewundert hatte. Dazu kamen noch seine Magenkrämpfe und schmerzhafte Harnverhaltungen beim Versuch zu urinieren.Nicht zuletzt kämpfte er auch mit Darmbeschwerden, die von seinem Hämorrhoidalleiden herrührten. All dies trug dazu bei, daß er sich zu keiner Entscheidung durchringen konnte, ob er seinen „Alexanderzug nach Indien", mit dem er die wichtigste Versorgungsbasis Englands für die Anhäufung riesiger Reichtümer in seinen Besitz zu bringen dachte, fortsetzen oder den Rückzug antreten sollte. Immer noch wartete er auf eine Antwort des Zaren, dem er am 20. September eine friedliche Regelung angeboten hatte, der aber zunehmend von den Gegnern Napoleons in die Rolle des Befreiers Europas gedrängt wurde. Allen voran vom Reichsfreiherrn vom Stein, der, aus Preußen vertrieben, nun im russischen Exil lebte und die Mächte Europas beschwor, „daß alles sich vereinige, um über das unreine Tier herzufallen, das die Ruhe Europas stört."

Inzwischen rückte der russische Winter näher, allerdings weniger streng als sonst und relativ spät einsetzend. Durch das lange Zögern wurde der Rückzug, den Napoleon am 19. Oktober 1812 befahl, trotzdem bald zur heillosen Flucht.

Gehemmt durch Kranke und Verwundete schleppte sich die „Große Armee" dahin, und sosehr Napoleon ostwärts ziehend die Schlacht gesucht hatte, sosehr fürchtete er sie auf dem Rückmarsch. Ähnlich wie im Guerillakrieg in Spanien sah er sich in seinem Rücken Heckenschützen und ständigen Nadelstichen durch die russische Armee ausgesetzt, und einmal rettete nur Geistesgegenwart den Kaiser vor der Gefangennahme durch eine Gruppe Kosaken. Dieses Ereignis veranlaßte ihn, sich vom Arzt ein Gift geben zu lassen, das er von nun an in einem schwarzseidenem Beutel um den Hals trug und das er im Falle einer Gefangennahme benutzen wollte. Zar Alexander sollte ihn auf keinen Fall vor seinen Triumphwagen spannen können!

In der zweiten Novemberhälfte setzte die gefürchtete russische Kälte ein und begann Tausende hinwegzuraffen. An der Beresina angekommen, bauten Pioniere in fieberhafter Eile im Treibeis zwei Pontonbrücken, über welche vom 26. bis 28. November alle Truppenteile auf einmal hinüberzugelangen versuchten, wobei der Großteil von ihnen zugrunde ging.

Nach diesem furchtbaren Inferno zählte die *Grande Armée* nur noch gegen fünfundzwanzigtausend Mann, und das Resümee, das er aus dem gräßlichen Schauspiel für sich zog, faßte er lapidar so zusammen: „Bei solcher Lage der Dinge ist es wichtig, daß ich meine Anwesenheit in Paris für Frankreich, für das Reich und selbst für die Armee als notwendig erachte." Sprach es und verließ in der Nacht vom 5. zum 6. Dezember 1812 – so wie seinerzeit in Ägypten – die verzweifelt zurückflutende Truppe, die er unter das Kommando General Murats stellte.

Nach diesen schrecklichen Verlusten – der Feldzug verschlang fast vierhunderttausend Mann – benahm sich Napoleon bei seiner Ankunft in Warschau wie ein Abenteurer. Er log den Polen eine Armee vor, die längst unter grauenvollen Umständen zugrunde gegangen war, er berichtete von Schlachten, die er nie geschlagen hatte, und schob seinen Rückzug auf die Kälte, die in Wirklichkeit nur die kläglichen Reste seiner zerschlagenen Armee dezimiert hatte. In der Erwartung, daß seine Berichte von den Polen nach Frankreich weitergegeben würden, prahlte er: „Die Armee ist herrlich! Ich habe noch hundertzwanzigtausend Mann! Ich habe die Russen überall geschlagen. Sie wagten nicht standzuhalten. In Wilna werden wir Quartier beziehen. Ich will mir in Paris dreihunderttausend Mann holen. In sechs Monaten bin ich wieder an der Memel."

Schon vor seiner Ankunft in Paris hörte er von einem mißlungenen Staatsstreich, und es blieb ihm auch nicht verborgen, wie sehr sein militärisches Ansehen Schaden gelitten hatte. Auch zu Hause war er bemüht, sich nach wie vor als Unbesiegbarer hinzustellen. Er schob alle Schuld auf den erbarmungslosen Winter und scheute sich nicht, mit Lüge und Verleumdung seinen angeschlagenen Ruf als genialer Feldherr wiederherzustellen. So ließ er kundtun, daß seine Armee, die er in Rußland zurückgelassen hatte, erst unter dem Kommando von General Murat zugrunde gegangen sei! Immerhin gelang es ihm mit Methoden der Verleumdung und unter Vorspiegelung falscher Tatsachen, das Volk zu düpieren, so daß es ihn trotz seines Desasters in Rußland einmal mehr als Herrn und Meister anerkannte. Schon im April 1813 war es ihm gelungen, durch umfangreiche Aushebungen auch der jüngsten Jahrgänge wieder über eine Armee von einer halben Million zu verfügen, ganz so, wie er dies dem preußischen Gesandten vorausgesagt hatte: „Das französische Volk wird mir unbedingt folgen, und wenn es nötig wird, so werde ich die Frauen bewaffnen." Aber auch die deutschen Fürsten gehorchten und sammelten aufs neue Geld und Truppen, „glücklich, dem Kaiser Gelegenheit zu neuem Ruhm zu geben", wie einer der Vasallen hinzufügte.

BIS ZUR VÖLLIGEN NIEDERLAGE

Inzwischen rüsteten die Verbündeten, da es denn doch zum Kriege kommen sollte. Napoleon hatte jetzt so gut wie alle gegen sich: die herrschenden Dynastien, die ihm die Verwirklichung eines Großteils der revolutionären Ideen nie verziehen hatten, und die Völker, denen er diese Ideen gebracht hatte und die sich nun gegen den Reaktionär in ihm erhoben. Napoleon war sich darüber klar,

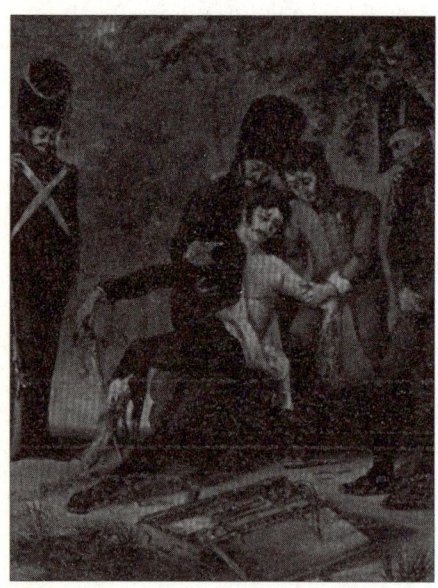

Dominique Larrey beim Amputieren einer Hand in der Schlacht von Hanau

daß ihm die alliierten Streitkräfte zahlenmäßig überlegen waren und daß sein Vorteil allein in seiner einzigartigen Feldherrnkunst lag. Mit dem Signalruf: „Ich werde diesen Krieg als General Bonaparte führen!" stürzte er sich in die erste Schlacht, die er bei Lützen siegreich bestand, so daß er bereits am 10. Mai 1813 in Dresden einziehen konnte. Von Napoleons blitzartig durchgeführten Operationen völlig überrascht, wurden wenige Tage später die Russen und die Preußen zum Rückzug gezwungen. Aber er war doch nicht mehr der „Mensch aus Granit", wie ihn Goethe sah, und der, alle Umstände für sich ausnutzend, rasche Siege für sich herbeiführen konnte.

Dies war seinem obersten Feldchirurgen Baron Dominique Larrey schon während des russischen Feldzuges aufgefallen. Dieser hervorragende Arzt, der mit der Organisation seiner berühmten „fliegenden Ambulanzen" den Verwundeten in vorderster Linie beistand und den Napoleon wiederholt beim Absägen von Extremitäten auf dem Schlachtfeld beobachten konnte, schilderte die Veränderung des Kaisers mit folgenden Worten: „Derselbe, der in Ägypten mit Heiterkeit weite Wüstenmärsche bei glühender Hitze ertrug und der in Spanien sogar die Spanier selbst durch seine Ausdauer in Verwunderung setzte, klagte jetzt über Kälte, blieb gern in seinem Wagen sitzen und lag stundenlang ausgekleidet auf seinem Ruhebett."

Aber nicht nur seine Umgebung bemerkte den zunehmenden Kontrast zwischen dem mageren und mit ungeheuren Energien ausgestatteten General Bonaparte von früher und dem inzwischen fett und schwerfällig gewordenen Kaiser. Auch er selbst war sich spätestens bei Austerlitz über die Grenzen seiner Kräfte klar geworden, wenn er resignierend bemerkt hatte: „Man kann nur eine bestimmte Zeit Krieg führen. Ich werde noch sechs Jahre dafür brauchbar sein, dann werde ich Schluß machen müssen." Schon während des Rußlandfeldzuges war es ihm in der Schlacht bei Borodino nur durch äußerste Willensanstrengung gelungen, trotz Fieber, Husten und schmerzhafter Harnverhaltung den ganzen Tag über im Sattel zu bleiben, und dem in Moskau lebenden Arzt Dr. Mestivier, der ihm von Professor Corvisart empfohlen worden war, hatte er schon damals offen anvertraut: „Ich fühle mich alt, meine Beine schwellen an, ich kann kaum urinieren. Zweifellos trägt die Feuchtigkeit des Biwaks schuld daran, denn ich lebe nur durch die Haut."

Besonders auffallend war für ihn und seine Umgebung sein geändertes Schlafverhalten. Betrachtete er in seiner Jugend den Schlaf als unvermeidlichen Zeitverlust und einen Schlummer von drei bis vier Stunden für die Erhaltung der Gesundheit für ausreichend, so wurde er nun häufig von einer plötzlichen Schläfrigkeit übermannt. Eine bemerkenswerte Episode, die diese Veränderung illustriert, ereignete sich im August 1813 während der Schlacht bei Dresden, wo sich sein anfänglicher Erfolg durch seine Trägheit und Unentschlossenheit in eine Niederlage verwandelte, ähnlich wie das Ermatten seiner Kräfte und das wiederholt beobachtete Zögern bei der Erteilung seiner Befehle wahrscheinlich zum unglücklichen Ausgang des Rußlandfeldzuges beigetragen haben. Nach Schilderung von Zeitgenossen hielt er während der Schlacht von Dresden mitten in der wilden Verfolgung des schon geschlagenen Feindes plötzlich an und drehte nach kurzer Unentschlossenheit um – eine Situation, die er später mit den Worten zu erklären versuchte: „Ich hatte plötzlich schreckliche Magenschmerzen, die so heftig waren, daß ich nicht mehr weiter konnte."

Dies wird allerdings nicht der alleinige Grund für sein strategisches Fehlverhalten gewesen sein, denn wir wissen, daß er die vier Wochen, die er in Dresden einquartiert war, meist schlafend zubrachte, weshalb Depeschen und wichtige Nachrichten mitunter mehrere Tage unbeantwortet auf seinem Schreibtisch liegenblieben.

Über die beträchtlichen Schwierigkeiten der ihm gegenüberstehenden feindlichen Truppen zu wenig informiert, war er am 4. Juni 1813 auf einen befristeten Waffenstillstand eingegangen, eine Handlung, die er später als die größte Dummheit seines Lebens bezeichnete. Da er jedoch letztlich auf die Friedensbedingungen der Alliierten nicht einging, kam es zum konzentrischen Angriff unter der Führung des österreichischen Generalstabschefs Radetzky und des preußischen Generalstabschefs Gneisenau, die ihn in einer Art moderner Kesselschlacht zu vernichten trachteten. Von vier Armeen eingekreist, stellte er sich am 16. Oktober 1813 zur dreitägigen „Völkerschlacht bei Leipzig", die zu einer folgenschweren Niederlage für Napoleon wurde. Im Rückblick kommentierte er die damalige Situation so: „Im sächsischen Feldzug habe ich klar die Stunde der Entscheidung kommen sehen. Der Stern verblaßte. Ich fühlte, wie mir die Zügel entglitten, und ich konnte nichts dagegen machen."

Ähnlich wie schon vorher während der Schlacht von Dresden wurde er auch jetzt mitten im Schlachtgetümmel in seinem Zelt vom Schlaf übermannt. Er erwachte erst, wie uns berichtet wird, durch den ohrenbetäubenden Lärm einer Explosion. Ein Offizier hatte irrtümlich noch vor der Überquerung der Elbe durch die restliche Hälfte der französischen Truppen und damit zu früh die Sprengung einer Brücke angeordnet... Die alliierte Übermacht siegte bei Leipzig zwar, aber vernichten konnte sie Napoleon und seine noch hundertzwanzigtausend Mann starke Armee nicht. Vom Siegestaumel berauscht, versäumten die Heere der Alliierten es, den geschlagenen Feind, der sich zu einem geordneten, eiligen Rückzug sammeln konnte, zu verfolgen, so daß Napoleon am 2. November den Rhein erreichen konnte. Eine inzwischen ausgebrochene Typhusepidemie dezimierte jedoch seine Truppen nochmals empfindlich, so daß er nur noch mit dem Rest von neunzigtausend Mann als Besiegter am 10. November 1813 in Paris eintraf.

In seiner Verblendung und aufgrund seines verlorengegangenen Realitätssinns lehnte er das großzügige Friedensangebot der Alliierten ab, in dem man ihm immerhin „die Anerkennung der bonapartistischen Dynastie und der natürlichen Grenzen Frankreichs" zusicherte. Gewiß war für diese unverständliche Entscheidung Napoleons auch das seinen Stolz und sein Ehrgefühl verletzende Manifest der Sieger vom 4. Dezember an das französische Volk maßgebend, in dem die Alliierten versicherten, nicht Krieg gegen Frankreich geführt zu haben, sondern ausschließlich gegen jene „Übermacht, welche der Kaiser Napoleon zum Unglück von Europa und von Frankreich nur allzulang außerhalb der Grenzen seines Reiches ausgeübt hatte." Großspurig erklärte er den französischen Volksvertretern, daß „Frankreich ihn nötiger brauche, als er Frankreich benötige", und er war fest entschlossen, aus dem Land noch einmal die letzten Reserven herauszuholen, denn – so sagte er in einer Unterredung mit Metternich – ein Soldat wie er schere sich den Teufel um das Leben einer Million Menschen.

Nachdem die Alliierten endgültig von der Unnachgiebigkeit Napoleons überzeugt waren und Kunde von seinen Plänen zur Wiederaufrüstung hatten, beschlossen sie noch im Dezember 1813, Frankreich militärisch zum Frieden zu zwingen. Aber so einfach war Napoleon in seinem eigenen Lande nicht zu besiegen. Sowohl die österreichische Armee unter Fürst Schwarzenberg als auch die Truppen des preußischen Marschalls Blücher wurden getrennt geschlagen, und noch einmal leuchtete die Gloriole des unbezwingbaren Feldherrn auf. Es kam zu neuerlichen Friedensverhandlungen, in denen jedoch derart rigorose Forderungen erhoben wurden, daß sich Napoleon, wie er später sagte, „allein durch deren bloßes Aussprechen seiner Ehre beraubt fühlte." Der Krieg wurde fortgesetzt, und schon am 30. März 1814 war Paris in der Hand der Alliierten. Talleyrand ließ sich vom neugebildeten Senat mit der Bildung einer provisorischen Regierung beauftragen. Die erste Handlung des Senats bestand aber in der am 2. April 1814 proklamierten Absetzung des Kaisers der Franzosen, die von der Öffentlichkeit zustimmend zur Kenntnis genommen wurde. Hatte er doch die Rechte des Volkes mit Füßen getreten und Hekatomben junger Männer für seine hochfliegenden Pläne und zur Stillung seiner unersättlichen Gier nach Ruhm bedenkenlos hingeopfert. Napoleon wollte zunächst immer noch nicht aufgeben und knüpfte an seine Verzichterklärung mehrere Bedingungen, die jedoch nicht akzeptiert wurden. Erst am 8. April resignierte er endgültig und unternahm in einem Zustand tiefer Depression offensichtlich einen Selbstmordversuch, dem wenige Tage später ein zweiter folgte. Manche Beobachter glaubten allerdings nicht an die Echtheit seiner suizidalen Absichten und vermuteten, daß er möglicherweise nur zu hohe Dosen von Opiaten zur Erleichterung seiner heftigen Unterbauchschmerzen eingenommen hatte.

Nach den uns vorliegenden Dokumenten dürfte sich folgendes zugetragen haben: Als am 12. April 1814 Marschall MacDonald gemeinsam mit dem russischen Grafen Orloff in Fontainebleau eintraf, um dort von Napoleon die Abdankungsurkunde ratifizieren zu lassen, zögerte dieser lange, seine Unterschrift unter ein derart demütigendes Schriftstück zu setzen, und wollte offenbar in der Tat eher aus dem Leben scheiden. Die Versuchung, selbst Hand an sich zu le-

gen, war naheliegend, da er sich schon während des Krieges in Spanien aus Sorge, er könnte in die Gefangenschaft der fanatischen und als grausam bekannten Spanier geraten, von seinem Leibchirurgen Dr. Yvan und unter Mithilfe seines Hofapothekers Boyer ein Gift zubereiten hatte lassen, das er ständig in einem Beutel an den Hosenträgern und später in einer kleinen Schatulle in der Westentasche bei sich trug. Vermutlich handelte es sich bei diesem Gift um eine Mischung aus Datura stramonium (Stechapfel), Tollkraut und Opium. In der Nacht vom 12. zum 13. April 1814 beobachtete sein Diener Constant, der im Vorzimmer des Schlafgemaches des Kaisers wachte, wie Napoleon etwas aus einem kleinen Beutel entnahm, es in ein Glas mit Wasser schüttete und den Inhalt des Glases austrank. Als kurz darauf ein schmerzhaftes Stöhnen vernommen wurde, verständigte Constant unverzüglich Dr. Yvan und den Großstallmeister Herzog Caulaincourt, zu dem Napoleon in einem besonders vertrauten Verhältnis stand. Letzterem soll der Kaiser mit den Worten „Ich wünsche, daß sie glücklich sein mögen – binnen kurzem werde ich nicht mehr unter den Lebenden weilen!" einen Brief an die Kaiserin Marie-Louise übergeben haben.
Zunächst hatte es den Anschein, als würde das Gift seine volle Wirkung entfalten. Der Kaiser stöhnte und seufzte beständig, seine Glieder wurden steif, und der Körper bäumte sich immer wieder auf. Doch plötzlich begann Napoleon sich zu erbrechen, und da auf diese Weise die Wirksamkeit des Giftes wohl erheblich abgeschwächt wurde, erholte er sich allmählich wieder. Dr. Yvan verordnete die Zufuhr heißer Getränke, und am Morgen war der Zustand Napoleons so, daß Marschall MacDonald die unterzeichnete Ratifikationsurkunde gegen zehn Uhr in Empfang nehmen konnte, um sie auftragsgemäß nach Paris zu bringen.
Im Anschluß an die definitive Verzichterklärung, in der er „für sich und seine Nachkommen auf die Throne von Frankreich und Italien" verzichtete, wurde er als Souverän der Insel Elba eingesetzt, wobei ihm sowohl der Titel eines Kaisers als auch eine Staatspension von zwei Millionen Franc zugestanden wurden. Am 20. April nahm er mit einer kurzen Ansprache von seiner getreuen alten Garde Abschied. Das Volk allerdings bedachte ihn auf seiner Fahrt nach Fréjus, wo ihn ein englischer Dreimaster zur Überfahrt auf die Insel erwartete, mit Steinwürfen und mit Schmährufen wie „Nieder mit dem Tyrannen!" Der Anblick einer Strohpuppe mit seinem Konterfei, die man kurzerhand an einen Galgen gehängt hatte, veranlaßte den gestürzten Kaiser schließlich, aus Sicherheitsgründen in eine Verkleidung zu schlüpfen, um unbehelligt den rettenden Hafen zu erreichen.
„Meine Gesundheit ist vortrefflich", ließ er seine Gattin Marie-Louise wissen, die ihn inzwischen bereits völlig abgeschrieben hatte, ganz zum Unterschied

von Maria Walewska, die ihn mit seinem illegitimen Sohn Alexandre auf Elba besuchte. Und während Napoleon sich anschickte, aus seinem winzigen Inselreich einen kleinen Musterstaat zu formen, war man auf dem Wiener Kongreß bemüht, die revolutionären Veränderungen durch den „Mann des Jahrhunderts", wie Metternich den großen Korsen apostrophierte, wieder im Sinne der monarchischen Vorstellungen des achtzehnten Jahrhunderts zurechtzurücken.

Der restaurierte König Ludwig XVIII., „sehr dick und des Gebrauchs seiner Beine sozusagen beraubt", wie ein deutscher Bericht dieser Zeit sagte, ließ bald die alte Ungleichheit, jene Standesvorrechte, um deretwillen sein Bruder letztlich den Kopf verloren hatte, sachte durch die Hintertür wieder eintreten. Auf diese Weise wuchs die Unzufriedenheit des französischen Volkes mit jedem Tag, und eine Opposition begann sich zu formieren.

All dies las und hörte mit steigender Hoffnung der Mann auf Elba, und schon formte sich in seinem Geist der verwegene Plan, in einer geheimen Operation nach Frankreich zurückzukehren. „Ich rechne", sagte er vertraulich, „auf Überraschung. Die Ratlosigkeit des Geistes ist groß unter dem Eindruck einer verwegenen Tat. Ich bin die Ursache von Frankreichs Unglück. Ich muß es heilen." Den letzten Anstoß zu seinem abenteuerlichen Plan, mit dem er nicht nur die französische Nation retten, sondern mit der zu erwartenden Flucht des feigen Bourbonenkönigs auch seinen Herrscherthron zurückgewinnen wollte, gab die Nachricht, man wolle ihn entführen und auf eine weit im Ozean gelegene Insel verbannen.

So verließ er am 26. Februar 1815 gemeinsam mit knapp tausend Mann die Insel Elba in Richtung französisches Festland, und schon am 20. März 1815 wurde er von seinen Anhängern auf den Schultern in die von Ludwig XVIII. eiligst verlassenen Tuilerien getragen. Doch die stürmische Begeisterung, die ihn auf seinem Weg nach Paris begleitet hatte, begann sich rasch abzukühlen, auch nachdem er am 1. Juni auf einer pompösen Veranstaltung den Beginn einer konstitutionellen Monarchie verkündete. Man schenkte seiner Botschaft wenig Glauben, und wie recht die französischen Bürger hatten, beweist eine spätere Erklärung Napoleons. Im Rückblick gab er nämlich später freimütig zu, daß er das nach seiner Rückkehr von Elba notwendig gewesene Zugeständnis einer konstitutionellen Monarchie in dem Augenblick widerrufen hätte, in dem er seinen Thron entsprechend gefestigt gesehen hätte. Das Volk spürte, daß der Kaiser letzten Endes wieder nicht den Frieden, sondern einen neuen Krieg im Visier hatte.

Wie richtig dieses Gefühl war, sollte sich bald erweisen. Da sich die alliierten Mächte in Wien mit dem „Thronräuber" gar nicht erst in Verhandlungen einlassen wollten und ihrer Entschlossenheit Ausdruck verliehen, Napoleon nun endgültig mit militärischen Mitteln unschädlich zu machen, ließ dieser eiligst durch Konskription an die dreihunderttausend Mann zusammentrommeln, eine Notmaßnahme, die ihm einen weiteren Sympathieverlust im Volk einbrachte, das nicht mehr für ihn zu opfern bereit war. Napoleon war sich über diesen Stimmungswandel völlig klar. Einer seiner Vertrauten schrieb: „Er war sorgenvoll, das Selbstvertrauen seiner Rede, der Ton der Autorität war verschwunden", und auch sein Sekretär Baron Méneval berichtete: „Des Kaisers Sprache war von einer stillen Traurigkeit überweht und so resigniert, daß sie mich tief ergriff. Ich fand ihn nicht mehr von jener Siegesgewißheit erfüllt, und es schien, als ob ihn der Glaube an sein Glück verlassen hätte, der ihn auf dem Marsch nach Paris erhoben hatte." Zweifellos spielte bei diesem Bericht auch die Nachricht eine Rolle, daß Marie-Louise den Kaiser verachtete und inzwischen eine Liebschaft mit dem Grafen Neipperg eingegangen war.

In dieser niedergedrückten Stimmung und ohne von seinen französischen Landsleuten einen spürbaren Rückhalt zu erhalten, mußte er gegen eine Übermacht der vereinten Streitkräfte Europas zum Kampf antreten. Was er damals fühlte, beschrieb er später so: „Meine Sicherheit war mir abhanden gekommen. War in meinen eigenen Augen, in meiner eigenen Vorstellung das Wunderbare meiner Laufbahn verblaßt? Jedenfalls hatte ich das Gefühl, als ob mir etwas fehle. Es schien von dem Glück, das meine Unternehmungen bisher stets begleitet, das mich mit seinen besten Gaben überschüttet hatte, nichts mehr übrig zu sein. Nur das unerbittliche Schicksal hatte ich vor mir, dem ich noch mit Gewalt die eine oder andere Vergünstigung entreißen konnte – wofür es sich aber unverzüglich rächte. Denn es ist merkwürdig, daß ich keinen Vorteil mehr erzielen konnte, der nicht unmittelbar von einem Nachteil gefolgt gewesen wäre."

Dennoch gelang es ihm zunächst, mit einem kraftvollen Vorstoß die feindlichen Armeen zu trennen. Doch als er am 16. Juni 1815 der Armee Blüchers standhielt und ihn sogar trotz Mithilfe Gneisenaus zum Rückzug zwang, ohne ihn entscheidend besiegt zu haben, da zeigte sich, daß seine vielgerühmte Entschlußkraft für rasche Entscheidungen nicht mehr so sicher wie früher war. Statt Blücher energisch zu verfolgen, zögerte er und blieb an dem Tag des halberfochtenen Sieges stehen, in der Annahme, er könne am nächsten Morgen so wie am Vortage auch die Engländer unter Wellington besiegen. Angeblich litt er an starken Unterleibsschmerzen, die seine Spannkraft arg beeinträchtigten, und tatsächlich soll er in dieser brisanten Situation in einen Schlaf der Ermattung gesunken sein. Selbst am 18. Juni, am Morgen der entscheidenden Schlacht bei Waterloo, zögerte er mit dem Sturm gegen die Armee Wellingtons noch bis zu Mittag, und dieser versäumte halbe Tag sollte ihn schließlich vernichten. Die Preußen konnten sich nämlich inzwischen wieder sammeln und kamen Wellington zu Hilfe, so daß Napoleon mit seinen Streitkräften zwischen zwei Fronten geriet und vernichtend geschlagen wurde.

Erst aus den Memoiren seines Dieners Constant wurden nähere Einzelheiten bekannt, die zur Erklärung des Umstandes beitragen können, warum Napoleon trotz eines vorzüglich ausgearbeiteten Schlachtplanes mit seinem verspäteten Signal zum Angriff jene sechs kostbaren Stunden vertat, die es Wellington ermöglichten, die so dringend benötigte Unterstützung durch die preußischen Truppen unter Marschall Blücher gerade noch rechtzeitig zu erhalten. Napoleon litt offensichtlich an diesem denkwürdigen Tag an fast unerträglichen Schmerzen, die durch eine akute Entzündung seiner stark prolabierten, also herausgetretenen Hämorrhoidalvenen verursacht wurden. Es war ihm schon in den vorausgegangenen Tagen aus diesem Grunde unmöglich, in den Sattel zu steigen, und selbst das Fahren im Wagen bereitete ihm durch die Erschütterungen desselben auf dem unebenen Gelände höllische Schmerzen. Selbst zu Fuß konnte er sich nur mühsam mit weit gespreizten Beinen fortbewegen! So kam es, daß in den späten Vormittagsstunden des 18. Juni nach dem endlich ausgegebenen Befehl zum Angriff seine Soldaten mit dem Ruf „Vive l'Empereur!" am Hauptquartier Napoleons vorbeizogen, während er selbst mit gespreizten Beinen rittlings auf einem Stuhl saß, seinen Kopf auf die Hände gestützt, die sich an der Rückenlehne verkrampften, so daß er entgegen seiner sonstigen Gewohnheit den Großteil der Schlacht nicht vom Pferd aus dirigieren konnte.

Über sein Hämorrhoidalleiden sprach Napoleon begreiflicherweise nicht gerne, weil es damals häufig Gegenstand des Spottes war. Wir wissen aber, daß er bereits während des Feldzuges in Italien darunter erheblich gelitten hatte und ihm deshalb Blutegel angelegt werden mußten – eine Methode, die er später auch seinem Bruder Jérôme einmal empfahl, der ebenso wie andere Mitglieder der Familie Bonaparte an diesem Leiden laborierte.

In seiner letzten Feldherrnstunde war Napoleon also gezwungen, den Anblick seines fliehenden Heeres zu erdulden und selbst in heilloser Flucht, nur noch gedeckt von berittenen Grenadieren, das Weite zu suchen. Trotz seiner starken Unterleibsschmerzen mußte er bis fünf Uhr früh im Sattel bleiben, bis er schließlich einen alten Wagen fand, in welchem er sich ein paar Stunden Ruhe gönnen konnte.

Schon am 22. Juni, dem Tag nach seiner Ankunft in Paris, wurde er vom Parlament ultimativ gezwungen, abzudanken, wie er meinte, zugunsten seines damals erst vierjährigen Sohnes: „Ich bringe mich dem Haß der Feinde Frankreichs zum Opfer... Mein politisches Leben ist beendet, und ich proklamiere meinen Sohn unter dem Titel Napoleon II. zum Kaiser der Franzosen." Inzwischen hatten die Alliierten bereits beschlossen, den Bourbonen Ludwig XVIII.

wieder als König auf den Thron Frankreichs zu heben. Als Fouché seinem ehemaligen Kaiser klarmachte, daß Frankreich für ihn weder in der Armee noch sonstwo eine Verwendung hätte, begab dieser sich nach Rochefort in der Hoffnung, nach Amerika zu gelangen und dort ein neues Leben aufbauen zu können. Da ihm jedoch die Ausfahrt durch britische Kriegsschiffe versperrt wurde und er am Festland von den Alliierten für vogelfrei erklärt worden war, sah er nur mehr einen Ausweg, nämlich die Briten um Asyl zu bitten. Auf dem englischen Schiff „Bellerophon" segelte er nach England, wo er im Hafen von Torquay von der Bevölkerung wie ein Weltwunder bestaunt und begafft wurde.

Doch noch während er das beträchtliche Aufsehen, das sein Erscheinen hervorrief und das seiner Eitelkeit nicht wenig schmeichelte, mit einiger Genugtuung betrachtete, wurde ihm die in Übereinstimmung mit den Alliierten getroffene Entscheidung der englischen Regierung mitgeteilt: Um in Zukunft sicher zu sein, daß durch ihn niemals wieder der Frieden in Europa gefährdet werden könne, werde er lebenslänglich auf die weit entlegene Insel Sankt Helena im Südatlantik verbannt. All seinen Protesten zum Trotz wurde er schon am 7. August 1815, eine Woche nach dieser Urteilsverkündung, auf das englische Linienschiff „Northumberland" gebracht, das ihn gemeinsam mit einem Gefolge von knapp zwanzig Personen am 15. Oktober im Hafen Jamestown auf St. Helena an Land setzte.

In der ausführlichen Monographie *Napoléon à Sainte-Hélène* von Dr. Paul Ganière erfährt man, daß Professor Corvisart vor Napoleons Abreise gebeten wurde, einen Arzt zur Begleitung des *Empereurs* auszuwählen. Die Wahl fiel zunächst auf Dr. Pierre Maingault, einen ehemaliger Schüler Corvisarts, der aber nur in der Annahme seine Zusage gab, Napoleon werde nach Amerika ins Exil gehen, wohin er selbst mit seiner Familie auszuwandern beabsichtigte. Als er von St. Helena erfuhr, zog er sein Angebot sofort zurück.

Unter Napoleons Begleitern befanden sich der ehemalige Schiffsarzt der „Bellerophon", der Ire Barry O'Meara, sowie einige Generäle, die sich bemühten, eine Art Hofzeremoniell am Wohnsitz des gestürzten Kaisers aufrechtzuerhalten. Als Dauerquartier wurde ein ehemaliges Farmhaus mit dem Namen „Longwood House" schlecht und recht eingerichtet, in das er am 10. Dezember 1815 einziehen mußte und das auf einer öden, unwirtlichen Hochebene gelegen war. Kalte Winde wechselten abrupt mit drückender Hitze ab, und das ganze Jahr schlugen sich dort feuchte Nebel nieder. Im Schlafzimmer, einem dunklen engen Winkel, zeigte die Tapete große Salpeterflecke, und das Eßzimmer war nur durch eine Glastür spärlich erleuchtet.

Am schlimmsten empfand Napoleon jedoch die Einschränkung seiner Bewegungsfreiheit und die ständige strenge Überwachung durch den englischen Gou-

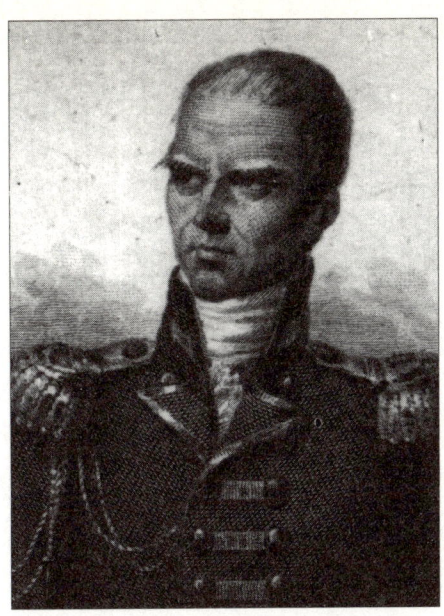

verneur der Insel, Sir Hudson Lowe (1769–1844). Dieser subalterne Beamte betrachtete die ihm aufgetragene Überwachung seines berühmten Kriegsgefangenen, der für ihn nur General und nicht Kaiser Napoleon war, als die Aufgabe seines Lebens und scheint an seinen schikanösen Demütigungen einigen Gefallen gefunden zu haben.

Sicher unrichtig dürfte allerdings die Behauptung einiger Biographen sein, die Engländer hätten die Gesundheit Napoleons durch das abträgliche Klima auf der rauhen Hochfläche der Insel bewußt untergraben wollen. Die englische Regierung war im Gegenteil sehr darauf bedacht, daß man ihr im Falle eines frühzeitigen Todes des Gefangenen keine irgendwie geartete Schuld zuschieben

Sir Hudson Lowe, von 1816 bis 1821 Gouverneur auf St. Helena

konnte. In diesem Sinne ist auch ein amtlicher Bericht des Gouverneurs Lowe an das Außenministerium in London formuliert: „Ich werde es einrichten, daß er wieder ausreiten kann, er könnte sonst an einem Schlaganfall sterben, und das würde uns in Verlegenheit setzen. Ich halte es für besser, daß er an einer langwierigen Krankheit dahinschwindet, damit unsere Ärzte eine natürliche Todesursache feststellen können."

Was Napoleon viel mehr zusetzte als das Klima der Insel, waren die vielen kleinen, vom Gouverneur angeordneten Schikanen, die er als Demütigung und als Beleidigung empfand. War doch die Unmöglichkeit, Beleidigungen zu ertragen, eine seiner Hauptschwächen, wie er selbst zugab: „Ich bin ein Mann, den man tötet, aber nicht beleidigt!" Wahrscheinlich war dieses übersteigerte Ehrgefühl ein Faktor, der einen gewissen Ausgleich zu seinem zutiefst amoralischen Denken und Handeln schuf.

Was bei der Ankunft Napoleons auf St. Helena niemand ahnen konnte, war der Umstand, daß es sich bei dem Verbannten keineswegs um jenen kraftstrotzenden Menschen handelte, als den er sich stets gern ausgegeben hatte. Wenn er sich selbst als immer kerngesund bezeichnete und sich einer lebenslangen strotzenden Gesundheit rühmte, dann diente diese Darstellung ausschließlich der persönlichen Glorifizierung eines Mannes, der überzeugt war, aufgrund seiner welthistorischen Größe der Unsterblichkeit entgegenzugehen.

In seinem Vokabular gab es das Wort „unmöglich" nicht. Sein unbeugsamer Wille steigerte sein Dasein ins Heroische, und er glaubte tatsächlich, mit seinem Willen selbst den Tod bekämpfen zu können. Als er einmal in St. Cloud aus seinem Wagen geschleudert wurde, drückte ihm ein Grenzstein, auf den er zu Fall kam, angeblich fast den Magen ein. Später erzählte er darüber: „Ich fühlte, wie das Leben mich verließ. Ich hatte gerade noch Zeit, mir zu sagen, daß ich nicht sterben wollte – und ich lebte. Jeder andere wäre an meiner Stelle gestorben." Diese während seiner Verbannung niedergeschriebene Schilderung ist ein Beispiel dafür, wie er selbst als zum langsamen Sterben auf St. Helena Verurteilter noch Ereignisse aus seinem Leben so umzuformen versuchte, daß seine Konstitution heldenhaft stark erscheinen mußte – wie es sich eben für eine historische Persönlichkeit aus der Reihe weltgeschichtlicher Helden gehörte. So war auch William Warden, der Schiffsarzt der „Northumberland", der ihn während der Überfahrt betreut hatte, prompt vom Wahrheitsgehalt dieser Erzählung Napoleons überzeugt, denn er schrieb später: „Er hatte guten Grund, sich seiner eigenen Gesundheit zu rühmen. Und wenn man in Betracht zieht, welchen verschiedenen Klimaten er sich ausgesetzt und was er in den letzten fünfundzwanzig Jahren gearbeitet hat, so ist die ausgezeichnete Gesundheit, deren er sich jederzeit erfreute und noch erfreut, wirklich erstaunlich. Er erzählte, daß er in seinem ganzen Leben nur zweimal genötigt gewesen wäre, einen Arzt zu Rate zu ziehen. Das erstemal nahm er gegen seine Krankheit ein Abführmittel ein, und das zweitemal, bei einer Lungenentzündung, legte man ihm ein Zugpflaster auf."

LEIDEN AUF ST. HELENA

Über Napoleons Gesundheitszustand auf St. Helena liegen ausführliche Berichte der ihn dort betreuenden Ärzte sowie mehrere ausführliche Schilderungen einiger seiner Begleitpersonen vor, so daß wir ein anschauliches Bild von den Vorgängen besitzen, die sich bis zu seinem Tode dort ereigneten. Bei kritischer Wertung der verschiedenen Aussagen kommt man allerdings zu der Überzeugung, daß sie sich nicht immer als historisch zuverlässig erweisen oder später korrigiert wurden. Auch stehen etwa die Berichte der beiden Kammerdiener des Kaisers, Louis Marchand und Louis-Étienne Saint-Denis, im Widerspruch zu den sehr sorgfältig abgefaßten Memoiren des Grafen Charles-Tristan de Montholon (1783–1853), die dieser allerdings erst Jahre später niederschrieb. Am objektivsten scheinen die durch Fleuriot de Langles dechiffrierten Aufzeichnungen von Napoleons ehemaligem Hofmarschall, dem General Graf Henri-Gratien Bertrand (1773–1844), und am aufschlußreichsten von allen erweisen sich die im British Museum gesammelt aufbewahrten Berichte an den damaligen Gouverneur der Insel, Sir Hudson Lowe, und dessen Kommentare sowie die vom Gouverneur abgefangenen Privatbriefe des Gefangenen und des Offizierskorps. Diese Originaldokumente wurden erstmals von Octave Aubry akribisch ausgewertet und in der Monographie *Sainte-Hélène*, der bisher wohl sorgfältigsten Studie eines Historikers über den physischen und psychischen Zustand Napoleons während seines Exils, zusammengefaßt. Aus medizinischer Sicht kommt der Studie von J. Groen *La dernière maladie et la cause de mort de Napoléon*, die kurze Zeit später veröffentlicht wurde, eine ähnlich große Bedeutung zu, wenn auch die diagnostischen Schlußfolgerungen nicht frei von Voreingenommenheit sind.

Bei der Ankunft auf St. Helena fühlte sich Napoleon offenbar recht wohl, pflegte regelmäßig auszureiten und begann mit der Abfassung seiner Memoiren. Erwähnenswert sind lediglich gehäuft auftretende Bronchitiden, wohl eine Folge des feuchten, nebeligen und windigen Klimas mit seinen brüsken Temperaturschwankungen. Am 1. Oktober 1816 klagte er über Zahnschmerzen, und zwei Wochen später stellte der ihn betreuende Arzt Dr. O'Meara ein blasses, geschwollenes Zahnfleisch fest, das bei geringster Berührung blutete und angesichts des Mangels an Gemüse und an frischem Obst mit einer leichten Form eines Skorbuts, also einer Vitamin-C-Mangelkrankheit, in Zusammenhang gebracht wurde. Abgesehen davon, daß keinerlei Anzeichen von Hautblutungen

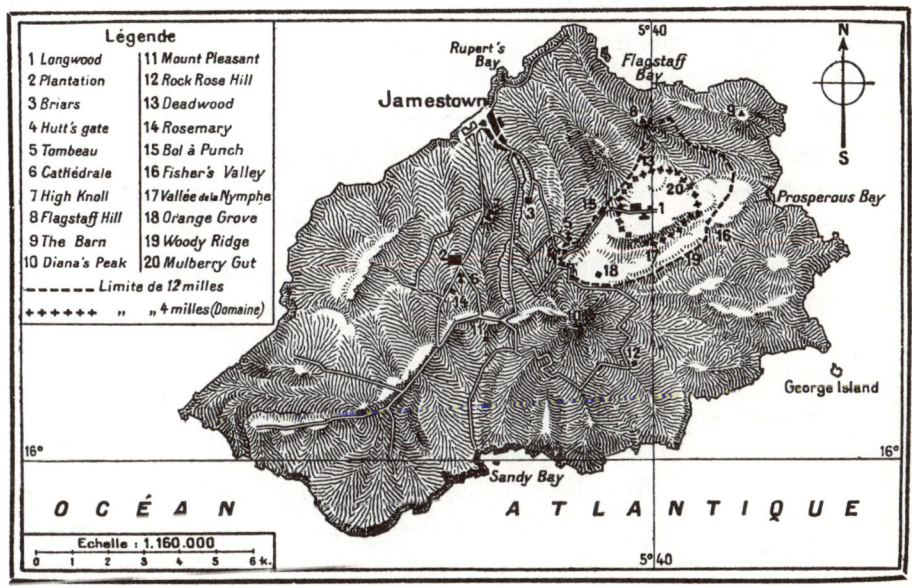

SAINTE-HÉLÈNE.

(aus: Octare Aubry, Sainte-Hélène. Paris 1935)

festzustellen waren, wie sie zum klinischen Bild eines Skorbuts gehören würden, spricht auch der weitere Verlauf gegen diese Diagnose. Am 23. Oktober kam es nämlich zusätzlich zu einer deutlichen Anschwellung der linken Wange und wenige Tage später zum Aufschießen zahlreicher schmerzhafter Bläschen am Zahnfleisch und an der Wangeninnenseite, verbunden mit einem zunehmend schmerzhaften und erschwerten Schluckakt. Diese Beschreibung Dr. O'Mearas stimmt mit dem klinischen Bild einer Stomatitis aphthosa klassisch überein, deren Entstehung durch das Vorhandensein kariöser Zähne, durch vitaminarme Ernährung sowie ganz allgemein durch eine herabgesetzte Widerstandskraft des Körpers begünstigt wird.

Größere Sorgen bereitete Dr. O'Meara im Sommer 1816 ein mit Koliken einhergehender fieberhafter Zustand des Patienten, da auf der kleinen, knapp zwölf Quadratkilometer großen Insel in diesem Jahr ein gehäuftes Auftreten von Ruhr – höchstwahrscheinlich durch Amöben hervorgerufen – beobachtet wurde, die den Großteil der dort lebenden Bewohner einschließlich des kaiserlichen Gefolges befiel und an der einer der Begleiter sogar starb. Die Annahme war deshalb naheliegend, daß auch der *Empereur* davon betroffen sein könnte. Von dieser Zeit an begann jedenfalls Napoleons Vitalität deutlich abzunehmen, er wurde apathisch, nahm einen müden, fast schläfrigen Gesichtsausdruck an und legte merklich an Gewicht zu.

Am 26. Mai 1817 kam es im Rahmen eines neuerlichen fieberhaften Bronchialkatarrhs wiederum zu einer Anschwellung des Zahnfleisches und der Wange, diesmal der rechten. Dr. O'Meara empfahl dringend, den lethargischen Zustand des Patienten durch viel Bewegung im Freien aufzuhellen und seine Ernährung vitaminreicher zu gestalten. Aber die Verschlechterung seines Allgemeinzustandes konnte auch dadurch nicht hintangehalten werden. Am 26. September 1817 begann er über ein Schweregefühl seiner deutlich angeschwollenen Beine zu klagen, wobei oberhalb des Knöchels bei Fingerdruck eine deutliche Delle zurückblieb – ein Befund, der in abgeschwächter Form bereits im November des Vorjahres festzustellen gewesen war. Diese Beinschwellungen mit den Auswirkungen seiner regelmäßig vorgenommenen heißen Bäder oder mit einem Eiweißmangel im Sinne von Hungerödemen erklären zu wollen, wie man sie in den Gefangenenlagern während und nach dem Zweiten Weltkrieg beobachten konnte, erscheint schon deshalb hinfällig, weil sie von seinen Ärzten bereits 1812 während des Rußlandfeldzuges registriert worden waren. Diese Beinödeme waren sicher statisch bedingt, also durch verlangsamten venösen Rückfluß des Blutes infolge variköser Venenerweiterungen bzw. unzureichender Funktion der Venenklappen. In solchen Fällen kommt es bei stundenlanger abhängiger Position der Beine, wie wir dies heute so häufig nach Langstrecken-

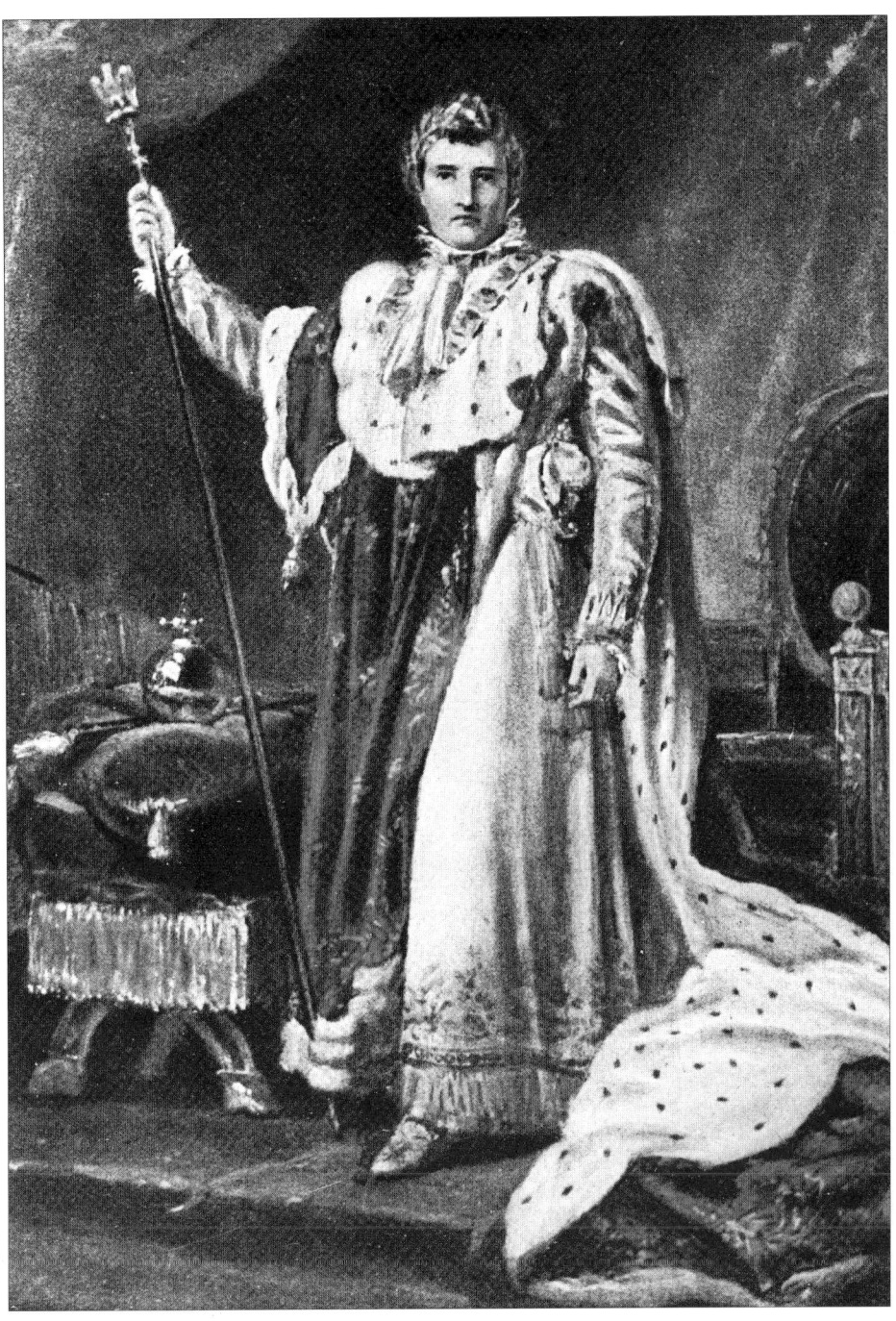

Napoleon Bonaparte im Krönungsornat
(Nach einem Gemälde von François Gérard)

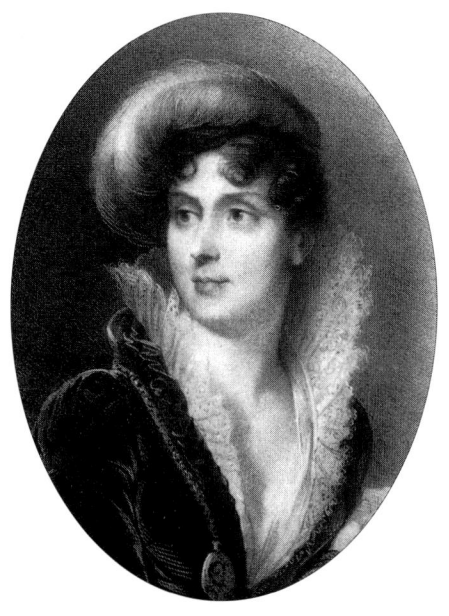

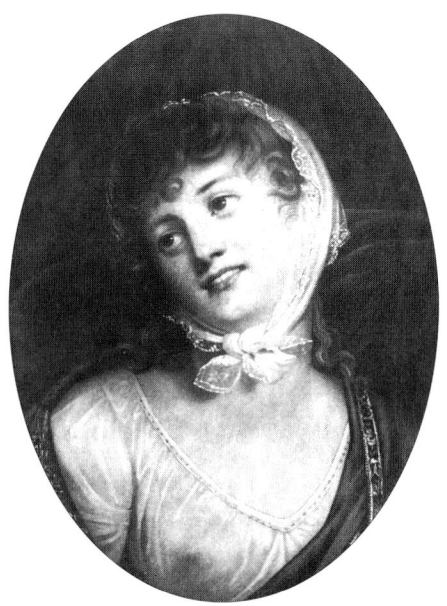

Joséphine Beauharnais (1763–1814).
Ihre Ehe mit Napoleon blieb kinderlos.
(Miniatur von Jean Baptiste Isabey)

Gräfin Maria Walewska (1789–1817),
die treueste Geliebte Napoleons
(nach einem Gemälde von R. Lefèvre)

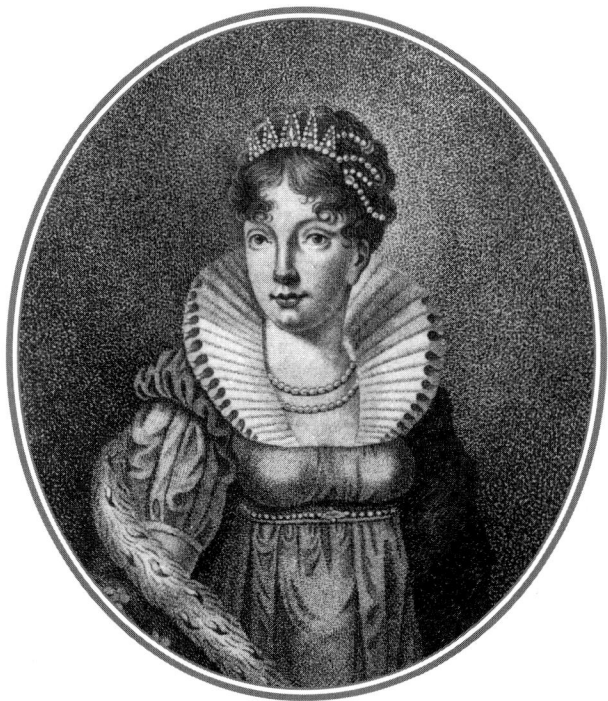

Kaiserin Marie-Louise
(1791–1847),
die 2. Gattin Napoleons
(Zeitgenössischer Stich)

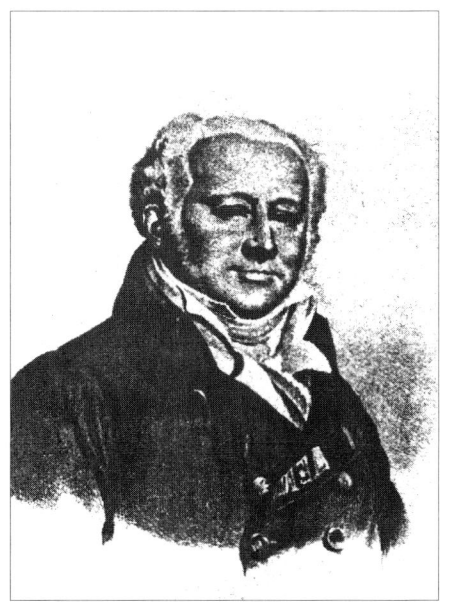

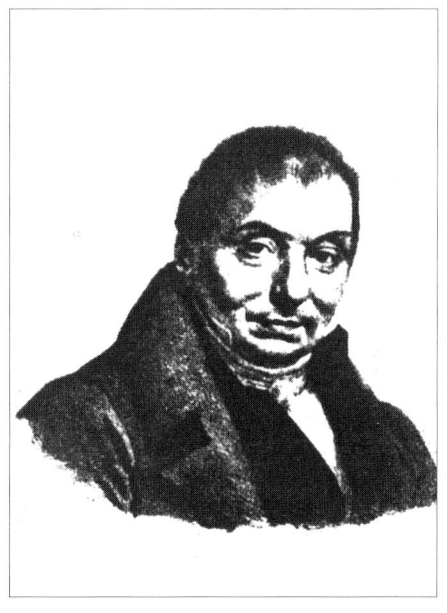

Napoleons Leibarzt Jean-Nicolas
Corvisart (1755–1821)
(nach einem anonymen Stich)

Napoleons Leibchirurg Alexis Boyer
(1757–1833)
(nach einem Gemälde von I. Boilly)

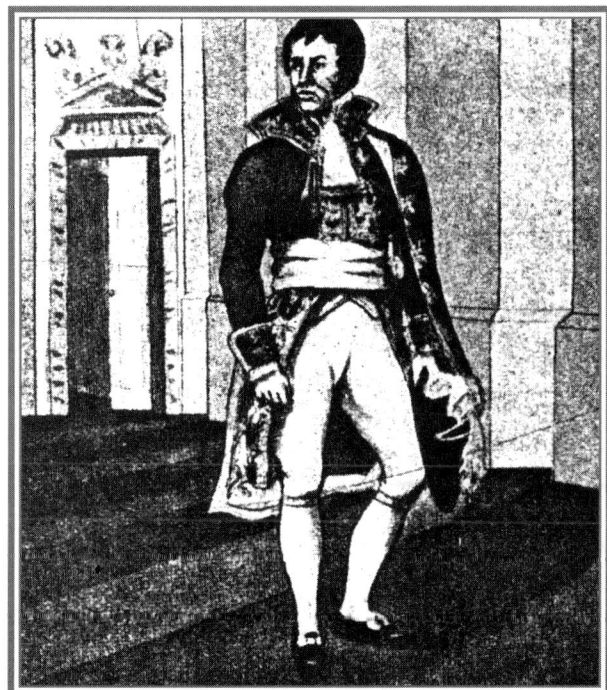

Napoleons zweiter
Chirurg Alexandre
Urbain Yvan
(1765–1839)
(nach einem Aquarell von
Bucquoi)

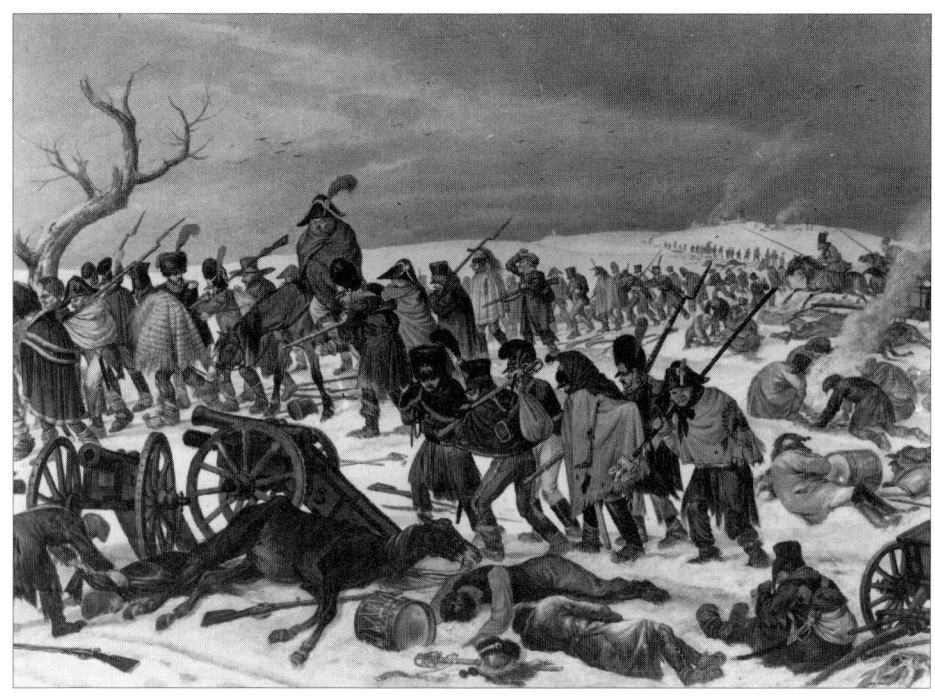

Napoleons Rückzug aus Rußland (Aquarell von Johann Adam Klein)

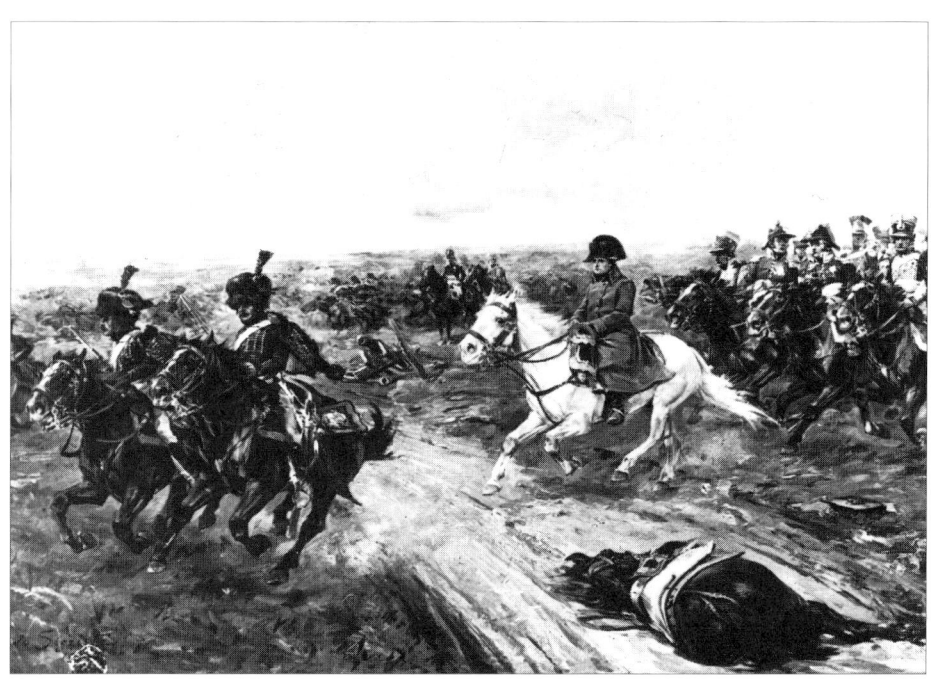

Napoleon auf der Flucht nach der Schlacht von Waterloo (Gemälde von Guido Sigriste)

flügen beobachten können, zu einer beträchtlichen Anschwellung derselben, und tatsächlich verbrachte ja Napoleon nachweislich zu dieser Zeit den größten Teil des Tages in sitzender Weise.

Eine wichtige Zäsur in der Anamnese Napoleons stellt der 1. Oktober 1817 dar. Am Morgen dieses Tages berichtete er Dr. O'Meara von einem dumpfen Schmerz unterhalb des rechten Rippenbogens, wobei dieser Schmerz zur rechten Schulter ausstrahlte und durch Husten erheblich intensiviert wurde. Bald stellte sich auch Fieber, verbunden mit Appetitlosigkeit, ein. Um den Schmerz etwas zu lindern, preßte er seine Hand instinktiv gegen den Rippenbogen. Schon zwei Tage später konnte Dr. O'Meara bei der Palpation unterhalb des rechten Rippenbogens eine deutliche und auf Druck schmerzhafte Anschwellung konstatieren, weshalb er den Beginn einer Hepatitis, also einer Leberentzündung, diagnostizierte und diese ursächlich am wahrscheinlichsten mit einer Amöbeninfektion in Zusammenhang zu bringen geneigt war. Eine solche Amöbenhepatitis, die noch heute auf dieser Insel häufig angetroffen wird, muß nicht unbedingt mit einer Dysenterie einhergehen und kann dann leicht übersehen oder fehlgedeutet werden. Da jedoch Dr. O'Meara wußte, daß Gouverneur Hudson Lowe jede Erkrankung des Gefangenen, die ursächlich mit den geographischen oder lokalen Bedingungen der Haft in Verbindung gebracht werden könnte, vehement in Abrede stellen würde, hieß es in seinem offiziellen Bericht vorsichtshalber nur: „Infolge der Fettsucht des Kranken konnte ich nicht feststellen, ob diese Geschwulst der Leber angehört oder ob sie oberhalb derselben liegt."

Seit diesem Tag hielt das dumpfe Druckgefühl im rechten Oberbauch kontinuierlich an. In der Nacht traten die Schmerzen verstärkt in Erscheinung, während sie mit anbrechendem Morgen etwas nachließen. Eine Verordnung von Abreibungen und Seewasserbädern sowie die Verabreichung des damals so beliebten quecksilberhaltigen Kalomels brachten keinerlei Besserung. Nicht für den Gouverneur bestimmt, sondern nur seinem Notizbuch anvertraut, sprach Dr. O'Meara von Perioden hartnäckiger Verstopfung, die mit Durchfällen abwechselten, bei denen „reichliche, gallig gefärbte und schleimige Stuhlmengen entleert wurden." Graf Montholon notierte in seinem Tagebuch unter dem 27. November 1817: „Die Haut des Patienten blaß und die Skleren gelblich verfärbt. Der Kaiser klagt über starke Aufblähung des Bauches. Der Appetit ist verschwunden. Er verspürt einen ständigen Druck in der Herzgrube, und es ist ihm unmöglich, auf der linken Seite zu liegen, und er empfindet ein brennendes Gefühl im Bereich des rechten Oberbauches. Er leidet unter Übelkeit und Brechreiz und erbricht mitunter Schleim und bittere Galle." Napoleon fühlte sich zunehmend schwächer, klagte über Kopfschmerzen und Schlaflosigkeit und wies eine stark belegte Zunge auf. Durch das regelmäßig abends einsetzende Fieber litt er ständig unter Durst. Seine Haut war trocken und warm, und die Pulsfrequenz, die früher meist unter 55 pro Minute lag, betrug jetzt fast das Doppelte. Im Morgengrauen kam es häufig zu einem heftigen Schweißausbruch, an den sich eine Phase der Erholung anschloß.

Auf Grund dieses für den heutigen Kliniker recht eindeutigen Bildes mit Fieberschüben und profusen Nachtschweißen, den anhaltenden brennenden oder dumpfen und zur rechten Schulter ausstrahlenden Schmerzen im rechten Oberbauch, die durch Husten verstärkt wurden, der tastbaren druckschmerzempfindlichen Resistenz im Oberbauch, der gelblichen Skleren der Augen sowie der mit Übelkeit und Erbrechen einhergehenden Perioden schleimiger, teils gallig verfärbter durchfallartiger Stuhlentleerungen kam Dr. O'Meara zu der Überzeugung, daß es sich beim Patienten um eine Leberentzündung im Gefolge einer vorausgegangenen Darminfektion handelte. Er sprach von einer *Hepatitis tropica*, eine Bezeichnung, die heute dem Begriff einer Amöbenhepatitis entsprechen würde, wenngleich es sich bei dieser Diagnose Dr. O'Mearas um keine exakte Krankheitsbezeichnung handeln konnte, da vor der mikroskopischen Entdeckung der Amöben durch den Prager Pathologen Lambl, die erst 1859 erfolgte, die Amöbiasis mit anderen Arten der infektiösen Ruhr begreiflicherweise in einen Topf geworfen wurde, wenngleich einige Ärzte in den Kolonien schon damals durch genaue Beobachtung die Besonderheiten bestimmter tropischer Ruhrformen hervorhoben.

Diese Erkrankung Napoleons hielt zwei Jahre hindurch an, wobei Phasen von Besserung mit solchen der Verschlechterung abwechselten. Unter normalen Umständen hätte ein solcher Patient natürlich sofort in eine Gegend mit günstigeren klimatischen Verhältnissen gebracht werden müssen. Der Gouverneur war hingegen ebenso wie die englische Regierung überzeugt, daß Napoleons angeblich so schwere Krankheit nur ein Vorwand sei, um dessen Flucht von der Insel zu begünstigen. Als Hudson Lowe durch Abfangen der Briefe Dr. O'Mearas an seinen Freund Finlaison, der sie in London der englischen Admiralität weiterleiten sollte – mit der Absicht, diese über den wahren Zustand Napoleons zu informieren – erfuhr, daß darin auch von dem befremdenden Verhalten des Gouverneurs gesprochen wurde, waren die Tage O'Mearas auf der Insel St. Helena gezählt. Entgegen dem Verbot Lowes, Napoleon nochmals aufzusuchen, verabschiedete sich Dr. O'Meara dennoch von seinem Patienten persönlich, der ihm übrigens eine ansehnliche Summe in seinem Testament vermachte, und verließ die ungastliche Insel am 2. August 1818. Da er unmittelbar nach seiner Ankunft in England strafweise aus dem Dienst entlassen wurde, war er von nun an entschlossen, sich als Anwalt Napoleons zu betätigen. Er veröffentlichte eine Reihe von Broschüren, in denen er Hudson Lowe scharf angriff und die englische Regierung auf die ernste gesundheitliche Situation Napoleons aufmerksam machte. Seine aufrechten Bemühungen waren jedoch vergeblich: Der Kongreß der Alliierten in Aix-la-Chapelle 1818 nahm von diesen Berichten keine Notiz und weigerte sich entschieden, auch nur das geringste an den Haftbedingungen zu ändern.

Inzwischen nahm das Schicksal Napoleons seinen Lauf. Nachdem er am 6. Jänner 1819 eine Ohnmacht erlitten hatte, traten in der Nacht vom 17. zum 18. Jänner plötzlich heftigste Schmerzen unterhalb des rechten Rippenbogens auf, die wiederum zur rechten Schulter hin ausstrahlten, diesmal aber so intensiv waren, daß er kaum zu atmen wagte. Etwa eine Stunde nach Beginn dieses Schmerzanfalles überkam ihn ein starker Schwindel, und er fiel schließlich in Bewußtlosigkeit. Da der Patient seit der Abreise Dr. O'Mearas ohne ärztlichen Beistand gewesen war, wurde nun dringend nach einem Arzt gerufen. Hudson Lowes Wahl fiel auf einen gewissen Dr. Verling, den Napoleon aber strikt ablehnte, so daß man schließlich auf eine dringende Note General Bertrands hin den Marinearzt Dr. John Stokoe, übrigens einen Freund Dr. O'Mearas, zu dem schwer Erkrankten schickte.

Das Ergebnis der Untersuchung, das von Paul Frémeaux erst später veröffentlicht wurde, bestätigte den schon von Dr. O'Meara gehegten Verdacht. Auf Grund der blaßgelblichen Verfärbung der Haut, der verhärmten und verfallenen Gesichtszüge und der äußerst druckempfindlichen Region im rechten Oberbauch diagnostizierte auch Dr. Stokoe eine chronische Leberentzündung und forderte in seinem offiziellen Bericht in Anbetracht des besorgniserregenden Zustandes des Patienten die Bereitstellung eines ständig erreichbaren Arztes auf Longwood. Im Bericht Dr. Stokoes wurden nicht nur hohes Fieber und starke Pulsbeschleunigung vermerkt, sondern auch auf das Vorliegen einer druckschmerzhaften Geschwulst unterhalb des rechten Rippenbogens hingewiesen, wie unter anderem auch aus dem von Frémeaux wiedergegebenen Gespräch zwischen Napoleon und seinem Arzt hinsichtlich des weiteren Verlaufes der Krankheit und ihrer Heilungsaussichten hervorgeht. Dr. Stokoe antwortete auf diese Frage Napoleons unzweideutig mit den Worten: „Wenn sich die Geschwulst, die sich entwickelt hat, in den Darm entleert, dann kann dies die Heilung bedeuten. Wenn sich aber die eitrigen Massen in die freie Bauchhöhle ergießen, dann ist ein tödlicher Ausgang sicher." In der Sorge, die heftigen Kopfschmerzen Napoleons könnten einen drohenden Schlaganfall ankündigen, nahm der Arzt einen Aderlaß vor, wodurch zwar das Fieber gesenkt und die Atmung freier wurde, die Schmerzen jedoch unbeeinflußt blieben.

Inzwischen erschien dem Gouverneur die übertriebene ärztliche Sorgfalt, die Dr. Stokoe dem Patienten entgegenbrachte, unangebracht, und als der Arzt ihm das Vorliegen eines vor der Ruptur stehenden Abszesses andeutete und überdies noch auf das für den weiteren Krankheitsverlauf ungünstige Klima dieser unwirtlichen Insel hinwies, mußte Dr. Stokoe auf Anordnung des Gouverneurs schon am 30. Jänner 1819 St. Helena verlassen. Und Hudson Lowe sorgte dafür, daß dieser pflichtbewußte Arzt zu allem Überfluß auch noch vor ein Kriegsgericht gestellt wurde. Mit der fadenscheinigen Begründung, er habe sich mit Napoleon auch über nichtmedizinische Probleme unterhalten und tendenziöse Berichte über den Gesundheitszustand des Gefangenen verfertigt, dem er überdies nicht wie vorgeschrieben mit dem Titel „General Bonaparte", sondern mit der Anrede „Patient" gegenübertrat, wurde er nach 25jährigem treuem Dienst aus der englischen Marine ausgestoßen und seine Pension auf nur hundert Pfund jährlich gekürzt.

Unterdessen hatte Napoleon ohne ärztlichen Beistand die schwere Krise überwunden, wenngleich sich nun eine tiefe Depression auf sein Gemüt senkte. Völlig mutlos und apathisch schloß er sich in seiner Behausung auf Longwood ein, verbrachte stundenlang im Bett, rasierte sich nur mehr selten, vernachlässigte sein Äußeres und konnte sich auch nicht zur Weiterführung seiner Memoiren aufraffen. Wie kaltherzig, ja fast schadenfroh der Gouverneur diese Veränderung zur Kenntnis nahm, zeigt seine Antwort auf die dringende Bitte Graf Bertrands, dem *Empereur* doch ärztliche Hilfe zuzubilligen. Wie in den *Lowe Papers* vom 18. August 1819 zu lesen ist, antwortete Hudson Lowe darauf sarkastisch: „Es gibt niemanden auf dieser Insel, der unter dem Namen ‚L'Empereur' bekannt wäre."

Schließlich gestattete man in Europa der Familie Bonaparte doch, einen Geistlichen, einen Arzt und Küchenpersonal nach St. Helena zu schicken. Statt Dr. Foureau de Beauregard, der Napoleon schon auf der Insel Elba ärztlich betreut hatte und ein großer Bewunderer des Kaisers war, zog der Onkel Napoleons, Kardinal Fesch, aufgrund der korsischen Abstammung Francesco Antommarchi vor, obwohl Beauregard wesentlich mehr ärztliche Erfahrung mitgebracht hätte. Dr. Antommarchi war zwar ein ausgezeichneter pathologischer Anatom, der als Senior-Prosektor an der Medizinischen Fakultät in Pisa arbeitete, als Kliniker aber so gut wie überhaupt keine Erfahrung besaß. Überdies scheint er über sehr zweifelhafte moralische Qualitäten verfügt haben, was sich schon sehr bald darin zeigte, daß er es vorzog, sich in der Hauptstadt Jamestown zu unterhalten, und deshalb auch meist nicht erreichbar war, wenn man ihn dringend benötigt hätte. Kein Wunder also, wenn nach der Schilderung Bertrands Napoleon nicht sehr viel von diesem Arzt hielt und ihn deshalb wohl auch in seinem Testament leer ausgehen ließ.

Als Antommarchi am 23. September 1819, drei Tage nach seinem Eintreffen auf der Insel, den Patienten untersuchte, stellte er einen apathischen, trüben Blick sowie einen aufgedunsenen Körper mit ödematösen Beinen fest. Wie sein Vorgänger konstatierte auch er in der Gegend des rechten Oberbauches eine deutliche Verhärtung und Druckempfindlichkeit. Ansonsten hatte er in der ersten Zeit ärztlich nicht viel zu tun. Trotz der anhaltenden dumpfen Schmerzen im rechten Oberbauch besserte sich der psychische Zustand Napoleons allmählich wieder so weit, daß er sich in der ersten Hälfte des Jahres 1820 für Verschiedenes zu interessieren begann. Vor allem machte ihm die Ausgestaltung seines kleinen Gartens sichtliche Freude – man spricht von der „Gartenperiode". Er begann Beete und Brunnen anzulegen, pflegte wieder Ausritte oder Ausfahrten mit dem Wagen zu unternehmen und veranstaltete am 4. Oktober 1820 sogar ein gemütliches Picknick im Schatten eines Baumes, so daß man schon auf eine endgültige und anhaltende Besserung hoffte. Auffallend war für seine Umgebung nur eine merkwürdige Veränderung seines ganzen Betragens: So kam es vor, daß er plötzlich eine Flinte ergriff, mit der er blindlings auf alles schoß, was sich bewegte – Hühner, Kaninchen, Ziegen und Rinder. Ein anderes Mal befahl er einem neu angekommenen Offizier seiner Bewachungsmannschaft in der Absicht, diesen lächerlich zu machen, mit ihm gemeinsam ein Bad in der Badewanne zu nehmen. Besonders peinlich berührt waren seine engsten Vertrauten von eigenartigen erotischen Reminiszenzen, bei denen Napoleon seiner Umgebung die heikelsten Intimitäten über Joséphine und Marie-Louise anvertraute.

Doch schon bald erschöpften sich diese wiedererwachten Aktivitäten. Er ging seltener aus, unternahm kaum mehr eine Wagenfahrt und verlor auch die Freude an seinem Garten. Die zweite Krankheitsperiode auf St. Helena, die sich von der ersten, vom Oktober 1817 bis zum November 1819 dauernden, klinisch deutlich abgrenzen läßt, nahm im Oktober 1820 ihren Anfang. Sie begann in diesem Monat mit heftigen Schmerzen im Oberbauch, die sich diesmal jedoch eindeutig in der Magengegend lokalisieren ließen. Er hatte das Gefühl, als würde ihm ein Messer in den Oberbauch gestoßen. Er vertrug nur noch leichte und warm vorgesetzte Nahrung, die nach Angaben seines Kammerdieners bevorzugt aus Nudelgerichten, Fleischsülze, einem Mus aus der westindischen Pfeilwurz sowie aus Milch und Brot bestand. Napoleon nahm jetzt aus eigenem Antrieb häufige kleine Mahlzeiten über den Tag verteilt zu sich, ja sogar während der Nacht, weil um diese Zeit die Schmerzen meist besonders intensiv waren und durch Nahrungsaufnahme ebenso wie durch das Auflegen warmer Kompressen auf den Bauch eine spürbare Erleichterung erzielt werden konnte.

Wie Montholon berichtet, entwickelte sich eine erschreckende Blässe, wobei vor allem die Mundschleimhäute, die Lippen und die Fingernägel fast jede Farbe verloren. Gleichzeitig fühlten sich seine Hände und die Beine, die bis zur Mitte des Oberschenkels praktisch gefühllos waren, eiskalt an, obwohl man sie – jedoch vergeblich – immer wieder durch Einhüllen in warme Tücher zu erwärmen versuchte. Die geringste körperliche Anstrengung erschöpfte ihn sofort, so daß Montholon am 5. Dezember 1820 besorgt notierte: „Die Krankheit des Kaisers hat eine schlechte Wende genommen. Er ist so schwach geworden, daß er keine zum Leben gehörende Verrichtung vornehmen kann, ohne außerordentliche Mattigkeit zu empfinden." Selbst einer der englischen Wachoffiziere hielt in seinem Bericht vom 26. Jänner 1821 fest: „Das Gesicht General Bonapartes ist weiß wie ein Blatt Papier. Er ist sehr schwach, und sein Gang wirkt unsicher. Seine Haltung ist gebeugt, aber immer noch ist er korpulent." Der recht zufriedenstellende Ernährungszustand, auf den Gouverneur Hudson Lowe anläßlich einer Begegnung mit Napoleon im Wagen am 8. November 1820 schriftlich besonders hinwies, stand in einem krassen Gegensatz zu dem tatsächlich schwer angeschlagenen Gesundheitszustand des Patienten, der auch in den nächsten Monaten immer wieder mit Verwunderung zur Kenntnis genommen wurde. Selbst am 6. März 1821, also zwei Monate vor seinem Tod, wurde Napoleon von einem englischen Offizier zwar als müder, verbitterter, moralisch völlig zerstörter Mann mit blassem, eingefallenem Gesicht und tiefliegenden Augen beschrieben, doch wurde gleichzeitig dabei auf die Korpulenz und den beträchtlichen Bauchumfang hingewiesen.

Die Oberbauchschmerzen wiederholten sich periodisch in immer kürzeren Abständen und waren dann mitunter so intensiv, daß bei ihrem Auftreten während einer Wagenfahrt die Pferde im langsamen Schritt gehen mußten, da Napoleon in diesem Zustand die Schwingungen und Stöße des Wagens nicht ertragen hätte. Antommarchi, der so wie seine Vorgänger ebenfalls an eine chronische Leberentzündung als Verursacher dieser Schmerzattacken glaubte, riet zu Schröpfköpfen am Oberarm, die er jedoch so ungeschickt anbrachte, daß es zu Verbrennungen auf der Haut kam und Napoleon für die medizinische Betreuung dieser unnötig zugefügten Komplikation seinen Kammerdiener dem Arzt vorzog.

DER TOD DES KAISERS

Ab Beginn des Jahres 1821 stellte Graf Montholon mit Erstaunen fest, daß Napoleons Gedächtnis deutlich nachließ und dieser sich selbst wiederholt widersprach, was offensichtlich die Folge seiner extremen Blutarmut und der dadurch bedingten Minderversorgung des Gehirns mit Sauerstoff war. Auf die gleiche

Weise müssen wohl auch seine zunehmenden Ohnmachtsanwandlungen erklärt werden. Am 17. März 1821 erlitt er bei dem Versuch, einen kurzen Spaziergang im Garten zu unternehmen, eine besonders dramatische Ohnmacht. Nachdem man ihn rasch ins Haus gebracht hatte, setzten heftige Magenschmerzen sowie Erbrechen „kaffeesatzartiger" Massen ein, dem bald teerschwarz gefärbte Stuhlentleerungen folgten. Die ärztliche Untersuchung zeigte bei dem fröstelnden und mit kaltem Schweiß bedeckten Patienten einen stark aufgetriebenen und extrem gespannten Bauch. Von diesem Zeitpunkt an wurde selbst flüssige Nahrung nur schlecht toleriert, da sie schon in kürzester Zeit wieder erbrochen wurde, wobei das Erbrochene mitunter blutig verfärbt gewesen sein soll.

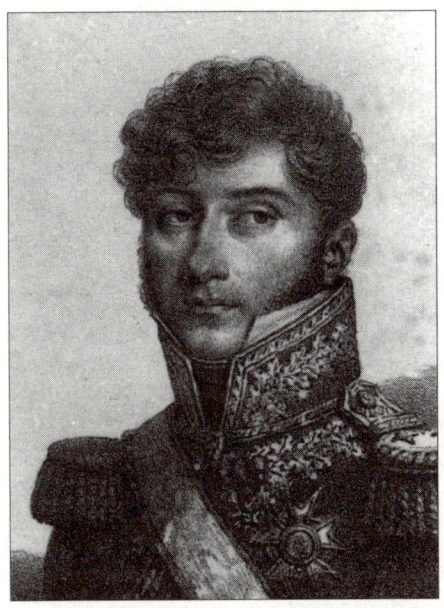

Graf Charles-Tristan de Montholon (1783–1853)

Am Abend des 19. März schrieb Graf Montholon seiner Frau, daß der Kaiser seiner Meinung nach bald sterben würde. Jeden Abend kam es zu einem Fieberanstieg, dem gegen Morgen zu ein profuser Schweißausbruch folgte. Antommarchi, der bei dem schweren Kreislaufkollaps am 17. März wieder einmal nicht auffindbar gewesen und erst viele Stunden später aus Jamestown zurückgekehrt war, wurde es inzwischen streng untersagt, sich aus Longwood zu entfernen. Als es am 21. März neuerlich zu massivem Erbrechen kam, stellte er nach Besichtigung des Erbrochenen eine *febris gastrica remittens* fest, zu deutsch: wiederholte Schübe eines Magenfiebers, also eine nichtssagende, nebulose Diagnose. Unverständlicherweise verordnete er dem Kranken, der ohnedies kaum mehr eine Nahrung behalten konnte, die Verabreichung von *tartarus emeticus*, also einem Brechmittel. Die Folgen waren fürchterlich: Napoleon wälzte sich vor Schmerzen die ganze darauffolgende Nacht im Bett, bis endlich anderntags allmählich eine Erleichterung einsetzte. Unerträglicher Durst, der von einem entkräfteten kontinuierlichen Singultus – im Volksmund als Schluckauf bezeichnet – begleitet war, quälten den durch Fieberschübe und Schweißausbrüche bereits stark geschwächten Patienten immer mehr.

Aus Sorge, daß durch die offenkundige Inkompetenz Antommarchis noch größerer Schaden angerichtet werden könnte, ersuchte Graf Montholon den

Gouverneur um ein ärztliches Konsilium, zu dem schließlich der Regiments-chirurg Archibald Arnott entsandt wurde. Dieser begnügte sich bei seiner er-sten Visite am 1. April 1821 damit, den Puls und die Haut des Kranken zu be-tasten. Nach einer neuerlichen Untersuchung am folgenden Tag meldete er dem Gouverneur, daß die Schwäche Napoleons durch das vorhandene Fieber zu er-klären sei. Um beim Gouverneur nicht in Ungnade zu fallen, versuchte er den Zustand des Kranken eher zu verharmlosen. In Wahrheit dürfte sich Dr. Arnott jedoch über den Ernst der Situation voll bewußt gewesen sein, denn in seinem Tagebuch findet sich unter dem 2. April 1821 folgende Notiz:

„Er klagte über nagende Schmerzen mit fortwährender Übelkeit und Erbrechen. Selten fand eine Entleerung ohne Hilfe von Klistieren statt. Wir schlugen daher unserem Patienten vor, daß er zu diesem Zwecke sofort eine Medizin neh-men müsse. Ferner verordneten wir ihm Gelees und andere leichte Nahrung, die sein Magen am besten vertragen würde. Anfangs weigerte er sich durchaus gegen jede Medizin, schließlich aber erhielten wir von ihm die bedingte Zu-stimmung, einige Abführmittel zu nehmen... Als wir ihn am Abend nochmals besuchten, fanden wir, daß er die am Morgen verschriebene Medizin nicht genommen hatte, noch vermochten wir ihn dazu zu bewegen, und da er seit achtundvierzig Stunden keine Stuhlentleerung gehabt hatte, verordneten wir ein Klistier."

Dr. Arnotts Berichte an den Gouverneur stehen übrigens nicht immer in Ein-klang mit seinen später geäußerten Ansichten, die er erst nach Kenntnis des Au-topsieberichtes in Buchform veröffentlichte und dadurch einige seiner frühe-ren Irrtümer korrigieren konnte. So ist in seinem Buch zu lesen, daß er nach ei-ner eingehenden Untersuchung zu dem Schluß kam, daß der Magen keinerlei Zeichen einer Entzündung aufwies und auch der Magenpförtner in Ordnung be-funden wurde, vor allem aber auch die Leber keinerlei krankhaften Befund bot. Der Schmerz wurde seiner Meinung nach allein durch die Obstipation, also die Stuhlverstopfung, sowie durch die starken Blähungen verursacht. Als einzige Anomalie erwähnte Dr. Arnott die extreme Blässe des Kranken.

Inzwischen wurde auch Antommarchi immer klarer, daß sich Napoleon in ei-nem ernsten, ja lebensbedrohlichen Zustand befand, weshalb seine Berichte zu-nehmend alarmierender wurden. Da Dr. Arnott den Kranken immer erst mor-gens besuchte, wenn die heftigen Magenschmerzen, die Übelkeit und der Brechreiz während der Nacht sowie das Fieber mit seinen anschließenden Schweißausbrüchen bereits vorüber waren, hielt er die Berichte Antommarchis für übertrieben und tendenziös. Ja, er verstieg sich sogar zu der Diagnose einer „Hypochondrie" des Generals Bonaparte, wobei ihn wohl verzeihlicherweise die Dickleibigkeit des Patienten getäuscht haben dürfte – ein beschämendes

Fehlurteil angesichts des bereits im Sterben liegenden Kaisers, das natürlich in Arnotts Buch mit keinem Wort Erwähnung fand. Aus den täglichen Berichten an Hudson Lowe geht jedenfalls einwandfrei hervor, daß der ehrenwerte Militärchirurg der Krankheit Napoleons mit völligem Unverständnis gegenüberstand. Bekräftigte er doch noch am 23. April 1821 seine Ansicht, daß es sich bei General Bonaparte um eine Hypochondrie handle, da keine Spur einer organischen Erkrankung festzustellen sei.

Man kann sich des Eindrucks nicht erwehren, daß er sich mit derartigen Berichten die Gunst des Gouverneurs zu erhalten versuchte, da die an Hudson Lowe gelangenden Berichte nicht mit den Eintragungen in seinem Tagebuch in Übereinstimmung zu bringen sind. Dort heißt es nämlich schon unter dem 10. April 1821: „Der Magen gab alles wieder zurück, was er aufgenommen hatte. Die Kräfte schienen mit rasender Geschwindigkeit zu sinken... Der Kranke war schlafsüchtig, und wenn er wach war, so klagte er über ein Gefühl des Erstickens... Sein ganzer Körper war kalt." Schließlich notierte Dr. Arnott am 27. April: „Ich saß noch nicht lange an seinem Bett, als er von neuem von fürchterlichem Würgen und Erbrechen geplagt wurde", und bei dieser Gelegenheit wies Arnott *expressis verbis* darauf hin, daß „das aus dem Magen Ausgebrochene eine ganz dunkle Flüssigkeit war, die dem Kaffeesatz ähnelte und sehr ekelhaft roch. Dieses Erbrechen dauerte bis halb vier Uhr nachmittags." Dr. Arnott konnte angesichts dieser von ihm selbst beschriebenen Symptomatik wohl nicht ernstlich an das Vorliegen einer Hypochondrie geglaubt haben.

Das am 10. April einsetzende Erbrechen hielt bis zu seinem Tode unvermindert an. Bis zu fünfmal wurde er des Nachts damit gequält, was zusammen mit den Schweißausbrüchen in der Nacht vom 13. zum 14. April dazu führte, daß Graf Montholon und der Kammerdiener Marchand insgesamt siebenmal die völlig durchnäßte Wäsche wechseln mußten. Nach dieser schrecklichen Nacht ließ Napoleon Montholon holen, dem er mit letzter Energie sein Testament diktierte, das er am 15. April in den frühen Morgenstunden mit eigener Hand niederschrieb, während ihm der Graf den Wortlaut seines Diktates wiederholte. Bis drei Uhr nachmittags dauerte – mit zwei durch heftiges Erbrechen erzwungenen Unterbrechungen – die Abfassung des zwanzig Seiten starken Testaments. Um spätere Anfechtungen unmöglich zu machen, bemühte er sich mit großem Eifer, so deutlich als möglich zu schreiben. Ein weiteres Testament, das an seinen Sohn für den Fall gerichtet war, daß dieser dereinst Frankreichs Thron besteigen sollte, diktierte er am 17. April.

Seine Haltung während der letzten Tage seines Lebens war bewundernswert. Mit klarem Verstand blickte er ruhig dem Tod entgegen. An seine Lieblingsschwester Pauline schickte er ein Bulletin folgenden Inhalts: „Der Kaiser hofft bestimmt, Eure Hoheit werden einflußreichen Engländern die Lage mitteilen. Er stirbt von allen verlassen auf diesem schrecklichen Felsen. Sein Todeskampf ist furchtbar." Da er Dr. Arnott von dessen falscher Diagnose nicht überzeugen konnte, bat er ihn dringendst, nach seinem Tode eine genaue Autopsie vornehmen zu lassen, um die wahre Natur seines Leidens endlich klarzustellen. Die gleiche Bitte richtete er an Antommarchi, wobei er diesen in pathologischer Anatomie ausgebildeten Arzt ersuchte, sein Augenmerk dabei besonders auf den Zustand des Magens zu richten. Deshalb gab er ihm am 27. April folgende Anweisung: „Nach meinem Tode, der nicht mehr fern sein kann, wünsche ich, daß Sie meinen Körper öffnen. Ich wünsche ferner, ja, ich fordere von Ihnen das Versprechen, daß kein Engländer meinen Leichnam berühre. Wenn Sie jedoch durchaus jemand dazu brauchen, so gestatte ich Ihnen nur den Dr. Arnott zu verwenden. Auch ist es mein Wunsch, daß Sie das Herz nehmen, es in Spiritus setzen und es meiner lieben Louise nach Parma bringen. Sagen Sie ihr, daß ich sie zärtlich geliebt und niemals aufgehört habe, sie zu lieben. Erzählen Sie ihr auch alles, was Sie beobachtet haben, alles, was sich auf meine Lage und meinen Tod bezieht. Ich empfehle Ihnen besonders, meinen Magen aufs genaueste zu untersuchen, einen Bericht darüber aufzusetzen und diesen meinem Sohn zu übergeben. Sagen Sie ihm, wie er sich im voraus sichern und wenigstens vor der Angst schützen kann, die mich ergriffen hat... Das ununterbrochene Erbrechen bringt mich auf den Gedanken, daß mein Magen dasjenige Organ sei, welches am meisten krank ist, und ich bin nicht fern von dem Glauben, daß es dasselbe Leiden ist, das meinen Vater ins Grab gebracht hat; ich meine einen Magenkrebs." Napoleon konnte nicht wissen, daß seiner „lieben Louise", die inzwischen zur Herzogin von Parma ernannt worden war, an seinem in Weingeist konservierten Herzen herzlich wenig gelegen war, da sie bereits seit Jahren mit dem Grafen Neipperg liiert war und diesen nach dem Tod des Kaisers auch heiratete.

Die Ärzte beschränkten sich weiterhin auf symptomatische Maßnahmen wie Aloe-Pillen und Magnesiumsulfat gegen die Obstipation bzw. Verabreichung von Klistieren und Zimttinktur gegen das ständige Erbrechen. Vom 27. April an, an dem Napoleon dickflüssige, kaffeesatzartige Massen erbrach, verschlechterte sich sein Zustand rapide. Luzide Intervalle wechselten immer häufiger mit Phasen von Bewußtseinstrübung, in denen er von seiner Umgebung nichts mehr wahrzunehmen schien und unverständliche, wirre Worte vor sich hinmurmelte. Am 30. April stellte sich ein weiteres Symptom ein, das ihn unendlich quälte und bis zu seiner Todesstunde hartnäckig bestehen blieb, nämlich ein fortwährender Singultus, den die Ärzte vergeblich mit Gaben von Opiumtinktur zu lindern versuchten. Am Abend dieses Tages kam es zu Frostschauern, in deren

Verlauf sein Puls kaum mehr spürbar war und die Atmung bedrohlichen Charakter annahm, doch schien sich in der Nacht eine leichte Besserung anzukündigen. Der Kranke bat um gezuckertes Wasser, das mit Wein vermischt wurde, um seinen verzehrenden Durst zu löschen.

Doch nun geschah etwas, was zu einer brüsken Verschlechterung des Zustandes führte: Dr. Arnott ordnete nämlich angesichts des gespannten und stark aufgetriebenen Bauches und der hartnäckigen Darmlähmung das Abführmittel Kalomel an, was aus ärztlicher Sicht unverständlich, ja unverzeihlich war. Obwohl sich Napoleon dagegen wehrte und diesen Vorschlag entschieden ablehnte, wurde der Kammerdiener Marchand von Arnott, unterstützt von den beiden Militärärzten Shortt und Mitchell, angewiesen, dem Kranken heimlich die enorme Dosis von 600 Milligramm Kalomel gemeinsam mit Zuckerwasser zu verabreichen. Die Folgen dieser verantwortungslosen Maßnahme waren entsetzlich. Nach Angabe von Antommarchi kam es noch während der Nacht zu acht Entleerungen pechschwarzer Massen, wobei Napoleon nicht mehr imstande war, die Abgänge unter Kontrolle zu halten. Zunächst wechselte man fortwährend die verschmutzte Wäsche, um schließlich selbst darauf zu verzichten. Die Durchfälle und das beständige Erbrechen verstärkten den Durst und verschlimmerten infolge des massiven Flüssigkeitsverlustes den Kreislaufzustand. Vom ununterbrochenen Singultus erschöpft, von profusen nächtlichen Schweißausbrüchen zusätzlich geschwächt, lag er die folgenden Tage weitgehend ohne Bewußtsein in seinem von Erbrochenem und unwillkürlichen Stuhlabgängen verschmutzten Bettzeug, bemitleidet von den um ihn stehenden Getreuen.

Nach einer furchtbaren letzten Nacht hörte man ihn am Morgen des 5. Mai die letzten, im Fieber gemurmelten Worte sagen: *France – Tête d'armée*. Draußen wühlten Dampf, Dunst und Regen um das Haus, und Arnott bemühte sich gemeinsam mit Antommarchi in makabrer Weise in den letzten Lebensstunden des sterbenden Kaisers, mit Kataplasmen und Senfpflasterumschlägen auf die Fußsohlen des Kranken seinen Tod hinauszuzögern. Knapp nach fünf Uhr erhob sich heulend ein stürmischer Südostpassat, der zwei Bäumchen entwurzelte, die Napoleon einst selbst vor seinem Haus gepflanzt hatte.

Mit zurückgefallenem Unterkiefer, die geöffneten Augen wie in tiefen Gedanken starr zum Himmel gerichtet, lag er regungslos, nur mehr ganz flach atmend, in Rückenlage im Bett, bis ihn elf Minuten vor sechs Uhr abends der Tod von seinen Leiden erlöste. Glaubt man dem Chronisten, so begann die Tropensonne eben in dem Augenblick ins Meer zu sinken, als das Herz des Kaisers der Franzosen für immer stillstand.

Wenige Wochen vorher hatte er dem Grafen Montholon die für Hudson Lowe vorgesehene Benachrichtigung über seinen eigenen Tod mit offengebliebenem

Datum diktiert. In dieser dienstlichen Meldung ließ er verlauten: „Herr Gouverneur! Der Kaiser Napoleon ist am ... infolge einer langen und schmerzhaften Krankheit gestorben. Ich habe die Ehre, Sie davon in Kenntnis zu setzen. Ich bitte Sie wissen zu lassen, welche Verfügungen von Ihrer Regierung in betreff der Überführung der Leiche nach Europa wie auch in bezug auf die Personen des Gefolges des Kaisers vorgeschrieben sind."

DIE OBDUKTION

Bei der Autopsie des Leichnams, die für den 6. Mai um zwei Uhr nachmittags anberaumt wurde, waren insgesamt siebzehn Personen anwesend, die sich alle in einem nur fünf mal sechs Meter großen und durch lediglich zwei seitliche Fenster spärlich erleuchteten Raum rund um den Billardtisch drängten, auf welchem Antommarchi die mit Spannung erwartete Obduktion vornahm: General Sir Thomas Reade als offizieller Vertreter des Gouverneurs, begleitet von zwei Stabsoffizieren, und sieben britische Ärzte bildeten die englische Gruppe, während von französischer Seite die beiden Generäle Bertrand und Montholon sowie die drei Diener Marchand, Saint-Denis und Pierron anwesend waren. Schließlich wohnten der grausigen Szene noch zwei Korsen bei, nämlich der Abbé Vignali und als Hauptakteur und Prosektor Dr. Francesco Antommarchi. Schon nach wenigen Augenblicken war es offenkundig, daß die diagnostische Abklärung des Leidens, das zum Tode Napoleons geführt hatte, von der sehr heterogen zusammengesetzten Schar der anwesenden Herren weniger durch objektive medizinische Fakten bestimmt wurde, sondern eher durch medizinische Konstruktionen, die den jeweiligen politischen Intentionen der Parteien entgegenkamen. Da die Briten sehr daran interessiert waren, den Tod „General Bonapartes" nicht als Folge der ungünstigen Haftbedingungen oder des unwirtlichen Klimas auf der Insel St. Helena interpretiert zu wissen, die Franzosen hingegen durch Aufdeckung einer auf dieser Insel erworbenen Erkrankung die Schuld am frühzeitigen Tod ihres Kaisers den Engländern anlasten wollten, kam es schon während der Obduktion zu erbitterten Kontroversen, woraus sich die medizinische Groteske ergab, daß nicht weniger als fünf verschiedene Autopsieberichte existieren:

Der offizielle britische Bericht wurde vom leitenden Militärarzt Dr. Thomas Shortt verfaßt, der Dr. Walter Henry beauftragte, die erhobenen Befunde genau mitzuschreiben. Eine zweite britische Fassung stellt der vom Gouverneur Sir Hudson Lowe 1823 angeforderte Bericht Dr. Henrys dar, der sich dabei auf seine eigenen Aufzeichnungen von 1821 stützte und diesen Bericht 1839 in seinem Buch *Trifles from my portfolio* in Québec und 1843 in seinem Buch *Events of a military life* in London ausführlich wiedergab. Auch Dr. Antommarchi verfaßte als Obduzent zwei Berichte, einen am 8. Mai erstellten kürzeren, den er den beiden französischen Generälen aus dem Gefolge Napoleons übergab, und einen zweiten, wesentlich ausführlicheren, der 1825 in Paris in seinem Buch *Les derniers moments de Napoléon* erschien. Berücksichtigt man noch die Kopie des offiziellen Berichtes, in welcher Dr. Shortt auf Geheiß des Gouverneurs einige Änderungen bzw. Weglassungen im Text vorgenommen hat, dann kommt man auf fünf Autopsieprotokolle, die erwartungsgemäß mehrere Abweichungen voneinander aufweisen.

Die äußerliche Beschreibung des Leichnams wurde am genauesten von Dr. Henry festgehalten, wobei dieser den ungewöhnlich friedlichen Gesichtsausdruck des Verstorbenen hervorhob, der alle an der Autopsie beteiligten Ärzte tief beeindruckte und übrigens selbst noch anläßlich der Exhumierung der Leiche im Jahre 1840 die Umstehenden überraschte. „Im Widerspruch zu dem unruhigen Leben und Charakter des Verstorbenen hatte das Gesicht einen besonders ruhigen Ausdruck. Die Züge waren regelmäßig und wurden selbst schön empfunden. Der Schädel wurde nicht eröffnet. Er war dick und muß in des Toten Jugend etwas unförmig gewesen sein. Die Stirn war breit und hoch. Der Körper hatte eine starke Fettschicht. Im gesamten machte der Körper einen eher weiblichen Eindruck. Die Haut war weich, fast feminin und beinahe unbehaart. Auch der Schamberg erinnerte an die Beschaffenheit bei der Frau. Der Haarwuchs war spärlich, die Haare selbst dünn und seidig ... Penis und Hoden waren klein entwickelt."

Die Schilderung der Organbefunde durch Dr. Henry deckt sich weitgehend mit dem Text des amtlichen Obduktionsbefundes, der am 6. Mai 1821 von den britischen Ärzten Thomas Shortt, Matthew Livingstone, Dr. Archibald Arnott, Dr. Charles Mitchell und Dr. Francis Burton abgefaßt und unterzeichnet wurde.

In diesem offiziellen Autopsiebericht heißt es: „Bei nur oberflächlicher Betrachtung erschien der Leichnam sehr fett, was auch durch den ersten Einschnitt unterhalb der Mitte bestätigt wurde, wo das Fett aufwärts einen Zoll dick über dem Sternum und anderthalb Zoll über dem Abdomen lag. Bei der Bloßlegung der Brusthöhle wurde eine unbedeutende Adhäsion des linken Rippenfells zum Seitenrippenfell gefunden. In der linken Höhle waren ungefähr drei Unzen einer rötlichen Flüssigkeit und in der rechten nahezu acht Unzen enthalten. Die Lungen waren ganz gesund. Der Herzbeutel war normal und enthielt ungefähr eine Unze Flüssigkeit. Das Herz hatte die natürliche Größe, war aber von einer dicken Fettschicht umgeben... Nach der Öffnung des Unterleibes wurde das Darmnetz außerordentlich fett befunden. Und als der Magen freigelegt wurde, fand man, daß er der Sitz einer sich weit erstreckenden Krankheit war. Starke Adhäsionen verbreiteten sich über die ganze Außenseite, besonders vom äußersten Ende des Pförtners bis zur Oberfläche des linken Lappens der Leber. Und als man diese entfernt hatte, entdeckte man einen Zoll vom Pförtner entfernt ein Geschwür, das die Magenwände durchbohrt hatte und groß genug war, um den kleinen Finger durchzustecken. Die innere Fläche des Magens bildete fast in ihrer ganzen Ausdehnung eine einzige Masse von Geschwüren, die bereits zum Krebs vorgeschritten waren. Besonders war dies in der Nähe des Pförtners der Fall. Der äußerste Magenmund, kurz vor dem Ende der Speiseröhre, war der einzige gesunde Teil. Man fand den Magen nahezu gefüllt von einer großen Menge Flüssigkeit, die dem Kaffeesatz ähnelte. Die gewölbte Oberfläche des linken Lappens der Leber hing mit dem Zwerchfell zusammen, aber mit Ausnahme dieser Adhäsion, die durch die Magenkrankheit hervorgerufen worden war, machte sich keine Krankheitserscheinung in der Leber bemerkbar. Die übrigen Unterleibsorgane waren gesund. Eine unbedeutende Eigentümlichkeit in der Bildung der linken Niere wurde beobachtet."

In dem erwähnten Zusatzbericht Dr. Walter Henrys vom Jahre 1823 findet man ergänzend zu dieser Aussage noch folgenden Hinweis: „Alle hier hatten gehört, daß der Tote leberkrank gewesen sein soll, und jeder wartete bei der Obduktion darauf, daß dieses Organ krankhafte Veränderungen aufwiese. Als man daran ging, dies zu prüfen, drückte sich auf den Gesichtern ängstliche Spannung aus. Antommarchi machte einen Einschnitt, er glaubte, es würde ein Eiterfluß aus dem Abszeß, den man vermutete, kommen; aber es war kein Abszeß da, nicht einmal eine Entzündung und keine Geschwulst. Die Leber hatte den normalen Umfang, und das Lebergewebe war vollständig normal."

Dieser letzte Satz entsprach zwar den Intentionen des Gouverneurs, nicht jedoch der Wahrheit. Dr. Shortt, der auf Grund seines Alters den höchsten Grad von Autorität unter den anwesenden Kollegen besaß, befand die Leber nämlich ausdrücklich als deutlich vergrößert. Da er sich jedoch dem Einwand von General Reade, dem Repräsentanten des Gouverneurs, beugen mußte, der eine genaue Unterscheidung zwischen „groß" und „zu groß" verlangte, korrigierte Dr. Shortt schließlich seine Aussage und diktierte: „Die Leber ist vielleicht größer als normal."

Der politische Hintergrund der beiden britischen Obduktionsbefunde liegt klar auf der Hand: Sie sollten aller Welt unmißverständlich zu verstehen geben, daß Napoleon während seines Exils gut behandelt und ausreichend ernährt worden war. Deshalb war es wichtig, besonders darauf hinzuweisen, daß er bei seinem Tode trotz seiner schweren Erkrankung noch einen beträchtlichen Fettansatz aufwies. Es mußte aber auch energisch dem Gerücht entgegengetreten werden, er hätte sich während seiner Verbannung auf der tropischen und unwirtlichen Insel St. Helena eine Lebererkrankung zugezogen. Deshalb sollte aus dem Autopsieprotokoll klar hervorgehen, daß Napoleon eines natürlichen Todes gestorben war, und zwar als Folge eines unheilbaren chronischen Leidens, das mit den Bedingungen seiner Gefangenschaft in keinem wie immer gearteten Zusammenhang stand.

Dies schien mit dem offiziellen Bericht Dr. Shortts vom Mai 1821, in welchem als Todesursache Magenkarzinom angegeben wurde, das in der Familie Bonaparte häufig vorgekommen sein soll, zunächst prompt gelungen zu sein. War doch aus diesem Obduktionsbericht klar ersichtlich, daß der natürliche Verschluß des Magendurchbruches infolge Verklebung der äußeren Magenwand mit der Oberfläche des linken Leberlappens das Leben des Kranken verlängert hatte, da sonst infolge Ergießens des Mageninhaltes in die freie Bauchhöhle der sofortige Tod eingetreten wäre, während die Leber selbst völlig gesund war.

Um von jedem Verdacht frei zu sein, beauftragte der Gouverneur den nachgiebigen Dr. Shortt, sicherheitshalber sogar den anstößigen Satz „Die Leber war vielleicht ein wenig größer als normal" zu streichen und ihn durch die Worte zu ersetzen: „Mit Ausnahme der Verwachsungen, die durch das Magenleiden verursacht wurden, zeigte die Leber keine krankhaften Veränderungen." Dr. Shortt versah allerdings den Originalbericht mit der Anmerkung: „Die gelöschten Worte wurden auf Anordnung von Sir Hudson Lowe unterdrückt", um sich vor der Nachwelt für diese ihm aufgezwungene und gegen die ärztliche Ethik verstoßende Abänderung des Textes zu rehabilitieren.

Unter diesen Umständen war es verständlich, daß sich Antommarchi weigerte, das offizielle britische Protokoll zu unterschreiben. In seinen späteren Memoiren begründete er dies mit gereizten Worten: „Plötzlich sah ich die Doktoren Shortt, Mitchell und Burton, die aus der Wohnung des Ordonnanzoffiziers heraustraten, näherkommen. Diese Herren hatten, wie ich bereits erwähnte, der Autopsie beigewohnt, ohne indes daran teilzunehmen. Jetzt fiel es ihnen jedoch mit einem Male ein, daß es ihnen zukäme, das Protokoll aufzusetzen. Sie hatten es bereits verfaßt und brachten es mir unterschrieben. Ich nahm es nicht an. Was hatte ich mit einem englischen Schriftstück zu tun? Ich war der Arzt Napoleons, hatte die Autopsie vorgenommen, also kam es mir zu, Bericht darüber zu erstatten. Ich konnte nichts bemänteln, nichts verschweigen, bot daher eine Abschrift meines Berichtes an, aber man wollte nichts davon wissen." So übergibt er seinen eigenen kurzen Bericht, der sich inhaltlich weitgehend mit dem Text der britischen Ärzte deckt, in welchem jedoch die Leber ausdrücklich als „angeschwollen und größer als normal" bezeichnet wird, den beiden Testamentsvollstreckern Bertrand und Montholon.

Dem Obduktionsbefund Antommarchis kommt auf Grund seiner fachlichen Eignung natürlich eine größere Bedeutung zu als jenem der Briten, die ja nur als Zuseher dem Ereignis beiwohnten. Doch abgesehen davon, daß auch in seinem Bericht politische Motive erkennbar sind und er seine Äußerungen weniger dogmatisch formulierte, läßt der Bericht leider ebenfalls die erwünschte Klarheit vermissen. Man muß dabei allerdings berücksichtigen, daß alle pathologisch-anatomischen Beschreibungen damals nur durch äußerliche Betrachtung und ohne Zuhilfenahme der Histologie zustande kamen und überdies die detaillierte Beschreibung des Geschwürsleidens im Magen erst zehn Jahre später durch Jean Cruveilhier erfolgte. Wenn Antommarchi in seinem ersten kurzen Bericht der offiziellen Version eines Magenkarzinoms zustimmte, dann wohl deshalb, weil er die rachsüchtigen Reaktionen des Gouverneurs und das Schicksal seiner Vorgänger nur zu gut kannte. Nach seinem Eintreffen in Europa ließ er nämlich durchblicken, daß es die britischen Ärzte waren, die auf der Diagnose Magenkrebs bestanden hatten. In Wirklichkeit sei Napoleon nicht an diesem Familienleiden gestorben, sondern an den Folgen einer *Gastro-Hepatitis*, ein Begriff, der leider nichtssagend ist und keine gezielten Schlußfolgerungen zuläßt. Wie unsicher er selbst in seiner Meinungsbildung war, zeigt der Umstand, daß er sich in seinem 1825 veröffentlichten ausführlichen Obduktionsbericht dann doch der allgemeinen Meinung anschloß und ebenfalls ein Magenkarzinom als Todesursache Napoleons diagnostizierte, wenngleich auffällt, daß seine Darstellung nicht so überzeugend und zwingend klingt, wie dies im offiziellen britischen Protokoll der Fall ist.

Der ausführliche Bericht über das Ergebnis der Obduktion, den Antommarchi verfaßte, lautet in etwas gekürzter Fassung wie folgt: „Der Kaiser war merklich magerer als zur Zeit meiner Ankunft auf St. Helena. Er hatte an Körpergewicht nicht das Viertel von dem, was er einst besaß. Das Gesicht und der Leib waren blaß, die Gesichtszüge waren schön, die Augen geschlossen, und man hatte nicht den Eindruck, daß der Kaiser tot, viel eher, als wenn er in einen tiefen Schlaf versunken sei. Sein Mund bewahrte einen lächelnden Ausdruck, nur die linke Seite war zu einem ‚sardonischen Grinsen‘ leicht verzogen. Der Körper zeigte am linken Arm ein Geschwür nach einer Fontanelle (eitriges Geschwür, das aus einer künstlich gesetzten Blasenwunde durch einen Schröpfkopf entstanden war. *Anm. d. Verf.*) sowie mehrere Narben (nach Kriegsverletzungen. *Anm. d. Verf.*). Hals ein wenig kurz, Brustkorb breit, Bauch stark vorgetrieben und gespannt. Die Hände und Füße vielleicht um weniges zu klein, aber wohlgebildet.

Nun schritt ich zur inneren Untersuchung, die mit der Eröffnung der Brusthöhle begonnen wurde. Dabei fand ich Folgendes der Erwähnung wert: Der linke

Brustfellraum enthielt ungefähr ein Glas wäßriger, hellgelber Flüssigkeit. Eine dünne Lage von geronnener Lymphe (entsprechend der damaligen Vorstellung, daß ein Rippenfellerguß aus geplatzten Lymphgefäßen stamme. *Anm. d. Verf.*) bedeckte einen Teil der Brust- und Rippenfelloberfläche dieser Seite. Die linke Lunge war durch den Erguß leicht zusammengedrückt und durch zahlreiche Gewebszüge an die hinteren und seitlichen Teile der Brustwand und an den Herzbeutel befestigt. Beim sorgfältigen Einschneiden fand ich den Oberlappen mit Tuberkeln und einigen kleinen tuberkulösen Höhlen durchsät. Die Oberfläche des Lungen- und Rippenfells war in diesem Gebiet stellenweise mit einer dünnen Lage von geronnener Lymphe bedeckt. Der rechte Brustfellraum enthielt ungefähr zwei Gläser wäßriger hellgelber Flüssigkeit. Die rechte Lunge war durch den Erguß zusammengedrückt, ihr Gewebe aber durchwegs von normaler Beschaffenheit. Die beiden Lungen waren im großen und ganzen lufthältig und von natürlicher Farbe. Die Schleimhaut der Luftröhre und der Bronchien war ziemlich gerötet und enthielt eine ansehnliche Menge von dickem, zähem Schleim. Mehrere der bronchialen und mediastinalen Lymphdrüsen waren vergrößert, beinahe entartet und in Eiterung. Der Herzbeutel war normal und enthielt ungefähr eine Unze (das entspricht dreißig Gramm. *Anm. d. Verf.*) hellgelber wäßriger Flüssigkeit. Das Herz, etwas größer als die Faust des Toten, zeigte, obwohl gesund, an der Basis und in seinen Furchen reichliche Fettansammlung. Die beiden Kammern und die entsprechenden Herzohren waren normal, aber blaß und ganz blutleer.

Der Bauch bot folgendes Bild: Das Bauchfell durch eine große Gasansammlung gespannt. Ein weiches, durchschimmerndes und zerfließliches Exsudat überzog in der ganzen Ausdehnung die aneinandergrenzenden freien Oberflächen des Bauchfelles. Das große Netz war normal. Die Milz und die Leber waren härter, sehr groß und sehr blutreich. Das Lebergewebe rötlichbraun, zeigte keine auffallende Veränderung in der Struktur. Eine sehr stark eingedickte und krümelige Galle erfüllte und spannte die Gallenblase. Die Leber, von einer chronischen Entzündung befallen, war an ihrer oberen Fläche mit dem Zwerchfell innig verwachsen. Diese Verwachsung erstreckte sich über die ganze Fläche, war fest, gewebsreich und alt. Die Unterfläche des linken Lappens hing unmittelbar und fest mit dem entsprechenden Teil des Magens, besonders längs der kleinen Magenkurvatur, und mit dem kleinen Netz zusammen. An allen diesen Berührungsstellen war der Lappen fühlbar verdickt, geschwollen und hart. Der Magen schien beim ersten Anblick vollkommen gesund. Keine Spur von entzündlicher Reizung. Der Bauchfellüberzug ganz normal. Aber bei sorgfältiger Prüfung dieses Organs entdeckte ich auf der vorderen Fläche in der Gegend der kleinen Kurvatur und drei Fingerbreiten vom Pförtner entfernt eine scharf umschriebene leichte Gewebsverdichtung von geringer Ausdehnung. Der Magen war im Zentrum dieser kleinen Verhärtung ganz durchbohrt. Die Verwachsung dieses Teils mit dem linken Leberlappen deckte die Öffnung. Das Volumen des Magens war bedeutend kleiner als normal. Bei der Eröffnung dieses Organs längs der großen Kurvatur fand ich, daß ein Teil seines Fassungsraumes mit einer beträchtlichen Menge einer Masse erfüllt war, die von weicher Konsistenz, mit viel zähem Schleim untermischt, die Farbe eines Kaffeesatzes hatte und einen scharfen, ekelhaften Geruch verbreitete. Nach Entfernung dieser Masse zeigte sich, daß die Magenschleimhaut des Fundus und der pars pylorica längs der großen Kurvatur nicht krankhaft verändert war. Aber beinahe die ganze übrige Innenfläche des Organs war von einem krebsartigen Geschwür eingenommen, welches seinen Mittelpunkt im oberen Teil längs der kleinen Kurvatur eingenommen hatte, während sich seine unregelmäßigen, finger- und zungenförmig gestalteten Ränder auf die vordere und hintere Fläche des Magens von der Kardia bis ein Zoll weit (das entspricht 2,7 cm. *Anm. d. Verf.*) vom Pylorus ausdehnten. Die Durchbruchstelle war rundlich und verjüngte sich nach außen zu trichterförmig. Der Durchmesser betrug kaum vier bis fünf Linien (das entspricht acht bis zehn Millimeter. *Anm. d. Verf.*) an der Innenfläche und etwas über zweieinhalb Linien an der Außenfläche des Magens. Ihr kreisförmiger Saum war sehr dünn, leicht gezähnt, schwärzlich verfärbt und nur vom Bauchfellüberzug des Magens gebildet. Eine geschwürige, ins Grau spielende, glatte Oberfläche bildete die Wandung dieses Kanals, der eine Verbindung der Lichtung des Magens mit der Bauchhöhle hergestellt, wenn nicht die Verwachsung mit der Leber dies verhindert hätte.

Das rechte Ende des Magens ein Zoll (zweieinhalb Zentimeter. *Anm. d. Verf.*) vom Pförtner entfernt, war von einer Anschwellung oder vielmehr von einer kreisförmigen Verhärtung umgeben, die einige Linien in der Breite hatte. Die Öffnung des Pförtners selbst war ganz normal. Die Ränder des oben beschriebenen Geschwürs waren pilzhutartig aufgeworfen, während sein harter, derber Grund sich so weit erstreckte, als diese schmerzvolle Krankheit die Magenwand befallen hatte.

Das kleine Netz war geschrumpft, verdickt, sehr hart und entartet. Die Lymphdrüsen dieser Umschlagstelle des Bauchfelles, nämlich jene, die längs den Magenkurvaturen angeordnet sind, ebenso wie jene, die den Zwerchfellpfeilern benachbart sind, waren teilweise vergrößert, derb, manche davon in Eiterung. Der Darmschlauch war durch eine große Gasmenge gebläht. Am Bauchfell des Darmes und am Gekröse bemerkte ich spärliche, in großen Abständen voneinander angeordnete kleine blaßrote Flecken von verschiedener Größe. Die Schleimhaut war normal. Eine schwärzliche, außerordentlich zähflüssige Masse kleidete den Dickdarm aus. Die rechte Niere normal, die linke länger und schmäler als die erste, im übrigen schien sie gesund zu sein. Harnblase leer und zusammengezogen, erhielt eine gewisse Menge Harngries. In der Schleimhaut waren zahlreiche rote Flecken verstreut. Die Wandungen dieses Organs waren krankhaft verändert."

Damit schließt der ausführliche Bericht Antommarchis, der in wesentlichen Punkten mit dem offiziellen britischen Autopsieprotokoll übereinstimmt, durch die Schilderung zusätzlicher und von Dr. Shortt nicht erwähnter Details jedoch pathologisch-anatomische Schlußfolgerungen erlaubt, die aus britischer Sicht nicht erwünscht waren und deshalb auch unberücksichtigt blieben. So wurden in beiden von den englischen Militärärzten ausgearbeiteten Sektionsberichten die von Antommarchi bei der Obduktion den Umstehenden vorgezeigten tuberkulösen Kavernen und älteren Tuberkeln im linken Lungenoberlappen unterschlagen. Konnte doch ein derartiger Befund den Verdacht aufkommen lassen, daß Napoleon womöglich gar an einer Tuberkulose der Lunge gestorben war, was nur zu leicht mit den ungünstigen Lebensbedingungen auf der unwirtlichen Insel im Südatlantik in einen Zusammenhang gebracht hätte werden können.

Ein anderer Befund im offiziellen britischen Obduktionsbericht, der sich nicht mit den Aussagen des korsischen Pathologen deckt, betrifft die Verwachsungen der Leber mit ihrer Umgebung. Antommarchi sprach eindeutig von einer ausgedehnten innigen Verwachsung der Leberoberfläche mit dem Zwerchfell, die schon lange Zeit bestanden haben mußte, und davon unabhängig von einer umschriebenen Verwachsung der unteren Fläche des linken Leberlappens mit jener Region an der kleinen Kurvatur des Magens, in der sich die Öffnung des Geschwürs befand, das die Magenwand perforiert hatte. Diese Darstellung stellte Dr. George Rutledge, einer der bei der Obduktion anwesenden britischen Militärärzte in Abrede, indem er sowohl die Beschreibung der Verwachsungen der Leberoberfläche mit dem Zwerchfell als sogar jene selbst von Dr. Shortt erwähnte Verwachsung der Leber mit dem Magen, welche die Perforationsstelle deckte, als „oberflächliche Angaben" bezeichnete, welche nur „die zahlreichen Irrtümer, mit denen Antommarchis Buch angefüllt ist, vermehren." Er widersprach damit nicht nur seinem Kollegen Dr. Shortt, sondern auch der Darstellung Dr. Henrys, der berichtete, daß eine Lösung der Verwachsungen nur mit größten Schwierigkeiten – nämlich nur unter Zuhilfenahme des Skalpells – möglich gewesen wäre. Da jedoch auch Dr. Henry dem Wunsch des Hudson Lowes entsprechen mußte, von jedem denkbaren Geschehen in der Leber abzulenken und alles allein auf das Magenleiden zu beziehen, wählte auch er eine dementsprechende, wenn auch medizinisch unlogische Formulierung, indem er folgerte: „Die kleine Verwachsung der konvexen Leberoberfläche mit dem Zwerchfell schien eine Fortsetzung und eine Folge der angrenzenden Verwachsung der Leber mit dem Magen zu sein."

Für den erfahrenen Pathologen Antommarchi hingegen ließ der feste Verwachsungsstrang zwischen der Leberunterfläche und dem Magen an jener Stelle, wo der Perforationskanal nahe dem Pförtner mündete, keine andere Deutung zu, als daß er die Folge eines akuten Geschehens am Magen, nämlich eines Magendurchbruchs mit anschließender Verklebung der äußeren Magenwand mit der anliegenden Unterfläche des linken Leberlappens sein mußte. Die ausgedehnte, breite und feste Verwachsung der Leberoberfläche mit dem Zwerchfell konnte seiner Meinung nach nichts mit diesem Geschehen zu tun haben. Vielmehr brachte er sie folgerichtig mit einer Erkrankung der Leber im Sinne einer Perihepatitis, also einer Entzündung der Leberkapsel, in Verbindung. Um welche Lebererkrankung es sich dabei gehandelt haben könnte, wurde von Antommarchie allerdings offengelassen bzw. mit dem erwähnten nichtssagenden Ausdruck *Gastro-Hepatitis* abgetan. Niemand hätte wohl auch damals gewagt, an die Äußerungen und die zutreffende Prognose des offenbar tropenerfahrenen Dr. Stokoe zu erinnern, der einen Amöbenabszeß der Leber mit der Gefahr eines Durchbruchs in die Bauchhöhle für wahrscheinlich gehalten hatte.

Leider befahl Sir Hudson Lowe in einer strengen Order, daß Napoleons Leichnam nicht konserviert werden dürfe und die in getrennten, mit Weingeist gefüllten Silbergefäßen konservierten Organe, nämlich das Herz und der Magen, die von Antommarchi nach Beendigung der Obduktion entnommen worden waren, mit ins Grab gegeben werden müßten. Er verhinderte damit nicht nur die Erfüllung des letzten Wunsches des Verstorbenen, sein Herz seiner Gattin Marie-Louise zu übersenden, sondern auch die Möglichkeit, durch eine später vorzunehmende genauere Untersuchung des Magens verläßlichere diagnostische Einblicke zu gewinnen.

Wie der Kammerdiener Louis Marchand in seinen Memoiren berichtet, fiel Dr. Arnott die Aufgabe zu, den aufgebahrten Leichnam während der Nacht streng zu bewachen und dafür Sorge zu tragen, daß nichts, vor allem nicht die beiden Silbergefäße, entwendet würden. Trotz strengster Abschirmung gelang es Antommarchi dennoch, zwei Gewebsproben aus dem Darm des Toten unbemerkt zu entnehmen und mit nach Europa zu bringen. Wahrscheinlich über Kontakte zu Dr. O'Meara wurden sie dem englischen Chirurgen Sir Astley Cooper übergeben, der sie in dem von ihm gegründeten Museum of the Royal College of Surgeons of England in London aufbewahren ließ. Noch bis zum Zweiten Weltkrieg waren sie dort zu besichtigen, und erst seit einem Bombardement Londons durch die deutsche Luftwaffe verschwanden sie für immer.

Sir Arthur Keith, der Kustos des Royal College of Surgeons of England, kam nach einer eingehenden Untersuchung der Gewebsproben zu der Überzeugung, daß es sich dabei in der Tat um solche vom Körper Napoleons handelte, und als man 1913, ein knappes Jahrhundert nach der Obduktion der Leiche, die Proben einer genauen mikroskopischen Analyse unterzog, erschienen plötzlich die an den Chevalier Colonna gerichteten Zeilen Antommarchis in einem neuen Licht: „Ich erkläre Ihnen, der gesamten kaiserlichen Familie und der ganzen Welt, daß die Erkrankung, unter welcher der Empereur zu leiden hatte, durch die klimatischen Besonderheiten entstanden ist." Die histologische Aufarbeitung der Gewebsstückchen ergab nämlich das Vorliegen einer chronischen Entzündung, weshalb Sir Arthur Keith, unter Miteinbeziehung der genauen Beschreibung des Krankheitsverlaufes bei Napoleon während seiner Exiljahre auf St. Helena zu dem Schluß kam, daß er „an einem endemischen Fieber mit den Symptomen einer Entzündung der Leber" erkrankt gewesen wäre.

Der Leichnam wurde nach der Obduktion mit Eau de Cologne gewaschen, und mit dem goldbestickten Mantel von Marengo bedeckt. Da die englische Regierung die Überführung Napoleons nach Europa verweigerte, wurde der Sarg in einer Schlucht der Insel St. Helena, an einer Stelle, wo zwei Weiden eine sprudelnde Quelle beschatteten, in die Erde versenkt. Nur eines gestattete England zu Ehren des Toten, nämlich die Beorderung eines Wachpostens an das Grab, eine Maßnahme, die bis zur Rückholung des toten Kaisers der Franzosen nach Paris – neunzehn Jahre später – aufrecht blieb.

Als sein Tod in Paris bekannt wurde, tat dies Talleyrand mit der Bemerkung ab: „Das ist nur eine Neuigkeit, aber kein Ereignis mehr." Damit verkannte er jedoch die Stimmung im Volke gewaltig. Die Franzosen schienen nämlich plötzlich all das, was er ihnen schließlich angetan hatte, vergessen und nur das im Gedächtnis behalten zu haben, was er ihnen Gutes gebracht hatte. Zur Überraschung Talleyrands sollte sich daher schon bald unter dem Begriff des „Bonapartismus" eine Gegenbewegung formieren, in der sich alle Enttäuschten und Unzufriedenen aus den verschiedensten politischen Lagern zu sammeln begannen.

Das Psychogramm

Um den Charakter Napoleons besser verstehen zu können, ist es notwendig, bis zu den Ursprüngen seiner Jugendeindrücke zurückzugehen, da zur Aufklärung einzelner Widersprüche und scheinbarer Unklarheiten alle Entwicklungsstufen, angefangen von der frühesten Kindheit, in die medizinische Betrachtung einbezogen werden müssen. Unter diesem Gesichtspunkt lassen sich mehrere, für seine spätere Entwicklung entscheidende Phasen in seinem Leben ausmachen. Zunächst stößt man auf einen stark ausgeprägten Mutterkomplex, der sich nicht nur in seiner Kindheit und frühen Jugendzeit, sondern auch noch während seines gesamten späteren Lebens deutlich zu erkennen gibt. Dieser Mutterkomplex spielte bei der Schaffung seines idealen Frauenbildes eine wichtige Rolle, und er war auch verantwortlich für manche distanzierte oder abweisende Haltung weiblichen Wesen gegenüber, die diesem Ideal nicht entsprachen, sowie für eine gewisse Scheu vor dem weiblichen Geschlecht, die er als Erwachsener häufig empfand. In seinem Mutterkomplex dürfte schließlich auch die Liebe zu der erheblich älteren Joséphine Beauharnais ihre tieferen Wurzeln gehabt haben.

Für seine spätere Entwicklung wichtig dürfte zunächst der Umstand gewesen sein, daß ihm die stark empfundene Liebe zu seiner Mutter nicht in der von ihm erwarteten Weise zurückgegeben wurde. Seine Mutter, die aktiv am korsischen Freiheitskampf an der Seite ihres Gatten teilgenommen hatte und später wegen ihres unerschrockenen, mutigen und unbeugsamen Verhaltens während und nach den Wirren der Französischen Revolution den Beinamen „Madame Mère" zugesprochen erhielt, war eine eher harte Frau, die dem liebesbedürftigen Knaben keineswegs die erhoffte Zärtlichkeit zu geben vermochte. Unter diesem seelischen Notstand litt der kleine Napoleon offenbar sehr, und als er im Alter von neun Jahren in ein fern von seiner Mutter befindliches Internat gesteckt wurde, in dem er den letzten Rest von Liebkosung und Verzärtelung vermissen mußte, erreichten die Idealisierung seiner Mutter und die damit verbundenen Phantasien vom Idealbild einer Frau wohl ihren Höhepunkt. Diese in seiner frühen Kindheit geborene, unstillbare Sehnsucht, geliebt und verwöhnt zu werden, blieb, wenn auch zumeist ins Unterbewußte verdrängt, zeitlebens bestehen und war auch später für den General, den Politiker und Kaiser kennzeichnend. Obwohl er in diesen Positionen stets unbedingten Gehorsam erwartete, wollte er doch gleichzeitig auch geliebt und verehrt werden. Besonders deutlich kam dies verständlicherweise auf der sentimentalen Seite seines Lebens zum Ausdruck, sei es in seiner Liebe zur Gräfin Walewska oder in seiner Zuneigung zu Marie-

Louise. Sein stark ausgeprägtes Bedürfnis, geliebt zu werden, verriet sich aber auch in der auffallenden Fürsorge, die er seiner Dienerschaft und den Getreuen seiner engeren Umgebung stets entgegenbrachte.

Dieses unbefriedigte Verlangen nach Liebe und Zärtlichkeit versuchte er schon frühzeitig durch äußerlich sichtbare Erfolge zu kompensieren, die er durch harte Arbeit zu erringen trachtete und mit denen er imponieren wollte. Auf diese Weise wollte er schon in der Schule durch brillante Leistungen die Bewunderung seiner Mitschüler und seiner Lehrer erzwingen, und später beherrschte diese Methode, durch intensive Arbeit die Anerkennung und Zuneigung seiner Mitmenschen zu erreichen, weitgehend das Leben des jungen Mannes. Erst die militärischen und politischen Erfolge vermochten seine Sehnsucht nach Liebe und Bewunderung etwas zu stillen.

Einen starken Einfluß auf seine Persönlichkeitsentwicklung übten auch die Jahre an den Militärschulen von Brienne und Paris aus. Wegen seiner korsischen Herkunft, seiner offensichtlichen Armut und nichtadeligen Abstammung wurde er von den Schulkameraden kaum als einer der ihren akzeptiert. Dazu kam, daß er sich aufgrund seiner schwachen physischen Konstitution nicht in der Lage sah, sich mit ihnen körperlich zu messen. Deshalb sann er in seinem Ehrgeiz nach einer anderen Möglichkeit, sich für seine Zurücksetzung zu revanchieren. Er begann, seine Freizeitstunden ausschließlich geistigen Beschäftigungen zu widmen, und erreichte auf diese Weise eine Art Frühreife und eine Überlegenheit, mit der er seine Kameraden übertreffen und beherrschen konnte. Von seinem brennenden Ehrgeiz erzählte er später: „Ich konnte den Gedanken nicht ertragen, in meiner Klasse nicht der Erste zu sein." Wurde ihm auch dadurch nicht die erhoffte Zuneigung entgegengebracht, so erzwang er sie doch mit Gewalt, und auf diese Weise nahmen schon in der Jugend seine ausgeprägten autoritären Tendenzen erkennbare Gestalt an. Die Zurücksetzung durch seine adeligen Kollegen weckte darüber hinaus bei ihm eine Art Minderwertigkeitskomplex, der ihn auch später angesichts der Noblesse des Adels nie mehr ganz verließ.

Seine Rachegefühle gegen die hochmütigen Aristokratensöhne in der Militärschule von Brienne waren wohl mit ein Grund dafür, daß er sich während der Französischen Revolution beim Machtwechsel von den Girondisten zu den Jakobinern den Ideen der letzteren anschloß und der Revolution seine militärischen Dienste anbot. Führte seinerzeit die Isolierung unter seinen Kameraden zu einem aufkeimenden Haß gegenüber Frankreich, gepaart mit verstärktem korsischen Patriotismus, so galt während der Revolution sein Haß nicht mehr Frankreich, sondern ausschließlich dem *ancien régime*. Da er schon als Kind immer wieder von dem heroischen korsischen Freiheitskampf hörte, wurden in seine Seele schon sehr früh Begriffe wie Patriotismus, Pflicht-

bewußtsein und Treue als die wichtigsten aller männlichen Tugenden einge-
brannt, so daß er im Verein mit der späteren Lektüre der Schriften von Jean-
Jacques Rousseau für die Revolution geistig und emotional geradezu ideal
vorbereitet war.

Ein hervorstechender Charakterzug Napoleons bestand darin, daß er jede Art
von Autorität instinktiv als eine Herausforderung empfand. Auch hier reichen
die Wurzeln dieses Verhaltens in die frühe Jugend zurück. Wie fast alle Knaben, die eine besonders starke Mutterbindung aufweisen, entwickelte auch er
eine Art Eifersucht gegenüber dem Vater, gepaart mit dem Wunsch, ihn auszu-
stechen. Diese Eifersucht richtete sich sogar gegen seinen älteren Bruder
Joseph, was die eigentliche, tiefere Ursache für sein eigenartiges Verhalten gegenüber seiner Familie nach dem Tode des Vaters gewesen sein dürfte. Nicht,
wie üblich, der ältere Bruder wurde zum „Chef des Familienclans", sondern
Napoleon selbst machte sich dazu. Eine ganz ähnliche Verhaltensweise legte er
auch später all jenen Menschen gegenüber an den Tag, die aus seiner Sicht eine
Art väterliche Autorität symbolisierten – wie etwa die Bourbonen, königliche
Prinzen und sogar Papst Pius VII. Da sich seiner Ansicht nach jeder, der neben
ihm eine Art von Gleichstellung zu beanspruchen glaubte, bedingungslos
unter sein Joch beugen mußte, ob es sich dabei um seine Geschwister, seine
Generäle oder um regierende Fürsten handelte, kann man verstehen, warum
Napoleon niemanden zum aufrichtigen Freund haben konnte.

Als er in Paris nach Beendigung der Revolution die organisatorische und politische Unfähigkeit des Direktoriums aus nächster Nähe kennenlernte und die
Demütigung erlebte, ohne reale Begründung kurzerhand – wenn auch wegen
des in Bedrängnis geratenden Direktoriums nur vorübergehend – aus dem Militärdienst entlassen zu werden, verwandelte diese Enttäuschung den bisherigen Idealisten in einen kalt berechnenden Realisten und zynischen Verächter
der Menschheit. Seine niedrige Frustrationstoleranz trug ja auch dazu bei, daß
er die eheliche Untreue seiner Gattin Joséphine als eine geradezu tödliche Kränkung empfand, die dazu führte, daß sich seine ursprünglich so idealistische Einstellung in eine Art Zynismus gegenüber den Frauen verwandelte, denen er von
da an nur noch mit großem Mißtrauen begegnete.

All diese Erfahrungen trugen dazu bei, seinen zu diesem Zeitpunkt bereits spürbaren Machthunger zu verstärken und in ihm den unbeugsamen Entschluß wachzurufen, die Menschen in Zukunft beherrschen zu wollen. Dieses Machtstre-
ben über die Menschen, von denen er zugleich Liebe und Zuneigung zu erringen trachtete, entsprang also dem unbewußten Drang nach Kompensation einer weit in die Jugendzeit zurückreichenden initialen Frustration, und da eine
solche Kompensation niemals vollkommen sein kann, blieben Napoleon trotz

all seiner spektakulären Erfolge vollständiges Glück und vollkommene Entspannung sein Leben lang versagt.

Am Beginn seiner kometenhaften Laufbahn wurden seine Machtansprüche durch einen hervorragenden Intellekt und untrüglichen Realitätssinn in Schranken gehalten und so seine autoritären Tendenzen gebremst. Doch im selben Maße, in dem seine Macht immer größer wurde und er sich immer mehr als Herr Europas zu fühlen begann, verließ ihn sein Fingerspitzengefühl. Konnte er früher mit traumwandlerischer Sicherheit und disziplinierter Geduld den richtigen Augenblick für den optimalen Erfolg eines Unternehmens abwarten, so glaubte er nunmehr, auch das Schicksal unter seinen Willen zwingen zu können. Nach dem Motto: „Macht korrumpiert, absolute Macht korrumpiert absolut" stellte sich auch bei Napoleon zunehmend Machtmißbrauch ein. Hand in Hand damit traten immer deutlicher Hemmungslosigkeit und ein ungezügeltes, egozentrisches Handeln zutage. Durch seine steile Karriere verwöhnt, vertrug er allmählich auch nicht den leisesten Widerspruch mehr, und wenn sich jemand aus seiner Umgebung, von der er blinden Gehorsam und grenzenlose Anbetung erwartete, seinen Intentionen zu widersetzen wagte, bekam er regelrechte Wutanfälle. Mit fast sadistischer Genugtuung überzeugte er sich von Zeit zu Zeit durch bewußte Demütigungen von der Ergebenheit und „liebevollen" Anhänglichkeit seiner treuesten Gefährten, in der Überzeugung, daß ihm als ihr unumschränkt herrschender Meister alles erlaubt sei und er über seine Untertanen beliebig verfügen konnte. Nur Stalin sollte ihn darin später noch übertreffen!

Dieses bald immer stärker hervortretende Gefühl von Omnipotenz verschaffte Napoleon die Gewißheit, ähnlich wie Alexander der Große, Hannibal oder Cäsar vom Schicksal für einzigartige historische Großtaten auserkoren und mit entsprechenden Fähigkeiten und Begabungen ausgestattet worden zu sein. In seinem schon fast krankhaften Machtwahn spielten zur Erreichung seiner ehrgeizigen Pläne persönliche Schicksale keine Rolle mehr. Wenn er Hunderttausende von Frankreichs Söhnen zu diesem Zweck auf Europas Schlachtfeldern opferte und diese ungeheuren Opfer schon längst nicht mehr dem Ruhme und der Größe Frankreichs, sondern seiner persönlichen Gier nach immer mehr Macht dargebracht werden mußten, dann schien ihm dies legitim, da er überzeugt davon war, daß für ihn die moralischen Grenzen der normal Sterblichen keine Gültigkeit besitzen. So nahm nun seine Machtbesessenheit zusehends psychopathische Züge an und verleitete ihn letztendlich in seiner maßlosen Selbstüberschätzung zu utopischen Unternehmungen. Mit dem spanischen Abenteuer, vor allem aber mit seinem verhängnisvollen Rußlandfeldzug forderte er mutwillig das Schicksal heraus. Der Absturz des feurigen Kometen wurde dadurch unvermeidlich, und als er schließlich besiegt und gedemütigt am Boden lag, empfanden nicht nur seine zahlreichen Feinde, sondern auch viele seiner langjährigen Anhänger und Bewunderer ein Gefühl der Erleichterung. In seiner Studie über die Todeskrankheit Napoleons befaßte sich Groen im Zusammenhang mit dem später noch eingehend zu besprechenden Magenleiden Napoleons mit einigen Charaktereigenschaften des Kaisers, die prädisponierend dabei eine Rolle gespielt haben dürften und bei der Mehrzahl der Menschen mit einem Geschwürsleiden anzutreffen sind. Unter diesen spezifischen Charaktereigenschaften nehmen ein hervorragender Intellekt und eine auffallend rasche Auffassungsgabe – man spricht hier von „geistigen Sprintern" – einen besonders wichtigen Platz ein. Diese Menschen zeichnen sich meist durch übertriebenen Eifer und Ehrgeiz aus, besitzen großes Organisationstalent und stürzen sich auf Grund ihrer Vielseitigkeit mit Enthusiasmus auf jeden Aktivitätsbereich. Strenge Pflichterfüllung und Verantwortungsbewußtsein verlangen sie nicht nur von anderen, sondern auch von sich selbst. Bei der Erreichung ihrer ehrgeizigen Ziele zählt nur die persönliche Leistung. Von früher Jugend an streben sie nach Unabhängigkeit, weshalb sie meist leitende Positionen anstreben, in denen sie Anordnungen oder Befehle erteilen können. Bei ihrem Wunsch nach Anerkennung und Beherrschung anderer spielen Intrigen und Protektion keine Rolle, und auf dem Weg nach oben ist ihnen in der Regel auch Haß ein Fremdwort.

Ihr ausgeprägter Egoismus verlangt nach Zuneigung, Lob und Anerkennung und verleitet zu Eitelkeit und Hochmut. Besonders charakteristisch ist ihre Frustrationsintoleranz, also ihre Empfindlichkeit und übertriebene Verletzlichkeit gegenüber Anspielungen auf ihre Person oder gar Kritik. Das stark entwickelte Sozialempfinden führt häufig dazu, daß sich solche Menschen gerne sozialen Interessen widmen oder sich für eine entsprechend sozial ausgerichtete politische Gruppe zur Verfügung stellen.

Bei dieser kurzen Zusammenfassung typischer Wesensmerkmale von Personen, die zur Entwicklung einer Geschwürskrankheit neigen, ist man überrascht, wie viele analoge Eigenschaften beim Charakter Napoleons angetroffen werden. So ist es nicht verwunderlich, daß bei einer solchen psychischen Prädisposition Konfliktsituationen, wie sie bei verschiedenen seiner Feldzüge oder bei seinen politischen Machtkämpfen gegeben waren, sehr leicht zur Entwicklung eines Magengeschwürs oder zur Auslösung eines neuen Schubes bei schon bestehendem Geschwürsleiden führen konnten. Bei Berücksichtigung dieser psychogenen Faktoren in der Pathogenese des Ulkusleidens ist es so auch einfach zu begreifen, warum es im Exil auf St. Helena schließlich zur letzten Katastrophe auf dem langen Weg, auf dem ihn dieses Leiden begleitet hatte, kommen mußte, da dort so gut wie alle Voraussetzungen dafür gegeben waren.

Es erscheint mir deshalb angezeigt, den Einfluß der Gefangenschaft auf seine Psyche während seines sechsjährigen Exils auf St. Helena einer genaueren Betrachtung zu würdigen. Groen hat die psychischen Belastungsfaktoren, die zum seelischen Martyrium Napoleons auf dieser Insel beitrugen, in einer sorgfältigen Analyse zusammengefaßt, die hier in etwas gekürzter Fassung wiedergegeben werden soll:

„Zunächst war es schon sein Absturz aus schwindelnder Höhe, vor der sich noch vor kurzer Zeit die ältesten Herrscherdynastien verneigten und die er nun mit dem Dasein eines gedemütigten, aller Rechte beraubten Gefangenen vertauschen mußte. Verlassen oder verraten von der Mehrzahl seiner Generäle und Minister, die ihm Position und Vermögen verdankten, verlassen und vergessen von seiner zweiten Gemahlin Marie-Louise, die inzwischen schon längst mit dem Grafen Neipperg liiert war und von der er niemals mehr auch nur ein Wort oder ein Anzeichen von Interesse erhielt, und ohne Nachricht von seinem Sohn, dem es sogar untersagt war, den Namen seines Vaters auch nur zu erwähnen, lebte er als Verbannter auf der einsamen Insel, im Bewußtsein, daß mit der Restauration der Bourbonen all seine Bemühungen um die Schaffung besserer Lebensbedingungen für die Bürger Frankreichs zunichte gemacht wurden. Selbst seine eigene Familie war zu sehr um ihre eigenen Interessen bemüht, als daß sie sich seiner erinnern konnte, und sein Bruder Louis scheute nicht einmal davor zurück, ihn in einem Buch persönlich zu schmähen."

Eine andere Quelle bitterer Erfahrungen und Erniedrigungen stellten die Maßnahmen seitens der englischen Regierung und ihres verlängerten Armes Hudson Lowe dar. Schon an Bord des Schiffes „Northumberland", das ihn nach England brachte, mußte er mit „General Bonaparte" angesprochen werden, und es war von nun an streng verboten, ihn mit „Napoleon" oder gar mit „l'Empereur Napoleon" anzureden. Diese Demütigung traf ihn, der stets mit Großmut seine besiegten Feinde zu behandeln pflegte, tief. Aber auch sonst ließen die englische Regierung – und Hudson Lowe im besonderen – keine Gelegenheit aus, Napoleon fühlen zu lassen, daß er eben nur ein Gefangener war. Britische Kriegsschiffe kreuzten Tag und Nacht vor der Insel, und Longwood selbst war von Soldaten umzingelt. Wollte er tagsüber spazierengehen, so engte eine knapp gezogene Sicherheitsgrenze seine Bewegungsfreiheit ein, und wollte er diese Grenze überschreiten, dann mußte er sich von einem englischen Offizier begleiten lassen. Seine Briefe waren einer strengen Zensur unterworfen, und zweimal täglich mußte sich ein englischer Offizier von der Anwesenheit des Gefangenen persönlich überzeugen. Es war ihm auch untersagt, mit Bewohnern der Insel zu sprechen.

Eine für Napoleon besonders belastende Komponente in seinem Exil war die

Person des Gouverneurs selbst. Hudson Lowe scheint, soweit die für eine solche Beurteilung vorliegenden Einzelheiten eine Diagnose zulassen, mit seiner Engherzigkeit, seiner krankhaften Pedanterie, seinem paranoiden Mißtrauen, seiner übertriebenen Zurschaustellung von Korrektheit und *gentlemanliness* sowie mit seiner Manie, selbst die unbedeutendsten Papierfetzen sorgsam aufzubewahren, als Psychastheniker einzustufen zu sein, der deutliche Zeichen einer Zwangsneurose erkennen läßt. Seine Angst, der Gefangene könnte ihm entwischen, artete in Besessenheit aus, und man kann verstehen, daß Napoleon die Gegenwart dieses subalternen, kleinkarierten Mannes nicht ertragen konnte und daß er einmal nach Ankündigung einer Visite durch Hudson Lowe seine Eingangstür verbarrikadierte, um sich dessen Anblick zu ersparen. Ja, er lud sogar sein Gewehr und seine Pistole, um demonstrativ zu zeigen, daß er gewillt wäre, notfalls sein Recht auf eine solche Art der Verteidigung mit seinem Leben zu erkämpfen.

Eine weitere Belastung stellte das Klima der Insel dar. Wenn es nicht regnete, herrschte Nebel, und stürmische Winde fegten über die Hochfläche. Die Behausung auf Longwood war eng und feucht, die Verköstigung von minderer Qualität und überdies sehr teuer, so daß Napoleon mehrmals gezwungen war, für die Bestreitung der Kosten zur Beschaffung von Nahrungsmitteln aus Jamestown, der Hauptstadt der Insel, Silbergeräte zu verkaufen. Mehr und mehr begann er die Einsamkeit zu spüren, denn der Gesprächsstoff mit seinen Gefährten war längst versiegt, abgesehen davon, daß mehrere von ihnen inzwischen die Insel verlassen hatten. Das Gefühl, durch seine Gegenwart ein Hindernis für die Erlangung der Freiheit seiner Getreuen darzustellen, belastete ihn zunehmend. Die Vorgänge in Europa verfolgte er mit großem Interesse, und er kommentierte sie auch geflissentlich, doch alles, was er schrieb, blieb ohne Echo. Als einzig befriedigende Tätigkeit verblieb ihm noch die Beschäftigung mit der Geschichte und vor allem mit seinem an Ereignissen so reichen Leben. Tag und Nacht diktierte er Reflexionen über seine Aktivitäten während seiner Herrschaft als Kaiser der Franzosen sowie über seine großen Schlachten. Doch allmählich resignierte er angesichts der Sinnlosigkeit seines Daseins, und er zog es immer häufiger vor, tatenlos viele Stunden des Tages im Bett zu verbringen.

So nahm seine psychische Entwicklung während des Exils auf St. Helena eine deprimierende Richtung. Diese letzte Phase seines Lebens brachte nicht nur seine persönliche Niederlage und den Zerfall mühsam aufgebauter Strukturen mit sich, sondern sie machte ihm auch die endgültige und unwiederbringliche Trennung von jenen Völkern klar, über die zu herrschen er geträumt hatte. All seiner Macht und Größe beraubt und bar jeder Liebe und Zuneigung, war er in seinem restlichen Dasein zum langsamen Absterben verurteilt. War es ihm früher möglich gewesen, alle Tiefschläge und Enttäuschungen in seinem Leben durch überwältigende Erfolge auf anderen Gebieten wettzumachen, so war ihm nun jede Möglichkeit einer wirksamen Kompensation für immer verwehrt. Die am Beginn seines Exils noch unternommenen zaghaften Versuche, mit der übrigen Welt eine Kommunikation herzustellen, scheiterten, da ihn die Welt bereits vergessen hatte. So verblieb ihm nur noch die Möglichkeit, mit der Nachwelt in Gestalt einer Botschaft und seines Vermächtnisses in Verbindung zu treten.

Mit dem definitiven Schwinden jeder Hoffnung hatte er zugleich sein nun einmal unwiderruflich besiegeltes Schicksal angenommen. „Klagen sind unter meiner Würde und entsprechen nicht meinem Charakter. Entweder erteile ich Befehle, oder ich schweige", war nun sein Wahlspruch, dem er bis wenige Tage vor seinem Tod treu blieb.

DIE KRANKENGESCHICHTE BONAPARTES

Obwohl sich Napoleon stets einer eisernen Gesundheit rühmte, entsprach dies keineswegs der Wirklichkeit, wenngleich er zugegebenermaßen tatsächlich nur wenige ernste Erkrankungen durchmachte. Seine Selbstdarstellung, nie ernstlich krank gewesen zu sein, war Ausdruck seines übersteigerten Selbstwertgefühls. Ein siegreicher Feldherr und weiser Staatsmann vom Range eines Napoleon Bonaparte war in den Augen der damaligen Welt eine so einzigartige heroische Gestalt der Weltgeschichte, daß sie auch Krankheiten gegenüber unangreifbar oder, wie wir heute sagen würden, immun zu sein hatte. Aber gerade diese eherne Gesundheit, mit der er sich brüstete, ward ihm nicht in die Wiege mitgegeben.

Da er schon unmittelbar nach seiner Geburt einer Amme anvertraut worden ist, sind die Nachrichten über eventuelle Krankheiten aus seinen ersten Lebensjahren spärlich und ungenau. Fest steht, daß er schon als Kleinkind seiner Umgebung als äußerst reizbar und nervös erschien, und es wird auch berichtet, daß er noch mit zwei Jahren nicht imstande war, seinen Kopf, der etwas zu groß geraten war, gerade zu halten. Er soll auch an „Krämpfen" gelitten haben, die aus heutiger Sicht wahrscheinlich den sogenannten „Fraisen" entsprachen, wie sie im Rahmen einer rachitischen Erkrankung in früheren Zeiten häufig beobachtet wurden.

Die Rachitis war ja bis zum Beginn unseres Jahrhunderts in Europa eine sehr geläufige Erkrankung, die vorwiegend in den ärmeren Bevölkerungsschichten angetroffen wurde. Sie setzt nie vor Mitte des zweiten Lebensmonats ein – ganz selten noch nach dem vollendeten zweiten Lebensjahr – und wird im wesentlichen durch einen Mangel an Vitamin D verursacht, der zu einem gestörten Calcium-Phosphor-Stoffwechsel führt. Deshalb ist von dieser Erkrankung auch hauptsächlich das Skelettsystem betroffen, in welchem es durch Entwicklungshemmung zu Störungen des Körperwachstums und der Körperproportionen kommen kann. Auch wenn keine sichtbaren Verkrümmungen auftreten, bleiben rachitische Kinder in der Regel an Körperlänge zurück, und das Zurückbleiben des Gesichtsskeletts läßt den Schädel noch größer erscheinen, als er tatsächlich ist. Auch die Erlernung gewisser statischer Körperfunktionen, etwa des Sichaufrichtens oder des Aufrechthaltens des an sich schweren Kopfes, kann beim rachitischen Kind um Monate verzögert sein.

Mit der Entmineralisierung kam es früher in den ersten Lebensjahren auch häufig zu Muskelatonien, also einer Erschlaffung der Muskulatur, die mit Vorliebe auch die Muskulatur des Magens und Darmes betraf, wodurch es zu verschiedenen „Verdauungsstörungen" und zu der charakteristischen Neigung zu einer ständig vorhandenen Aufblähung des Bauches kam – man sprach deshalb noch im vergangenen Jahrhundert bei solchen Kindern von einem rachitischen Frosch- oder Kartoffelbauch. Nicht selten wurden durch stärkere Gasauftreibung des Leibes die als „Fraisen" bezeichneten krampfartige Muskelzuckungen ausgelöst. Da solche mit Muskelzuckungen einhergehende Krampfanfälle in der Dauer von einigen Minuten echten epileptischen Anfällen gleichen konnten, wurde früher häufig die Fehldiagnose einer Epilepsie gestellt.

Das Vorliegen einer Rachitis im Kleinkindesalter darf bei Napoleon mit Sicherheit angenommen werden. Das erwiesenermaßen unterernährte Kind zeigte mehrere Symptome, die für eine solche Diagnose sprechen: das etwas zurückgebliebene Körpermaß, den übergroßen quadratischen Kopf, den kurzen Hals, die noch im Alter von zwei Jahren berichtete Unfähigkeit des Kindes, den Kopf aufrecht halten zu können, deutliche Verdauungsstörungen sowie die im Kleinkindesalter beobachteten Krämpfe, die später fälschlicherweise als epileptisch bedingt eingestuft wurden. Die auf verschiedenen Porträts bemerkbare leichte Krümmung der Brustwirbelsäule, die den Eindruck eines zu kurz geratenen Halses hervorruft, ist wohl ebenfalls als Folge einer Spätrachitis aufzufassen.

Groen diskutiert allerdings auch die Möglichkeit, es könnte sich bei dieser geringen Knochendeformität um eine Veränderung handeln, wie man sie bei den sogenannten Thalassämien finden kann. Bei diesen handelt es sich um eine recht unterschiedliche Gruppe angeborener Störungen in bezug auf die Bildung des Blutfarbstoffes in den roten Blutkörperchen, wie sie heute noch im Mittelmeerraum, also auch auf Korsika, nicht so selten angetroffen werden. Da es bei dieser Erkrankung auch zu einem verstärkten Zerfall der roten Blutkörperchen kommt, kann – je nach Schweregrad der Störung – neben einer durch auffallende Blässe gekennzeichneten Anämie, also Blutarmut, auch eine leichte Gelbfärbung des Augapfels zustandekommen. Die auch in späteren Jahren erwähnte gelbliche bis olivfarbene Gesichtsfarbe des jungen Bonaparte – am eindruckvollsten geschildert von einem einheimischen Fährtenführer anläßlich der Alpenüberquerung während des italienischen Feldzuges – würde für die Version Dr. Groens sprechen, wenngleich sie mangels genauerer Informationen nur als Vermutung gelten kann.

Beim jugendlichen Bonaparte war schon in der Militärschule zu Brienne eine ungewöhnliche Reizbarkeit und eine auffallend niedrige Toleranzschwelle beobachtet worden, die schon bei der geringsten Kritik an seiner Person oder der leisesten, als Demütigung empfundenen Zurechtweisung zu geradezu theatralischen Überreaktionen führen konnte. Im Vordergrund standen dabei psychosomatische Manifestationen, etwa wenn er nach einer Zurechtweisung des Aufsehers, der ihn aufforderte, die Mahlzeit im Speisesaal zur Strafe kniend einzunehmen, mit heftigem Erbrechen und mit einem Ohnmachtsanfall reagierte. Derartige psychosomatische Reaktionen sollten ihm auch in seinem späteren Leben bei kritischen Situationen oder unter ungewöhnlichen Streßbedingungen in verstärktem Maße zusetzen, und zwar vor allem von seiten des Magens und der Harnblase. Seine extreme psychische Labilität brachte es mit sich, daß er schon im Schulalter aus oft nichtigem Anlaß so zornig werden konnte, daß er sich wie im Fieber zu schütteln begann oder jede Nahrung verweigerte – hysterische Ausbrüche also, mit denen er auch später gelegentlich seine Umgebung zu beeindrucken vermochte.

Seine labile Psyche konnte aber auch leicht ins Gegenteil umschlagen und zu depressiven Anwandlungen führen, die uns der damals sechzehnjährige *lieutenant en second* in einem Brief als echte Weltschmerzstimmung und als eine Art Lebensmüdigkeit schildert: „Da ich doch einmal sterben muß, könnte ich mich dann nicht schon jetzt umbringen? ... Immer allein, komme ich nach Hause, um mich ... den Wellen meiner Schwermut hinzugeben. Wohin neigt sie sich heute? Dem Tode zu. Das Leben ist mir zur Last, ich habe keinen Genuß, alles wird Schmerz." Es handelt sich hier um eine reaktive Depression, die fast einem präsuizidalen Stadium ähnelt und die uns verrät, wie sehr sich der von der Mutter getrennte Jüngling vergeblich nach Liebe und Zärtlichkeit sehnte und wie sehr ihn seine zurückgezogene, den gesellschaftlichen Umgang mit seinen hochmütigen adeligen Kameraden meidende Lebensweise bedrückte.

Während seiner Garnisonszeit in Auxonne scheint Napoleon Bonaparte in seinem zwanzigsten Lebensjahr an einer Malaria erkrankt zu sein, die ihm längere Zeit zu schaffen machte und die in jener Gegend damals offenbar relativ häufig anzutreffen war. Leider sind uns nähere Einzelheiten darüber nicht bekannt, so daß man diese Diagnose nur indirekt aus den wenigen vorliegenden Dokumenten und einigen medizinhistorischen Hinweisen zu erstellen vermag. Den ersten Hinweis erhalten wir aus einem Schreiben, in welchem er am 22. August 1788 seinem Onkel, Bischof Joseph Fesch, aus Auxonne, berichtete: „Ich bin etwas leidend, die großen Arbeiten, die ich in der letzten Zeit zu verrichten hatte, sind die Ursache davon. Wie Sie wissen, mein lieber Onkel, erweist mir der General viel Achtung und Aufmerksamkeit, was die Hauptleute etwas gegen mich aufgebracht hat... Am meisten beunruhigt mich nur meine Gesundheit, die mir etwas angegriffen erscheint." Diese Erkrankung wurde auf das ungesunde Klima von Auxonne zurückgeführt, das ähnlich wie den Mannschaften und den übrigen Offizieren dieser Garnisonsstadt auch dem „spindeldürren" Leutnant Bonaparte zugesetzt zu haben scheint. Wie wir einem lokalen Bericht aus dieser Zeit entnehmen können, verpesteten nämlich die Gräben, welche die im Stil des berühmten Vauban erbaute Festung umgaben, mit ihrem brackigen Sumpfwasser die Stadt, die ohnedies durch die häufigen Überschwemmungen der Saône als sehr feucht galt. Offiziere und Mannschaften hatten deshalb häufig unter „Fieberanfällen" zu leiden.

Unter Berücksichtigung der zeitgenössischen Verhältnisse könnte es sich dabei tatsächlich um Fieberanfälle im Rahmen einer Malaria gehandelt haben. Ist doch die Malaria zu dieser Zeit mit Recht auch als Sumpffieber bezeichnet worden, das zwar bevorzugt die Sumpfgegenden Italiens und Griechenlands heimsuchte, aber selbst noch in der ersten Hälfte des 19. Jahrhunderts auch in den Mündungsgebieten großer europäischer Flüsse angetroffen wurde. So gaben damals die großen Flüsse Weichsel, Oder, Elbe, Rhein und Donau ebenso Heimstätten für Malariakrankheiten ab wie die Gestade der Meere mit Ebbe und Flut. Es gab aber auch Gegenden, die durch häufige Überschwemmungen oder durch Wall- und Grabenarbeiten zu vorübergehenden Malariaorten wurden, und dies könnte für die Umgebung von Auxonne der Fall gewesen sein.

Durch die Behandlung des Regimentsarztes Dr. Bienvelot erholte sich Bonaparte zwar von seinen Fieberanfällen, doch scheint sein Allgemeinzustand längere Zeit hindurch noch erheblich beeinträchtigt gewesen zu sein. Noch im Juli 1789, also fast ein Jahr nach Beginn der Erkrankung, klagte er in einem Brief an seine Mutter: „Ich habe hier keine andere Zerstreuung als Arbeit. Ich kleide mich nur alle acht Tage ordentlich an. Ich schlafe seit meiner Krankheit nur noch sehr wenig."

Über die Art der Behandlung durch Dr. Bienvelot wurde uns nichts überliefert, doch darf man mit Sicherheit annehmen, daß der Arzt beim Verdacht auf Malaria bereits die wirksame Chinarinde zur Anwendung brachte. Die Chinarin-

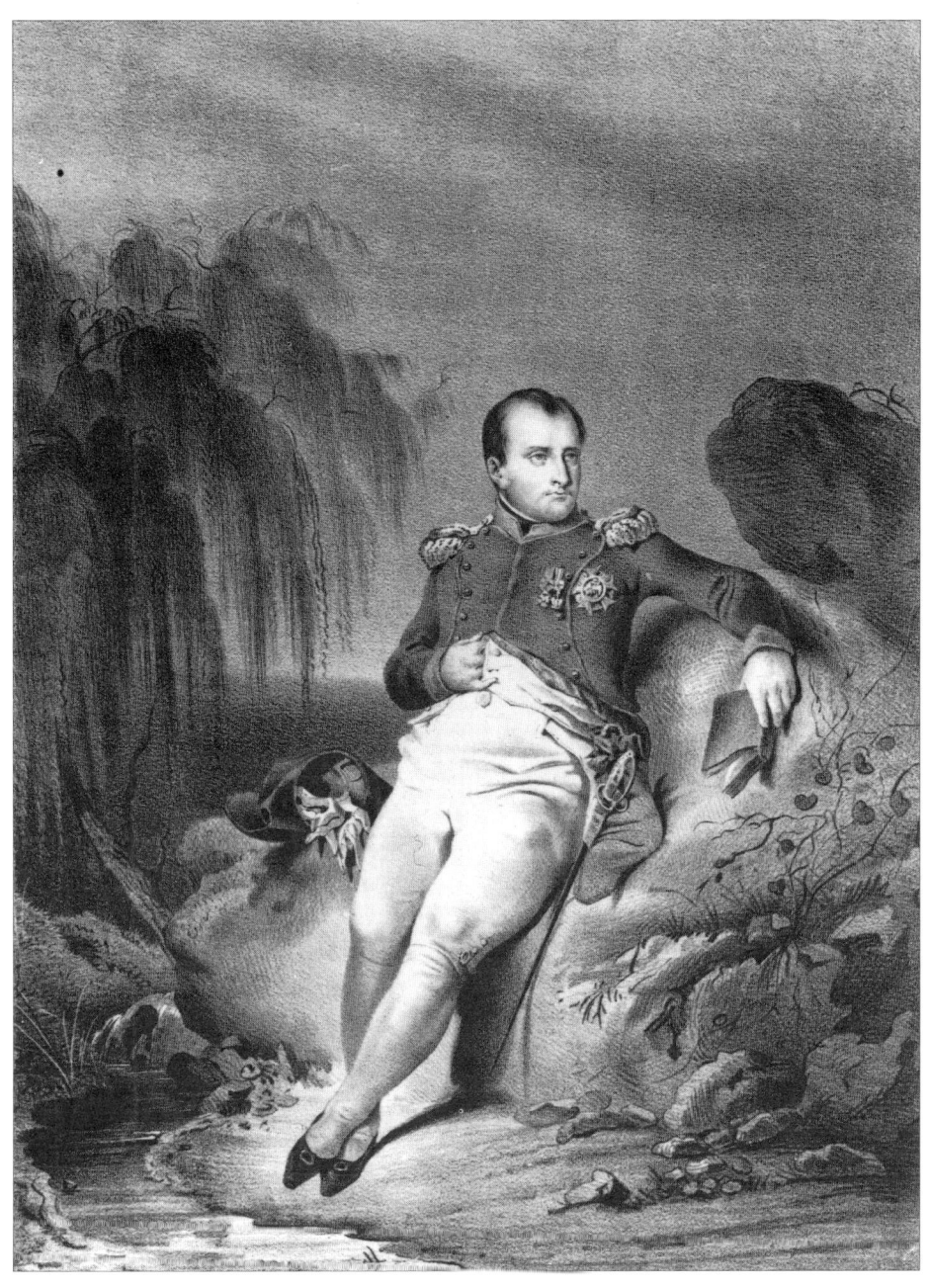

Napoleon im Jahr 1813.
Die Fettleibigkeit des Kaisers ist bereits unübersehbar.
(Lithographie von Wilhelm Devrient)

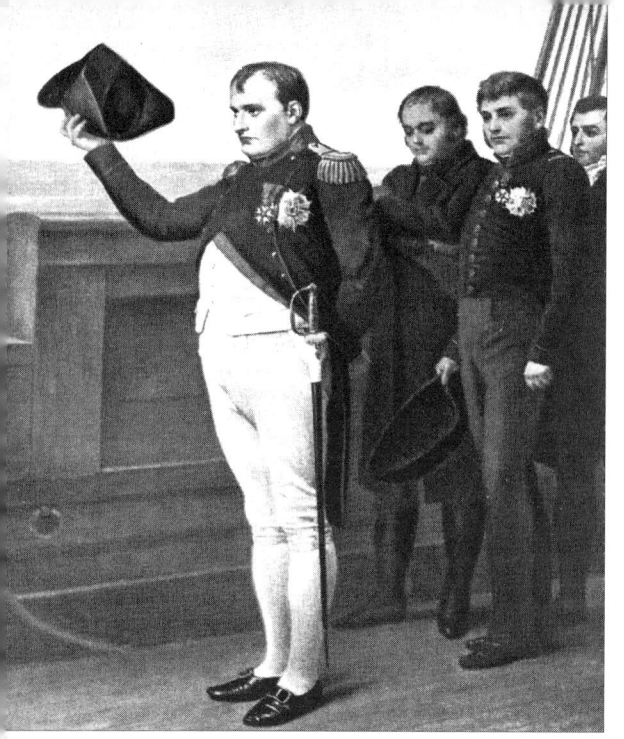

Napoleon verabschiedet sich für immer von Frankreich. (Gemälde von Eugène A. Guillon)

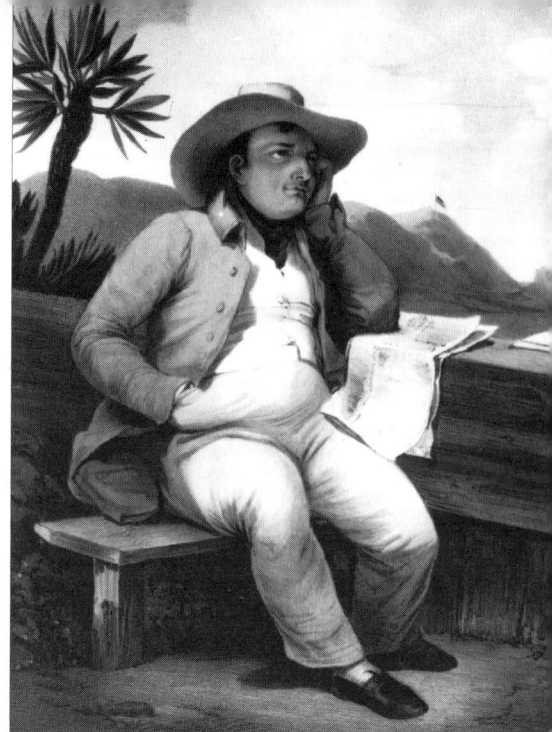

Von aller Welt vergessen: der Kaiser in der Verbannung

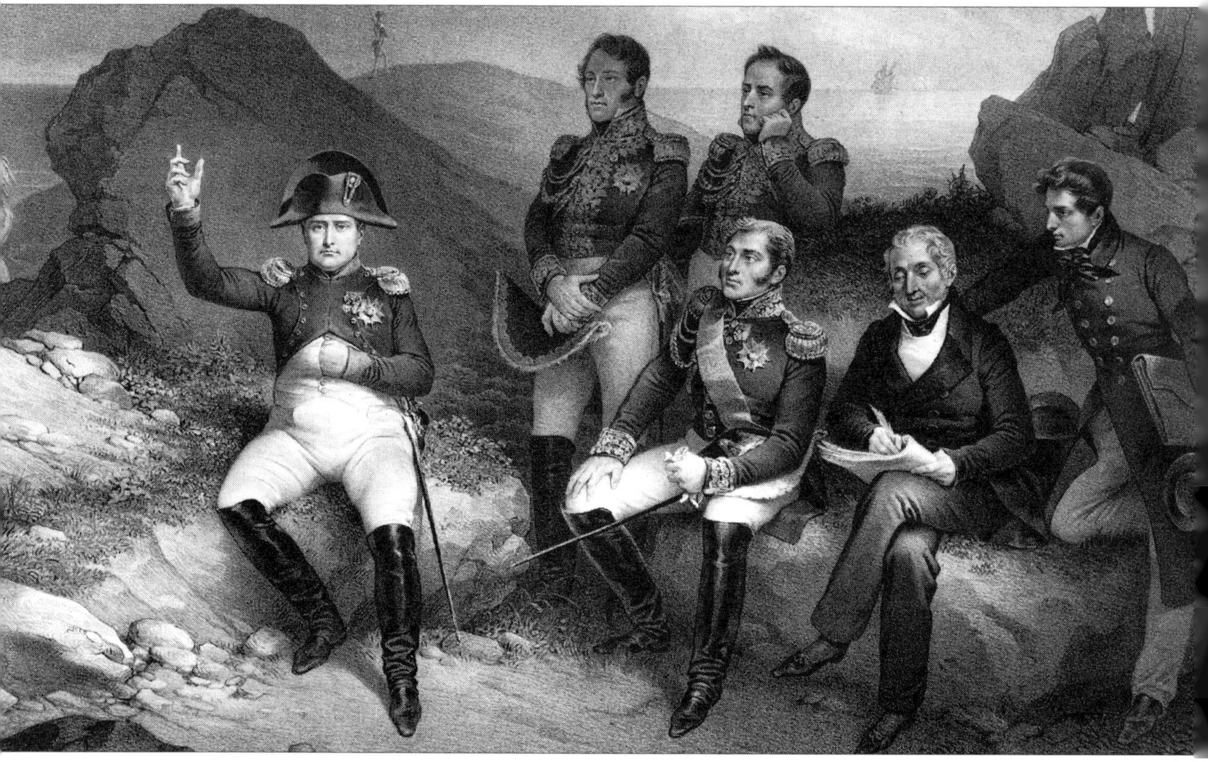

Napoleon im Kreise seiner Getreuen auf St. Helena. Graf Emmanuel Las Cases (2. von rechts) nimmt das Diktat des Kaisers auf. (Lithographie von N. Maurin)

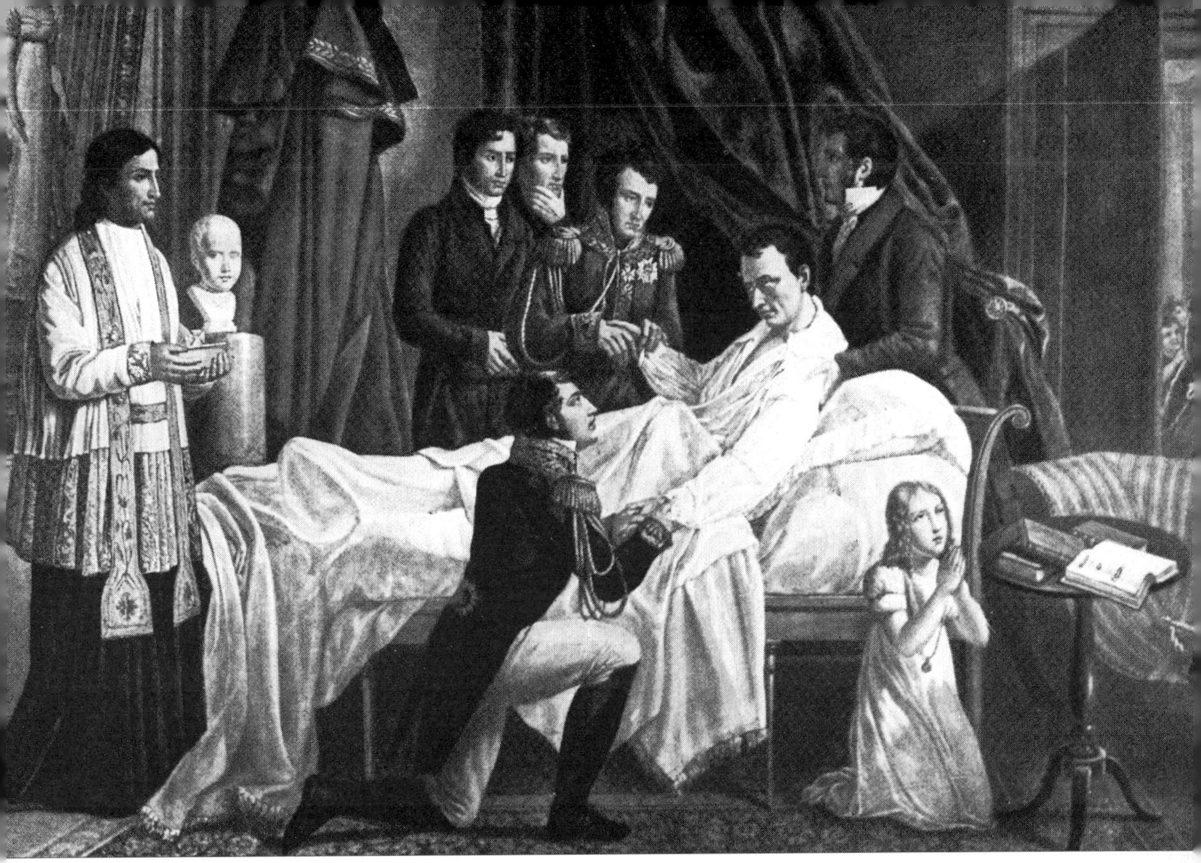

*Idealisierte Darstellung von Napoleons Tod
(Gemälde von Horace Vernet)*

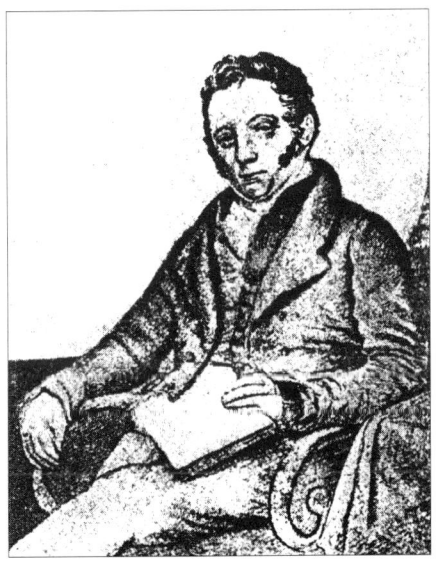

*Der irische Wundarzt Barry E. O'Meara
(1786–1836) betreute den Kaiser in
den ersten Jahren des Exils.*

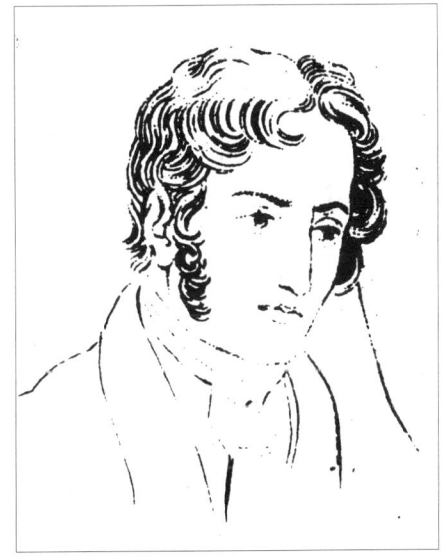

*Francesco Antommarchi
(1780–1838), ab 1819
der Arzt Napoleons auf St. Helena*

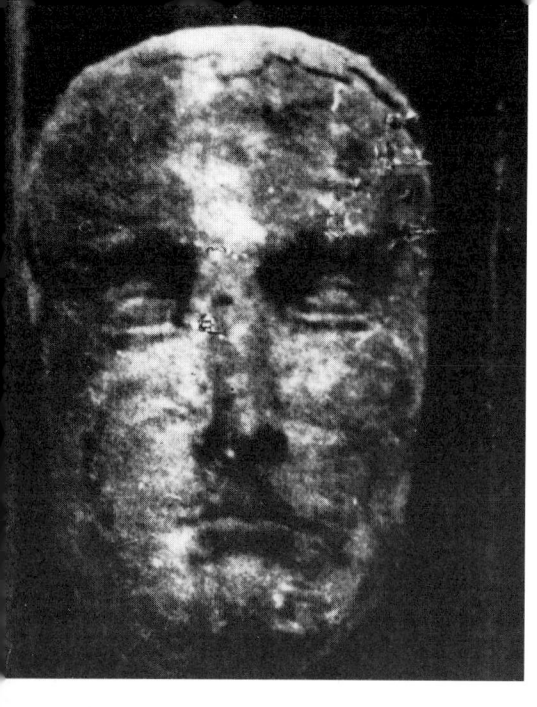

Totenmaske Napoleons, abgenommen von Francesco Antommarchi

Öffnung des Sarges nach der Exhumierung Napoleons, Paris 1840 (Lithographie von N. Maurin)

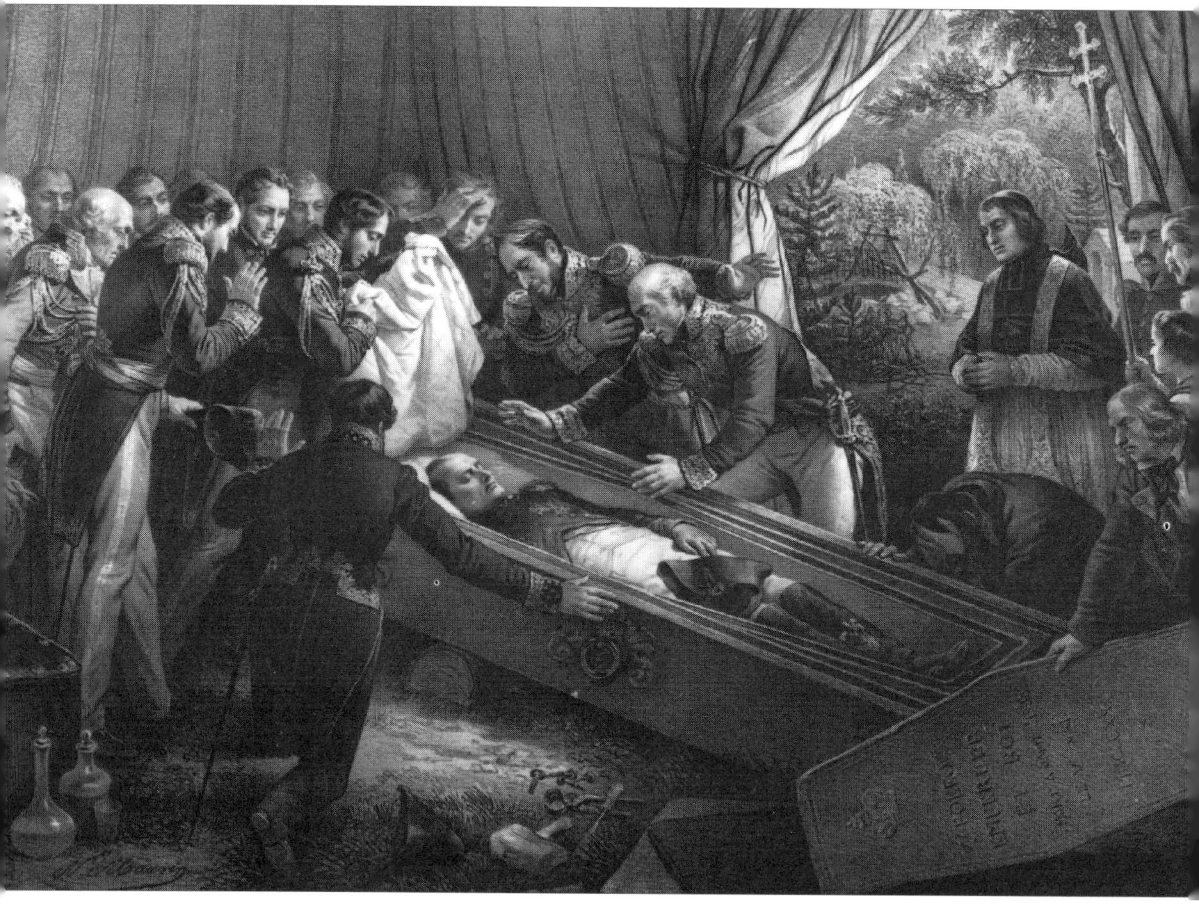

de, den Indianerstämmen in den Anden Südamerikas schon seit urdenklichen Zeiten als wirksames fiebersenkendes Mittel bekannt, wurde Mitte des 17. Jahrhunderts von dem Jesuitenpater Barnabé de Cobo zunächst als Chinarindenpulver in Spanien und bald darauf auch in Rom eingeführt, wo dieses Mittel kostenlos zur Pflege „armer Kranker" weitergegeben wurde. Von den italienischen Ärzten zunächst scharf abgelehnt, traten der berühmte Dr. Sydenham in England und Charles de Barbeyrac von der Universität Montpellier in Frankreich seit der Mitte des 17. Jahrhunderts vehement für den Gebrauch der Chinarinde ein. So wurden schon bei den Bauarbeiten am Schloß Versailles, das auf Sumpfgebiet errichtet wurde, wobei unzählige Menschen erkrankten, diese „alltäglichen Fieberanfälle" erfolgreich mit Chinarinde behandelt. Robert Talbot, ein englischer Apotheker, trieb mit seinem aus Chinarinde bestehenden „Geheimmittel" schwunghaften Handel und verkaufte es, nachdem er Karl II. von England und 1679 den Großdauphin Frankreichs von einer Malaria befreit hatte, um eine horrende Summe dem französischen Sonnenkönig Ludwig XIV., der für die rasche Verbreitung dieses wertvollen Heilmittels sorgte. So darf man annehmen, daß die Chinarinde zur Behandlung der Malaria gerade in Frankreich des ausgehenden 18. Jahrhunderts bereits bestens bekannt war und angewandt wurde, weshalb wohl auch der junge Bonaparte in den Genuß dieser Therapie gelangte.

Wir wissen jedoch nicht mit Sicherheit, ob dies wirklich der Fall war, und es ist uns auch nicht bekannt, wie lange Dr. Bienvelot diese Behandlung fortführte. Wahrscheinlich wurde das Mittel zu früh wieder abgesetzt, da der junge Napoleon nachweislich zwischen September 1789 und Februar 1791 erneut mit Fieberschüben erkrankte, die möglicherweise einem Rezidiv der nicht vollständig ausgeheilten Malaria entsprachen. Später hören wir allerdings nichts mehr von dieser Krankheit, so daß man eine endgültige Heilung annehmen darf.

Während der Belagerung von Toulon Ende 1793 begann Napoleons langwieriger Kampf gegen ein lästiges Hautleiden, das ihm unerträglichen Juckreiz verursachte und über das von verschiedenen Ärzten langatmig hinsichtlich der wahren Natur dieses Leidens diskutiert wurde. Er selbst glaubte offenbar, daß dieses Hautjucken durch eine Skabies, also eine Krätze, ausgelöst wurde, und wie er sich diese zugezogen hatte, schilderte er so: „Bei der Belagerung wurde ich von einer schrecklichen Krankheit befallen: von der Krätze! Ich befand mich bei einer Batterie von zwei Kanonen. Eine der englischen Schaluppen näherte sich dem Ufer, feuerte und tötete zwei Kanoniere an meiner Seite. Da raffte ich einen Ladestock auf, wie er der warmen Hand eines der Getöteten entfallen war. Der Mann war, wie sich später ergab, krank gewesen, und ich selbst befand mich einige Tage nachher mit einer hartnäckigen Krätze behaftet. Darauf gebrauchte ich Bäder und genas. Da ich mich aber sehr schlecht pflegte, hatte ich sie fünf Jahre später noch in Italien und auch in Ägypten. Als ich von dort zurückkehrte, brachte Corvisart (Professor der Medizin an der Charité in Paris, seit 1801 Napoleons Leibarzt. *Anm. d. Verf.*) sie dadurch weg, daß er mir drei Blasenpflaster auf die Brust legte, die eine heilsame Krise herbeiführten. Vorher war ich immer sehr gelb und mager. Seitdem aber fühlte ich mich wohler, und ich bekam ein gesünderes Aussehen."

Diese Beschreibung ist aus medizinischer Sicht in mehrfacher Hinsicht nicht richtig. Die Krätze, die durch die Krätzmilbe hervorgerufen wird, kann nämlich auf einen Gesunden nur durch innigen Verkehr mit einem Krätzekranken oder durch die Verwendung von Wäsche- und Kleidungsstücken, die zuvor von Krätzigen benutzt und dabei mit Krätzmilben infiziert worden waren, übertragen werden. Die flüchtige Berührung eines Krätzekranken, etwa bei einer ärztlichen Untersuchung, oder gar die Berührung eines von einem Krätzigen benutzten hölzernen oder metallischen Gegenstandes wie etwa des von Bonaparte erwähnten Ladestockes vermag jedoch keinesfalls schon zu einer Ansteckung führen. Eher könnte es bei den kriegsbedingt schlechten hygienischen Verhältnissen in den Schlafunterkünften, in welchen die Bettwäsche mehrfach benutzt wurde, zu einer Infektion mit Krätzmilben gekommen sein. Bonaparte wies ja selbst darauf hin, daß diese ekelhafte Krankheit infolge mangelnder hygienischer Sorgfalt später noch mehrmals bei ihm aufgetreten sei.

Zweifel an der Diagnose einer Skabies weckt auch die angebliche Heilung durch Auflegen blasenziehender Pflaster auf der Brust durch Jean-Nicolas Corvisart, weil damit natürlich eine Krätze in keiner Weise beeinflußt werden kann. Diese therapeutische Maßnahme zeigt nur, daß die Skabies damals noch nicht als ein durch einen Parasiten von außen verursachtes Hautleiden erkannt wurde, sondern daß man eine Störung der Körpersäfte dafür verantwortlich machte. So gesehen ist es verständlich, warum Bonaparte trotz der angeblichen Heilung des Leidens durch Corvisart bis zum Beginn seines Konsulates 1799 weiterhin von einem unerträglichen Juckreiz gequält wurde. Schon Angelo Bellini wies 1900 darauf hin, daß dies nur dadurch erklärt werden könne, daß „seine Ärzte die angebliche Skabies als eine humoral bedingte Krankheit ansahen und sie als solche behandelten." Zur Entschuldigung für dieses uns heute sinnlos erscheinende therapeutische Vorgehen der Ärzte muß man einräumen, daß – wie Cabanès schon 1932 richtig bemerkte – die Skabies „in jener Zeit noch als ein gefährliches Leiden angesehen wurde. Man glaubte, daß eine Heilung sogar fatale Folgen nach sich ziehen könnte wegen ihrer Neigung, sich in inneren Organen auszubreiten, sobald man sie von der Haut vertreibt." Ja, man war damals sogar der Ansicht, daß die durch Skabies verursachten Hautausschläge hilfreich sein könnten, weil durch sie die für verschiedene innere Erkrankungen schädlichen Stoffe im Blut nach außen gelangen könnten. So war es im Volk nicht ungewöhnlich, sich absichtlich eine Skabies zuzuziehen, um dadurch eine bestehende gefährlichere Krankheit zu heilen. Unter diesem Aspekt versteht man, warum man Napoleon während des Ägyptenunternehmens mit Kleidungsstücken bedeckte, die vorher von Skabies-Kranken getragen worden waren, in der Hoffnung, dadurch seine damals erstmals aufgetretenen Magenschmerzen zum Verschwinden zu bringen.

Ein weiteres Argument, das die Behauptung, Napoleon hätte unter einer langdauernden Skabies gelitten, in Zweifel zieht oder sogar offen widerlegt, ist der Umstand, daß seine Gattin Joséphine nachweislich niemals an Skabies erkrankt war, obwohl sie während der vier Monate zwischen Bonapartes erstem Besuch in ihrem Heim und ihrer Hochzeit im März 1796 intime Beziehungen mit ihm pflegte. Darüber hinaus waren weder die beiden Kinder Joséphines, Eugène und Hortense de Beauharnais, noch irgendein anderes Mitglied der kaiserlichen Familie jemals von Skabies befallen. Dr. Desclaux wandte sich deshalb schon 1932 mit den Worten: „Es wurde klassisch, anzunehmen, daß Napoleon während eines Teiles seines Lebens an Skabies litt", entschieden gegen die Richtigkeit dieser Legende, während wiederum andere wie Boris Sokoloff sich nach wie vor zur Skabies-These bekannten.

Wie verworren noch zu Beginn unseres Jahrhunderts die medizinischen Meinungen zu diesem Thema waren, zeigt die phantasievolle Anmerkung von Wayne Whipple in seinem Buch *The story-life of Napoleon:* „All sein Leben hindurch wurde Napoleon durch einen starken Juckreiz hervorrufenden Stoff in seinem Blut gequält. Im Knabenalter war es eine Art Nesselausschlag, der ihn reizbar, nervös, rasend und unbeherrschbar machte. Als Erwachsener äußerte sich das Leiden in Form eines Hautausschlages, den seine Feinde als Krätze darstellten. Wenn sich der Juckreiz auslösende Stoff im Blut nicht an der Hautoberfläche auswirkte, dann wirkte er wie ein fremdartiges Feuer in seinem Inneren... und entfachte unersättliche Leidenschaften, wie sie bei normalen Menschen unbekannt sind. Dieses ‚innere Höllenfeuer' reizte und erbitterte ihn in den heftigsten Krisen seiner Laufbahn. In der Hitze einer großen Schlacht wurde sein Blut in einem derartigen Maße erwärmt, daß er, statt den Kampf zu überwachen, unter einer Decke gefunden wurde, vollständig entkleidet, auf Stroh oder dem bloßen Fußboden liegend, umgeben von seinen Helfern, die seinen bebenden Körper kratzten, bis Blut zum Vorschein kam, während er sie aufforderte, ihn wie einen Esel zu striegeln."

Diese Darstellung wies erstmalig auf den Umstand hin, daß sein Hautjucken dann besonders heftig wurde, wenn er unter außergewöhnlichen psychischen

Belastungen stand. So kam es angeblich bereits in den nervenzermürbenden Augenblicken während des *coup de Brumaire* zu einem so starken Hautjucken, daß er die im Gesicht aufgeschossenen Pusteln blutig kratzte. Mit besonderer Vorliebe pflegte er in sorgenbelasteten Perioden die Haut über einer Narbe am Oberschenkel, welche von der in Toulon während des Gefechtes erlittenen Verwundung nach Bajonettstich herrührte, aufzukratzen, bis Blut floß. Erst dann fühlte er sich seelisch und körperlich erleichtert, und er meinte, daß ihm dies besser täte als jede Arznei eines Arztes. Man merkt aus seiner eigenen Schilderung, daß auch er von der dem damaligen Zeitgeist entsprechenden Humorallehre nicht verschont blieb, die zur Entfernung krankmachender Substanzen im Blut generell reichliche Aderlässe empfahl. Antommarchi berichtete selbst noch 1819 aus St. Helena, daß sich der Kaiser in Zeiten besonderer psychischer Belastung alte Ekzeme blutig kratzte und auch ihm gegenüber die Ansicht geäußert habe, daß „er nur geheilt werde, wenn er schwitze oder wenn sich die Narbe auf seinem Schenkel öffne."

James Kemble war der erste, der 1959 das juckende Hautleiden Napoleons, das ihn mit längeren beschwerdefreien Intervallen sein Leben lang begleitete, als Neurodermitis bzw. als die 1884 von Duhring beschriebene Dermatitis herpetiformis deutete, bei der erfahrungsgemäß starke psychogene Komponenten als Auslösefaktoren eine große Rolle spielen. Der Juckreiz pflegte bei diesem Leiden in verschiedenen Zeitabständen immer wieder aufzutreten, entweder als Folge eines vorangegangenen Reizes oder auch ohne klar ersichtlichen Grund. Die Erkrankung setzt gewöhnlich zwischen dem zwanzigsten und fünfundzwanzigsten Lebensjahr ein, was mit ihrem erstmaligen Auftreten während der Belagerung von Toulon 1793 übereinstimmen würde, bei der übrigens auch die bei diesem Leiden auslösend wirkenden Streßfaktoren als gegeben angenommen werden dürfen. Da der Verlauf einer Neurodermitis chronisch ist, war Napoleon seit den Tagen von Toulon auch in den folgenden Jahren nie mehr frei von Krisen mit heftigem Juckreiz, die sich in unregelmäßigen Abständen – jeweils in Abhängigkeit von starken psychischen Belastungen – bis in die Zeit seines Exils auf St. Helena wiederholten.

Ein zusätzlicher Faktor dürfte mit großer Wahrscheinlichkeit eine fehlende oder zumindest ungenügende Funktion der Schweißdrüsen seiner Haut gewesen sein, eine sogenannte Anhidrosis, die sich vor allem in einem heißen Klima lähmend auswirken kann und die den Veterinärmedizinern beim Pferd wohlbekannt ist. Diese Anhidrosis dürfte nämlich ein wesentlicher Grund für die von Napoleon zeitlebens mit Konsequenz betriebenen, häufigen und langdauernden Bäder gewesen sein, und sie würde auch seinen merkwürdigen Ausspruch verständlicher machen, wenn er sagte: „Ich lebe nur unter Mithilfe meiner Haut." Der ihn seit 1796 auf all seinen Feldzügen begleitende Arzt Dr. Yvan, der diese Probleme seines Patienten aus nächster Nähe kannte, schrieb in einem seiner Berichte: „Sobald seine Poren sich schlossen, sei es durch Emotionen oder aus atmosphärischen Gründen, zeigten sich Reizerscheinungen mehr oder weniger deutlicher Ausprägung, und ein Husten oder eine Ischurie (Harnverhaltung. *Anm. d. Verf.)* stellten sich ein. All diese Manifestationen verschwanden, sobald die Funktion der Haut wiederhergestellt war."

Während des Italienfeldzuges erkrankte Bonaparte mehrmals an fieberhaften Infekten der Atemwege, die mit Kopfschmerzen und Husten verbunden waren. So schrieb er etwa am 17. Oktober 1796 aus Modena: „Ich bin vorgestern den ganzen Tag über im Felde gewesen. Gestern habe ich das Bett gehütet. Fieber und heftiger Kopfschmerz hinderten mich am Schreiben." Ähnliche Nachrichten erfahren wir auch aus späteren Briefen. Am 16. Februar 1797 erwähnte er in einem Schreiben an seine Gattin Joséphine so nebenbei: „Meine Gesundheit ist etwas schwach, ich habe noch immer Schnupfen."

Handelte es sich bei diesen Erkältungskrankheiten wohl nur um virale Infekte der oberen Atemwege, so änderte sich das klinische Bild im Jahre 1799 in Richtung einer ernsteren Erkrankung. Er klagte nämlich neben einem heftigen Husten über Schmerzen in der Brust, die durch Husten oder tiefes Atmen verstärkt würden. Der Premierkonsul Bonaparte suchte deshalb Professor Corvisart, den Arzt seines Vertrauens, auf, der ihn von diesen Beschwerden befreien konnte, ohne daß uns die Art der dabei zur Anwendung gebrachten Heilmittel bekannt wurde. Aufgrund des späteren Obduktionsberichts, bei dem eine linksseitige Verwachsung der beiden Rippenfellblätter nach abgelaufener Rippenfellentzündung konstatiert wurde, besteht über die Natur dieser Erkrankung kaum ein Zweifel. Wir dürfen sogar mit Sicherheit annehmen, daß diese Pleuritis im Jahre 1799 tuberkulöser Genese war, denn bei der Obduktion fand sich neben den beschriebenen pleuralen Adhäsionen auch ein älterer tuberkulöser Prozeß im linken Oberlappen der Lunge in Form von Tuberkeln und einigen kavernösen, also mit Höhlenbildung einhergegangenen Veränderungen. Dieser tuberkulöse Prozeß dürfte im Jahre 1803 aktiv gewesen sein, da es damals zu einem Bluthusten kam, den Corvisart mit einer Stauung in der Lunge in Zusammenhang brachte. Da bei dem jungen und herzgesunden Premierkonsul das Auftreten einer Stauungslunge nicht in Betracht gezogen werden kann, andererseits eindeutig tuberkulöse Herde im linken Lungenoberlappen nachgewiesen wurden, kann das ausgehustete Blut wohl nur aus einer Kaverne gestammt haben. Die Lungentuberkulose muß in der Folge außerordentlich gut verlaufen sein, da Napoleon trotz vieler Belastungen während der Feldzüge nie mehr über diesbezügliche Beschwerden klagte.

Die Annahme einer zwischen 1799 und 1803 bestehenden aktiven Lungentuberkulose ist keineswegs spekulativ. Wissen wir doch, daß um die Wende des 18. zum 19. Jahrhundert mehr als neunzig Prozent aller Jugendlichen bereits vor Erreichen ihres achtzehnten Lebensjahres eine tuberkulöse Erkrankung durchmachten, die von den Ärzten der damaligen Zeit in der Regel als unspezifische Entzündungsvorgänge im Bereiche der oberen Luftwege gedeutet wurden. Man darf deshalb auch bei Napoleon so gut wie sicher davon ausgehen, daß auch er in seiner Jugend an einer primären tuberkulösen Infektion der Lunge laborierte, um so mehr, als er auf Grund der Beschreibung als „spindeldürrer" Jüngling die entsprechende Konstitution mitbrachte. Wenn es im Falle Napoleons im Erwachsenenalter zum Ausbruch eines neuerlichen tuberkulösen Geschehens kam, dann handelte es sich – wie dies fast immer die Regel ist – nicht um eine Neuinfektion, sondern um eine Reaktivierung älterer Herde bei herabgesetzter Abwehrlage des Körpers.

Über Magenschmerzen klagte Napoleon erstmalig während des Ägyptenfeldzuges, und Paul Hillemand führte sie, wie er in seiner *Pathologie de Napoléon* 1970 ausführlich darstellte, auf ein Magengeschwür zurück, das erwiesenermaßen in der Familie Bonaparte gehäuft vorkam. Als Beweis für diese Annahme kann die Tatsache gelten, daß Napoleon mit Sicherheit seit 1802 immer wieder über Magenschmerzen klagte, die durch Nahrungsaufnahme unmittelbar gebessert werden konnten. Er hielt deshalb stets neben seinem Bett zur Linderung nächtlich auftretender Beschwerden kleine Näschereien bereit. Hillemand geht sogar so weit, schon für das Jahr 1802 eine Perforation, also den Durchbruch eines Geschwürs, im Bereiche der kleinen Kurvatur des Magens für möglich zu halten, wenngleich dafür keine beweiskräftigen Fakten angeführt werden können. Als sicher unzulässig erscheint mir der Schluß, aus der typischen Handbewegung abzuleiten, er habe schon als Premierkonsul durch Pressen seiner Hand gegen die schmerzende Magenregion Linderung seiner Beschwerden zu erreichen versucht. Hillemand spricht nämlich dabei von Napoleons linker Hand, während in der Mehrzahl aller Porträts die rechte Hand mit dieser Pose dargestellt wird und dies angesichts der Art, wie die Männerkleidung mit Knöpfen versehen wird, wohl der Wirklichkeit entsprochen haben dürfte.

Es wurde auch diskutiert, ob schon seit 1802 das „kallöse Ulkus" zu einer bindegewebigen Einengung des Magenausganges, also einer Stenose oberhalb des Pförtners, wie sie auch bei der Obduktion gefunden wurde, geführt haben könnte. Zur Bekräftigung einer solchen Annahme wird angeführt, daß Napoleon selbst berichtete, niemals zu große Mahlzeiten zu sich genommen und auch seinen „Zug" beim Trinken ganz genau gekannt zu haben, da er wußte, daß sein Magen das zuviel Genossene prompt wieder zurückbefördern würde.

So diszipliniert er sich diesbezüglich verhielt, so unvernünftig war er, was das Tempo seiner Mahlzeiten betraf. Er pflegte nämlich die Speisen nicht nur sehr heiß zu sich zu nehmen, sondern er verschlang sie auch viel zu rasch, ohne sie vorher genügend gekaut zu haben, weshalb Corvisart eine Klage Napoleons über heftige Magenschmerzen im Jahre 1808 auf seine schlechten Essensgewohnheiten zurückführte. Sicher wurden jedoch seine Magenbeschwerden nicht immer durch ein Ulkus verursacht, wie wir einem Bericht von Dr. Yvan an General de Ségur entnehmen können: „Die Konstitution des Empereurs ist als hochgradig nervös zu bezeichnen. Er reagierte auf emotionale Ereignisse äußerst empfindlich mit Spasmen, die entweder den Magen oder die Harnblase betrafen."

Die Beschwerden seitens der Harnblase bestanden darin, daß er mitunter am Beginn des Wasserlassens Schwierigkeiten hatte, den Harnfluß in Gang zu setzen. Oft fand man ihn dabei gegen einen Baum gelehnt oder mit seiner Stirn gegen eine Wand oder ein Geschütz gepreßt, und es konnte Minuten dauern, bis der erste Harnstrahl erfolgte. Napoleon selbst sagte einmal: „Meine Blase ist mein schwacher Punkt. Ich werde daran einmal zugrunde gehen." Obwohl später bei der Autopsie kleinste Konkremente in der Blase, sogenannter Harngries, vorgefunden wurden, dürften sie nicht für die beschriebenen Störungen verantwortlich gewesen sein, wofür auch die Tatsache spricht, daß er kaum jemals bei seinen Entleerungsschwierigkeiten über Schmerzen klagte. Diese Dysurie, wie der Fachausdruck für solche Störungen lautet, äußerte sich ja auch vorwiegend nur bei starken psychischen Belastungen, war also nervös bedingt, weshalb sie Frank Richardson in seiner ausführlichen Monographie mit Recht für eine Manifestation dessen hielt, was Alfred Adler einst als „Organ-Minderwertigkeit bezeichnete".

Eine interessante Variante zur Erklärung dieser Dysurie stellte Professor Wardner Ayer 1966 in den USA vor, wonach sie gemeinsam mit anderen Symptomen auf eine Schistosomiasis zurückgeführt werden könnte, die Napoleon möglicherweise während des Ägyptenfeldzuges erwarb. Dieses auch als Bilharziose bekannte Leiden entsteht durch Infektion mit den in Ägypten vorkommenden Wurmspezies *Schistosoma haematobium* und *Schistosoma mansoni*, die einen Teil ihres Lebenszyklus in Süßwasserschnecken verbringen. Die freigesetzten Larven, Zerkarien genannt, bohren sich bei Menschen, die in einem solchen Wasser waten oder baden, leicht durch die Haut und gelangen mit dem Blutstrom in die Leber und in die Blase. Die Embryonen, Mirazidien genannt, können dann mit dem Harn oder Stuhl der Betroffenen ins Wasser zurückkehren, wo sie wieder die Schnecken infizieren und dadurch einen neuen Zyklus einleiten. Zu Napoleons Zeit waren viele Soldaten seiner Armee von dieser Krankheit befallen, die sie als „ägyptisches Blutharnen" bezeichneten. Da die Inkubationszeit bis zum Auftreten deutlicher Symptome bis zu zwei Jahre betragen kann, würde im Falle einer Infektion Napoleons das erste Auftreten seiner Harnwegsbeschwerden während der Schlacht von Marengo im Jahre 1800 genau in diese Periode fallen.

Besonders arg waren dann die Beschwerden während der Schlacht bei Borodino im Jahre 1812. Professor Ayer, der an der Universität von New York tätig ist, hält es übrigens auch für möglich, daß die Hautausschläge Napoleons sowie sein trockener Husten durch Zerkarien verursacht worden sein könnten, da man erfahrungsgemäß diese Symptome auch bei der Schistosomiasis nicht selten antrifft. Wenn auch keine schlüssigen Beweise für diese interessante Theorie vorgebracht werden können, so klingt sie zumindest wesentlich seriöser als die vom preußischen Kommissär Graf Truchseß von Waldburg verbreitete Mär, Napoleon habe an einer venerischen Infektion gelitten. Dieser Napoleon äußerst feindselig gesinnte Zeuge, der ihn zum Hafen von Saint-Raphael begleiten mußte, wo sich Napoleon nach Elba einschiffte, berichtete, daß Napoleon in seiner Gegenwart wegen Beschwerden infolge einer Geschlechtskrankheit bestimmte Mittel anwenden mußte – tatsächlich hatte er wieder einmal Schwierigkeiten beim Wasserlassen!

Etwa im Jahre 1803 kündigte sich eine merkliche Wandlung in Bonapartes Aussehen und Gehaben an. War er früher mager gewesen, mit tiefliegenden Augen, eingefallenen Wangen und olivbraunem Teint, so fielen seiner Umgebung nun eine auffallend weiße Haut und rosige Gesichtsfarbe auf, was die Herzogin Abrantès in den Worten zusammenfaßte: „Alles, was bei ihm knochig, gelb, ja krankhaft war, hat sich gerundet, aufgehellt und verschönt." Er selbst machte nun wiederholt die Bemerkung: „Ich sagte es schon immer, daß ich mit vierzig Jahren sehr fett werden würde, und Sie sehen, meine Herren, daß ich recht hatte." In der Tat wurde er allmählich extrem fett, mit einem rundlichen faltenlosen Gesicht und dicken runden Oberschenkeln, die ihn kleiner erscheinen ließen, als er wirklich war. Seinen Freunden fiel schon seit einiger Zeit sein zunehmend feminines Aussehen auf: mit seinen zarten kleinen Händen und Füßen, seiner allgemeinen Rundung und seinen „prallen rundlichen Brüsten, wie sie dem männlichen Geschlecht nicht eigen sind." Wie wir von seinem Sekretär de Méneval erfahren, scherzte er selbst des öfteren über seine prallen Brüste, und noch auf St. Helena sagte er einmal zu Antommarchi, von einer Abreibung mit Alkohol nackt ins Zimmer tretend: „Sehen Sie, Doktor, sehen Sie, welch liebliche Arme! Was für eine glatte, weiße Haut, ohne ein einziges Haar. Welch gerundete Brüste! Jede weibliche Schönheit würde stolz sein auf einen Busen wie den meinen."

Dieses zunehmend feminine Aussehen, eine Gynandromorphie mit den prallen Brüsten, eine Gynäkomastie durch die dem Mons veneris der Frau ähnliche Schambehaarung, der als klein beschriebene Hoden und ein ebensolcher Penis sowie die gynoide Fettverteilung mit schmalen Schultern und breiten, ausladenden Hüften, wurde schon von Hillemand als das „neuroendokrine Syndrom des letzten Jahrzehnts" im Leben Napoleons bezeichnet, dessen Beginn er für das Jahr 1811 ansetzte. Dieses eigenartige Syndrom war mit seiner Umgebung merkwürdig erscheinenden psychischen Veränderungen verbunden: Verlust der Lebhaftigkeit in den Bewegungen, Verlangsamung der Sprache und Nachlassen seiner Energie-Symptome. Derartige Erscheinungen waren zuvor niemals aufgetreten und versetzten seine Umgebung in Erstaunen. Zwar gab es noch immer Stunden äußerster Aktivität und Betriebsamkeit, doch trat verstärkt die Tendenz zutage, zu sprechen anstatt zu handeln. Seine Entschlußkraft schwand deutlich, und auch sein Selbstvertrauen schien sichtlich zu sinken. Es konnte vorkommen, daß er Zeichen von Müdigkeit zeigte und sogar über einem Buch einschlief – Napoleon, der früher mit maximal sechs Stunden Schlaf auszukommen pflegte! Diese Lethargie und vor allem die Attacken von regelrechter Schlafsucht, die man dem sogenannten „Pickwick-Syndrom" zuschreiben kann, führten mitunter zu erstaunlichen Situationen, da sie mit den Jahren sogar auf dem Schlachtfeld einsetzen konnten. Ein erstes diesbezügliches Ereignis fand während der Schlacht bei Jena im Jahre 1806 statt, wo nach einem Augenzeugen-Bericht von General de Ségur die französischen Grenadiere ein „schützendes Karree rings um den eingeschlafenen Kaiser" bilden mußten.

Dr. Groen faßte dieses Syndrom von Fettsucht, Aktivitätsschwund, Tendenz zu Weitschweifigkeit und Schlafneigung einfach als Klimakterium virile auf, während Dr. Leonard Guthrie das Vorliegen eines sogenannten „Fröhlich-Syndroms" annahm, mit welchem auch die Persönlichkeitsveränderungen in Zusammenhang gebracht werden könnten, ein etwas verschwommener Begriff, der von Richardson durch die treffendere Bezeichnung„ pituitärer Eunuchoidismus" ersetzt wurde. Zur Erklärung dieser Erscheinung werden heute allgemein Veränderungen im Bereiche der Hypophyse, also der Hirnanhangsdrüse, bzw. im Zwischenhirn angenommen, wobei man von einer erschöpften, „ausgebrannten" Drüsentätigkeit spricht. Da das Zwischenhirn und die Hypophyse alle anderen innersekretorischen Drüsen, einschließlich der Sexualdrüsen, steuern, wären dadurch all die beschriebenen Veränderungen körperlicher und psychischer Natur, die sich bei Napoleon seit etwa 1805 einstellten, erklärlich.

W. R. Bett hat 1953 in seiner „hypothalamischen Interpretation der Geschichte" darauf hingewiesen, daß einige bedeutende Figuren der Weltgeschichte eine Anamnese aufweisen, die auf eine Beteiligung des Hypothalamus beim Versuch einer Interpretation ihrer Krankheitssymptome oder ihres eigenartigen Verhaltens hindeutet. Wissen wir doch, daß der der Hirnanhangsdrüse benachbarte Hypothalamus als ein Koordinationszentrum des autonomen Nervensystems funktioniert – angefangen von der Regulierung der Körpertemperatur und des Schlafes bis hin zu den komplizierten emotionalen Abwehrmechanismen. Zu den bekanntesten Störungen, die durch pathologische Veränderungen der Hypothalamusregion verursacht werden, zählen auch das Fröhlich-Syndrom und die anfallsweise einsetzende Schlafsucht, auch Narkolepsie genannt.

Als historisches Beispiel für ein klassisches hypothalamisches Symptom führt Bett die Hypersomnie, also die Schlafsucht Alexanders des Großen an, der nach der Schilderung Plutarchs nach einem Abendessen bis zum darauffolgenden Mittag, ja mitunter sogar den ganzen folgenden Tag schlafen konnte. Auch die unkontrollierbaren Wutanfälle, denen Alexander gegen Ende seines Lebens unterworfen war, ordnet Bett unter die hypothalamischen Symptome ein. Ein anderes klassisches Beispiel, bei dem hypothalamische Symptome im späteren Leben im Vordergrund stehen sollen, sieht Bett in Napoleon mit dessen bemerkenswerter Veränderung seiner physischen Konstitution, seiner Fettsucht, den Anfällen von Schlafsucht sowie den Anzeichen eines pituitären Eunuchoidismus, wie er oben beschrieben wurde.

Aus heutiger Sicht ist das Vorliegen einer Fröhlichschen Erkrankung, die an und für sich eine ausgesprochene Rarität darstellt und klinisch eigentlich nicht hinreichend exakt definiert werden kann, wohl mit Sicherheit bei Napoleon auszuschließen. Eher trifft schon der Begriff eines neuroendokrinen Syndroms zu, bei dem es sich unter anderem um einen vom Zwischenhirn ausgehenden Hypogonadismus handelt, bei welchem die Genitalien zwar atrophisch, aber nicht funktionsuntüchtig zu sein pflegen. Dementsprechend muß die Vermutung Sterpellones, daß durch eine Keimdrüseninsuffizienz auch das Geschlechtsleben Napoleons in Mitleidenschaft gezogen worden wäre, ins Reich der Spekulation verwiesen werden. Das Bild, das Sterpellone vom Liebhaber und Ehemann Napoleon zu konstruieren versuchte, paßt auch gar nicht zu dessen brieflichen Bekenntnissen Joséphine Beauharnais betreffend und zu seiner Vorliebe für alles, was seine Männlichkeit und Potenz zum Inhalt hatte. Napoleons Sexualleben dürfte offensichtlich ganz normal, wenn nicht eher gegenüber der Norm gesteigert gewesen sein, besonders wenn er unter starker Streßeinwirkung stand. Es wurde sogar behauptet, daß er gelegentlich vor einer Schlacht masturbiert habe, um zumindest von einem Teil der ungeheuren Anspannung und Erregung befreit zu werden. Aber auch die leidenschaftliche sexuelle Beziehung zu Joséphine spricht in diesem Sinne. Es war fast ein sonderbares Schauspiel, daß sich der siegreiche Feldherr, der Befreier Italiens, während all der kriegerischen Ereignisse und Schlachten im Rahmen seines Italienfeldzuges 1796 zusehends in sehnsüchtigem Verlangen nach seiner ungetreuen Joséphine verzehrte. So schrieb er ihr am 21. Juli von Eifersucht geplagt: „Nun wirst Du Mailand schon sehr gut kennen. Vielleicht hast Du den Liebhaber gefunden, den Du suchtest... Aber nein, wir wollen eine bessere Meinung von uns haben. Lebe wohl, Schöne, Gute, Unvergleichliche, Göttliche! Tausend glühende Küsse überallhin, überallhin!"

Diese verzehrende Liebe Bonapartes zur schönen Kreolin wurde von Anfang an nicht erwidert. Die Gleichgültigkeit ihrer Empfindungen wurde ihm schon unmittelbar nach ihrer Hochzeit klar, da er schon in der ersten Nacht zur Kenntnis nehmen mußte, daß das Ehebett zäh von Joséphines Pudel verteidigt wurde. Er schilderte dies später mit den Worten: „Er ist mein Rivale. Er war von Beginn an der eigentliche Herrscher über Joséphines Bett. Ich habe zwar versucht, ihn zu verdrängen, aber es war zwecklos. Ich wurde zwar freundlich, aber bestimmt vor die Wahl gestellt, anderswo zu schlafen oder seine Teilhaberschaft zu akzeptieren." Doch je mehr er sich dieser Gleichgültigkeit und Gefühlskälte bewußt wurde, desto mehr schien er ihr sexuell zu verfallen. Je distanzierter sie sich verhielt und je eindeutiger er Beweise ihrer ehelichen Untreue zugetragen bekam, um so leidenschaftlicher sehnte er sich nach ihren sexuellen Reizen, wie einem seiner damaligen Briefe zu entnehmen ist: „Großer Gott, wie glücklich wäre ich, wenn ich wieder einmal bei Deiner liebenswürdigen Toilette zusehen dürfte, Deine Schultern küssen dürfte, Deinen kleinen, weißen, elastischen Busen... Tausend Küsse auf den Mund, die Augen, die Schultern, den Busen – und vor allem auf Dein kleines schwarzes Wäldchen." So schreibt wahrlich kein Mann, dessen Keimdrüsenfunktion zu erlöschen beginnt! Und folgt man den Ausführungen von Octave Aubry über das Privatleben des Kaisers, so kommt man wohl schnell zur Überzeugung, daß Napoleon sexuelles Vergnügen auch abseits der Ehe durchaus schätzte...

Wenn Napoleon vorübergehend geneigt war, dem Plan einer Scheinentbindung Joséphines zuzustimmen – ein Plan, der an der entschiedenen Ablehnung Professor Corvisarts scheiterte –, dann tat er dies sicher nicht in der Vorstellung, selbst nicht zeugungsfähig zu sein, sondern ausschließlich mit der Absicht, seine Ehe mit ihr durch einen unterschobenen Thronfolger zu retten. Im übrigen bewies er später seine Zeugungsfähigkeit in der Ehe mit Marie-Louise von Österreich sowie in der intimen Beziehung zur polnischen Gräfin Maria Walewska, die ihm beide einen Sohn schenkten. Bereits 1806 hatte ihm Éléonore Denuelle de la Pleigne, eine Gesellschafterin seiner Schwester Caroline, einen Sohn, Léon, geboren.

Daß seine sexuelle Aktivität in seinem letzten Lebensjahrzehnt, das durch die

Gefangenschaft auf St. Helena geprägt war, abnahm und schließlich ganz erlosch, wie er sich einem seiner Getreuen, General Gaspard Gourgaud, gegenüber äußerte, ist angesichts der trostlosen psychischen Verfassung auf dieser Insel mehr als verständlich. Der Verzicht auf Frauen während seines Exils dürfte ihm deshalb nicht schwer gefallen sein, und tatsächlich fanden dort keine wie immer gearteten Kontakte mit dem weiblichen Geschlecht statt, wäre doch die unbedeutendste amouröse Episode nicht unbemerkt geblieben.

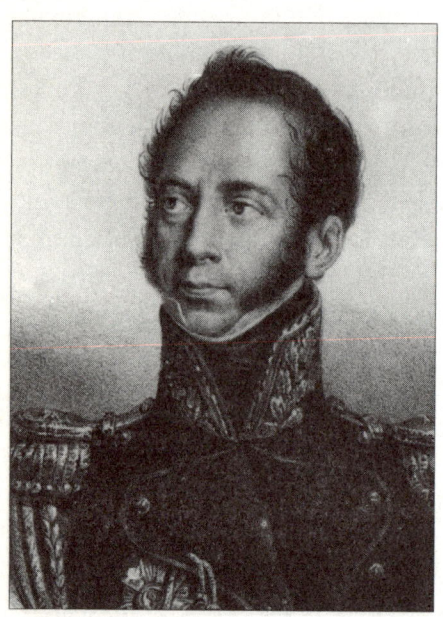

General Gaspard Gourgaud (1783–1852)

Sieht man von einer starken Kehlkopfentzündung während des Rußlandfeldzuges 1812 ab, die ihn tagelang am Sprechen hinderte und ihn zwang, seine Befehle nur schriftlich zu geben, so waren es hauptsächlich immer wieder die bereits erwähnten Harnabflußstörungen und die Magenschmerzen, die ihm laut Mitteilung der Ärzte Mestivier und Yvan zu schaffen machten. Besonders intensiven Magenschmerzen war er in der Nacht vom 17. zum 18. Oktober 1813 während der Schlacht bei Leipzig ausgesetzt, wie uns sein Großstallmeister Herzog Caulaincourt berichtet. Schließlich begleitete ihn seit 1796 ein hartnäckiges Hämorrhoidalleiden, das in der Familie gehäuft vorkam und das ihm mitunter das Reiten unmöglich machte. Während der Schlacht bei Waterloo kam es offensichtlich zu einer ungewöhnlich schmerzhaften Entzündung bzw. Thrombosierung äußerer Hämorrhoiden, die ihn fast gehunfähig machte und möglicherweise wirklich – im Verein mit zu hohen Opiumdosen, die ihm wegen der unerträglichen Schmerzen verabreicht wurden – seine Entschlußfähigkeit in einem derartigen Maße beeinträchtigte, daß sie nicht unbeträchtlich zu der Niederlage beitrug.

Abschließend soll noch kurz auf Napoleons Einstellung zum Selbstmord Bezug genommen werden. Theoretisch beschäftigte er sich ja schon in seinen jungen Jahren mit Selbstmordgedanken, und auch später kannte er, obgleich er sich stets seiner eisernen Nerven rühmte, Stunden tiefer seelischer Bedrückung, die den Wunsch in ihm wachriefen, seinem Leben gewaltsam ein Ende zu setzen. Im allgemeinen hat er jedoch den Selbstmord eindeutig scharf verurteilt. Sogar nach der verlorenen Schlacht bei Waterloo wies er, trotz der Möglichkeit, in

Gefangenschaft zu geraten, den Gedanken an einen Suizid weit von sich. Zu seinem Kabinettssekretär Fleury de Chaboulon sagte er: „Man soll den Selbstmord schwachen Charakteren und kranken Geistern überlassen. Welches Geschick mir auch bevorsteht, ich werde niemals durch eigene Hand mein Leben auch nur um einen Augenblick verkürzen." Und selbst im Exil auf St. Helena rief er aus: „Der Selbstmord ist die Handlung eines Spielers, der alles verloren hat, oder eines vom Glück begünstigten Menschen, der ruiniert ist. Mein Grundsatz war stets der, daß ein Mann mehr Mut zeigt, wenn er sein Unglück trägt, als wenn er sich seines Lebens entledigt."

Und doch handelte dieser Mann, der sich so abschätzig über den Selbstmord äußerte, in dem Augenblick, als Schicksalsschlag über Schicksalsschlag über ihn hereinbrach, anders. Als er im April 1814 auf seinen Thron verzichten mußte, konnte er der Versuchung nicht widerstehen, selbst Hand an sich zu legen und einen Suizidversuch zu unternehmen, der allerdings, wie bereits ausführlich dargestellt, mißlang. Wahrscheinlich war bei diesem Versuch auch der Gedanke mit im Spiel, die tiefe Erniedrigung vor den Augen seiner sieggewohnten Armee durch einen heroischen Akt der Selbstaufopferung zu kompensieren. In diesem Sinne sind jene Worte zu verstehen, die er unmittelbar nach der Einnahme des Giftes zu Caulaincourt sagte, der vom Diener verständigt worden und sofort an das Bett Napoleons geeilt war: Er gab dem Herzog zu verstehen, daß er eine Abneigung gegen jede Todesart hätte, die Blutspuren am Körper zurücklasse oder das Gesicht verstümmle; wenn er nach seinem Tode aufgebahrt würde, sollte seine treue Garde auf seinem Gesicht noch die Ruhe erkennen können, die sie so oft inmitten der Schlachtengewitter darauf gesehen hätte.

DIE TODESURSACHE

Ende der dreißiger Jahre unseres Jahrhunderts entbrannte eine heftige Diskussion über Napoleons letzte Krankheit. Während man sich bis dahin mit der Version zufrieden gegeben hatte, er sei an einem Magenkarzinom gestorben – eine Meinung, die in vielen neuen Abhandlungen noch immer kritiklos geteilt wird –, meldeten ab diesem Zeitpunkt erfahrene Tropenmediziner, Pathologen und Kliniker ihre Zweifel an dieser Darstellung an. Zunächst wurde seit der minuziösen Beschreibung der letzten Lebensmonate Napoleons, die Fleuriot de Langle uns 1949 durch die Herausgabe des Tagebuches von General Bertrand lieferte, unwiderruflich klar, daß die Beschwerden auf St. Helena in den zwei weiter oben bereits beschriebenen, deutlich voneinander abgrenzbaren Etappen nicht ein und dieselbe Krankheit sein konnten.

Die erste Krankheitsphase, die sich am 1. Oktober 1817 abzuzeichnen begann und in Schüben, die von erträglichen, wenn auch nicht völlig beschwerdefreien Intervallen unterbrochen wurden, bis zum November 1819 andauerte, war durch folgende Symptome gekennzeichnet: Nachdem bereits im Oktober 1816 Fieberanfälle von mehreren Wochen Dauer, begleitet von Oberbauchschmerzen und gelegentlichen schleimigen Durchfällen, beobachtet wurden, setzten am 1. Oktober 1817 neuerlich Schmerzen im rechten Oberbauch ein, die diesmal jedoch heftiger waren, in die rechte Schulter ausstrahlten und bei tiefem Einatmen verstärkt in Erscheinung traten. Zugleich stellte sich Fieber ein, das gegen Morgen mit starken Schweißausbrüchen wieder abzuklingen pflegte und allmählich zu einer beträchtlichen Schwächung des Allgemeinzustandes führte. Wegen dieser Symptome, der leicht gelblichen Verfärbung der Skleren des Auges und der tastbaren, druckschmerzhaften und vergrößerten Leber, stellte bereits Dr. O'Meara eine Leberentzündung fest, die er in Anbetracht der vorausgegangenen durchfallartigen, schleimigen Stuhlentleerungen als *Hepatitis tropica* bezeichnete – eine Diagnose, der sich nach Abberufung Dr. O'Mearas auch Dr. Stokoe vollinhaltlich anschloß. Auch Baron Hippolyte Larrey, der Sohn des bedeutendsten Feldchirurgen in der Armee Napoleons, deutete in einem Kommentar 1892 das Krankheitsgeschehen auf St. Helena als eine chronische Hepatitis, wie sie auf dieser Insel endemisch anzutreffen war. Schließlich äußerte sich 1913 der irische Arzt Dr. J. Knott im gleichen Sinne, indem er ebenfalls eine langanhaltende Hepatitis, die er als „St. Helena-Krankeit" bezeichnete, als gegeben annahm – eine Meinung, die auch Sir Arthur Keith auf Grund der mikroskopischen Untersuchung der in seinem Institut aufbewahrten und von Antommarchi seinerzeit bei der Obduktion entnommenen Gewebsproben teilte. Gemeinsam mit Sir William Leishman, einem herausragenden Fachmann für Tropenmedizin, vermuteten die beiden 1913, daß eine Brucellose vorgelegen haben könnte – eine Infektionskrankheit, die von Schafen oder Ziegen auf den Menschen übertragen werden kann. Der Autopsiebefund einer normal großen Milz spricht allerdings sehr gegen diese Annahme, und auch die durch die wochenlangen Fieberschübe verursachte schwere Beinträchtigung des Allgemeinbefindens, das bei der Brucellose charakteristischerweise kaum gestört gefunden wird, läßt diese Diagnose mehr als zweifelhaft erscheinen.

Den höchsten Grad von Wahrscheinlichkeit besitzt die Vermutung, daß es sich um eine Amöbeninfektion gehandelt hat, die, wie wir heute wissen, auf dieser Insel endemisch angetroffen wird. Dr. Guy Godlewski konnte bei einem Lokalaugenschein auf St. Helena durch Einsichtnahme in die in den Archiven von Jamestown aufbewahrten Listen all jener englischer Soldaten, die im Verlaufe ihres Militärdienstes auf der Insel gestorben waren, feststellen, daß die Sterblichkeit eindeutig dann zunahm, wenn die Militäreinheit für sechs Monate auf der Hochfläche von Longwood, also dort, wo Napoleon untergebracht war, stationiert war. Godlewskis Erkundigungen ergaben, daß die seinerzeitige Unterkunft Napoleons ebenso wie das Militärlager das Wasser aus einem Bach bezogen, der in eine offene Rinne aus Backsteinen entlang der Straße abgeleitet wurde und aus dem die Soldaten, die vorwiegend aus China stammenden Arbeiter und das gesamte Hauspersonal Napoleons ihr Trinkwasser entnahmen. Verunreinigungen dieses Wassers erscheinen deshalb als Ansteckungsquelle für eine Amöbiasis durchaus denkbar.

Anläßlich dieses Lokalaugenscheines konnte zudem eruiert werden, daß die Amöbenruhr auf St. Helena früher unbekannt gewesen sein dürfte und wahrscheinlich erst 1816, also in dem Jahr, in welchem Napoleon bereits hier untergebracht war, wahrscheinlich durch die Heranziehung chinesischer Arbeiter und Diener eingeschleppt wurde. Schon kurze Zeit später erkrankten nämlich rund hundert Personen auf einem Sträflingsschiff, das in Jamestown zwecks Versorgung mit Wasser anlegte. Und etwa um die gleiche Zeit wurde fast die gesamte Schar von Napoleons Gefolge von einer Amöbenruhr erfaßt, die Franceschi Cipriani, dem Majordomus in Longwood House, im Jahre 1818 sogar das Leben kostete. Es erscheint deshalb mehr als wahrscheinlich, daß auch Napoleon von dieser Krankheit nicht verschont blieb.

Da die *Entamoeba histolytica* als Urheber einer endemischen Dysenterie mit Beteiligung der Leber erst 1913 entdeckt wurde, konnten Dr. J. Knott sowie Sir Arthur Keith bzw. Dr. William Leishman in ihren Statements noch nicht darauf Bezug nehmen. So ist es erklärlich, daß erst 1931 durch den belgischen Arzt Dr. A. de Mets, einen entfernten Verwandten Antommarchis, auf eine eindeutige Stellungnahme und zugleich eine Rehabilitation Antommarchis gedrängt wurde. Diese Bemühungen wurden vor allem von Dr. Abbatucci, der später Generalarzt der französischen Kolonialarmee wurde und während seines Dienstes in den Kolonien reichliche Erfahrungen auf dem Gebiete der Tropenkrankheiten erwerben konnte, tatkräftig unterstützt. In einer Publikation vom 3. August 1933 schloß er sich der von Dr. Pullé im Oktober 1932 vor der Medizinischen Gesellschaft in Rom vorgetragenen Version vollinhaltlich an, wonach Napoleon nicht an einem Magenkrebs, sondern an einem in den Magen durchgebrochenen Amöbenabszeß der Leber verstorben sei. In diesem Sinne deutete Abbatucci die Darstellung Antommarchis, die dieser in einem knapp ein Jahr nach Napoleons Tod abgefaßten Manuskript vom Jahre 1822 gab, das in London von dem aus Bologna stammenden Professor Vittorio Putti begutachtet wurde und in welchem er von einer starken Vergrößerung der Leber mit Gewebsveränderungen an der Schnittfläche sprach.

Wie aus dem erwähnten, im Archiv der Prinzessin Pauline Borghese befindlichen Brief Antommarchis vom 17. März 1821 zu ersehen ist, brachte dieser die Leberveränderungen auch mit den ungünstigen Verhältnissen auf der tropischen Insel St. Helena in einen kausalen Zusammenhang, indem er schrieb: „Seit dem Juli 1820 ... hat sich der Gesundheitszustand Seiner Majestät von Tag zu Tag verschlechtert, in der Art, daß seit sechs Monaten die Krankheit in die Gallenwege fortgeschritten ist, so daß die Leberfunktionen völlig gestört wurden... Um meine Verantwortung zu wahren, erklärte ich der kaiserlichen Familie und ganz Europa gegenüber offen, daß die Entwicklung der Krankheit S. M. und die Symptome, die sie begleiten, sehr ernst zu werten sind und unmittelbar durch das hiesige Klima verursacht wurden. Man kann nichts gegen die Auswirkungen dieses Klimas unternehmen, und wenn die englische Regierung sich nicht beeilt, ihn aus dieser zerstörenden Atmosphäre herauszunehmen, wird der Kaiser bald seine sterbliche Hülle ablegen."

Dr. Abbatucci schloß sich in seiner Deutung der schon von Dr. Stokoe 1819 geäußerten Diagnose an, indem er sicher zu sein glaubte, daß Napoleon an einer eitrigen Hepatitis im Gefolge einer Amöbeninfektion starb. Der Abszeß in der Leber, so argumentierte er, der zunächst eine umschriebene Bauchfellentzündung mit breiter Verlötung zum Magen hervorrief, hätte sich in die Magenhöhle geöffnet, wodurch eine tödliche Bauchfellentzündung zunächst verhindert worden wäre. Der Leberabszeß wäre nach Meinung Abbatuccis deshalb bei der Obduktion nicht entdeckt worden, weil er klein und bereits weitgehend entleert gewesen wäre. Verstrichen doch zwischen dem Durchbruch und dem Tod rund fünfzig Tage, in denen der Defekt durch reparative Prozesse weitgehend kaschiert worden wäre. Außerdem war sich Abbatucci nicht sicher, ob nach einem solchen Abszeß auch gründlich genug gesucht worden war. Daß dem tatsächlich nicht so gewesen sein dürfte, geht aus einer Zeile des Berichtes von Thomas Reade hervor: „Auf meinen dringenden Wunsch hin, das Organ von der Nähe besehen zu können, nahm er (Antommarchi. Anm. d. Verf.) sein Messer und führte damit einen Schnitt von einem zum anderen Ende der Leber mit der Bemerkung: ‚Sie ist völlig normal, völlig gesund und ohne Auffälligkeiten'." Demgemäß wurde nachweislich nur ein einziger Schnitt durch das Organ ausgeführt!

In seiner Monographie *The Riddle of Napoleon* bezeichnete 1935 der hochrangige Militärarzt Dr. Raoul Brice seinen Kollegen Abbatucci als jenen, der erstmals eine glaubhafte Darstellung der „Lebererkrankung" bei Napoleon gab und zur Stützung seiner These auch darauf hinwies, daß die Amöbendysenterie auf der Insel St. Helena endemisch verbreitet war. Aus heutiger Sicht kann allerdings der Darstellung Abbatuccis nicht voll zugestimmt werden, wenn er die

Todesursache bei Napoleon im Durchbruch eines Amöbenabszesses der Leber in den Magen vermutete, wie noch zu zeigen sein wird. Hingegen erscheint die Version, wonach es sich bei Napoleon um eine wahrscheinlich schon im Oktober 1816 erworbene Amöbeninfektion handelte, die dann zur Ausbildung einer Amöbiasis der Leber führte und das Krankheitsbild der Jahre 1817 bis 1819 beherrschte, doch richtig zu sein. Diese Gewißheit nahm immer mehr Gestalt an, als sich unser Wissen um diese Krankheit vertiefte und erweiterte. Um zu zeigen, wie sehr tatsächlich die Beschreibung der klinischen Symptome bei Napoleon in den Jahren 1817 bis 1819 mit jener übereinstimmt, die nach dem gegenwärtigen Stand der Medizin bei Amöbenbefall der Leber zu erwarten sind, sei auszugsweise der Text zu diesem Kapitel aus der letzten Auflage des Standardwerkes *Diseases of the liver* des weltbekannten amerikanischen Hepatologen Leon Schiff wiedergegeben:

„Wir wissen heute, daß die Amöbiasis in den Vereinigten Staaten und in anderen nichttropischen Ländern endemisch vorkommt. Der häufigste Sitz der Amöbiasis außerhalb des Darmes, wo sie zu dysenterischen Symptomen führt, ist die Leber. Der Leberbefall kann sich unter dem Bild einer Amöbenhepatitis, also ohne eitrige Prozesse, und eines Leberabszesses manifestieren. Die klinischen Symptome sind außerordentlich vielgestaltig. Sie können schon in den ersten Wochen während einer Amöbendysenterie in Erscheinung treten, mitunter aber auch erst Jahre später. Im übrigen wird in einem hohen Prozentsatz ein dysenterisches Stadium mit Durchfällen überhaupt vermißt.

Die klinischen Symptome der Leberamöbiasis müssen unterteilt werden in Allgemeinsymptomc und in lokalisicrtc Beschwerden. Unter den Allgemeinsymptomen stehen – geordnet nach ihrer Häufigkeit – das Fieber, der Gewichtsverlust, Schüttelfröstc und profuse Schweißausbrüche, Unwohlsein und Appetitmangel im Vordergrund. Das Fieber hat gewöhnlich die Form eines Wechselfiebers und wird so gut wie regelmäßig bei der Amöbenhepatitis, also noch ohne eitrige Komplikationen, angetroffen, während es in späteren Stadien bei ausgebildeten Abszessen weniger ausgeprägt in Erscheinung tritt. Schüttelfrost und Schweißausbrüche findet man sowohl bei der Amöbenhepatitis als auch beim Amöbenabszeß der Leber. Bei chronischem Verlauf ist die Entwicklung einer auffallenden Blässe typisch, während eine Gelbfärbung der Haut oder der Skleren des Auges eher selten zur Beobachtung gelangen.

Unter den lokalen Symptomen der Amöbiasis ist das früheste und am häufigsten anzutreffende Symptom der Schmerz und die Druckempfindlichkeit über dem Bereich der Leber im rechten Oberbauch. Der Schmerz wird unterschiedlich beschrieben und kann als dumpf, scharf oder stechend empfunden werden. Er kann zur rechten Achselhöhle oder zur rechten Schulter hin ausstrahlen und durch tiefes Atmen verstärkt werden, was für eine Beteiligung des Rippenfelles spricht. Ein solcher zur rechten Schulter ausstrahlender Schmerz deutet auf das Vorliegen eines Amöbenabszesses in der Leber. Ein weiteres charakteristisches Symptom ist die deutliche Vergrößerung der Leber, die man in fast allen Fällen der Amöbiasis der Leber feststellen kann. Mitunter wird der Nachweis der Lebervergrößerung dadurch erschwert, daß eine extreme Schmerzempfindlichkeit sowie eine reflektorische Muskelverspannung im rechten Oberbauchquadranten vorliegen kann.

Unter den Komplikationen nimmt die sekundäre Infektion des zunächst stets bakteriologisch sterilen Amöbenabszesses mit eiterproduzierenden Keimen die erste Stelle ein. In diesem Falle kommt es zu einer deutlichen Verschlechterung der Symptomatik und zu septischen Temperaturen mit hohen, steilen Fieberzacken. Die zweithäufigste Komplikation ist die Mitbeteiligung des Rippenfells und der Lunge als Folge einer direkten Auswirkung des sich ausdehnenden Abszesses in der Leber, sei es durch einen Durchbruch desselben durch das Zwerchfell in die Lunge, sei es durch Ausbreitung über die das Zwerchfell passierenden Lymphgefäße. Die meisten Leberabszesse bei Amöbiasis sind knapp unter der Oberfläche des rechten Leberlappens gelegen, so daß die Durchwanderung des Zwerchfells relativ leicht erfolgen kann. Bei rascher Ausbreitung des Abszesses kommt es meist sehr frühzeitig zu einer entzündlichen Reaktion des darüber befindlichen Rippenfells, wodurch sich schon bald Verwachsungen in diesem Bereich ausbilden, so daß der Abszeß in der Regel nur in den Pleuraraum und nicht in die Lunge durchbrechen kann. Schließlich steht an dritter Stelle der Komplikationen der Durchbruch des Leberabszesses in die freie Bauchhöhle, ein Ereignis, das heute durch die Möglichkeit einer wirksamen Behandlung bei weniger als einem Zehntel der betroffenen Patienten zur Beobachtung gelangt. Breitet sich der Abszeß langsam aus, dann bilden sich durch die entzündliche Beteiligung des Bauchfelles an der Unterfläche der Leber wiederum Verwachsungen, die den Prozeß lokalisieren und ein Austreten des Eiters in die freie Bauchhöhle vereiteln. Als ausgesprochen selten muß ein Durchbruch des Abszesses in den Magen oder den Darm bezeichnet werden."

Diese genaue Beschreibung der charakteristischen Symptome eines Leberbefalls im Rahmen einer Amöbeninfektion stimmt also geradezu in stupender Weise mit jenem klinischen Bild überein, das uns die Napoleon behandelnden Ärzte O'Meara, Stokoe und Antommarchi vermittelt haben. Man darf deshalb beim gegenwärtigen Stand unseres medizinischen Wissens mit an Sicherheit grenzender Wahrscheinlichkeit annehmen, daß es sich bei der von 1816 bis 1819 beschriebenen Krankheitsphase um die Folgen einer Amöbeninfektion handelte, die zur Ausbildung eines oder mehrerer Abszesse in der Leber führte. Diese scheinen, wie für diese Erkrankung so typisch, nahe der Oberfläche des rechten Leberlappens lokalisiert gewesen zu sein und entweder über eine lymphogene Ausbreitung oder infolge eines Durchbruches durch das rechte Zwerchfell zu einer entzündlichen Reaktion des darüberbefindlichen Rippenfells mit anschließender bindegewebiger breiter Verwachsung dortselbst geführt zu haben. Das scheinbar fehlende Glied in der Beweiskette für die vorgebrachte Darstellung bildet der Umstand, daß Antommarchi bei der Obduktion keinen Leberabszeß ausfindig machen konnte. Betont doch Professor Schiff ausdrücklich, daß es keine spezifischen anatomischen Veränderungen in der Leber bei Amöbiasis gebe und diese Diagnose deshalb nur durch den Nachweis von Abszedierungen in der Leber gesichert werden könne.

Dazu muß eingeräumt werden, daß Antommarchi bei der Obduktion, wie aus den vorliegenden Dokumenten ersichtlich ist, nur einen einzigen Schnitt durch das ganze Organ ausführte, der keine Besonderheiten zutage förderte. Wir wissen nicht, ob er angesichts der damals über dieses Krankheitsbild noch weitgehend fehlenden Erkenntnisse es nicht für nötig hielt, mehrere Schnitte vorzunehmen, oder ob er durch die Gegenwart von zehn feindselig seine Tätigkeit verfolgenden britischen Beobachtern so eingeschüchtert wurde, daß er es unterließ, die Leber eingehender nach Abszessen zu untersuchen.

Auf jeden Fall steht fest, daß unter solchen Umständen eine oder mehrere in der Leber verstreut liegende Abszedierungen dem Obduzenten, falls sie vorhanden waren, entgehen mußten. Das Fehlen von typischen Veränderungen an einer einzigen vorgenommenen Schnittfläche der Leber kann deshalb genausowenig als Gegenargument zur Diagnose einer Amöbiasis der Leber ins Treffen geführt werden wie der Hinweis, daß zwar von einer vorausgegangenen Periode diarrhöischer, schleimiger Stühle berichtet wurde, nicht jedoch von sicheren klinischen Zeichen einer Amöbendysenterie. Da es heute feststeht, daß die Mehrzahl der Kranken mit Amöbiasis keine Darmsymptome angibt und das klinische Vollbild einer Amöbendysenterie beim Amöbenabszeß der Leber eher die Ausnahme bildet, ist diese Frage irrelevant geworden.

So sicher aus medizinischer Sicht die Frage bejaht werden kann, daß Napoleon an einer Amöbiasis der Leber mit Ausbreitung abszedierender Prozesse durch das rechte Zwerchfell zum Rippenfell erkrankte, wo sie ausgedehnte Verwachsungen zurückließen, so unwahrscheinlich ist die These von Abbatucci und Brice, daß ein Leberabszeß infolge Durchbruchs in den Magen und einer dadurch verursachten akuten Bauchfellentzündung den Tod Napoleons herbeigeführt hätte. Abgesehen davon, daß ein solches Ereignis eine ungewöhnliche Seltenheit bei dieser Krankheit darstellt, war die zweite, im Oktober des Jahres 1820 anzusetzende Etappe von Napoleons Erkrankung auf St. Helena durch ein völlig anderes, medizinisch eindeutig abgrenzbares Verhalten gekennzeichnet. Am 4. Oktober 1820 stellten sich nämlich plötzlich heftige Magenschmerzen ein, die mit Erbrechen einhergingen und nach und nach zur völligen Einstellung aller körperlichen Aktivitäten führten. Die Schmerzen hatten bohrenden Charakter, traten nächtlich verstärkt in Erscheinung und wurden charakteristischerweise durch Nahrungsaufnahme sowie lokale Wärmeanwendungen gelindert. Der weitere Verlauf war nicht kontinuierlich, sondern typischerweise wechselte eine wochenlange schmerzhafte Krise mit einer fast beschwerdefreien Remission ab, in welcher der Kaiser wieder alle Speisen klaglos vertrug und auch psychisch erneut auflebte.

Wie wir einem Bericht Bertrands entnehmen können, hielt auch der Appetit bis in die letzten Tage seines Lebens an, und es ist für die weitere Beurteilung der Natur dieses Leidens wichtig zu betonen, daß Napoleon in seinen letzten Lebensmonaten sogar häufig nach besonderen Delikatessen verlangte und eine besondere Vorliebe für verschiedene Fleischzubereitungen erkennen ließ. Dementsprechend fehlte selbst im fortgeschrittenen Stadium dieser Erkrankung eine Gewichtsabnahme, wie uns einige aufschlußreiche Zeichnungen dieser Zeit verdeutlichen. Ein Bewohner der Insel, der ihn in seiner letzten Lebensphase sah, beschrieb dieses Zusammentreffen mit den häßlichen Worten: „Ich sah Napoleon einige Monate vor seinem Tod so dick und rund wie ein chinesisches Schwein."

Erinnert man sich daran, daß Napoleon schon seit dem Ägyptenfeldzug immer wieder über Magenbeschwerden geklagt hatte, die sich zumeist bei ungewöhnlichen psychischen Belastungen einstellten und deren nächtliches Auftreten er durch Aufnahme kleiner Nahrungsmengen zu erleichtern vermochte, dann liegt die Diagnose eines Magengeschwürs klar auf der Hand. Die charakteristischen Symptome, der erhaltene Appetit, die fehlende Abneigung gegen Fleischspeisen und die fehlende Gewichtsabnahme, die uns unter anderem auch von Clarke Abel bestätigt wird, der auf der Rückreise von China bei einem kurzen Zwischenaufenthalt auf St. Helena Napoleon in Longwood einen Besuch abstattete, sind mit dem klinischen Verlauf eines Magenkrebses absolut unvereinbar. Dr. Héreau, Arzt der Mutter Napoleons und dessen zweiter Frau Marie-Louise, war der erste, der schon 1819 berechtigte Zweifel an der Diagnose eines Magenkarzinoms erhob und eher an eine chronische Gastritis glaubte, die durch die klimatischen Unbilden der Insel und die vielen persönlichen Demütigungen während seiner letzten Lebensjahre verschlimmert worden wäre. Auf diesen unheilvollen Einfluß der Lebensbedingungen auf den Gesundheitszustand des Gefangenen hatte nachdrücklich bereits O'Meara in einem Schreiben an General Bertrand hingewiesen, das er nach seiner Abschiebung von der Insel absandte: „Zwei Jahre Untätigkeit, die schändliche Behandlung, einsam und verlassen zu sein – all das kann den Geist zerstören und seinen Krankheitszustand verschlimmern, daß man das Schlimmste befürchten muß."

Diese akute Verschlimmerung trat am 19. März 1821 ein, dem entscheidenden Wendepunkt in der langen Krankengeschichte Napoleons, der das baldige Ende ankündigte: Nach heftigen Schmerzen und starkem Erbrechen war er plötzlich von kaltem Schweiß bedeckt. Er bot die Zeichen äußerster Kreislaufschwäche, die sofort zu einer Ohnmacht führte, sobald er auch nur den Versuch unternahm, sich zu erheben. Ermattende Schweißausbrüche, ein schwankendes Fieber, heftige Schmerzen im Bereiche des rechten Oberbauches mit wiederholtem Erbrechen sowie ein mächtig aufgetriebener Leib infolge weitgehend gelähmter Darmtätigkeit und schließlich der in den letzten Lebenstagen immer quälender werdende, ermüdend wirkende Schluckauf lassen dem heutigen Mediziner keinen Zweifel an der Diagnose eines Magendurchbruchs. Die zuletzt kaffeesatzartige Beschaffenheit des Erbrochenen und das Auftreten eines sogenannten Teerstuhls beweisen überdies eine stattgehabte Blutung aus einem Magengeschwür, wie sie auch ohne Perforation geläufig ist. Letztendlich weist das wochenlange Erbrechen selbst flüssig-breiiger Speisen auf das Vorliegen einer Einengung im Bereich des Magenausganges hin – man spricht in einem solchen Fall von einem Sanduhrmagen.

Für den heutigen Mediziner sprechen diese eindeutigen Fakten eine klare Sprache. Den damaligen Ärzten hingegen, denen das Krankheitsbild eines Magengeschwürs noch unbekannt war, bot es in vieler Hinsicht ein Rätsel. Zwar stellten Ärzte gelegentlich schon Ende des achtzehnten Jahrhunderts „gastritische Ulzera", also Geschwüre in einer entzündeten Magenschleimhaut, fest – wie etwa Matthew Baillie im Jahre 1799 –, doch war es erst dem großen französischen Kliniker Cruveilhier vorbehalten, 1830 das Krankheitsbild des Magengeschwürs genauer zu beschreiben und den Unterschied zwischen den geschwürsartigen Karzinomen und den gastritischen Geschwüren herauszuarbeiten, weshalb das Geschwür an der kleinen Kurvatur des Magens noch heute mit Recht seinen Namen trägt. So gesehen darf man auch Antommarchi keinen Vorwurf machen, daß er bei der Obduktion der Leiche Napoleons „krebsige Geschwüre" im Magen diagnostizierte.

Wie erwähnt, meldete erstmals 1892 Hippolyte Larrey Zweifel an der Theorie an, Napoleon sei an Magenkrebs gestorben, und ähnlich kritisch äußerten sich 1895 Andrews aus den USA, Baudouin 1901 in Frankreich und 1931 de Mets in Belgien, wobei sich letzterer vor allem auf die eingehenden Studien zum Fall Napoleon von Dr. Hartmann und Dr. Paoli stützte. Den eigentlichen Anstoß zu einer endgültigen Revision des „Krebs-Mythos" gab aber erst Dr. Dale aus Okla-

homa, der 1952 rundweg erklärte, daß der „Empereur sicher nicht an Magenkrebs starb, wie gemeinhin angenommen wird." Und er war es auch, der endlich
eine Ulkusperforation, also den Durchbruch eines Magengeschwürs, zur Diskussion stellte, wobei er 1957 tatkräftig von Dr. Guy Godlewski unterstützt wurde. Die zur Untermauerung dieser These vorgebrachten Argumente waren so
überzeugend, daß der amerikanische Autor Ralph Korngold sich 1961 zu der
Feststellung berechtigt fühlte: „Moderne Pathologen von heute nehmen es als
so gut wie sicher an, daß Napoleon nicht an Krebs starb."

Daß dieser Magendurchbruch, der durch vorausgegangene Schübe eines
offenbar penetrierenden, also tief in die Magenwand bis an die Bauchfellum-
kleidung reichenden Geschwürs vorbereitet wurde, nicht durch Ergießen des
Mageninhaltes in die freie Bauchhöhle sofort zu einer tödlichen diffusen Bauchfellentzündung führte, war wohl dem Umstand zu danken, daß es infolge einer
umschriebenen Verklebung zwischen der an der Perforationsstelle entzündeten
Magenaußenwand und der anliegenden Unterfläche des linken Leberlappens
zu einem spontanen Verschluß der Öffnung des Perforationskanals kam. Dieser Prozeß von der Art eines Selbstheilungsversuches verlief natürlich nicht
symptomlos, da sich immerhin eine umschriebene Bauchfellentzündung entwickelte, die für die Darmlähmung und die dadurch verursachte mächtige Aufblähung der Darmschlingen sowie für den quälenden Singultus verantwortlich
war.

Wenn auch der Obduktionsbefund von einem „kanzerösen Geschwür" und von
„krebsartigen Geschwüren" auf einem Großteil der Innenfläche des Magens
spricht, dann bedeutet dies nicht das Vorliegen eines wirklichen Karzinoms im
heutigen Sinne. In Unkenntnis des Ulkusleidens war dem Pathologen damals
die Abgrenzung eines Karzinoms – noch dazu auf Grund des alleinigen makroskopischen Befundes – nicht möglich, weshalb vor allem chronische, „kallöse" Geschwüre mit ihren verhärteten und erhabenen Rändern wie im Falle Napoleons in der Regel als Krebsgeschwüre gedeutet wurden. Ähnliches gilt für
die ein Magengeschwür oft begleitende Gastritis, bei der mitunter dick gewul-
stete Schleimhautfalten – eine sogenannte Riesenfaltengastritis vom Typ Mé-
netrier – angetroffen werden, die Antommarchi als krebsartige, über die gesamte Innenfläche des Magens verteilte Geschwüre imponierten.

Der Obduktionsbefund liefert uns aber auch direkte Zeichen, die das Vorliegen
eines die Magenwand perforierenden Karzinoms mit Sicherheit ausschließen
lassen. Antommarchi legte nämlich besonderen Wert auf die Beschreibung des
Perforationskanals und dessen Umgebung. Demgemäß war die Durchbruchstelle
innen rundlich und der Perforationskanal, der die Magenwand schräg durch-
bohrte und sich nach außen zu trichterförmig verjüngte, mit einer blaßgrauen

und glatten Wand ausgekleidet. Ein derartiger makroskopischer Befund ist bei einem Karzinom oder einem karzinomatös entarteten Magengeschwür, wie dies noch der finnische Arzt Dr. Kalima sowie Dr. de Mets anfangs der dreißiger Jahre vermuteten, undenkbar, wie ja schon der Ort der Perforation, nämlich knapp oberhalb des Pförtners, für ein in die Bauchhöhle durchbrechendes Karzinom eine Rarität darstellen würde. Vor allem aber wäre im Falle eines Magenkrebses, der bereits die gesamte Magenwand durchsetzte, eine glatte Verklebung der Magenaußenwand mit der Leberunterfläche unmöglich. Und völlig undenkbar wäre in einem solchen Falle das völlige Fehlen metastasischer Veränderungen in der angrenzenden Leber sowie in den regionalen Lymphknoten, wie dies in der makroskopischen Beschreibung Antommarchis sowie in der späteren mikroskopischen Untersuchung der entnommenen Gewebsproben in London eindeutig festgehalten wurde.

Schließlich bedarf noch die im Obduktionsbefund verwendete Beschreibung einer „szirrhösen Verhärtung" knapp oberhalb des Pförtners einer Erklärung. Der Ausdruck „szirrhös" bedeutete damals nämlich nicht das Vorliegen eines bösartigen Prozesses, sondern wurde für Verhärtungen des Gewebes verschiedener Ätiologie verwendet. Man darf deshalb den im Obduktionsbefund erwähnten „szirrhösen Prozeß fast der gesamten Mageninnenwand" nicht mit dem heutigen Begriff eines „Szirrhus des Magens", einer besonders bösartigen Form des Magenkrebses, gleichsetzen – abgesehen davon, daß wir keine Kombination eines geschwürigen Karzinomtyps mit einem Szirrhus des Magens kennen. So läßt bei Berücksichtigung medizinhistorischer Besonderheiten auch der Autopsiebefund Antommarchis heute keinen Zweifel mehr aufkommen, daß Napoleon nicht an einem Magenkrebs litt. Wir dürfen vielmehr mit Sicherheit annehmen, daß er viele Jahre hindurch an einem Magengeschwür laborierte, für dessen Entstehung auf Grund seiner typischen Charaktereigenschaften eine ausgesprochene Prädisposition gegeben war und das sich durch die zwischenmenschlichen Konflikte auf St. Helena gravierend verschlimmerte. In Anbetracht der langen Dauer und der häufigen Rezidive seines Geschwürsleidens entwickelte sich im Laufe der Jahre ein chronisches, sogenanntes kallöses Geschwür, das knapp oberhalb des Pförtners an der Kleinkurvaturseite des Magens lokalisiert war und dessen Umgebung durch eine stark hypertrophisch veränderte Beschaffenheit der Magenschleimhautfalten – die Fingerdicke erreichen kann – gekennzeichnet war. Die narbigen Veränderungen oberhalb des Pförtners führten zur Ausbildung einer bindegewebsartigen Schrumpfung, einem „Sanduhrmagen", die aufgrund zunehmender Einengung zu Entleerungsstörungen des Magens mit häufigem Erbrechen führte.

Das Geschwür penetrierte schließlich den Magen bis in den linken Leberlappen, der wie ein Kork die Öffnung des Magens abdichtete und den sofortigen Tod des Kranken verhinderte. Der Tod wurde erst Wochen später durch die Folgen der lokalen Bauchfellentzündung einerseits bzw. die Entleerungsstörung des Magens andererseits vorbereitet und durch die zuletzt aufgetretene massive Magenblutung mit anschließendem Kreislaufversagen herbeigeführt.

Der Vollständigkeit halber soll noch auf die Version einer Vergiftung Napoleons als Todesursache eingegangen werden. Vermutete Dr. Wallace aus Australien zunächst in den sechziger Jahren lediglich eine unabsichtlich durch medizinische Anwendung arsenhaltiger Arzneien erfolgte Intoxikation, so wurde durch die 1961 von dem schwedischen Chirurgen Dr. Sten Forshufvud veröffentlichte Schrift mit dem Titel *Wer tötete Napoleon?* die Vergiftungstheorie schlagartig in den Blickpunkt des Interesses gerückt. Bei dieser Abhandlung, die geradezu ein Musterbeispiel akribischer Detektivarbeit darstellt, stützte sich der Autor auf die signifikant erhöht gefundenen Arsenkonzentrationen, die von Dr. Hamilton-Smith und Dr. Lenihan in Glasgow in den zwischen den Jahren 1816 und 1821 entnommenen Kopfhaaren Napoleons festgestellt werden konnten. Auf Grund dieser überraschend erhobenen Befunde glaubten Hamilton-Smith ebenso wie Forshufvud, daß die während der Exiljahre auf St. Helena geschilderten Krankheitssymptome glaubhafter einer Arsenvergiftung zugeschrieben werden könnten als dem immer wieder diskutierten Magenkarzinom. Es fehlte bei den Vertretern der Vergiftungstheorie nicht an Verdächtigungen von Personen, die als Täter dafür hätten in Frage kommen können. Besonders argwöhnisch betrachtete man in diesem Zusammenhang die Rolle des zu den engsten Gefährten Napoleons auf St. Helena zählenden Grafen Charles-Tristan de Montholon, den man einer Agententätigkeit im Dienste der Bourbonen verdächtigte. Forshufvud glaubt sogar, daß Napoleon schon seit der Schlacht bei Leipzig kleine Dosen von Arsen verabreicht erhielt, um ihn zu beseitigen. Grundsätzlich wäre dieser Gedanke nicht ganz abwegig, weil es nach dieser verlustreichen Schlacht 1813 sicher schon viele Franzosen gab, die nicht mehr bereit waren, die ungeheuren Blutverluste im Dienste seines unersättlichen Machtstrebens so einfach hinzunehmen. Da er sich zunehmend als rücksichtsloser Autokrat gebärdete und auch durch Fehlschläge nicht belehrbar schien, trug man sich vielleicht tatsächlich mit dem Gedanken – ähnlich wie die aus der Wehrmacht kommenden Verschwörer gegen Adolf Hitler im Jahre 1944 – eine gewaltsame Beseitigung Napoleons anzustreben. Gesetzt diesen Fall, wäre es jedoch schwer vorstellbar, warum man dann bis 1821 zuwartete, um den ohnedies bereits völlig entmachteten Gefangenen auf St. Helena ins Jenseits zu befördern!

Die Mehrzahl der Vertreter der Vergiftungstheorie dachte deshalb eher an umweltbedingte Faktoren, die eine Vergiftung mit Arsen herbeigeführt haben könnten. Am plausibelsten erschien ihnen die Vorstellung, daß die wahrscheinlich mit dem Arsen und Kupfer enthaltenden „Pariser Grün" gefärbten Vorhänge im Schlafzimmer Napoleons dazu geführt haben könnten, daß er immer wieder arsenhaltige Dämpfe, die durch die feuchte, dunstige Atmosphäre seines Schlafraumes entstanden, einatmete. Doch abgesehen davon, daß dem Nachweis von Arsen in den Haaren eines Menschen infolge des weitverbreiteten Vorkommens desselben in der Natur heute keine diagnostische Beweiskraft mehr zugesprochen wird, konnte im nuklearmedizinischen Institut in Toronto durch neuerliche Untersuchung einer Haarlocke Napoleons der Nachweis erbracht werden, daß die Arsenkonzentration entgegen früherer Behauptungen nur unwesentlich über der üblichen Norm lag. Hingegen fand man den Gehalt an Antimon, das erfahrungsgemäß in zahlreichen Drogenmischungen des achtzehnten und beginnenden neunzehnten Jahrhunderts enthalten war, signifikant erhöht, so daß wohl nur, wenn überhaupt, eine Intoxikation als Folge der damaligen Behandlungsmethoden denkbar wäre.

Eine solche Deutung, nach der die Ärzte Napoleons durch ihre aus heutiger Sicht zum Teil unsinnige, ja fast kriminelle therapeutische Vorgangsweise selbst einer Vergiftung Vorschub geleistet haben könnten, hielt auch Forshufvud für möglich. Er wies nämlich darauf hin, daß der ganz unter dem Einfluß des britischen Gouverneurs stehende und fachlich offenbar recht inkompetente Dr. Arnott noch kurz vor Napoleons Tod die ungewöhnlich hohe Dosis von zehn Gran Kalomel, also das Dreifache der üblichen Dosierung, gemeinsam mit Mandelmilch verabreichte. Auf diese Weise, so meinte Forshufvud, könnte aus dem Quecksilberchlorid das giftige Quecksilberzyanid entstanden sein, das letzten Endes den Tod verursacht haben könnte.

All diese kriminalistisch vielleicht nicht uninteressanten Überlegungen sind allerdings inzwischen obsolet geworden, da wir heute aufgrund der uns zur Verfügung stehenden Dokumente und mit Hilfe unseres gegenwärtigen medizinischen Wissens mit an Sicherheit grenzender Wahrscheinlichkeit die Erkrankungen Napoleons I. und vor allem auch sein zum Tod führendes Leiden diagnostisch zu klären vermögen.

RÜCKKEHR NACH FRANKREICH

Während das bourbonische Frankreich die Nachricht vom Tod Napoleons ohne größere Anteilnahme aufnahm, bewirkte sie in England geradezu emotionale Wogen. Lord Byrons Gedicht auf Napoleon aus dem Jahre 1822 sowie die erste Biographie durch Sir Walter Scott, die 1827 erschien, sind beredte Beispie-

de nos Rois , est inspiré par la reconnaissance autant
que par le devoir.

Paris , le 6 juillet.
BULLETIN DE LA COUR.
Saint-Cloud , le 6 juillet.

Le Roi a travaillé pendant la matinée avec
son Exc. le marquis de Lauriston , ministre de sa
maison , et successivement avec M. le duc de Riche-
lieu , président du conseil des ministres.

S. A. S. Mme la duchesse de Bourbon est venue
faire sa cour au Roi.

S. M., qui devait aller aujourd'hui à Versailles,
a différé cette promenade ; ses équipages sont
rentrés à trois heures aux écuries du château de
Saint-Cloud.

S. A. R. MADAME , duchesse d'Angoulême , est
sortie à deux heures, S. A. R. devait rentrer à
cinq.

On a reçu par voie extraordinaire les journaux
anglais du 4 du courant.

La mort de Buonaparte y est officiellement an-
noncée.

Voici dans quels termes *le Courier* donne cette
nouvelle :

« Buonaparte n'est plus : il est mort le samedi 5
mai à six heures du soir , d'une maladie de langueur
qui le retenait au lit depuis plus de quarante jours.

» Il a demandé qu'après sa mort son corps fût ou-
vert , afin de reconnaître si sa maladie n'était pas la
même que celle qui avait terminé les jours de son
père , c'est-à-dire un cancer dans l'estomac. L'ouverture du cadavre a prouvé qu'il ne s'était pas
trompé dans ses conjectures. Il a conservé sa con-
naissance jusqu'au dernier jour , et il est mort sans
douleur.

» Voici l'extrait d'une lettre que nous avons sous
les yeux ; elle est datée de Saint-Hélène , le
7 mai :

» Buonaparte est mort samedi 5 , après une maladie de six semaines , qui n'avait pris un carac-
tère sérieux que dans la dernière quinzaine. Le
cancer qui lui rongeait l'estomac avait produit une
large ulcération.

» Il a été exposé depuis hier au soir , après que
l'amiral , le gouverneur et autres autorités eurent
visité le corps.

» Quoique sa maladie ne se fût pas prononcée
d'abord d'une manière alarmante , il sentait qu'il
n'en pouvait revenir. Bientôt les médecins en fu-
rent eux-mêmes persuadés.

» On dit que cinq ou six heures avant de mou-
rir , il a donné des instructions relativement à ses
affaires et à ses papiers. Il a demandé à être ou-
vert , afin que son fils pût être informé de la nature de sa maladie. L'ouverture a été faite par son
propre médecin.

» Nous croyons qu'il a laissé un testament , qui ,
avec tous ses autres papiers , sera envoyé en Angleterre.

» Les dépêches concernant cet événement ont été
apportées par le capitaine Crokat , du 20e régi-
ment. Elles ont été aussitôt communiquées à tous
les ministres et aux ambassadeurs , qui ont sur-
le-champ expédié des courriers à leurs cours
respectives. »

Aux noms que nous avons déjà donnés , des
personnes désignées par S. M. pour assister , avec
M. le duc de Grammont , ambassadeur extraordinaire , au couronnement du roi d'Angleterre , on doit
ajouter celui de M. le marquis de Pérignon , pair de
France.

*„Le Moniteur universel" meldet den
Tod des Kaisers, 6. Juli 1821.*

le hierfür. Aber nicht nur die Öffentlichkeit, sondern auch das offizielle England
scheint sich betroffen gefühlt zu haben
unter dem Eindruck der Worte, die Napoleon seinem britischen Arzt Dr. Arnott
zuletzt noch sagte: „Ich, der ich auf dieser abscheulichen Felseninsel nun sterbe
... hinterlasse meinen Tod als Schand-
fleck auf dem regierenden Haus Englands." Als Sir Hudson Lowe, der allzu
dienstbeflissene Gouverneur auf St.
Helena, der mit seinen unnötigen Schikanen und Demütigungen zu dem elen-
den Sterben Napoleons nicht unwesentlich beigetragen hatte, nach England
zurückkehrte, wurde er nicht nur äußerst
kühl empfangen, sondern von der Regierung statt einer Belobigung auf einen
untergeordneten Posten in Ceylon versetzt, von wo er später alt, vergrämt und
vergessen in die Heimat zurückkehrte.
Das Schicksal sorgte sogar dafür, daß er
noch die triumphale Rückführung der
sterblichen Überreste seines ehemaligen
Gefangenen von St. Helena nach Paris
miterleben und bitter zur Kenntnis nehmen mußte, daß der „General Bonaparte" in der Zwischenzeit wieder zum „Empereur Napoleon" aufgestiegen war.
Napoleons Heimkehr nach Paris im Dezember 1840 wurde mit den über die
Stadt donnernden Salutschüssen wie die
Triumphfahrt des nach einer großen
Schlacht siegreich einrückenden Kaisers gewürdigt. Vor der Begräbnisfeier-
lichkeit wurde es Dr. Guillard gestattet,
den Leichnam nach Öffnung des Sarges
für wenige Minuten zu untersuchen.
Dr. Chaplin gab in seiner Monographie

The Illness and Death of Napoleon Bonaparte, die 1913 veröffentlicht wurde, den knappen Bericht dieser Begutachtung wieder: Demnach war man über die hervorragende Konservierung des Leichnams überrascht, die dem tropischen Klima auf St. Helena zugeschrieben wurde. Nach dem Bericht Guillards schien „der Bart nach dem Tode gewachsen zu sein. Die Wangen waren voll, und die Gesichtshaut fühlte sich weich und geschmeidig an. Die Züge des Empereurs waren so wenig verändert, daß sein Antlitz sofort von jenen wiedererkannt wurde, die ihn lebend gekannt hatten, und er erweckte im ganzen den Eindruck, erst kürzlich begraben worden zu sein."

Diese Art der Mumifizierung eines Leichnams in den Tropen ist erfahrenen Gerichtsmedizinern geläufig, war aber für viele sicher ein weiterer geheimnisvoller Beitrag zu der Legende, die sich um diese kometengleiche Erscheinung zu bilden begann. Leider wurden die beiden Silbergefäße, die in noch unveränderter Lage das Herz und den Magen Napoleons enthielten, vor der Schließung des Sarges nicht herausgenommen, wodurch die letzte noch vorhanden gewesene Möglichkeit einer genauen und objektiven Begutachtung jenes Organs, das an seinem Tode die Schuld trug, für immer vertan war.

Nachdem der Sarg wieder verschlossen und die Tore des Invalidendomes weit geöffnet worden waren, erhoben sich bei der weithin vernehmbaren Ankündigung eines Herolds: *„L'Empereur!"* König Louis Philippe und sein ganzes Gefolge ehrfürchtig und blickten genau so ergriffen wie die dahinter sich drängende Menschenmenge auf ihren feierlich aufgebahrten Kaiser.

Bei seiner Krönung zum Kaiser in der Kathedrale zu Nôtre-Dame hatte Napoleon seinem Bruder Joseph einst zugeraunt: „Wenn uns unser Vater jetzt sehen könnte!" War dies in seinem Leben der glanzvolle äußere Höhepunkt gewesen, so beschloß die triumphale Heimkehr aus dem Exil nach Paris seine ungewöhnliche Lebensbahn mit einem Höhepunkt anderer Art, den ihm seine Franzosen bereiteten und den viele, die dabei anwesend waren, mit den Worten kommentierten: „Wenn er diesen Triumph selbst miterleben hätte können!"

Mit ähnlicher Genugtuung hätte er aber auch erlebt, wie nobel und wirkungsvoll zugleich ihn England im Jahre 1900 rehabilitierte und die in seinem Testament proklamierte Prophezeiung erfüllte, die lautete: „Ich sterbe vorzeitig, hingerichtet durch die englische Oligarchie und ihren gedungenen Mörder. Das englische Volk wird nicht anstehen, mich dafür zu rächen." Mit der formellen Anklage der englischen Regierung von 1821 durch den früheren Premierminister Lord Rosebery wurde Napoleon vor dem Tribunal der Geschichte Rechnung getragen und seine Prophezeiung, das englische Volk werde ihn dereinst rächen, erfüllt.

Nicht nur die Franzosen, auch die Engländer haben Napoleon schon wenige

Jahrzehnte nach seinem Tod offenbar weitgehend verziehen, daß er für seine selbstsüchtigen, ehrgeizigen Pläne Millionen von Menschen ins Unglück stürzte oder gar in den Tod trieb. Auch Napoleon gelang es – so wie später Hitler –, Frankreich und die Welt glauben zu machen, daß er den Frieden wünschte, während sich in Wirklichkeit sein unternehmender Geist bereits längst über die Gegenwart hinausschwang und nach Möglichkeiten suchte, seine weltumspannenden Machtträume zu verwirklichen. Auch Napoleon benutzte den Enthusiasmus seiner Landsleute mit kluger Berechnung für eitle, ganz persönliche Ziele, nämlich zum „Herrn der Welt" emporzusteigen, wie er 1800 als Premierkonsul seinem Bruder Joseph verriet. Ähnlich wie Hitler gab auch er sich phantastischen strategischen Träumereien hin, die den Spuren Alexander des Großen folgten, und auch er pflegte seine politischen Prophezeiungen mit einem Anflug von Aberglauben auszuschmücken, wenn er sagte: „Es ist mir noch nie etwas begegnet, was ich nicht vorausgesehen hätte ... und ich habe eine gleiche Vorahnung der Zukunft und weiß gewiß, daß ich das Ziel erreichen werde, das ich mir vorsetze." Wenn die Nachwelt mit ihrem Urteil dennoch die eitle Ruhmsucht, die persönliche Gier nach Macht und die brutalen Eroberungskriege mit ihren ohne die geringsten Gewissensbisse einkalkulierten Hekatomben von Menschenopfern dem Kaiser der Franzosen nicht allzu schwer ankreidete, dann wohl deshalb, weil bei all der Grausamkeit der Feldzüge sein Wirken – abgesehen von Einzelfällen von Willkür – frei war von jenen Menschenrechtsverletzungen größten Ausmaßes und verbrecherischen Massenmorden bis hin zum Völkermord, wie sie den nationalsozialistischen und sowjetischen Machthabern und ihren Führern Hitler und Stalin angelastet werden müssen.

Die Maxime seines Handelns war eben neben Tapferkeit, Härte und Willenskraft stets gleichzeitig auch bestimmt von Begriffen wie Liebe, Ehrenhaftigkeit und Ritterlichkeit, wodurch Napoleon der Nachwelt als große Persönlichkeit mit humanistischem Rechtsempfinden, Toleranz und liebesfähiger Gefühlswelt in Erinnerung bleibt. Deshalb wird auch heute noch kaum jemand ohne eine gewisse Ehrfurcht beim Besuch des Invalidendoms vor dem Sarkophag Napoleons verweilen.

* * *

LITERATUR

ABBATUCCI, S.: L'hépatite suppurée de Napoléon Ier à Sainte-Hélène. In: Presse medicale 63, 1934

ALBERT-SAMUEL, Colette: Napoléon à Sainte-Hélène. Bibliographie 1955–1971. In: Revue de l'Institut Napoléon, Nr. 120, 1971

ANDREWS, Edward .: The diseases, death and autopsy of Napoleon. In: Journal Amer. Ass. 1895

ANTOMMARCHI, Francesco: Les derniers moments de Napoléon. Paris 1898 (Erstausgabe 1825)

ARETZ, Paul: Napoleons Gefangenschaft und Tod. Dresden 1924

ARNOTT, Archibald: An account of the late illness, disease and post-mortem examination of Napoleon Bonaparte. London 1822

AUBRY, Octave: Sankt Helena. Der Tod des Kaisers. Zürich 1950

AUBRY, Octave: Napoleon privat. Erlenbach-Zürich, Leipzig 1940

AYER, Wardner D.: Napoleon Buonaparte and schistosomiasis. In: Journal Amer. Ass. 1966

BANKL, Hans: Viele Wege führen in die Ewigkeit. Wien München Bern 1990

BAUDOUIN, M.: Remarques cliniques sur da dernière maladie de Napoléon.
In: Gaz. med., Paris 1901

BELLINI, Angelo: Igiene della pelle. Milano 1900

BERTAUT, Jules: Napoléon ignoré. Paris 1951

BERTRAND, Henri-Gratien: Cahiers de Saint Hélène de chiffres. Par Fleuriot de Langles, Paris 1950

BETT W. R.: An Hypothalamic Interpretation of History. In: Bulletin of the History of Medicine, Vol. 27, 1953

BOUHLER, Philipp: Napoleon. Kometenbahn eines Genies. München 1942

BRETON, Guy: Napoleon and his ladies. London 1965

BRICE, Raoul: The Riddle of Napoleon. London 1937

BROCK, Russel: Napoleon's death. In: The Lancet, 3. Februar 1962

CABANES, Augustin: Napoleon et la gale. In: Journal des maladies curanées et syphilitiques. 1892

CAULAINCOURT, Armand Augustin Louis Marquis de: Unter vier Augen mit Napoleon. Denkwürdigkeiten des Generals Caulaincourt. Übers., Auswahl und Bearb. von Friedrich Matthaesius. Bielefeld, Leipzig 1937

CHANDLER, David Geoffrey: Napoleon. München 1974

CHAPLIN, Arnold:, The illness and death of Napoleon Bonaparte. London 1913

CHEVALIER, A. G.: Die kaiserlichen Leibärzte. In: Ciba-Zeitschrift Nr. 75, S. 2578, 1940

CHEVALIER, A.G.: Napoleon and his physicians. Ciba-Symposia, 1941

CHEVALIER, A.G.: Krankheiten und Tod Napoleons. In: Ciba-Zeitschrift Nr. 75, S. 2590, 1940

CRONIN, Vincent: Napoleon. London 1971

DIBLE, J. H.: Napoleon's Surgeon. London 1970

DUMAS, Alexandre: Napoleon Bonaparte. Berlin, o.J.

EBSTEIN, Erich: Napoleon. Leipzig 1926

FLEURIOT DE LANGLE, Paul: Napoléon et son geôlier. Paris 1952

FORSHUFVUD, Sten: Who killed Napoleon? London 1961

FORSHUFVUD, Sten: Arsenic content of Napoleon's hair probably taken immediately after his death. In: Nature, 14. Okt. 1961 (London)

FRÉMEAUX, Paul: Napoleons letzte Tage auf St. Helena. Berlin 1912

GANIERE, Paul: Corvisart: Médecin de Napoléon. Paris 1951

GANIERE, Paul: La mort de l'Empereur: L'Apothéose. Paris 1962

GEYL, Pieter: Napoleon: For and against. Utrecht 1846, London 1964

GODLEWSKI, Guy: Napoleons letzte Krankheit. In: Ciba-Zeitschrift Vol. 5, S. 94 (Aux confins de la vie et de la mort. Paris 1957)

GROEN, J.-J.: La derniere maladie et la cause de mort de Napoléon. In: Etude psychologique, historique et medicale. Leiden 1962

HENRY, Walter: Surgeon Henry's trifles. London 1970

HERRE, Franz: Napoleon Bonaparte. Wegbereiter des Jahrhunderts. München 1988

HILLEMAND, Paul: Pathologie de Napoléon. Paris 1970

KALIMA, Tano: De quelle maladie est mort Napoléon? In: Acta chirurg. scand. 72, 1, 1932

KARLEN, A.: Nicht Wellington besiegte Napoleon bei Waterloo. Wien 1985

KEITH, Arthur: The history and nature of certain specimens alleged to have been obtained at the post mortem on Napoleon the Great. In: Brit. Med. Journal, 1913

KEMBLE, James: Napoleon immortal. The medical history and private life of Napoleon Bonaparte. London 1959

KEMBLE, James: St. Helena during Napoleon's exile. London 1969

KIRCHEISEN, Friedrich Max: Selbstmörder Napoleon? In: Münchner Med. Wochenschrift, S. 503, 1933

KNOTT, J.: The fatal illness and death of Napoleon the Great. In: Journal of Irish Med. Ass., 1913

KORNGOLD, Ralph: The last days of Napoleon. London 1960

LAURENT, P. M, Histoire de Napoleon I. Paris 1870 (darin zahlreiche Illustrationen von Horace Vernet)

LUDWIG, Emil: Napoleon. Berlin 1931

MANFRED, Albert Zacharović: Napoleon Bonaparte. Berlin Ost 1978

MARTINEAU, Gilbert: Napoléon à Sainte-Hélène 1815–1821. Paris 1981

MASSON, Frédéric: Napoléon dans sa jeunesse, 1769–1793. Paris 1922

MAUROIS, André: Napoleon. Reinbek bei Hamburg 1966

MÉNEVAL, Claude François de: Napoleon und Marie-Louise. Geschichtliche Erinnerungen. 2 Bde. Berlin 1906

METS de, A.: Comment mourut Napoléon. In: Revue de la Corse ancienne et moderne. Antwerpen 1931

MONTHOLON, Charles-Tristan de: Geschichte der Gefangenschaft Napoleons auf St. Helena. Leipzig 1846

MONTHOLON, Charles-Tristan de: History of the captivity of Napoleon. London 1847

NAPOLÉON, Bonaparte: Lettres de Napoléon à Joséphine. Paris 1891

NAPOLEON, Bonaparte: Mein Leben und Werk. Aus dem Gesamtwerk ausgewählt und herausgegeben von Paul und Gertrude Aretz. Berlin 1936

NEUREITER, F.: Ein Bericht über die Sektion der Leiche Napoleons I. In: Wiener Med. Wochenschrift 44, 1901, 1921

O'MEARA, Barry E.: Napoleon in exile. London 1882

PEVERIL V. D. PICK, W.: Das Leben des Kaisers der Franzosen Napoleon Bonaparte. 8 Bände, Danzig 1827

REUBEN, F.: The Emperors Itch. The Legend Concerning Napoleon's Affliction. New York 1940

RICHARDSON, Frank: Napoleon's Death – An Inquest. o. O. o. J.

SAVANT, Jean: Napoleon wie er wirklich war. Bern 1955

SAVANT, Jean: Les amours de Napoléon. Paris 1956

SCHIFF, Leon: Diseases of the Liver. Philadelphia 1975

SOKOLOFF, Boris: Napoleon: A Doctor's biography. New York 1937

TISCHNER, R.: Napoleon und die Homöopathie. Leipzig 1933

TULARD, Jean: Napoleon oder Der Mythos des Retters. Eine Biographie. Tübingen 1978

WAIRY, Louis Constant: Mémoires sur la vie privée de Napoléon, sa famille et sa cour, Paris 1830

WALLACE, D.: How did Napoleon die? In: Med. Journal Aust., 1964

WENCKER-WILDBERG, Friedrich und KIRCHEISEN, Friedrich Max: Napoleon: Die Memoiren seines Lebens. 14 Bände, Wien, Hamburg, Zürich, 1930/31.

WHIPPLE, Wayne: The story-life of Napoleon, New York 1904

WOLFF, G.: Die letzte Krankheit Napoleons. In: Med. Wochenschrift, 1963

ADOLF HITLER

Alles, was ihr seid, seid ihr durch mich,
und alles, was ich bin,
bin ich nur durch euch allein.

Der „Führer" an sein Volk,
30. Jänner 1936

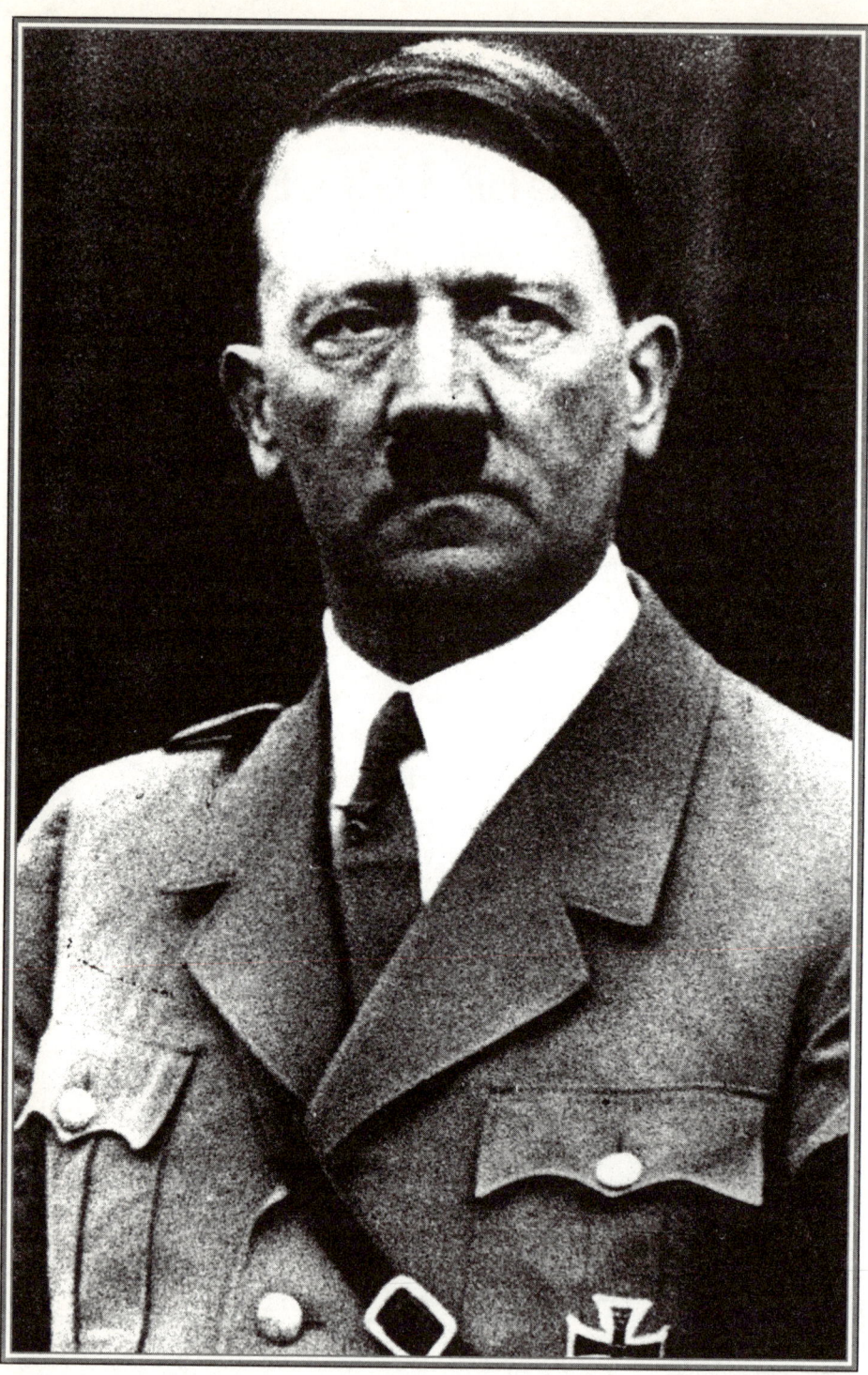

Das vielschichtige Phänomen Adolf Hitler, eine Gestalt, die zum weltgeschichtlichen Ereignis schlechthin wurde, kann wohl auch in Zukunft kaum mehr vollständig ergründet werden. Man spricht gerne von einem gewaltigen, alles bisher Dagewesene sprengenden Ausbruch von Energie, der es ihm möglich machte, sich allein aus eigener Kraft vom armen und namenlosen Unbekannten zum – wenn auch nur für kurze Zeit – unumschränkten Herrn über Deutschland und fast ganz Europa zu machen. Indem er über eine erstaunliche Sicherheit verfügte, den Geist, die Ängste und die Hoffnungen der Menschen jener Epoche zu artikulieren, wurde er für die Menschen zum herausragenden Repräsentanten des gesamten zeitgenössischen Denkens in Deutschland. Überzeugend verstand er es, die für die Nöte des Volkes verantwortlichen politischen Umstände in einfachster Form verständlich zu machen und den Unmut, die Enttäuschungen und die Protestwünsche deckungsgleich mit seinen eigenen Empfindungen den Massen glaubhaft zu präsentieren. In dieser zweifellos außerordentlichen Begabung muß ein wesentliches Element seiner Entwicklung zur „historischen Größe" gesehen werden, wenn man diesem Begriff die schon oben erwähnte Definition Jacob Burckhardts zugrunde legt, der in seinen *Weltgeschichtlichen Betrachtungen* meinte: „Die Bestimmung der Größe scheint zu sein, daß sie einen Willen vollzieht, der über das Individuelle hinausgeht", wobei er vor allem auf die Bedeutung einer „geheimnisvollen Koinzidenz" zwischen dem Egoismus des einzelnen Individuums und dem Willen der Gesamtheit hinwies.

So gesehen verkörperte Adolf Hitler in der Tat all die vielfältigen, unter der Oberfläche des Alltags brodelnden Stimmungen jener Zeit, die er in seiner Person wie in einem Brennglas gebündelt vereinte und mit geradezu magischer Sicherheit zur Wirkung brachte. Seine politische Begabung sowie seine dämonische Überzeugungskraft als Volksredner ermöglichten es ihm, ungeahnte kollektive Kräfte freizumachen und für seine „evolutionären Ziele" einzusetzen. Da seine politischen Zielsetzungen alle der Verwirklichung seiner fixen Wahnideen – Vernichtung des Bolschewismus, Ausrottung des Judentums und gewaltsame Erweiterung des deutschen Lebensraumes nach Osten – dienten, versuchte er mit Erfolg, diese geballte und immer von neuem angeheizte Energie eines ganzen Volkes nach außen zu wenden, wodurch es ihm möglich wurde, die Kräfte, die er entfesselt hatte, zumindest über lange Zeit unter seiner Kontrolle zu behalten. Während im Verlaufe der Geschichte Revolutionen in der Regel ihre eigenen Kinder verschlingen, entging Hitler diesem Schicksal, denn er ist, wie Trevor-Roper sich ausdrückt, „der Rousseau, der Mirabeau, der Robespierre und der Napoleon seiner Revolution" in ein und derselben Person. Wenn jedoch Alan Bullock von Hitlers „moralischem und intellektuellem Kretinismus" spricht, dann trägt eine solche Subsumierung von Begriffen wenig zum besseren Verständnis des Mythos um dessen Person bei. Denn sowenig man die moralische Dimension, innerhalb der sich Hitler bewegte, überhaupt zu diskutieren braucht, so problematisch erscheint die simple Abwertung der intellektuellen Fähigkeiten eines Mannes, der immerhin zumindest bis zu Kriegsbeginn eine Vielfalt politischer Situationen sehr logisch, realistisch und objektiv einzuschätzen verstand. Schrieb Kurt Tucholsky, der ebenso wie viele in- und ausländische Politiker Hitler gefährlich unterschätzte, noch die Worte: „Den Mann gibt es gar nicht, er ist nur der Lärm, den er verursacht", so gab es für viele ein böses Erwachen, als sich dieser Mann nach 1933 „als ein überaus tatkräftiger, einfallsreicher und effizienter Macher erwies", wie sich Sebastian Haffner ausdrückte. Dennoch darf man die intellektuellen Fähigkeiten Hitlers nicht überbewerten. Vielmehr muß man in Rechnung stellen, daß seine innen- und außenpolitischen Erfolge vom Ende der zwanziger Jahre bis zu Kriegsbeginn fast nie gegen einen starken Gegner erzielt wurden und vieles schon im Fallen begriffen war, bevor er sich ernsthaft in Szene setzte. In Hinblick auf die spektakulären Leistungen, die die Welt von 1933 bis 1938 in Staunen versetzten, vertreten Ewiggestrige auch heute noch die Meinung, Hitler hätte im Grunde richtig begonnen, sei jedoch in der Folge entschieden zu weit gegangen. Hätte er sich, so wird argumentiert, bis zur Eingliederung Österreichs, ja vielleicht sogar bis zur Besiegung Polens mit seinen Erfolgen zufrieden gegeben, so würde man ihn heute als den bedeutendsten Politiker und Staatsmann der deutschen Geschichte feiern, der den Traum Bismarcks von der Schaffung eines „Großdeutschen Reiches" Wirklichkeit werden ließ. Wer so denkt, zeigt allerdings nur, daß er die Persönlichkeitsstruktur und die psychologischen Triebkräfte, die nach Erreichung starr vorgegebener Zielsetzungen strebten und Hitlers gesamtes Tun und Handeln bestimmten, überhaupt nicht begriffen hat. War doch in seinen Wahnideen der Krieg mit Rußland schon von Anfang an unverrückbar vorprogrammiert, ebenso die Vernichtung des Marxismus sowie die Ausrottung des Judentums in Europa, in dem er die größte Gefahr bei der Verwirklichung seines ihm „von der Vorsehung zugedachten geschichtlichen Auftrags" erblickte.

Um ein tieferes Verständnis des Phänomens Hitler zu erwerben, reicht das Studium der inzwischen zahlreich erschienenen, mehr oder weniger objektiven Biographien nicht aus, selbst wenn darin sein politischer Werdegang bis zum unumschränkten Herrscher über Leben und Tod von Millionen von Menschen sorgfältig in das gesamteuropäische politische Umfeld eingebettet dargestellt wird. Die Gestalt selbst, nach den Worten von Joseph Stern das bedeutendste Einzelphänomen ihrer Zeit, ihre Wirklichkeit sowie ihr Mythos wurden nämlich in den traditionellen Biographien kaum ausreichend dargestellt, wenn auch da und dort ausführlicher auf psychopathologische Charakteristika eingegangen wurde. Es erscheint deshalb lohnend, aufbauend auf eine sorgfältige biographische Anamnese, die abnorme Persönlichkeitsstruktur Hitlers, seine besonderen psychischen Merkmale und seine in einen menschlichen Normenkatalog kaum einfügbaren Handlungen aus rein ärztlicher Sicht unter die Lupe zu nehmen. Man kann sich dabei auf eine ganze Reihe wertvoller Vorarbeiten prominenter Psychologen, Neurologen, Psychohistoriker und Psychiater stützen. Sie beschäftigten sich mit der Frage des Einflusses so wichtiger Prägefaktoren wie Familie und Schule auf die Identitätsfindung und Persönlichkeitsformung, insbesondere auf die das Innenleben Hitlers kennzeichnende „menschliche Destruktivität" und mit den möglichen Auswirkungen seiner späteren Parkinsonschen Erkrankung. Sie befaßten sich nicht zuletzt mit verschiedenen seiner Handlungen, um schließlich unter Zugrundelegung der ungewöhnlich aufschlußreichen kriminalpsychologischen Analyse de Boors an die entscheidende Frage zu gelangen: Was war Hitler eigentlich – Mensch, Übermensch oder „Untermensch"?

Wenn auch bei dem Versuch einer solchen medizinischen Zusammenschau kaum neue Aspekte zutage treten werden, so kann man doch wenigstens hoffen, vor den Augen des Lesers ein abgerundeteres und von manchen Klischees gereinigtes Bild erstehen zu lassen und so zu einem tieferen Verständnis dieser ephemeren Erscheinung am Horizont der Weltgeschichte beizutragen. Nicht zuletzt durch den Zerfall des sowjetischen Imperiums, ausgelöst durch *Perestrojka* und *Glasnost,* ist das Interesse an seiner Person und an seiner Politik wieder besonders lebendig geworden. Und für viele Menschen, die sich daran noch erinnern können, vor allem aber für jene Mehrheit, die diese apokalyptische Epoche nicht miterlebt hat und für die heute das Auftreten Hitlers zeitlich fast ebenso weit entfernt zu liegen scheint wie jenes von Napoleon, ist der Wunsch lebhafter geworden, mehr als nur Schlagworte über das Phänomen Hitler zu erfahren.

DIE BIOGRAPHISCHE ANAMNESE

HERKUNFT UND FAMILIÄRES UMFELD

Kaum eine zweite historische Persönlichkeit war so intensiv und konsequent zeit ihres Lebens darum bemüht, sich jedem menschlichen Annäherungsversuch zu entziehen und alles Intime und Persönliche hinter einem undurchdringlichen Schleier zu verbergen. Das beginnt schon bei der Genealogie seiner Familie, auf die Hitler niemals eingehender zu sprechen kommen wollte und die er wie die Ahnen einer mythischen Gestalt in einem geheimnisvollen Dunkel zu belassen gedachte. Der tiefere Grund dafür dürfte allerdings nicht nur im steten Bemühen um eine Hochstilisierung seiner Person gelegen haben, sondern auch in der berechtigten Angst, die Nachforschungen über seine „Sippe" könnten dem lautstark missionierenden „Apostel reinen Deutschtums" böse Überraschungen bereiten.

Die Merkwürdigkeiten beginnen schon mit den Eintragungen im katholischen Taufbuch der Stadt Braunau anläßlich der am 20. April 1889 erfolgten Geburt des eher schwächlichen, dunkelhaarigen und auffallend blauäugigen Knaben, der den Vornamen Adolf erhielt. Die Angaben des Braunauer Stadtpfarrers bezüglich der Namen der Eltern des Kindes, Alois Hitler und Klara Hitler, geborene Pölzl, entsprechen nämlich nicht der vollen Wahrheit, weil der Vater Alois außerehelich – und nicht ehelich, wie im Taufschein vermerkt – als Sohn der Maria Anna Schicklgruber zu Welt gekommen war. Da dies aus genealogisch-dokumentarischer Sicht einen Makel darstellte, ergab sich später die berechtigte Frage, woher denn eigentlich Adolf Hitler wirklich stammte. Schon im Sommer 1921 waren deshalb unter führenden Mitgliedern der jungen NSDAP vage Gerüchte über eine angebliche jüdische Abstammung ihres „Führers" im Umlauf, und da Hitler auch im ersten Band seines Buches „Mein Kampf" vom Jahre 1925 die Antwort auf die Frage nach den Vorfahren seiner Eltern weitgehend schuldig blieb, rankte sich um dieses Thema bald ein streng gehütetes Mysterium.

Erste, für die späteren Biographen brauchbare Hinweise auf eine mögliche jüdische Herkunft Hitlers stammten aus dem Manuskript *Im Angesicht des Galgens*, das Hans Frank, der zum Tode verurteilte berüchtigte Generalgouverneur in Polen, in seiner Zelle in Nürnberg verfaßte und in dem er verriet: „Der Vater Hitlers war das uneheliche Kind einer in einem Grazer Haushalt angestellten Köchin namens Schicklgruber aus Leonding bei Linz ... Diese Köchin Schicklgruber, die Großmutter Adolf Hitlers, war in einem jüdischen Familienhaushalt mit Namen Frankenberger bedienstet, als sie ihr Kind gebar. Und dieser Frankenberger hat für seinen damals ... etwa neunzehnjährigen Sohn, mit der Geburt beginnend, bis in das vierzehnte Lebensjahr dieses Kindes der Schicklgruber Alimente bezahlt. Es gab auch einen jahrelangen Briefwechsel zwischen diesen Frankenbergers und der Großmutter Hitlers, dessen Gesamttendenz ... war, daß das uneheliche Kind der Schicklgruber unter den Frankenberger alimentenpflichtig machenden Umständen gezeugt worden war ... Demnach wäre dann Hitler selbst ein Vierteljude gewesen." Wenn auch inzwischen feststeht, daß diese Darstellung unrichtig ist, waren die Ergebnisse der Nachforschungen Franks ebenso wie die im wesentlichen gleichlautenden Resultate einer von Himmler veranlaßten Recherche im August 1942 für Hitler selbst Grund genug, an seiner rein arischen Herkunft ernstlich zu zweifeln.

Völlige Klarheit konnte auch durch neueste, bis vor kurzem noch unveröffentlicht gebliebene Dokumente nicht geschaffen werden; doch scheinen die von Werner Maser akribisch zusammengetragenen Fakten und die daraus gezogenen Schlüsse der tatsächlichen Wahrheit mit Abstand am nächsten zu kommen. In diesen Untersuchungen wurde zunächst der These vom jüdischen Großvater Hitlers entschieden widersprochen. Da nämlich Alois Schicklgruber am 7. Juni 1837 geboren wurde, müßte im Jahre 1836 ein Jude namens Frankenberger in Graz gelebt haben und Maria Anna Schicklgruber im gleichen Jahre in Graz angestellt gewesen sein. Beide Voraussetzungen treffen indes nicht zu: Weder in den Zweitbüchern der Israelitischen Kultusgemeinde noch in den „Geburtenzweitbüchern" der anderen Religionsgemeinschaften von Graz findet sich ein Frankenberger. Ein Alois Frankenberger taucht erst im Jahre 1900 erstmals auf; da dieser jedoch erheblich jünger als Alois Schicklgruber war, kommt er als dessen Vater naturgemäß nicht in Betracht. Ähnlich verhält es sich mit Maria Anna Schicklgruber, die ebenfalls weder im Grazer „Dienstbotenbuch" noch im Grazer „Bürgerbuch" zur fraglichen Zeit eingetragen war, was auch schon deshalb nicht möglich war, da sie als Untertanin der „Hochgräflichen Herrschaft Ottenstein" im niederösterreichischen Waldviertel lebte.

Durch die neuesten genealogischen Nachforschungen ist es gelungen, mehr Licht in die Frage nach der Identität von Hitlers Großvater zu bringen. Es konnte nämlich gezeigt werden, daß der unehelich geborene Alois, dessen Familienname Schicklgruber erst 1876 amtlich in Hitler geändert wurde, von seinem angeblichen Vater Georg Hiedler – die Schreibweise lautete auch Hüttler – nie als sein Kind anerkannt wurde, auch nicht, als dieser 1842 die Schicklgruber heiratete. Diese Ablehnung der Vaterschaft war verständlich, da der wirkliche Großvater Hitlers nämlich Georgs Bruder Johann Nepomuk Hüttler war. Dieser wohlhabende und verheiratete Johann Nepomuk hatte offensichtlich seinen Bruder Georg mittels entsprechender Zuwendungen überredet, die Mutter seines unehelich gezeugten Kindes Alois zu ehelichen, weil es ihm auf diese

Weise auch möglich wurde, den kleinen Alois als Kind in seinen Haushalt aufzunehmen, ohne daß die ahnungslose Gattin Verdacht schöpfen konnte. Damit
erklärt sich auch zwanglos, warum Alois seine Kindheit und frühe Jugend nicht
im Hause seiner Mutter, sondern in dem seines „Onkels" Johann Nepomuk Hüttler verlebte. Man versteht damit aber auch, wieso sich seit dessen Tod im
Jahre 1888 die finanzielle Situation Alois Hitlers so schlagartig zum Besseren
wandte. Fiel ihm doch, wie Maser zumindest wahrscheinlich zu machen versuchte, nach der Legitimierung des Namens Hitler im Jahre 1876 offenbar das
Vermögen Johann Nepomuks als dessen Universalerbe zu.

Dieser Großvater Adolf Hitlers väterlicherseits hat für die Genealogie seiner
Familie noch eine weitere Bedeutung. Johann Nepomuk Hüttler besaß nämlich
eine hübsche Enkelin mit Namen Klara Pölzl, die Alois ausnehmend gut gefiel
und die er deshalb als Hausgehilfin für seinen verwaisten Haushalt in Braunau
aufnahm – seine erste Frau war an Schwindsucht gestorben, seine zweite wegen eines ernsten Lungenleidens zu einem Kuraufenthalt gezwungen. Zunächst
nur in der Funktion eines Dienstmädchens und einer Kinderfrau für die beiden

DIE INZUCHT IN DER FAMILIE HITLERS

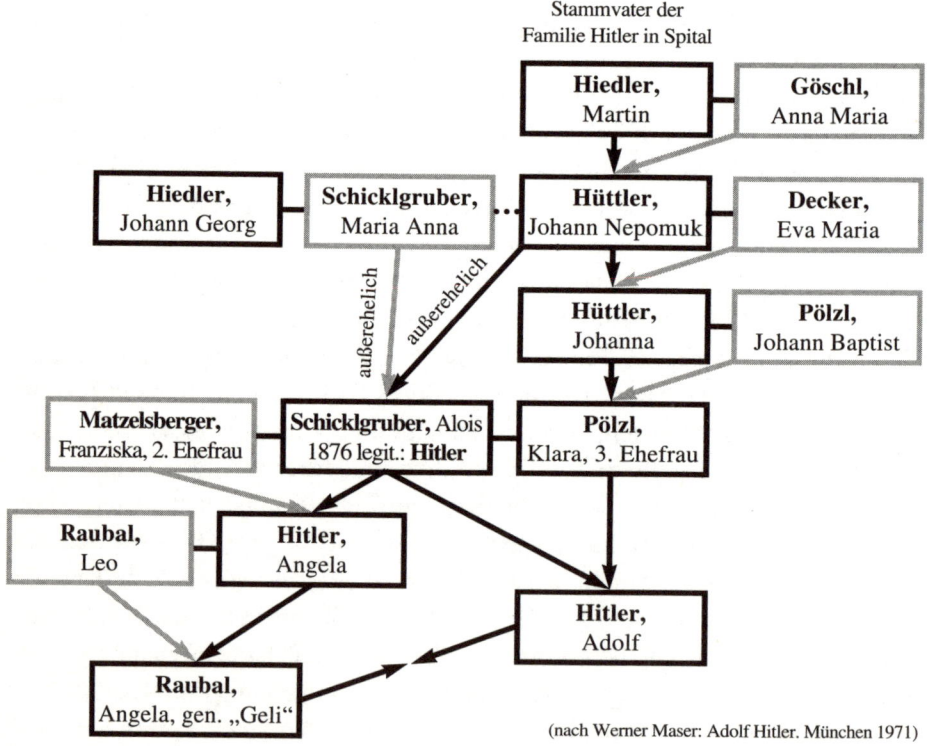

(nach Werner Maser: Adolf Hitler. München 1971)

aus zweiter Ehe stammenden Kinder Alois und Angela tätig, wurde sie bald zur Geliebten des Hausherrn, der schließlich nach dem Tod seiner zweiten Frau im Jahre 1884 die zu diesem Zeitpunkt vermutlich bereits schwangere Klara heiratete.

Doch nun zeigte sich, daß zur Schließung dieser dritten Ehe wegen „Verwandtschaft im zweiten und dritten Grad" ein Ehedispens der katholischen Kirche erforderlich wurde, der schließlich von Rom auch erteilt wurde. Der dieser Ehe entsprossene Adolf Hitler stellte aufgrund des Verwandtschaftsverhältnisses seiner Eltern somit das Produkt einer engen Inzucht dar, da Johann Nepomuk Hüttler nicht nur Adolfs Großvater väterlicherseits, sondern als Großvater seiner Mutter Klara zugleich auch sein Urgroßvater mütterlicherseits war. Da Adolf Hitler über diese Inzucht in seiner Familie informiert war, versteht man auch seine später wiederholt geäußerte Ablehnung, selbst Kinder zu zeugen – mußte er doch die berechtigte Sorge haben, aufgrund seiner Inzucht-Abstammung womöglich ein geistig oder körperlich behindertes Kind in die Welt zu setzen. Aus dieser Sicht bietet sich auch eine plausible Erklärung für Adolf Hitlers sexuelle Beziehungen zu seiner Nichte „Geli" Raubal an, da für die Genealogen eine derartige Fortsetzung von Inzestverbindungen ein relativ häufig anzutreffendes und charakteristisches Ereignis darstellt.

Da der Charakter der Eltern auf die Persönlichkeitsentwicklung eines Kindes unter allen prägenden Faktoren den stärksten Einfluß ausübt, erscheint die Frage berechtigt, ob die Eltern Adolf Hitlers zu seiner Entwicklung „zum späteren Ungeheuer", wie sich Erich Fromm ausdrückt, beigetragen haben könnten. Bei einem solchen analytischen Deutungsversuch soll zunächst die Rolle der Mutter, der für die sensible Phase der frühesten Kindheit ausschlaggebende Bedeutung zukommt, erörtert werden.

Von den meisten Biographen wird der Einfluß der Mutter auf die Bildung von Hitlers Charakter positiv bewertet. Wie Bradley Smith, der als zuverlässigste Quelle für Hitlers Jugend gilt, berichtet, waren sich alle, die Klara kannten, darüber einig, „daß der Mittelpunkt ihres Lebens ihre hingebungsvolle Liebe zu den Kindern war. Der einzige ernsthafte Vorwurf, den man ihr je gemacht hat, war, daß sie aufgrund dieser hingebungsvollen Liebe zu nachsichtig gegen sie war und daß sie so ihrem Sohn das Gefühl gab, etwas Besonderes zu sein." Da drei ihrer vor Adolf geborenen Kinder innerhalb eines einzigen Jahres verstorben waren – Otto unmittelbar nach seiner Geburt und Gustav sowie Ida an Diphtherie –, fand man nichts Ungewöhnliches darin, daß ihrem vierten Kind Adolf ihre ganze Sorge und Liebe galt. Lebte sie doch in der verständlichen Furcht, auch dieses Kind zu verlieren. Obwohl nach Aussage des Hausmädchens der Knabe stets „sehr gesund und munter" gewesen sei, hielt ihn die ängstlich umsorgende Mutter für besonders krankheitsanfällig, weshalb sie ihn auch mehr als drei Jahre lang an ihrer Brust ernährte. Durch diese übertriebene Verwöhnung, mit der die Mutter ihren Adolf zum umhätschelten Mittelpunkt der Familie machte, habe sich – so liest man gewöhnlich – eine sehr starke Beziehung zwischen ihr und Adolf aufgebaut. In der psychoanalytischen Studie von Alice Miller zu Hitlers Jugend wird diese so plausibel erscheinende Vereinfachung allerdings in Frage gestellt und bei Berücksichtigung von Hitlers späterer distanzierter und kalter Beziehung zu den Menschen und im besonderen seiner recht eigenartigen Beziehungen zu Frauen (einschließlich seiner pervertierten sexuellen Neigungen) die These vertreten, daß er in seiner frühen Jugend von keiner Seite wirkliche Liebe erfahren zu haben scheint.

Betrachtet man die Ereignisse, die Adolfs Geburt vorausgingen – innerhalb kürzester Zeit die Geburt und das Sterben von drei Kindern hinnehmen zu müssen und bereits im Todesjahr ihres Töchterchens Ida wieder geschwängert worden zu sein –, dann darf man annehmen, daß die noch nicht verarbeitete Trauer um ihre verstorbenen Kinder und die Angst, daß ihr auch das soeben geborene vierte Kind wieder durch den Tod entrissen werden könnte, eine starke innere Unruhe der Mutter zur Folge haben mußte. Man kann deshalb gar nicht erwarten, daß der Säugling, auf den sich dieser angstvolle Unruhezustand der Mutter übertrug, in der ersten symbiotischen Phase neben ihr ein Gefühl der Ruhe, des Glücks und der wohligen Geborgenheit vermittelt bekam.

Im Falle Hitlers kommt aber noch ein anderer Umstand hinzu, der gegen die Annahme der meisten Biographen spricht, er sei in seiner Kindheit mit einem Übermaß an mütterlicher Liebe überschüttet worden. Wenn auch aus der Mehrzahl der vorliegenden Dokumente hervorgeht, daß Hitler seine Mutter aufrichtig liebte und ihr Bild bis an sein Lebensende stets mit sich führte, so darf man doch nicht übersehen, daß er ihr gegenüber als Kind auch enttäuschte Gefühle und manche Verbitterung hegte, die allerdings ins Unbewußte verdrängt wurden. Mußte er doch in seiner Kindheit immer wieder mit schmerzlicher Enttäuschung erleben, daß seine Mutter ihm bei den oft sehr harten Maßregelungen durch den Vater nicht die geringste Hilfe angedeihen ließ, sondern ängstlich schweigend und tatenlos den Demütigungen und Mißhandlungen zusah. Dies machte sie in seinen Augen zweifellos mitverantwortlich und ließ sie mit den Handlungen des strengen Vaters solidarisch erscheinen.

Aus diesem Erleben seiner Mutter als blind ergebene, ja hörige Dienstmagd ihres Gatten, den sie zeitlebens nur schüchtern mit „Onkel Alois" anzusprechen wagte, dürfte auch Hitlers spätere Verachtung der Frau und sein „tiefsitzender antiweiblicher Affekt" erwachsen sein. Seine Mutter scheint ihm aber auch jenes Vorbild an Weiblichkeit gegeben zu haben, das ihm in „Mein Kampf" bei der psychologischen Charakterisierung der Masse vorschwebte, wenn er meinte: „Die Psyche der breiten Masse ist nicht empfänglich für alles Halbe und Schwache. Gleich dem Weibe, dessen seelisches Empfinden weniger durch Gründe abstrakter Vernunft bestimmt wird als durch solche einer undefinierbaren, gefühlsmäßigen Sehnsucht nach ergänzender Kraft, und das sich deshalb lieber dem Starken beugt als den Schwächling beherrscht, liebt auch die Masse mehr den Herrscher als den Bittenden und fühlt sich im Innern mehr befriedigt durch eine Lehre, die keine andere neben sich duldet, als durch die Genehmigung liberaler Freiheit; sie weiß mit ihr auch meist nur wenig anzufangen und fühlt sich sogar leicht verlassen. Die Unverschämtheit ihrer geistigen Terrorisierung kommt ihr ebensowenig zum Bewußtsein, wie die empörende Mißhandlung ihrer menschlichen Freiheit, ahnt sie doch den inneren Irrsinn der ganzen Lehre in keiner Weise. So sieht sie nur die rücksichtslose Kraft und Brutalität ihrer zielbewußten Äußerungen, der sie sich endlich für immer beugt." Deutlicher könnte seine unterwürfige Mutter nicht beschrieben werden, die ihm durch ihr enttäuschendes Verhalten schon in seiner Kindheit unwillkürlich bestätigte, daß man nur durch skrupellose Brutalität siegen könne. Aber auch seine pervertierten sexuellen Neigungen lassen darauf schließen, daß eine ungetrübte und warme Vertrautheit mit seiner Mutter kaum bestanden haben konnte. Erscheint es doch geradezu undenkbar, daß ein Mann, der als Kind die zärtliche Liebe seiner Mutter erfährt, derartigen sado-masochistischen Zwängen unterworfen sein kann, wie sie später noch zu schildern sein werden.

Die auf grenzenlose Verwöhnung aufgebaute Mutterbindung trug hingegen ohne Zweifel am stärksten zur Entwicklung von Hitlers extremem Narzißmus und seiner typischen Passivität bei. Indem die Mutter ihn nie zurechtwies und ihm ihre grenzenlose Bewunderung schenkte, hatte er schon früh die Überzeugung, „wunderbar zu sein, ohne daß er sich irgendwie anzustrengen brauchte." Hatte er Wünsche, so wurden sie ihm von der Mutter erfüllt, ohne daß er sich dabei selbst bemühen mußte, und zeigte sie sich einmal widerwillig, so wußte er sie durch geschickte Inszenierung eines Wutanfalles rasch eines Besseren zu belehren. Eine solche Überfürsorglichkeit ruft beim Kind häufig das Gefühl einer Umklammerung und einer Einbuße seiner Selbständigkeit hervor, die mit Rückzugstaktik und Einkapselung beantwortet wird, und wir wissen, daß durch eine solche Mutterbeziehung die altersentsprechende Differenzierung und Integration der Persönlichkeit erschwert werden kann. In extremen Fällen können dabei sogenannte „Tötungswünsche" entstehen, die auf eine gewaltsame Loslösung von der Mutter abzielen und beim Kind dann unbewußt tiefe Schuldgefühle zurücklassen, die zu aggressiven Abwehrhandlungen, Verdrängungsmechanismen und Projektionen verschiedenster Art führen, wie wir sie später bei mehreren primärpersönlichen Charakterzügen Hitlers antreffen.

Diese Phase der Verwöhnung ging 1894 mit der Geburt seines Bruders Edmund zu Ende, der den nunmehr fünfjährigen Adolf aus seiner alleinigen Favoritenstellung bei der Mutter verdrängte. Daß dieses Ereignis im Gegensatz zu landläufigen Annahmen von dem kleinen Hitler nicht als konkurrierendes Element empfunden wurde, sondern daß er „das Jahr nach der Geburt seines Bruders in vollen Zügen genoß", versuchte Erich Fromm mit seiner Hypothese einer frühen „malignen inzestuösen Verbundenheit" mit der Mutter zu erklären. Indem mit dieser These eine kausale Verbindung zwischen der verwöhnenden Liebe durch die Mutter und Adolfs Entwicklung zu einem eiskalten, destruktiven und hochgradig narzißtischen Charakter hergestellt wird, ergibt sich die begründete Annahme, daß, so Fromm, „Hitlers Fixierung an seine Mutter bis zum Alter von fünf Jahren ohne Wärme und Herzlichkeit war; daß er kalt blieb und nicht aus seiner narzißtischen Schale auszubrechen vermochte; daß die Mutter für ihn nicht die Rolle einer wirklichen Person spielte, sondern zu einem Symbol der unpersönlichen Macht der Erde, des Schicksals und des Todes wurde. Auf diese Weise ließe sich verstehen, warum die Geburt eines Bruders nicht Ursache für einen Rückzug von der Mutter zu werden brauchte. In der Tat, falls es Tatsache wäre, daß er ihr gefühlsmäßig niemals nahestand, würde man nicht einmal sagen können, daß er sich von ihr zurückzog. Diese Hypothese würde auch erklären, warum Hitler sich später niemals in mütterliche Figuren verliebte und warum sich das Band zur wirklichen, als Person erlebten Mutter durch ein Band zu Blut, Boden, Rasse und schließlich Chaos und Tod ersetzen ließ."

Um diese Ausführungen verständlicher zu machen, muß darauf hingewiesen werden, daß eine „inzestuöse Bindung", in der sich das Kind zur Mutter sexuell hingezogen fühlt, ein völlig normaler Vorgang ist, der zeigt, daß die Mutter für den kleinen Knaben zu einer Person, nämlich zu einer Frau geworden ist. Pathologische Bedeutung bekommt eine solche inzestuöse Bindung nur dann, wenn sie in der Pubertätszeit nicht gelöst wird. Bei einer solchen neurotischen Entwicklung bleibt der Mann zeitlebens von seiner Mutter oder ihren Ersatzfiguren abhängig.

Während man nun diesem Typ der inzestuösen Fixierung des Kindes an die Mutter sehr häufig begegnet, gibt es die weitaus seltenere Variante der bösartigen, malignen inzestuösen Fixierung, die von Fromm als eine der Wurzeln der Nekrophilie angesehen wird. Solche Kinder entwickeln charakteristischerweise niemals warme erotische und später sexuelle Gefühle zu ihrer Mutter und hegen auch nicht das Verlangen, zu ihr in einem besonderen Naheverhältnis zu stehen. Sie verlieben sich später auch nie in Mutter-Ersatzfiguren, sondern für sie stellt die Mutter eher ein Phantomgebilde denn eine reale Person dar – die Mutter wird zu einem Symbol. Kinder mit einer solchen „malignen inzestuösen Bindung" an die Mutter bleiben zeitlebens kalt, narzißtisch und unfähig zu echten Gefühlsreaktionen. Diese Sicht deckt sich mit der These Rudolph Binions, der die Bedeutung der frühkindlichen Beziehung zwischen Adolf und Klara Hitler darin sieht, daß Deutschland später für Hitler symbolisch den Platz seiner Mutter einnahm.

Während Hitlers Mutter eine einfache, ungebildete, vom Leben eher enttäuschte, im Ganzen aber doch sympathisch wirkende Frau gewesen zu sein scheint, war sein Vater eine weit weniger einnehmende Figur. Als uneheliches Kind geboren und im Hause seines vermeintlichen Onkels Johann Nepomuk Hüttler aufgewachsen, zog er schon im Alter von dreizehn Jahren in die Ferne, um das Schuhmacherhandwerk zu erlernen. Doch bereits 1855 gelang es ihm, mit dem Eintritt in die Finanzwache als Beamter seine soziale Stellung erheblich zu verbessern. Daß er ohne ausreichende Schulbildung, nur durch autodidaktische Arbeit schon fünf Jahre später zum „k.k. Zollamtsoffizial" in Braunau am Inn aufsteigen konnte, zeugt nicht nur von außergewöhnlicher Intelligenz und ungewöhnlichem Bildungshunger, sondern auch von einer bemerkenswerten Zielstrebigkeit und konsequenten Ausdauer. Drängt sich bereits hier ein Vergleich mit der späteren Entwicklung seines Sohnes Adolf auf, so finden wir noch andere auffallend ähnliche Eigenschaften bei beiden wieder: „Beide waren ... ausgesprochene Herrschernaturen und verfügten über ein ungewöhnliches Charisma ... waren unbeirrbar, ungeduldig und ruhelos, herrschten kalt und berechnend, wußten Macht zu gewinnen und zu handhaben sowie ihre Umgebung, die sie gering schätzten, zu beeindrucken und nachhaltig zu überzeugen." Offenbar wies auch der Großvater, Johann Nepomuk Hüttler, ähnliche Charakterzüge auf, die an seine Nachkommenschaft weitergegeben wurden. In diesem Sinne wäre die von Maser erwähnte Schriftanalyse einer Graphologin zu werten, welche die Schriftzüge zweier Nachkommen Hüttlers ohne Kenntnis von deren Herkunft oder Namen begutachtete und zu dem Ergebnis kam, daß die Schriftproben Menschen „von großer Bestimmtheit, einiger Reizbarkeit und starkem Durchsetzungsdrang" sowie von einem gewissen „Herrschertrieb und Ehrgeiz" zeigten – Charakterzüge, die mit jenen Adolf Hitlers in auffallender Weise übereinstimmen.

Wenn Erich Fromm den Vater Alois Hitler als einen Mann einschätzt, der das Leben liebte, an Pflicht und Verantwortungsgefühl glaubte und als Erzieher keineswegs eine furchteinflößende Gestalt war, die den Sohn in Schrecken hätte versetzen können, der mit einem Wort kein Tyrann, sondern bloß ein autoritärer Mensch war, dann steht diese Meinung in vieler Hinsicht jenem Bild diametral gegenüber, das uns die vorliegenden Dokumente über die Rolle des Vaters in Adolf Hitlers Jugendzeit vermitteln. Für den Knaben scheint nämlich das Bild seines Vaters alles andere als nachahmenswert gewesen zu sein. Alois Hitler war streitsüchtig, reizbar und brutal, wobei sich seine Gewalttätigkeit zuweilen sogar gegen seine Frau und selbst gegen den unschuldigen Hund des Hauses richtete, den er aus geringfügigen Anlässen heraus „so lange schlug, bis er sich krümmte und den Fußboden näßte." Seine körperlichen Züchtigungen mit der Nilpferdpeitsche – Hitler führte später während seiner „Kampfzeit" mit Vorliebe eine Reitpeitsche mit sich – zeigen, daß er grausame körperliche Erziehungsmethoden im Hinblick auf eine normale seelische Entwicklung des Kindes durchaus für angemessen hielt. Ganz besonders hatte, wie John Toland berichtet, Adolfs Stiefbruder Alois junior darunter zu leiden, der einmal so lange mit der Peitsche mißhandelt wurde, bis er das Bewußtsein verlor. Wie Adolfs Schwester Paula später aussagte, habe aber auch er „jeden Tag sein gehöriges Maß an Prügeln" vom Vater verabreicht bekommen. Und wie aus den Mitteilungen über Hitlers Jugend von Franz Jetzinger hervorgeht, wurde Adolf nicht etwa erst als größerer Junge geschlagen, sondern bereits als Kind von weniger als vier Jahren. Noch härter als jede körperliche Züchtigung trafen den Sohn aber demütigende, erniedrigende Erlebnisse, wie er selbst später Helen Hanfstaengl gegenüber bekannte.

Alice Miller weist auf die unheilvollen Auswirkungen einer derartigen „schwarzen Pädagogik" im Falle Adolf Hitlers hin und demonstriert dies am Beispiel einiger seiner späteren verbrecherischen Handlungen. Die tyrannischen Erziehungsmethoden des Vaters führten dazu, daß Adolf in ständiger Bedrohung und Angst leben mußte, und da sein Vater überdies keine Rechtfertigung für eventuell gar nicht begangene Freveltaten duldete, blieb dem Kind die Lüge als einzige Chance, einer neuerlichen Mißhandlung zu entgehen und damit einen kläglichen Rest seiner Würde zu retten. Rudolf Olden schilderte, zu welch sklavisch unterwürfigem Verhalten Alois Hitler seinen Sohn Adolf zwang: „Besonders Adolf verstand er nicht. Er tyrannisierte ihn. Sollte der Junge kommen, so pfiff der alte Unteroffizier auf zwei Fingern." Diese Demütigung, vom Vater, anstatt mit seinem Vornamen gerufen, wie ein Hund herbeigepfiffen zu werden, verglich Miller mit der späteren Lage der Juden im Dritten Reich, die recht- und namenlos jeglicher Willkür ausgeliefert waren. War man damals von Herkunft Jude, so war man schmachvollsten Erniedrigungen ausgesetzt, wobei weder besondere Leistungen oder Verdienste noch tapferes Verhalten während des Ersten Weltkrieges einen Milderungsgrund darstellten – ein Phänomen, für das es in der gesamten Geschichte kein vergleichbares Beispiel gibt. Alice Miller sieht darin einen unbewußten Wiederholungsakt von Hitlers eigenem Kindheitserleben, wobei er sein familiäres Jugendtrauma auf das gesamte deutsche Volk transponierte: „So wie der Jude jetzt keine Chance hatte, konnte einst das Kind Adolf den Schlägen seines Vaters nicht entgehen, denn die Ursache der Schläge waren ja die ungelösten Probleme des Vaters ... und nicht das Verhalten des Kindes. Solche Väter pflegen auch ihre schlafenden Kinder aus den Betten zu zerren, wenn sie mit einer Stimmung nicht fertig werden, und ihr Kind zu verprügeln, um sich ihr narzißtisches Gleichgewicht wieder zu verschaffen."

In dieser psychoanalytischen Interpretation wird also eine Analogie zwischen der ständigen Bedrohung des Juden im Dritten Reich und der Situation Adolfs in seiner Kindheit hergestellt. Entscheidend ist, daß dem Jungen „die Kontinuität der Schläge gesichert war. Was er auch getan haben mochte, es konnte auf die täglichen Prügel keinen Einfluß haben. Es blieb ihm nur ... die Selbstverleugnung und die Identifikation mit dem Aggressor."

Auf das spätere Verhalten Adolf Hitlers scheint noch ein weiterer Umstand aus seiner Kindheit nicht ohne Einfluß geblieben zu sein. Er war nämlich als Kind auch gezwungen, die tägliche Angst vor den Gewalttätigkeiten des Vaters der Außenwelt gegenüber peinlichst zu verbergen, nicht nur aus Sorge vor möglichen Folgen, sondern vor allem, weil ihm wahrscheinlich niemand Glauben geschenkt hätte. Wer hätte auch dem ehrenwerten und würdevollen Zollamts-Oberoffizial, der großen Wert auf seine äußere Erscheinung legte und bei öffentlichen Anlässen stolz seine Uniform zu Schau stellte, die Rolle eines tyrannischen, brutalen Familienoberhauptes zugetraut! Sahen doch selbst spätere Biographen wie Joachim C. Fest in einzelnen Berichten Adolfs über seinen Vater kindliche Übertreibungen, und auch Franz Jetzinger erblickte, wie er in seinem Buch über Hitlers Jugend schrieb, in dem strengen Vater einen durch und durch fortschrittlich gesinnten Mann, dessen Schläge „der unfolgsame und widerborstige Bub redlich verdiente." Jedenfalls erscheint es naheliegend anzunehmen, daß Hitler später als Reichskanzler dieses Verhalten seines Vaters unbewußt übernahm, wenn er ausländischen Gästen gegenüber als vollendeter Staatsmann mit friedliebenden und ehrenvoll klingenden Ansichten auftrat, während er im Inneren des Staates mit Härte und unvorstellbarer Grausamkeit herrschte.

Da Adolf auch zwischenzeitlich von seinem Vater offenbar niemals Zärtlichkeiten erfuhr, entwickelte sich sein Haß gegen ihn kontinuierlich bis zu jenem Augenblick, in dem er sich durch die Schaffung eines neuen, eindeutigen Feindbildes, das es ihm endlich ermöglichte, „erlaubtermaßen hassen zu dürfen", davon befreite. Die Figuren in diesem Feindbild waren zunächst die feindlichen Soldaten im Ersten Weltkrieg, später die „Novemberverbrecher" und schließlich die Juden, auf die er in der Folge all seinen unterdrückten Haß übertrug.

Obwohl Hitler selbst über die Zeit seiner Kindheit, in der sich die wesentlich-sten Elemente seines Wesens formten, sehr wenig berichtete, stellt er dennoch eine wichtige Informationsquelle für die Beschreibung jener Atmosphäre dar, in der er als Kind aufgewachsen war. Wie jeder, der an einer Autobiographie schreibt, ungewollt in der Regel eine Menge über seine früheste Kindheit ent-hüllt, verrät auch Hitler, ohne sich dessen bewußt zu sein, in *Mein Kampf* die wahre Situation im elterlichen Heim. Da er schon als Kind dazu erzogen wur-de, die „Zuwendung seiner Eltern nur auf Kosten einer vollständigen Verstel-lung und Verleugnung seiner wahren Gefühle zu erreichen", darf es nicht Wun-der nehmen, daß er uns mit den wenigen, sein Elternhaus beschreibenden Zei-len glaubhaft machen will, er sei in wohlgeordneten Familienverhältnissen auf-gewachsen, mit einem „pflichtgetreuen Staatsbeamten" als Vater und einer Mut-ter, die „im Haushalt aufging und vor allem den Kindern in ewig gleicher, lie-bevoller Sorge zugetan" gewesen sei.

Wie er aber wirklich seine Kindheit erlebt zu haben scheint, kann man jenen Stellen in seinem Buch entnehmen, welche die jammervollen Zustände in ei-ner Arbeiterfamilie um die Jahrhundertwende beschreiben und die unverkenn-bar auf eine enge Beziehung zu seinen eigenen Kindheitserfahrungen hindeu-ten. Dort heißt es: „In einer Kellerwohnung, aus zwei dumpfen Zimmern be-stehend, haust eine sechsköpfige Arbeiterfamilie. Unter den Kindern auch ein Junge von, nehmen wir an, drei Jahren ... Schon die Enge und Überfüllung des Raumes führt nicht zu günstigen Verhältnissen. Streit und Hader werden sehr häufig schon auf diese Weise entstehen ... Wenn aber dieser Kampf unter den Eltern selber ausgefochten wird, und zwar fast jeden Tag, in Formen, die an in-nerer Roheit oft wirklich nichts zu wünschen übriglassen, dann müssen sich, wenn auch noch so langsam, endlich die Resultate eines solchen Anschau-ungsunterrichtes bei den Kleinen zeigen. Welcher Art sie sein müssen, wenn dieser gegenseitige Zwist die Formen roher Ausschreitungen des Vaters gegen die Mutter annimmt, zu Mißhandlungen im betrunkenen Zustand führt, kann sich der ein solches Milieu eben nicht Kennende nur schwer vorstellen. Mit sechs Jahren ahnt der kleine, zu bedauernde Junge Dinge, vor denen ein Erwachsener nur Grauen empfinden kann ... Was der kleine Kerl sonst zu Hause hört, führt auch nicht zu einer Stärkung oder Achtung vor der lieben Mitwelt ... Übel aber endet es, wenn der Mann von Anfang an seine eigenen Wege geht und das Weib, gerade den Kindern zuliebe, dagegen auftritt. Dann gibt es Streit und Hader, und in dem Maße, in dem der Mann der Frau nun fremder wird, kommt er dem Alkohol näher. Kommt er endlich Sonntag oder Montag nachts nach Hause, be-trunken und brutal ... dann spielen sich oft Szenen ab, daß Gott erbarm'. In Hun-derten von Beispielen habe ich dies alles miterlebt."

144

Vergegenwärtigt man sich dazu, daß Hitler bis zum Zeitpunkt der Niederschrift seines Buches nur ganz wenige Freunde und kaum Kontakte zu Familien hatte, dann erscheint es geradezu unmöglich, daß er „Hunderte" von solchen Szenen erlebt haben konnte. Viel näherliegender ist es, daß er damit Zustände seiner eigenen Kindheit beschrieben hat, umso mehr, als diese Schilderung mit verschiedenen Informationen durch Zeitzeugen frappant übereinstimmt.

Welch unheilvollen Einfluß eine solche Familiensituation, die geradezu das Paradebeispiel für ein totalitäres Regime mit einem alleinigen brutalen Diktator in Gestalt des Vaters an der Spitze darstellt, auf die Entwicklung eines begabten Kindes ausüben kann, demonstriert das Beispiel Adolf Hitlers in eindrucksvoller Weise. Daß der Charakter des Vaters für die Herausbildung der Persönlichkeitsstruktur des Sohnes prägender Faktor ist, scheint er auch selbst eingesehen zu haben. So stellte er später einmal fest, daß diese erste, wichtigste Phase der Charakterbildung jenes Alter ist, „in dem die ersten Eindrücke einem Kinde zum Bewußtsein kommen. Bei Begabten finden sich noch bis in das hohe Alter Spuren der Erinnerung aus dieser Zeit." Werden aus dieser Sicht auch viele primärpersönliche Eigenschaften Hitlers hinsichtlich ihrer Entwicklung begreifbar, so bleibt es für Bradley Smith weiterhin ungeklärt, wieso sich „Hitlers einstige Schwäche in Stärke verwandelte und sich eine romantische Weltflucht in Machthunger und den Wunsch nach extremen Lösungen transformierte."

Die Psychoanalyse antwortet darauf mit einem klassischen Erklärungsversuch und verweist auf einen ödipalen Konflikt. Eine derartige ödipale Beziehungskonstellation läßt sich natürlich mit der *overprotective mother* und dem brutalen „kastrierenden" Vater relativ einfach herstellen. In ein solches ödipales Schema ließe sich zwanglos Hitlers schuldbesetzter Wunsch nach inzestuösen Beziehungen zu seiner Mutter bzw. zu ihrem Ersatzobjekt in Gestalt seiner Halbnichte Geli Raubal einreihen. Auch die von Norbert Bromberg diskutierten sexuellen Perversionen, die übrigens bis heute nicht einwandfrei dokumentiert werden konnten, ließen sich mit Kastrationsangst und früher sexueller Überreizung durch die enge Mutterbindung auf diese Weise erklären. Vor allem würde man aus dieser Sicht auch Hitlers ungeheure Aggressivität verstehen, die aus der frühen Erfahrung mit seinem brutalen, „kastrierenden" Vater hervorging und die das niemals endende Verlangen zur Folge hatte, seine innere Schwäche durch rücksichtslose Härte und eiserne Willensstärke auszugleichen.

Eine völlig andere Deutung der Charakterentwicklung Hitlers im Zusammenhang mit dessen früher Kindheit und seinem familiären und sozialen Umfeld stammt von dem Psychoanalytiker Erich Fromm, der die Rolle des Elternpaares ganz konträr sieht, wenn er die Frage in den Raum stellt: „Wie läßt es sich erklären, daß diese beiden gutmeinenden, stabilen, sehr normalen und sicherlich nicht destruktiven Menschen das spätere Ungeheuer Adolf Hitler in die Welt setzten?"

Auch Fromm wendet sich der präödipalen Phase Hitlers zu. Anstelle der üblicherweise erörterten psychoanalytischen Aspekte stellt er jedoch seine bereits erwähnte Hypothese einer frühen „malignen inzestuösen Verbundenheit" mit der Mutter in den Vordergrund und kommt auf diese Weise zu einem Menschenbild, das von einer primären malignen Destruktivität motiviert wird und dem Begriff der Nekrophilie zugeordnet werden muß. Unter dieser Nekrophilie versteht man im charakterologischen Sinn „das leidenschaftliche Angezogenwerden von allem, was tot, vermodert, verwest und krank ist; sie ist die Leidenschaft, das, was lebendig ist, in etwas Unlebendiges umzuwandeln; zu zerstören um der Zerstörung willen; das ausschließliche Interesse an allem, was rein mechanisch ist. Es ist die Leidenschaft, lebendige Zusammenhänge zu zerstückeln."

In seiner Jugend konnte Hitler seine Nekrophilie nach Meinung von Fromm nur im Bereiche seiner Phantasie ausleben. Zur Unterstützung dieser Ansicht wird darauf hingewiesen, daß bei Hitler schon im Alter von sechs Jahren deutliche Züge eines narzißtischen Charakters erkennbar sind, was sich unter anderem in seinem ungewöhnlichen Freiheitsdrang äußerte. Dieses Verlangen nach „Unverantwortlichkeit, Fehlen von Kontrollen und vor allem Freiheit von Realitätsforderungen" hätte später zu dem für Hitler so charakteristischen „defekten Realitätssinn" geführt. Verfolgt man diesen Gedanken weiter, so fällt auf, wie zwanglos sich mit dieser These sein gesamtes späteres Verhalten erklären läßt: seine Geringschätzung der Schule und ihrer Lehrer oder später seine Verachtung der Professoren an der Kunstakademie, denen er sein eigenes Versagen anlastete. Auf diese Weise ging er aus seinen Niederlagen immer wieder mit ungebrochenem Narzißmus hervor: „Je mehr er im Leben versagte, desto größer wurde seine narzißtische Wunde, je tiefer die Demütigung, die er erlitt, desto unerbittlicher auch sein Entschluß zur Rache."

Der Übergang vom Kleinkindalter zum Schulalter vollzog sich abrupt. Infolge der vorzeitigen Pensionierung des Vaters, der in Hafeld bei Lambach ein Anwesen mit einem dazugehörigen Grundbesitz von neun Morgen Land erworben hatte, mußte die Familie dorthin übersiedeln und der kleine Adolf in der nahegelegenen Dorfschule in Fischlham bei Lambach den Schulbesuch aufnehmen. Für den landwirtschaftlich eher talentlosen Vater scheint der Ruhestand, obzwar er sich nun ganz seiner geliebten Bienenzucht widmen konnte, inmitten einer Familie, die inzwischen noch durch die 1896 geborene Tochter Paula vergrößert worden war, zunehmend eine psychische Belastung geworden zu sein, die ihn immer streitsüchtiger und reizbarer machte. Adolf fügte sich wenigstens nach außen hin seinen Forderungen und Launen, doch Smith bemerkte hierzu: „Er machte Vorbehalte. Immer noch verstand er es, seine Mutter bis zu einem gewissen Grade zu manipulieren, und allen gegenüber konnte es jederzeit bei ihm zu Wutausbrüchen kommen." In der Schule, die er gemeinsam mit seiner Halbschwester Angela besuchte, machten die beiden einen guten Eindruck auf den Lehrer, der sich später erinnerte, daß „Adolf recht aufgeweckt, folgsam, aber auch recht lebhaft" gewesen sei. Doch schon in diesem frühen Alter zeigten sich Charakterzüge, die ihm sein ganzes Leben hindurch treu blieben, nämlich sein starrer Eigensinn und seine allen erkennbare unüberwindliche Abneigung gegen jede Form regelmäßiger, disziplinierter Arbeit. Die starken reglementierenden Elemente, denen er jetzt neben der strengen Hand des Vaters auch noch durch die Zwänge der Schule ausgesetzt war und die er als eine unerträgliche Einengung seiner Freiheit empfand, versuchte er mit Erfolg dadurch zu kompensieren, daß er sich mit vollem Einsatz den Indianer- und Soldatenspielen mit anderen Jungen widmete und sich dabei rasch zu einem „kleinen Rädelsführer" entwickelte. In dieser Funktion kamen zum ersten Mal jene Tendenzen zum Ausdruck, die sich später in zunehmendem Maße bemerkbar machten, nämlich das Bedürfnis, andere zu beherrschen, und der erwähnte, mangelhaft ausgebildete Sinn für Realität.

Als Alois Hitler schon kurze Zeit später sein soeben erst erworbenes Gut wieder verkaufte und mit der Familie nach Lambach übersiedelte, trat Adolf in eine verhältnismäßig moderne Volksschule ein, in der er weiterhin gut vorankam. In dieser Lambacher Klosterschule des alten Benediktinerstiftes – über dessen Portal sich übrigens das Wappen des Abtes Theoderich Hagen in Form eines stilisierten Hakenkreuzes befand – kamen neue Eindrücke auf ihn zu, die wahrscheinlich prägende Spuren in seiner Seele zurückließen. Da er nämlich wegen seiner hübschen Singstimme in den Knabenchor des Stiftes Lambach aufgenommen wurde und bald auch als Ministrant fungieren durfte, begann er sich in steigendem Maße „am feierlichen Prunk der äußerst glanzvollen kirchlichen Feste zu berauschen." Dies ging so weit, daß er ernstlich hoffte, ähnlich wie einige Mitschüler die kirchliche Laufbahn einschlagen und – wie hätte das Ziel seiner Pläne auch anders sein können – Abt werden zu können. Ausschlaggebend dafür scheint die beherrschende Gestalt des Predigers, der die dumpfe Masse der Gläubigen mit seinen gewaltigen Worten ganz in seinen Bann zu schlagen verstand, gewesen zu sein, die ihn besonders beeindruckt hatte. Er versuchte sich deshalb damals auch gerne als redegewandter Prediger, indem er in der Verkleidung eines Priesters „auf einen Stuhl stieg und lange, feurige Predigten hielt." Dabei bewies er offensichtlich eine auffallende rednerische Begabung, wie seine ehemaligen Mitschüler später ausnahmslos bestätigten, und diese Fähigkeit kam ihm auch bei verschiedenen „Kriegsspielen" zustatten, für die er nach Aussage seines Mitschülers Balduin Wiesmayr, des späteren Abtes von Wilhering, nach wie vor eine besondere Vorliebe hatte. Nach dessen Schilderung hatten die Schüler auf Initiative Adolfs hin häufig gegeneinander Krieg zu führen, wobei er selbst die „Truppen" anführte und offenbar schon damals seine charismatische Ausstrahlungskraft mit Vorteil einzusetzen verstand.

Im November 1898 erwarb sein Vater ein Haus in Leonding, einer Gemeinde nahe Linz, wo Adolf nun seine dritte Volksschule besuchte. Da im Februar 1900 sein Bruder Edmund an den Masern starb und sein Halbbruder Alois junior das Elternhaus verließ, konzentrierte sich von nun an die ganze Hoffnung des gestrengen und ehrgeizigen Vaters auf den einen Sohn Adolf, wodurch der schon immer vorhandene latente Konflikt zwischen Vater und Sohn verschärft wurde. Dem Wunsch Adolfs, eine künstlerische Laufbahn einzuschlagen, stand die Vorstellung des Vaters entgegen, die für ihn eine gesicherte Beamtenlaufbahn vorsah. Ohne seine eigenen Pläne zu verraten, akzeptierte er scheinbar willig den vom Vater vorbestimmten Weg einer Ausbildung in der Realschule, um einer womöglich heftigen Auseinandersetzung zu entgehen. Dieser Eintritt in die Staats-Realschule von Linz bedeutete allerdings für den Elfjährigen eine entscheidende Zäsur und verstärkte in den folgenden Jahren die Voraussetzungen für seine „bösartige Entwicklung", um mit Erich Fromm zu sprechen.

Im Vordergrund stand zunächst sein – nach anfänglich guten Leistungen – eklatantes Versagen in der Realschule, das er später selbst als beabsichtigten Protest und als Ausdruck seines inneren Aufbegehrens gegen den Vater hinzustellen versuchte, der ihn daran hindern wollte, den Künstlerberuf zu ergreifen. Diese Darstellung ist jedoch nichts anderes als eine schlecht konstruierte Legende, was allein schon daraus hervorgeht, daß sich auch nach dem Tode seines Vaters am 3. Januar 1903 nichts am Verhalten des Realschülers Adolf Hitler änderte. Sein Scheitern hatte andere Gründe. War er in der Volksschule aufgrund seiner höheren Intelligenz seinen Mitschülern überlegen gewesen, so daß er ohne besondere Anstrengung vorzügliche Noten erzielt hatte, so lag in der Realschule das durchschnittliche Niveau wesentlich höher, weshalb man hier wirklich hart arbeiten mußte, um Erfolg zu haben. Da er aber infolge seiner tiefen Abneigung gegen jede systematische Tätigkeit nicht gewillt und vielleicht auch gar nicht fähig war, den geforderten Arbeitsaufwand auf sich zu nehmen, waren drastische Mißerfolge sozusagen vorprogrammiert: Wiederholung der ersten Klasse, Aufstieg aus der zweiten Klasse nur nach Ablegung besonderer Prüfungen und schließlich sogar Versetzung nach der dritten Klasse in die Oberrealschule in Steyr, die er jedoch nach Beendigung des vierten Jahres verließ. Damit verzichtete er auf einen regulären Schulabschluß – eine folgen-reiche Entscheidung, wie wir sehen werden.

Diese bittere Erfahrung, nach mühelos erzielten Erfolgen in der Volksschule nun katastrophal versagt zu haben, mußte eine schockartige Erkenntnis und eine Herausforderung für sein extrem narzißtisches Verhalten gewesen sein. Doch anstatt nun alle Kräfte einzusetzen, um diese Krise zu überwinden, verlor er sich immer mehr in seiner Phantasiewelt. Er zog sich von den Menschen zurück; sein einziges wirkliches Interesse beschränkte sich weiterhin auf Kriegsspiele, die ihm in seiner Rolle als Anführer die Gewißheit brachten, die anderen über-reden und beherrschen zu können, was seinen Narzißmus weiter verstärkte. Die-se Kriegsspiele, deren Ablauf seiner lebhaften Phantasie entsprang, führten aber gleichzeitig dazu, daß er sich zusehends von der Wirklichkeit entfernte und fast nur noch mit irrealen Figuren und Geschehnissen operierte.

Wie sehr dieser narzißtische, introvertierte junge Hitler sich in einer irrealen Traumwelt bewegte, in der er die Rolle eines unbesiegbaren Führers und Kämp-fers spielen konnte, zeigt eine Begebenheit, die später von seinem Jugendfreund August Kubizek berichtet wurde, nämlich die geradezu ekstatische Reaktion Hitlers nach einer Aufführung der Oper „Rienzi" von Richard Wagner. Noch Jahre später habe er seinem Jugendfreund anvertraut, daß er sich tatsächlich mit dem Schicksal Cola di Rienzis identifiziert hätte, dessen revolutionäres Enga-gement als Volkstribun in der Zeit des ausgehenden Mittelalters am fehlenden Verständnis der Umwelt scheitern mußte.

Hätte er sich eingestanden, daß sein Versagen selbstverschuldet war und dank seiner ausreichenden Begabung durch verstärkte Anstrengungen überwunden werden hätte können, wären die später daraus entstandenen Folgen wohl früh-zeitig abwendbar gewesen. Da ihm jedoch sein maßloser und unangreifbarer Narzißmus eine solche Einsicht verwehrte, war nach Erich Fromm eine Situa-tion entstanden, in der„ er nicht in der Lage war, die Realität zu ändern. Er muß-te sie verfälschen und ablehnen. Er verfälschte sie, indem er seine Lehrer und seinen Vater beschuldigte, an seinem Versagen schuld zu sein, und indem er be-hauptete, in seinem Versagen komme sein leidenschaftliches Bedürfnis nach Freiheit und Unabhängigkeit zum Ausdruck. Er lehnte die Realität ab, indem er sich das Symbol des ‚Künstlers' schuf. Der Traum, einmal selbst ein großer Künstler zu werden, war für ihn die Realität, und doch bewies die Tatsache, daß er nicht ernsthaft dafür arbeitete, dieses Ziel zu erreichen, daß diese Idee reine Phantasie war. Das Versagen in der Schule war seine erste Niederlage und Demütigung, der noch eine Reihe anderer folgten. Man darf mit Sicherheit an-nehmen, daß es seine Verachtung und seinen Haß gegen alle, die Ursache oder Zeuge seiner Niederlage waren, erheblich verstärkt hat; und sein Haß könnte sehr gut den Anfang seiner Nekrophilie darstellen, wenn wir nicht Grund zur Annahme hätten, daß diese bereits in seiner bösartigen inzestuösen Bindung verwurzelt war."

Helm Stierlin beleuchtet im Zusammenhang mit den psychischen Vorgängen in Hitler während der Adoleszenz bzw. der Konfliktsituation mit dem Vater nochmals die Rolle der Mutter. Er vertritt die Ansicht, daß trotz des dominierenden Status des Vaters und dessen unumschränkter Führungsrolle in der Familie dennoch nicht er es gewesen zu sein scheint, der für Adolf „die stärkere elterliche Realität" darstellte, sondern daß es die schwache, ihrem Gatten gegenüber rettungslos unterwürfige Mutter war, in der er seine ihn delegierende Elternfigur erblickte. In der Tat ist es ja denkbar, daß sie in dem vitalen und willensstarken Sohn eine Chance erblickte, in ihrem aussichtslosen Widerstand gegen den Gatten einen Helfershelfer zu finden. Adolf sollte nach der Vorstellung Stierlins auf diese Weise zu ihrem „loyalen Delegierten" aufrücken, mit dem Auftrag, ihr im Kampf um Selbstbehauptung dem Gatten gegenüber beizustehen und vielleicht auch ihr zukünftiges Leben durch erfolgreiche Unternehmungen sinnvoller und interessanter zu gestalten. Der Beitrag, den Adolf als Mitkämpfer an der Seite der Mutter im Spannungsfeld der Eheleute zu leisten imstande gewesen wäre, war jedoch als Jugendlicher wohl denkbar gering und könnte höchstens mit jener Art passiver Resistenz gegenüber dem Vater in Zusammenhang gebracht werden, wie sie im Schulversagen oder in der Weigerung, eine Beamtenlaufbahn einzuschlagen, zum Ausdruck kam. Wäre dies der Fall gewesen, so hätte mit dem Tod des Vaters diese Rolle ihren Sinn verloren und die Stunde der Befreiung für die Verwirklichung der Zukunftspläne geschlagen. Doch nichts dergleichen geschah. Adolf lebte genauso weiter wie zuvor und war, wie Smith es formulierte, „wenig mehr als ein Konglomerat aus angenehmen Spielen und Träumen."

Der Tod des Vaters führte im Hause Hitler zu bemerkenswerten Veränderungen: Adolf fühlte sich mit dem Wegfall des autoritären Stils in der Familie freier und konnte sich ungestörter dem Aufbau seiner eigenen Traumwelt hingeben. Wenn er nicht träumte, las oder zeichnete er, und er konnte sehr ärgerlich und böse werden, wenn man ihn dabei störte. Sein ehemaliger Klassenvorstand, Professor Dr. Eduard Huemer, der 1923 anläßlich der Gerichtsverhandlung nach dem gescheiterten Putsch in München um eine Darstellung von Hitlers Charakter aus seiner Sicht gebeten wurde, gab folgende Beschreibung seines ehemaligen Schülers ab: „Er war entschieden begabt, wenn auch einseitig, hatte sich aber wenig in der Gewalt, zum mindesten galt er für widerborstig, eigenmächtig, rechthaberisch und jähzornig. Belehrungen und Mahnungen seiner Lehrer wurden nicht selten mit schlecht verhülltem Widerwillen entgegengenommen; wohl aber verlangte er von seinen Mitschülern unbedingte Unterordnung und gefiel sich in der Führerrolle." Allein sein Geschichtslehrer Dr. Leopold Pötsch soll es verstanden haben, den schwierigen, „hageren, blassen Jungen" mit seiner farbigen Schilderung der alten Teutonen zu faszinieren.

In der Staatsoberrealschule Steyr fiel seinen Lehrern auf, daß Adolf nicht nur Schwierigkeiten beim Anschluß an seine Klassenkameraden aufwies, sondern daß er auch einen kränkelnden Eindruck machte. In seiner Selbstbiographie behauptete er, der bisher abgesehen von einer Maserninfektion und einer operativen Entfernung der Mandeln tatsächlich immer gesund gewesen war, an einem „schweren Lungenleiden" erkrankt gewesen zu sein: „Da kam mir plötzlich eine Krankheit zu Hilfe und entschied in wenigen Wochen über meine Zukunft und die dauernde Streitfrage des väterlichen Hauses. Mein schweres Lungenleiden ließ einen Arzt der Mutter auf das dringendste anraten, mich später... unter keinen Umständen in ein Bureau zu geben. Der Besuch der Realschule mußte ebenfalls auf mindestens ein Jahr eingestellt werden." Klara Hitler, der die Vitalität ihres Gatten fehlte und die außerdem von großer Sorge für ihren bewunderten Sohn erfüllt war, ging ohne Bedenken auf den Vorschlag des Arztes ein, überzeugt von der Notwendigkeit, daß ihr Sohn die Realschule verlassen müsse. Selbst nicht mehr ganz gesund, fuhr sie mit Adolf zu ihren Verwandten nach Spital im Waldviertel, wo ihn ein Dr. Karl Kciss aus Weitra ärztlich betreute. Adolf trank viel Milch, aß reichlich und erholte sich relativ rasch. Mit seinen Verwandten sowie mit der Jugend des Dorfes nahm er jedoch so gut wie keinen Kontakt auf, sondern begnügte sich mit Zeichnen, Malen und ausgedehnten Spaziergängen, auf denen er der Feldarbeit der Verwandten zusah.

Man hat später vielfach vermutet, daß seine Darstellung, die Realschule krankheitshalber verlassen zu haben, eine fromme Lüge gewesen sei. Dagegen sprechen allerdings die Aussagen einiger Augenzeugen aus diesen Tagen. So berichtete später ein Nachbar, daß der damals Sechzehnjährige „den Schulbesuch wegen einer Lungengeschichte, deretwegen er Blut spuckte, aufgeben mußte", eine Aussage, die auch von Paula Hitler bestätigt wurde. Sie gab später an, daß ihr Bruder damals an „Blutungen" gelitten habe. Es handelte sich demnach wahrscheinlich doch um die Manifestation eines tuberkulösen Lungenleidens in Gestalt einer Reinfektion nach einem schon früher erfolgten tuberkulösen Primärinfekt, wie er damals bei der überwiegenden Mehrzahl junger Menschen anzutreffen war. Für diese Annahme spricht auch der Umstand, daß er offensichtlich längere Zeit an dem Lungenleiden laborierte, denn ein Jugendfreund erinnerte sich an diese Zeit mit den Worten: „Ich weiß, daß er noch lange nachher von Husten und widerlichen Katarrhen geplagt war, besonders an feuchten, nebeligen Tagen."

Von nun an konnte den jungen Mann niemand mehr davon abhalten, seinen eigenen Weg zu gehen, so sehr ihn auch seine Mutter immer wieder ermahnte, das Leben etwas ernster zu nehmen. Jede Autorität verachtend, genoß „das Muttersöhnchen", wie er sich später selbst bezeichnete, das Nichtstun und „die Hohlheit des gemächlichen Lebens." Neben dem Zeichnen und Malen verschlang er ein Buch nach dem anderen, entwarf phantastische architektonische Pläne und berauschte sich an den Aufführungen von Wagner-Opern in Linz, von denen er keine ausließ. Es war im Grunde genommen eine Flucht vor der rauhen Wirklichkeit in eine Traumwelt, die er seit Herbst 1905 mit August Kubizek, dem Sohn eines Tapezierers in Linz und einzigen Menschen, mit dem er damals in einen näheren Kontakt kam, in endlosen Gesprächen ausführlich diskutierte. Meist drehten sich ihre Gespräche um die Kunst, der er – wie er seinem Freund eröffnete – in Zukunft sein ganzes Leben widmen wollte, da er einen „Brotberuf" nicht notwendig hätte.

Wieder stoßen wir auf diese bei Jugendlichen mit einer starken Mutterbindung so häufig anzutreffende Neigung zum Müßiggang und auf die Scheu vor geregelter oder gar mühevoller Arbeit. Diese jungen Menschen haben das Gefühl, daß es gar nicht nötig sei, sich mit einem „Brotberuf" herumzuschlagen, da die Mutter ohnehin wie bisher sich um ihr Wohl kümmern werde. Sie leben sozusagen in einem „Paradies, wo nichts von ihnen erwartet und alles für sie getan wird."

Tatsächlich bemühte sich Adolfs Mutter tatkräftig, ihm alle Schwierigkeiten aus dem Weg zu räumen. Da er sich gerne elegant kleidete, bezahlte sie auch die Kleider, die ihn nach den Worten von Smith „zu einer Art Dandy machten, vielleicht in der Hoffnung, daß dies ihm bessere gesellschaftliche Perspektiven eröffnen würde. Wenn das ihr Plan war, so scheiterte er vollkommen. Die Kleider dienten ihm nur als Symbol seiner Unabhängigkeit und selbstgenügsamen Isolation." Die Mutter versuchte zudem ernsthaft, seine Aufmerksamkeit für irgend etwas zu wecken, denn er interessierte sich in der Tat in dieser Zeit für überhaupt nichts, und er war auch nicht bereit, sich für irgendeine Sache anzustrengen. Es genügte ihm, in August Kubizek jenes Medium gefunden zu haben, das er offenbar schon damals so dringend benötigte: jemanden, der seinen endlosen und von lebhaften Gesten begleiteten Reden, die zum Teil angeblich wie „vulkanische Entladungen" wirkten, geduldig und ausdauernd zuzuhören bereit war. August, der ihn bald glühend zu bewundern und zu verehren begann, gab ihm damit aber auch noch ein zweites Geschenk, nämlich bedingungslose Zustimmung und grenzenlose Bewunderung. Ein ähnliches Medium mußten auch seine Mutter und die Schwester Paula hergeben, denen er ähnliche „rhetorische Vorträge über geschichtliche und politische Themen" hielt und die nach den Worten von Paula mitunter geradezu visionären Charakter annahmen. In ihrer berechtigten Sorge um Adolfs Zukunft und in der Hoffnung, damit der Realisierung seiner Wunschträume zu dienen, schickte ihn die Mutter auf die Kunstakademie nach München, von wo er allerdings nach einigen Monaten unverrichteter Dinge wieder nach Hause zurückkehrte. Ein ähnliches Schicksal war einer vierwöchigen Reise nach Wien beschieden, die sie ihm finanzierte. Inzwischen kündigte sich bei Klara Hitler eine schwere Erkrankung an. Der als „Doktor armer Leute" geltende jüdische Arzt Dr. Eduard Bloch, den sie aufsuchte, stellte einen ausgedehnten Brusttumor fest und wies sie in das Spital der Barmherzigen Schwestern in Linz ein, wo sie im Januar 1907 von Primarius Karl Urban operiert wurde. Die histologische Untersuchung ergab das Vorliegen eines *Sarcoma musculi pectoralis minoris*, also einer besonders bösartigen Geschwulst im Bereiche des kleinen Brustmuskels. Klara Hitler überstand zwar diese Operation, hatte aber nur noch eine kurze Lebensspanne vor sich, in der sie mit der quälenden Gewißheit lebte, daß ihr Sohn rücksichtslos „seinen Weg weitergehen würde, als wäre er allein auf der Welt."

DIE WIENER FORMATIONSJAHRE

Nachdem sich Klara unter der Pflege Adolfs einigermaßen erholt hatte, ermöglichte sie es ihm finanziell, endgültig nach Wien zu übersiedeln, um dort an der Kunstakademie Malerei studieren zu können. Das Ergebnis der Aufnahmsprüfung war allerdings für den bisher in einer Traumwelt aufgewachsenen jungen Bohemien schockierend. Der Rektor der Akademie der Bildenden Künste erklärte ihm nämlich unmißverständlich, daß er zum Maler nicht geeignet wäre und seine Fähigkeiten „ersichtlich auf dem Gebiete der Architektur" lägen. Hitler selbst schrieb später: „Ich war vom Erfolg so überzeugt, daß die mir verkündete Ablehnung mich wie ein jäher Schlag aus heiterem Himmel traf." Nun rächte sich auch sein vorzeitiger Abgang von der Realschule, denn für die Zulassung zur Architekturschule war die erfolgreiche Absolvierung einer Realschule oder einer technischen Bauschule unabdingbare Voraussetzung. Doch anstatt sich jetzt darum zu bemühen, das Versäumnis schleunigst nachzuholen, tat er nichts – und damit genau das Gegenteil von dem, was er prahlerisch in *Mein Kampf* vorgeben sollte: „Ich wollte Baumeister werden, und Widerstände sind nicht da, daß man vor ihnen kapituliert, sondern daß man sie bricht. Und brechen wollte ich diese Widerstände."
Bradley Smith faßte das Ergebnis von Hitlers Scheitern an der Wiener Kunstakademie kritisch zusammen: „Seine Persönlichkeit und seine Art zu leben hin-

derten ihn daran, sich seine Fehler einzugestehen und die nicht bestandene Aufnahmsprüfung als ein Zeichen dafür zu nehmen, daß er sich ändern mußte. Sein Eskapismus wurde durch seinen gesellschaftlichen Hochmut und eine Verachtung jeglicher Arbeit, die er als schmutzig, degradierend oder ermüdend ansah, noch verstärkt. Er war ein wirrer, snobistischer junger Mann, der sich so lange hatte gehen lassen, daß er weder bereit war, eine unangenehme Aufgabe in Angriff zu nehmen, noch an jemand anderen als sich selbst zu denken und daran, wie er sich ein angenehmes Leben machen könnte. Nach der Ablehnung durch die Akademie bestand die Lösung für ihn darin, daß er in sein Quartier in der Stumpergasse zurückging und dort so weiterlebte, als ob nichts geschehen wäre. In seinem Allerheiligsten nahm er das wieder auf, was er großartig als seine ,Studien' bezeichnete, das heißt, er kritzelte gedankenlos vor sich hin, las und machte ab und zu einen Spaziergang durch die Stadt oder ging in die Oper." Letzteres Vergnügen war ihm deshalb möglich, weil er sich keine finanziellen Sorgen zu machen brauchte, da er vom Erbe seines Vaters und der Pension, die der Staat den Waisen seiner Beamten zahlte, längere Zeit ein bequemes Leben bestreiten konnte. Er kleidete sich in der Art eines jungen Müßiggängers und hoffte, mit seinem schwarzen Stöckchen mit Elfenbeinknauf für einen Universitätsstudenten gehalten zu werden. Allen, auch seiner Mutter und seinem Freund August, gaukelte er vor, Kunststudent auf der Akademie zu sein, und aus diesen Träumen wurde er erst abrupt gerissen, als er die Nachricht erhielt, daß seine Mutter im Sterben liege. Es war dies der zweite, noch schwerere Schicksalsschlag dieses Jahres für ihn.

Als er am 22. Oktober 1907 Dr. Bloch aufsuchte, eröffnete ihm dieser, daß die Mutter allem Anschein nach zu spät operiert worden und ihr Brustfell bereits mit Metastasen übersät wäre. Als einzige Behandlungsmöglichkeit schlug Dr. Bloch eine tägliche lokale Applikation von Jodoform auf die offene Wunde vor, die vom 6. November an regelmäßig vorgenommen wurde. Nach Aussage des Hausarztes ertrug Klara Hitler die immer heftigeren Schmerzen „tapfer, unerschütterlich und ohne Klagen." Adolf kümmerte sich in diesen Wochen in rührender Weise um seine Mutter, schlief neben ihrem Bett und kochte für sie. Als sie in den frühen Morgenstunden des 21. Dezember starb, fand Dr. Bloch den Sohn mit bleichem Gesicht am Sterbebett, in der Hand eine Zeichnung seiner toten Mutter haltend. Der jüdische Hausarzt schilderte später diesen verzweifelten Augenblick im Leben des späteren Diktators: „In meiner ganzen Laufbahn habe ich niemanden so leiderfüllt gesehen wie Adolf Hitler." Während Erich Fromm in seiner These von der „malignen inzestuösen Beziehung" den Standpunkt vertritt, daß sich Hitler als Reaktion auf die überängstliche Fürsorge Klaras kalt und egoistisch in seinen narzißtischen Panzer einschloß und deshalb der tödlichen Erkrankung seiner Mutter innerlich weitgehend unbeteiligt gegenüberstand, scheint die damalige Situation, wie sie uns aus den inzwischen entzifferten und ausgewerteten Notizen Dr. Blochs dargestellt wird, doch anders gewesen zu sein. Wie Rudolph Binion in seiner psychohistorischen Studie über *Hitler und die Deutschen* mit Recht betont, geht aus diesen Unterlagen nämlich eindeutig hervor, daß Hitler während der letzten Phase der tödlichen Tumorerkrankung seiner Mutter nicht, wie Fromm meint, sorglos in Wien dahinlebte und seine sterbende Mutter weitgehend vergaß, sondern sehr wohl an ihrem Krankenbett in Linz weilte und sie pflegte.

Binion weist darüber hinaus bei seinem Interpretationsversuch zur Persönlichkeit des späteren Hitler dem Arzt Dr. Bloch, der als Jude seine Mutter behandelte, eine zentrale Rolle zu. Binion glaubt nämlich, daß Hitler, obwohl er selbst den Hausarzt gedrängt hatte, alle therapeutischen Möglichkeiten zur Linderung der Beschwerden Klaras einzusetzen und deshalb Dr. Bloch auch stets dankbar war – was unter anderem durch die Ausreiseerlaubnis in die USA im Jahre 1940 sichtbaren Ausdruck fand –, dennoch in seinem hilflosen und nach Vergeltung dürstenden Schmerz in diesem jüdischen Arzt jenen Menschen erblickte, der seine Mutter vergiftet und überdies dabei noch aus ihrem Leiden einen finanziellen Nutzen gezogen hätte. Dieser unbewußt in ihm schlummernde Gedanke sei dann, so Binion, im November 1918 angesichts der Niederlage Deutschlands eruptionsartig an die Oberfläche seines Bewußtseins geschleudert worden, und da er die wahren Novemberverbrecher in den Juden zu erblicken glaubte, hätte Hitler von nun an Deutschland als eine Art Mutterersatz betrachtet, dessen Demütigung und Verstümmelung es wiedergutzumachen galt. In diesem Sinne legt Binion auch die vielleicht unbewußt gemachte Wortwahl Hitlers aus, die an die seinerzeitige Operation seiner krebskranken Mutter erinnert, wenn er später in seinem grauenhaften Befehl zum systematischen, organisierten Massenmord und zur endgültigen Ausrottung der Juden von der Notwendigkeit sprach, „den jüdischen Krebs aus dem Körper des deutschen Volkes zu entfernen, auszuschneiden, zu exstirpieren."

Mit dieser neuen Sicht unternahm Binion den Versuch, der grundsätzlichen Bedeutung des Ödipuskomplexes durch Mitberücksichtigung der Rolle des jüdischen Hausarztes besser gerecht zu werden: „Der Haß, den Hitler gegen die Juden ... richtete, speist sich nun aus der Wut, die er unbewußt gegen den jüdischen Arzt Dr. Bloch, den profitgierigen Verderber seiner Mutter, empfand. Diese Wut verweist wiederum auf die Wut, die der ‚kastrierende' Vater einst in ihm auslöste und die Hitler später auf Dr. Bloch verschob." Binions Interpretation sollte aber gleichzeitig auch die Bedeutungsmöglichkeit der frühkindlichen Beziehung zwischen Adolf und seiner Mutter durch folgende These erweitern:

Deutschland nahm später für Hitler den Platz seiner Mutter ein, und aus dieser imaginären Verflechtung erwuchs der Drang nach Rache und Wiedergutmachung. Zu einer solchen Deutung gelangt auch Stierlin, wenn er von einer Symbiose mit dem neuen mütterlichen Symbol „Deutschland" spricht. Er geht dabei von Hitlers wahrscheinlich ambivalenter Beziehung zur Mutter aus, die ihm einerseits durch ihre Verwöhnung das Gefühl der Einzigartigkeit vermittelte, andererseits durch die überstarke Kettung an sich der Entfaltung seiner Persönlichkeit hinderlich im Weg stand. Daraus, so Stierlin, habe sich sein ambivalenter Wunsch nach ständiger symbiotischer Nähe und gleichzeitiger Befreiung von ihr ergeben, ein Konflikt, der während der Todeskrankheit seiner Mutter kulminierte. Er habe einerseits unendliche Angst empfunden, sie zu verlieren, unterschwellig aber gleichzeitig den befreienden Gedanken gehegt, sich nun aus ihrer bedrückenden Umklammerung lösen zu können. Aus dieser inneren Konfliktsituation heraus seien belastende Schuldgefühle entstanden, die er durch liebevolle Pflege der todkranken Mutter zwar lindern, aber nicht beseitigen habe können. Erst nach der für ihn so bedrückenden Niederlage Deutschlands 1918 habe sich ihm eine Möglichkeit zur endgültigen Überwindung seines Trennungskonfliktes geboten, indem er – hier argumentiert Stierlin analog zu Binion – „auf Deutschland all die Gefühle übertrug, die ihn unbewußt mit der Mutter verbanden" und auf diese Art „sein Mutterland zur einzigen Braut" machte.

Wie immer auch der Tod seiner Mutter seine späteren Handlungen mitbeeinflußt haben mag, so brachte ihn zunächst der Schock dieses für ihn zweifellos schweren Verlustes keineswegs dazu, der Realität nun offener ins Gesicht zu sehen. Er kehrte nach Erledigung der Formalitäten unverzüglich nach Wien zurück, um wieder in die Geborgenheit seiner Phantasiewelt einzutauchen. Obwohl er zweimal die Aufnahmsprüfung in die Kunstakademie nicht schaffte und das erste Jahr in Wien damit verbrachte, daß er planlos durch die Straßen der Stadt zog und immer wieder Skizzen von Fassaden anfertigte, behauptete er Kubizek gegenüber weiterhin, daß er in der Lage wäre, sich allein auf diese Weise die für den Beruf eines Architekten notwendigen Grundlagen erarbeiten zu können.

Diese unbeirrbare Zuversicht, auf dem besten Wege zu einem bedeutenden Künstler zu sein, beweist aufs neue seinen völligen Mangel an Wirklichkeitssinn. Und dennoch muß er innerlich gefühlt haben, ein Versager zu sein, noch dazu in jenem Bereich, in dem er sich als „berufener Künstler" eine große Zukunft erhofft hatte. Seine einzige Rechtfertigung erblickte er darin, den Professoren der Akademie Unfähigkeit und Arroganz vorzuwerfen und ihnen die wahre Schuld für sein Versagen anzulasten. Nur durch diesen Haß auf den Lehrkörper, darüber hinaus aber auch auf die Gesellschaft im allgemeinen, konnte er den Einsturz seiner narzißtischen Traumwelt verhindern, in die er sich nun vollständig zurückzuziehen begann. Selbst die einzige persönliche Verbindung mit August Kubizek brach er ab, indem er das gemeinsam gemietete Zimmer während einer kurzen Abwesenheit seines Freundes Hals über Kopf verließ, ohne diesem eine Nachricht über seinen Verbleib zu hinterlassen.

In dieser freiwillig gewählten totalen Isolierung von den Menschen stürzte er sich mit vermehrtem Eifer auf das Lesen von Büchern und Pamphleten politischen, rassistischen und antisemitischen Inhalts, wie sie von den im damaligen Österreich ziemlich zahlreich vertretenen völkisch-nationalen Gruppierungen verbreitet wurden. Unfähig, die „Identitätskrise seiner Jünglingsjahre" zu meistern, um mit Erikson zu sprechen, wählte er eine „Laufbahn abseits bürgerlichen Glücks und wirtschaftlicher Sicherheit", und sein Haß gegen das Leben und gegen die herrschenden Gesellschaftskreise trieb ihn zwangsläufig in die Arme zweier das deutsch-bürgerliche Wien der Jahrhundertwende beherrschender politischer Erscheinungen, nämlich von Georg Ritter von Schönerer und Dr. Karl Lueger, die auf diese Weise zu zwei wichtigen Schlüsselfiguren der Formationsjahre Hitlers wurden.

Georg Ritter von Schönerer (1842–1921) wurde vor allem aufgrund seiner These, wonach die Juden die treibende Kraft und die Ursache aller Übel der Welt seien, und der Radikalität seiner Kampfparolen, die auf Massenbeeinflussung durch triviale Primitivität der Argumente abzielten, ein erklärtes Vorbild für Hitler. Dr. Karl Lueger (1844–1910), der antisemitische Führer der christlich-sozialen Partei, den er in *Mein Kampf* als den „gewaltigsten deutschen Bürgermeister aller Zeiten" bezeichnen sollte, machte auf den jungen Hitler vor allem durch seinen machiavellistischen Führungsstil unerhörten Eindruck. Auf diese Weise in den Sog des im damaligen Wien weitverbreiteten Antisemitismus geraten, konnte es nicht ausbleiben, daß er als eifriger Leser bald auch Anhänger des hochstaplerischen entlaufenen Mönches Jörg Lanz von Liebenfels (1874–1954) wurde, der seine verworrenen, von okkulten und erotischen Vorstellungen durchdrungenen Ideen einer „heroischen Edelrasse" in der Zeitschrift *Ostara* unter die Leute brachte. Dieser Fanatiker verfolgte das utopisch-phantastische Ziel, durch „praktische Anwendung der anthropologischen Forschung die europäische Herrenrasse durch Bewahrung der rassischen Reinheit vor ihrer Vernichtung zu bewahren." Auf diese Weise bereitete sich Hitler in den Wiener Jahren zwar nicht auf die ursprünglich erstrebte Laufbahn eines Künstlers vor, legte dafür aber mit einer derart abenteuerlich zusammengebrauten Mischung von Antisemitismus, Rassismus, Nationalismus und Sozialismus die eigentliche Grundlage für seinen späteren Weg als politischer Führer.

Konnte er sich bis dahin mit den aus seinem Erbteil geflossenen Geldmitteln regelmäßige Besuche der Oper und des Theaters leisten und nach außen hin noch immer den Anstrich eines Studiosus wahren, so versiegten allmählich die finanziellen Reserven des ewigen Müßiggängers, bis sie im Herbst 1909 endgültig zu Ende gingen. Es begannen für Hitler die „harten Wiener Lehrjahre", wie er selbst später diese Phase bezeichnete. Unfähig, die Wohnungsmiete weiter zu bezahlen, war er gezwungen, wie ein obdachloser Landstreicher auf Bänken zu schlafen, im Kloster um einen Teller heißer Suppe zu bitten und sein Leben mit Gelegenheitsarbeiten als Gepäcksträger oder Hilfsarbeiter zu fristen. Wie sehr er aber selbst in dieser Krisenzeit seinen unbestreitbaren Bildungshunger bewahrte und das Leben in seiner irrealen Traumwelt fortsetzte, illustriert eine Begebenheit aus jener Zeit, die die Schauspielerin Rosa Albach-Retty in ihren Memoiren schilderte: Demnach kam ein Maurergehilfe, der bei Arbeiten an ihrer Döblinger Villa beschäftigt war, eines Tages mit der höflichen Bitte an ihre Türe, ihm doch für drei Tage zwei Bände von Nietzsches Werken leihen zu wollen. Da dieser „Maurergehilfe" nach Rückgabe der Bücher eine handgeschriebene Visitenkarte zwischen den Seiten zurückließ, wußte sie auch dessen Namen. Es war Adolf Hitler!

Im Dezember 1909 war er gezwungen, um Aufnahme in das Obdachlosenasyl in Meidling zu ersuchen, wie Smith meint, „ein Eingeständnis seiner äußersten Niederlage", um schließlich endgültig in das Männerheim in der Meldemannstraße im Wiener Gemeindebezirk Brigittenau zu ziehen. Wenn es auch in diesem Männerheim, über dessen „Luxus" man sich in manchen bürgerlichen Kreisen erregte, eine kleine Bücherei, einen Freizeitraum und sogar ein „Schreibzimmer" gab, so muß diese Unterkunft einem jungen Mann, dem bisher seine Privatsphäre als heilig galt, doch als eine unerhörte Demütigung erschienen sein. Daß dieser hochgradig narzißtisch veranlagte und aus dem Bürgertum hervorgegangene Mensch nicht daran zerbrach, sondern sogar gestärkt aus einer derart tiefen Erniedrigung hervorging, beweist seine erstaunliche Stabilität und seinen offenbar durch nichts zu brechenden Narzißmus. In diesem Sinne ist seine eigene Schilderung zu verstehen: „Das danke ich der damaligen Zeit, daß ich hart geworden bin und hart sein kann. Und mehr noch als dies preise ich sie dafür, daß sie mich losriß von der Hohlheit des gemächlichen Lebens." Schon damals zeigte sich also die enorme innere Willenskraft, die später eine wichtige Voraussetzung für seinen unglaublichen politischen Erfolg war.

Im Männerheim bezeichnete er sich – von seinem Können überzeugt – als „akademischer Maler", später gelegentlich auch als „Schriftsteller", und begann, im Schreibzimmer des Hauses Bilder nach photographischen Vorlagen im Postkartenformat anzufertigen. Als er sich mit dem gelernten Graphiker Reinhold Ha-nisch anfreundete, einem älteren Landstreicher mit üblem Charakter, besserte sich seine Lage sichtlich, da dieser die Aquarelle und Ölbilder gegen entsprechende Beteiligung an Kunsthändler und andere Interessenten verkaufte und Hitler dadurch ein kleines Einkommen verschaffte. Als Hanisch von der Polizei in Gewahrsam genommen wurde, nachdem ihn Hitler wegen betrügerischer Machenschaften angezeigt hatte, führte er den Handel in Eigenregie weiter und entwickelte sich zu einer Art Geschäftsmann mit bescheidenem, aber gesichertem Einkommen. Dadurch wurde es ihm möglich, in die kleine, privilegierte Gruppe der Dauermieter des Männerheims aufzusteigen. Bald wurden die intelligenteren Mitbewohner auf den künstlerisch tätigen Hitler aufmerksam, und es dauerte nicht lange, bis das „Schreibzimmer" zu einer Art Diskussionsforum wurde, auf dem zunächst nur über Musik, Literatur und Kunst debattiert wurde, das aber bald auch Austragungsort politischer Streitgespräche wurde, mit Adolf Hitler als beherrschendem Wortführer, der immer heftiger gegen die Korruption der herrschenden Gesellschaftskreise und gegen die immer erfolgreicheren Aktivitäten der Sozialdemokraten zu polemisieren begann, ohne dabei auf die gewohnten völkisch-nationalen Tiraden zu verzichten.

Ein derartiges, von wilden Gestikulationen begleitetes politisches Streitgespräch brachte ihm auch einen ersten Denkzettel in Wien ein, nachdem ihn zwei stämmige Arbeiter anständig verdroschen und mit einer Prellung am rechten Arm sowie einer Beule am Kopf lädiert „auf der Walstatt" zurückgelassen hatten. Hitler gewann aus diesem Erlebnis immerhin die Einsicht, daß man bei politischen Diskussionen auch die Meinungen und Einwände des Auditoriums berücksichtigen sollte, will man es sich nicht zum Gegner machen. Das Männerheim wurde so für ihn der erste Übungsplatz für seine spätere Laufbahn als politischer Demagoge.

Die psychologischen Gründe für Hitlers Verbleib im Männerheim wurden von verschiedener Seite aufzuzeigen versucht. War anfangs vielleicht der Wunsch vorherrschend, auf diese Weise nach seinem Scheitern an der Kunstakademie am besten in der Schutz bietenden Anonymität untertauchen zu können, so traten bald andere Beweggründe hinzu. Im Männerheim hatte er nicht nur die Möglichkeit, durch Kontaktaufnahme mit anderen Menschen seine Einsamkeit überwinden zu können, ohne dabei durch zu enge Bindungen seine Privatsphäre preisgeben zu müssen, sondern er fand dort auch die für ihn so wichtige Zuhörerschaft, die ihm an Intelligenz deutlich unterlegen war und die ihm, ähnlich wie früher sein Freund Kubizek, jene staunende Bewunderung und Verehrung entgegenzubringen vermochte, die er für die Bestätigung seines narzißtischen Ichs so dringend benötigte. Für derartig extrem narzißtische Menschen gibt es nämlich nur einen Ausweg, wollen sie nicht durch eine derart demütigende Niederlage, wie Hitler sie in Wien erlebt hatte, in einer Psychose mit schwersten seelischen Folgen landen – einen Ausweg, der aber nach Erich Fromm nur besonders begabten Menschen offen steht: „Sie können versuchen, die Realität so umzuwandeln, daß ihre grandiosen Phantasien sich als real erweisen. Das erfordert aber nicht nur, daß der Betreffende Talent hat, sondern auch, daß die historischen Umstände dies ermöglichen. Meist steht diese Lösung politischen Führern in sozialen Krisenperioden offen. Wenn sie die Begabung haben, die große Masse anzusprechen, und wenn sie geschickt genug sind, sie organisieren zu können, können sie die Realität ihren Träumen anpassen. Häufig rettet der Demagoge, der sich noch diesseits der Grenze zur Psychose befindet, sich dadurch vor dem Wahnsinn, daß er Ideen, die zunächst ‚verrückt‘ schienen, ‚vernünftig‘ erscheinen läßt. In seinem politischen Kampf wird er nicht nur von der Leidenschaft zur Macht angetrieben, sondern auch von der Notwendigkeit, sich vor dem Verrücktwerden zu retten." Sollte Hitlers Narzißmus, so Erich Fromm weiter, ungebrochen bleiben, dann war es notwendig, die Demütigung auszumerzen, „indem er an allen seinen ‚Feinden‘ Rache nahm und sein Leben dem Ziel weihte, zu beweisen, daß dieses narzißtische Bild von sich selber keine Phantasie, sondern Realität war."

Vorerst richtete sich sein ganzer Haß gegen die Metropole der Donaumonarchie, der er mit ihrer bunt zusammengewürfelten Bevölkerung die Schuld dafür zuwies, daß er in dieser Stadt seine seit der Kindheit gehegten Illusionen und Träume nicht verwirklichen konnte. Wie sehr er sich nach wie vor in seiner narzißtisch ausgestatteten Traumwelt und in der Rolle des verkannten und verstoßenen Genies sah, geht aus einem in dieser Zeit geschriebenen Brief hervor, in dem zu ersten Mal auch bereits so etwas wie ein Sendungsbewußtsein aufklingt: „Ohne Überhebung, ich glaube immer, der Welt ist vieles verlorengegangen dadurch, daß ich nicht an die Akademie gehen und das Handwerkliche der Malkunst erlernen konnte. Oder hat mich das Schicksal zu etwas anderem ausersehen?"

Immer öfter versuchte er sich und der Welt sein persönliches Versagen mit den spezifischen gesellschaftspolitischen Eigenheiten Wiens zu erklären, wodurch sich seine Gefühle der Ablehnung und des Widerwillens gegen diesen „Schmelztiegel" unterschiedlichster Völker und Rassen verstärkten und sein ganzes Denken und Trachten sich mehr und mehr auf Deutschland als sein wahres „Vaterland" richtete. Wie er später schrieb, habe er durch eine Art Selbststudium der gesellschaftlichen und sozialen Zustände im damaligen Wien auch die Schattenseiten dieser prunkvollen und anfangs wie ein Magnet auf ihn wirkenden Hauptstadt kennengelernt und vorwiegend aus diesen Wiener Erfahrungen

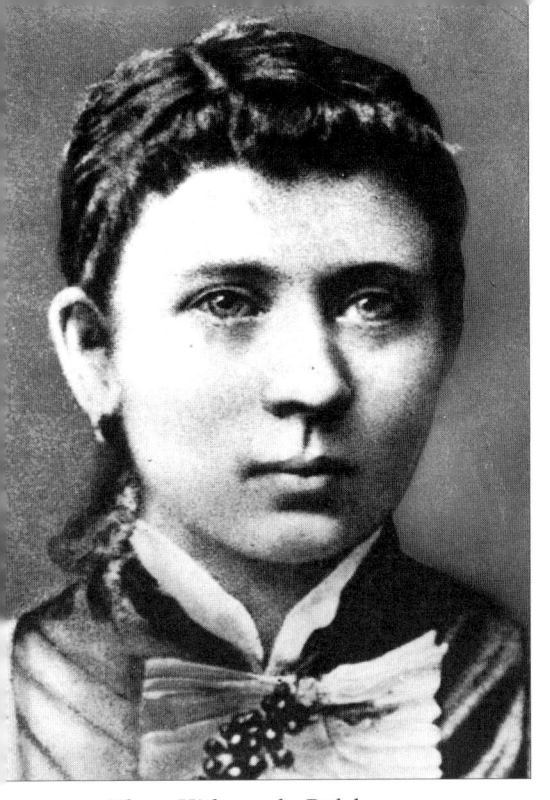

Klara Hitler, geb. Pölzl,
die Mutter Adolf Hitlers

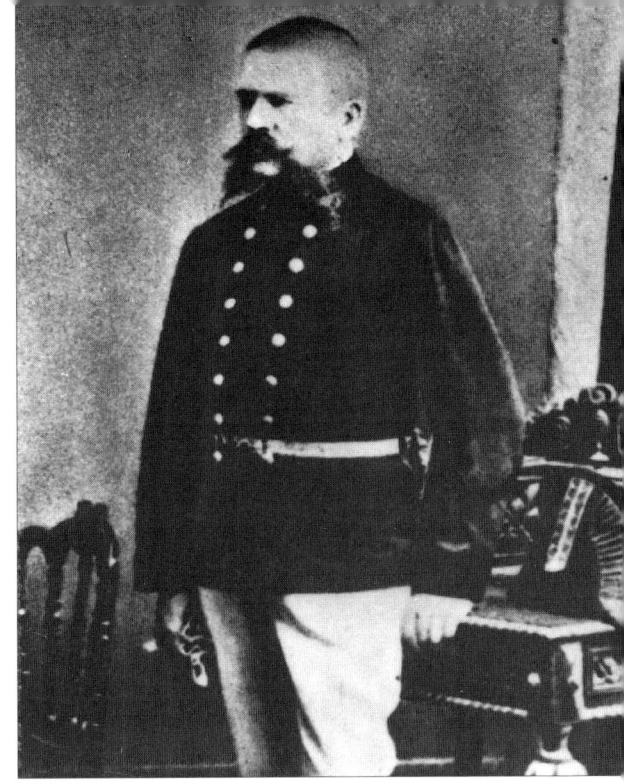

Vater Alois Hitler in der Uniform eines
k.k. Zollamtsoffizials

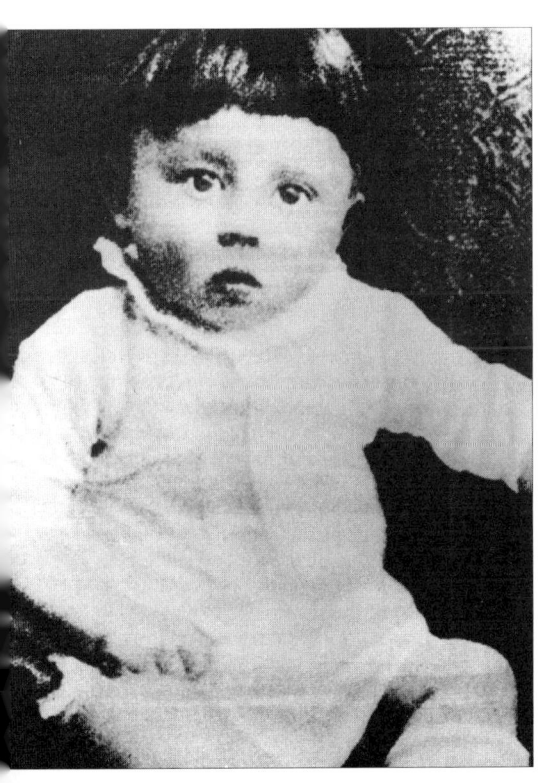

Adolf Hitler als Baby

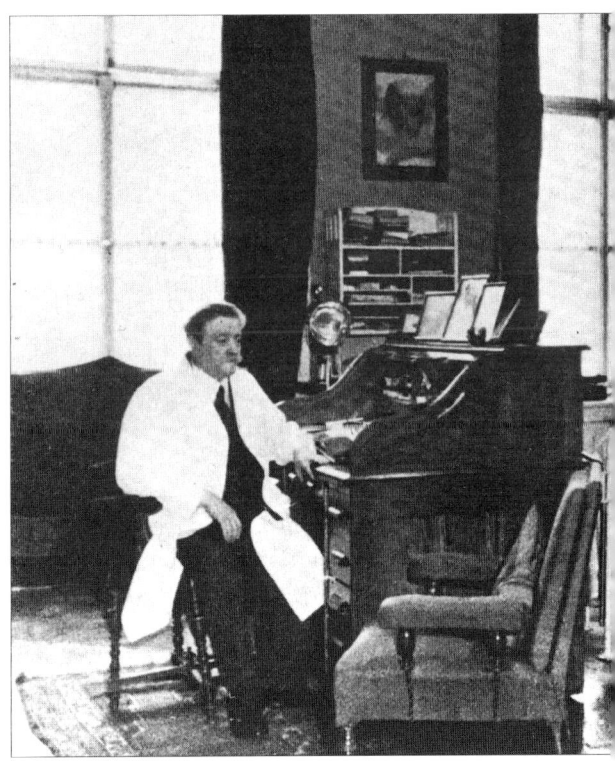

Dr. Eduard Bloch, der jüdische Hausarzt
der Familie Hitler, in seiner Praxis in Linz

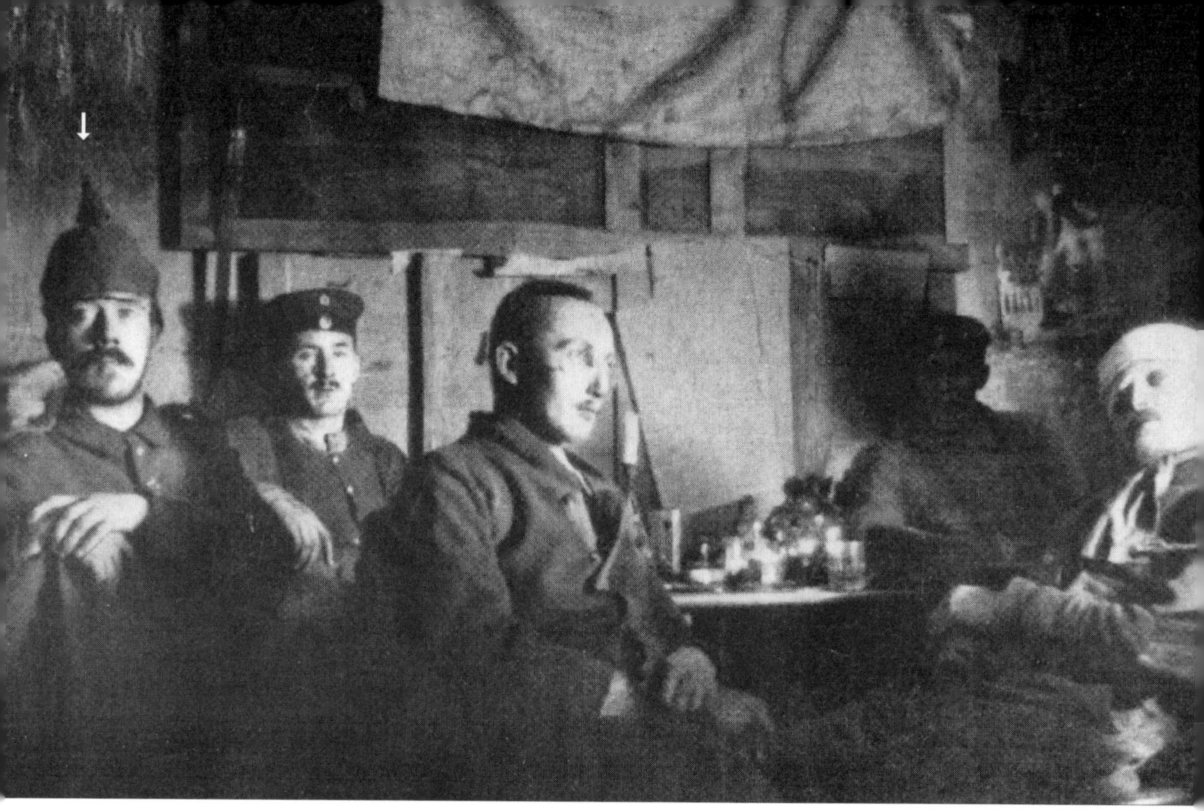

Adolf Hitler (links) zusammen mit Kriegskameraden in einem Unterstand an der Westfront (Aufnahme aus dem Jahr 1915)

und im Lazarett von Beelitz nach seiner Verwundung 1916 (stehend, 2. von rechts)

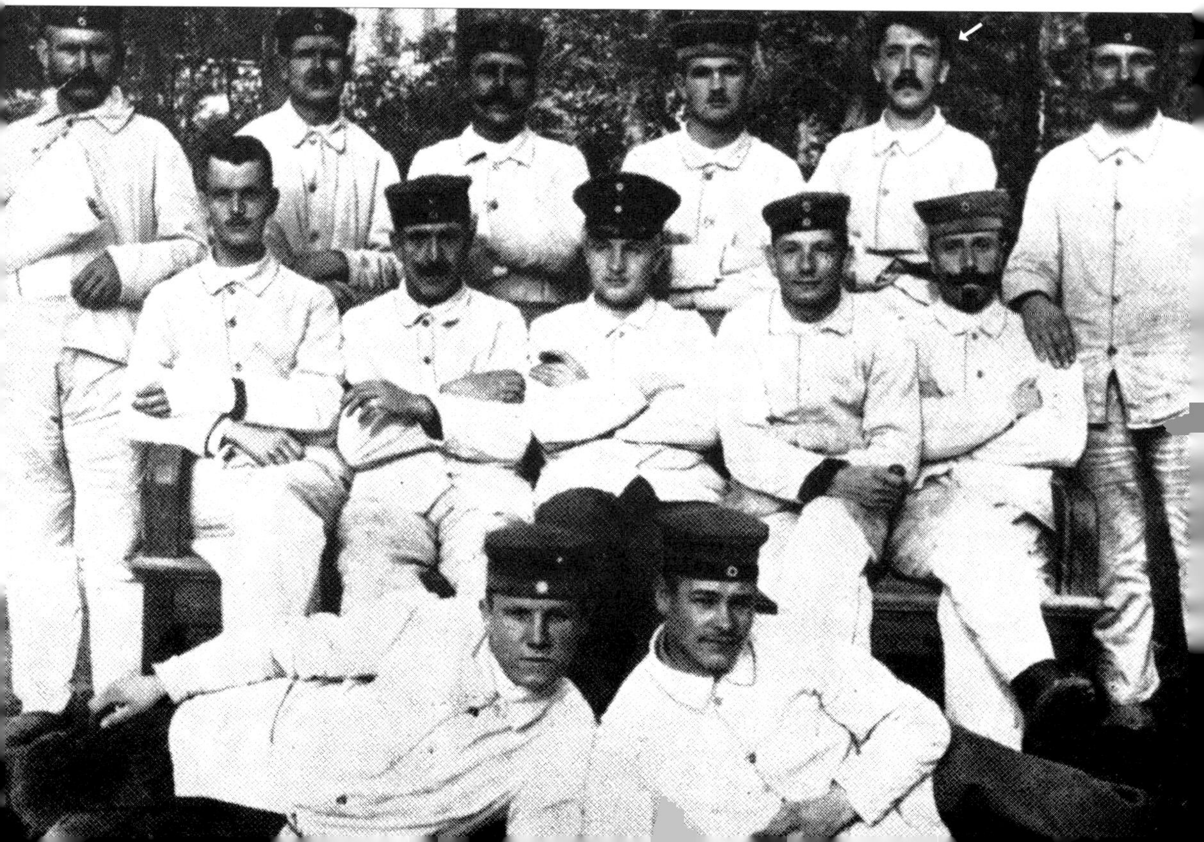

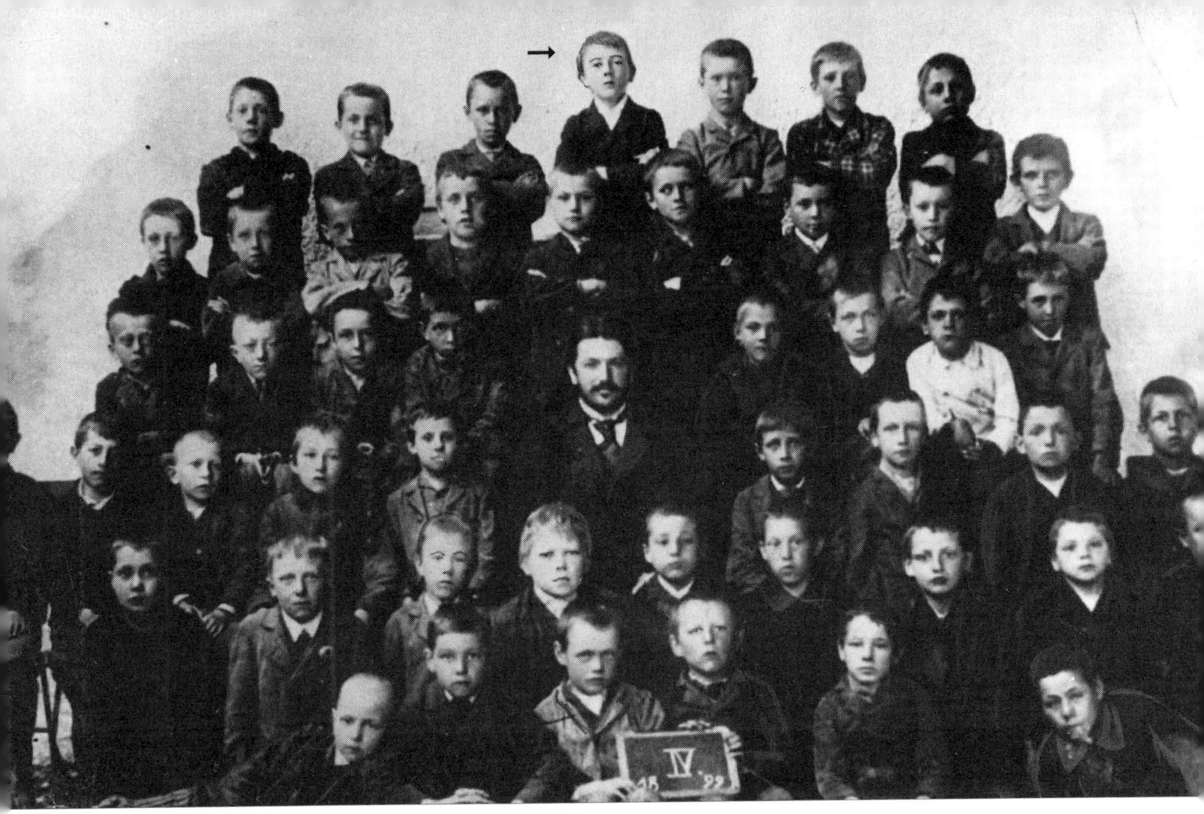

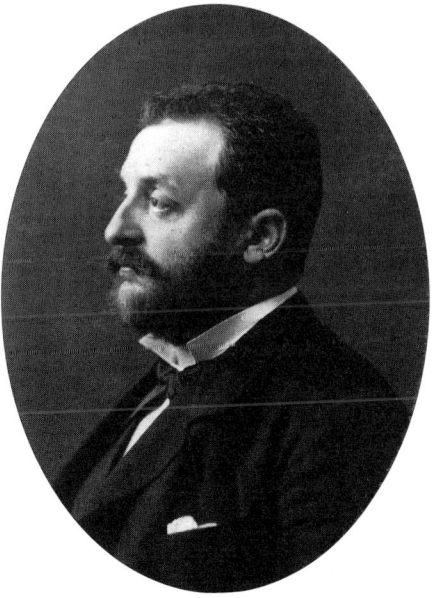

*Adolf Hitler (obere Reihe Mitte) als Schüler in der 4. Klasse Volksschule in
Leonding (1900)
Unten rechts: Eines der Wohnhäuser, in denen Adolf Hitler in Wien vorübergehend
logierte: Wien 10, Humboldtgasse 36*

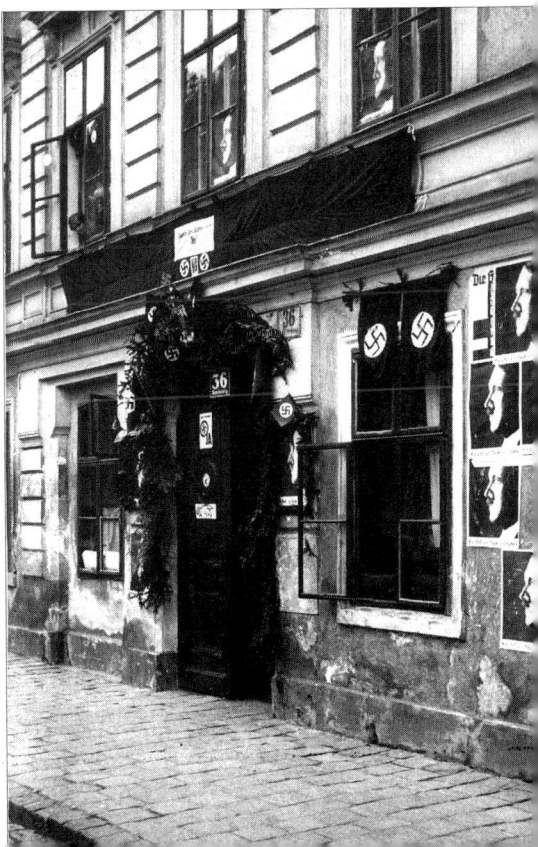

*Georg Ritter von Schönerer
(1842–1921)*

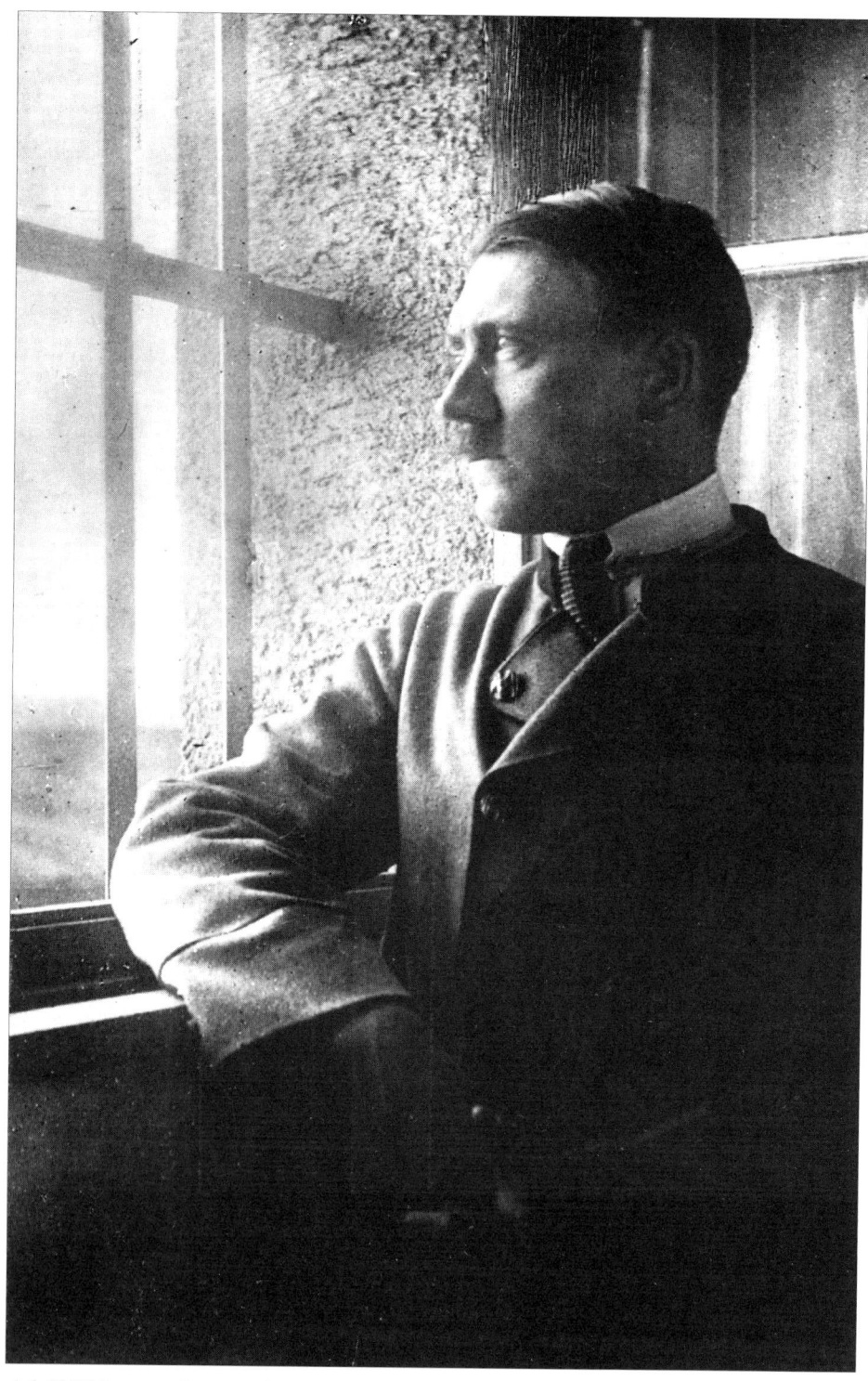

Adolf Hitler vor dem vergitterten Fenster seiner Zelle in Landsberg am Lech (1924)

heraus seine „Weltanschauung" erarbeitet. Wien habe nicht nur seinen Deutschnationalismus gestärkt, der schon in ihm verankert gewesen wäre, bevor er den
Boden der österreichischen Hauptstadt betreten habe, sondern habe ihn darüber
hinaus seiner Meinung nach die drei Hauptfeinde erkennen lassen, die den
Bestand des deutschen Herrenvolkes in seinen Grundfesten bedrohten, nämlich
die „rassisch minderwertigen" Slawen, die Marxisten und die Juden. Der entscheidende Schritt zu einer richtigen Beurteilung der „Judenfrage" sei dabei nach
seinen eigenen Angaben die Entdeckung gewesen, daß die Juden nicht, wie er
früher glaubte, Deutsche mit jüdischer Religion, sondern eine Rasse für sich sei-
en. Dieser Rassebegriff, der erst in Wien geboren wurde, nahm später geradezu
eine Schlüsselposition in seiner Ideologie ein, die mit dem von Lanz von
Liebenfels übernommenen Sozialdarwinismus, wonach im ewigen Kampf ums
Dasein nur der Tüchtigste als Sieger hervorgehen kann, eng korrespondierte.

Alles in allem blieb Hitler in Wien weiterhin ein in zwielichtiger Atmosphäre,
zwischen Realität und Phantasterei lebender, ungewöhnlich narzißtischer Mann,
der an keinem Mitmenschen wirklichen Anteil nahm oder aufrichtiges Interesse besaß, und der von dem Wunschtraum beseelt war, sich die Welt untertan zu
machen, allerdings zunächst ohne konkrete Vorstellungen, wie er diese ehrgeizigen Pläne realisieren könnte. Er blieb aber auch ein Mensch voll von Haß und
von Drang nach Rache für all die Demütigungen, die er der menschlichen Gesellschaft und ihren inkompetenten Repräsentanten anlastete. Diese aufgestauten Aggressionen richteten sich so gut wie gegen jedermann, auch gegen die
Ärzte, wie man einem Brief aus jener Zeit entnehmen kann, der uns erstmalig
zugleich die außergewöhnliche vegetative Störanfälligkeit Hitlers vor Augen
führt: „Es war bestimmt nichts weiter als eine kleine Magenkolik, und ich versuche mich jetzt mit Diät (Obst und Gemüse) selbst auszuheilen, nachdem die
Ärzte ja doch alle Idioten sind. Ich finde es einfach lächerlich, bei mir von einem Nervenleiden zu reden."

In dieser Briefpassage zeigt sich bereits seine typische Unduldsamkeit und die
später fast zur Regel gewordene Neigung, sachkundige Erklärungen von Fach-
leuten besserwisserisch zu korrigieren. Sie zeigt aber auch wiederum eine
mimosenhafte Empfindlichkeit gegenüber Äußerungen, die dem narzißtisch
überformten Idealbild von seiner Person abträglich sein könnten. Wie Erich
Fromm bemerkte, steht die Intensität eines solchen Narzißmus in einem direkten Verhältnis zum Grad des Sendungsbewußtseins eines Menschen, was
gerade bei politischen Führern häufig zu beobachten sei: Solche Personen erheben meist schon in jungen Jahren Anspruch auf Unfehlbarkeit und auf die
Zuerkennung absoluter Priorität und unumschränkter Macht – Charakterzüge,
die bei Adolf Hitler schon bald in ausgeprägter Form zutage treten sollten.

ÜBERWINDUNG DER IDENTITÄTSKRISE

Als Hitler im Mai 1913 plötzlich den Entschluß faßte, Wien zu verlassen und nach München zu übersiedeln, um dort in der Kunstakademie Aufnahme zu finden, ging er einer neuerlichen Niederlage entgegen, da man ihm hier die Zulassung ähnlich wie in Wien verweigerte. Wie Smith berichtet, war er zur Bestreitung seines Unterhaltes gezwungen, seine Bilder von Tür zu Tür hausierend oder in Bierlokalen anzubieten. So wie in Wien lebte er auch in München als Einzelgänger und Sonderling, der zwar – wie seine Quartiersfrau Elisabeth Popp berichtete – seinen „österreichischen Charme" verströmt haben soll, in Wahrheit aber zu keinem Menschen einen näheren Kontakt aufzunehmen bemüht war. Wenn er seine Zeit nicht mit Malen und Lesen von Büchern und Zeitschriften verbrachte, war er in Lokalen zu finden, in denen er jede Gelegenheit wahrnahm, um zu politisieren, wobei seinen Zuhörern schon damals die durch leidenschaftliche Gestik unterstützte sprachliche Überzeugungskraft dieses sonst eher linkischen, unsicheren und verschlossenen Menschen auffiel. Nach über-einstimmenden späteren Zeugenaussagen bot Hitlers Betragen deutliche psychopathische Züge – sein übersteigertes Geltungsbedürfnis, seine impulsive, aggressive Reaktionsbereitschaft, seine Stimmungslabilität, sein Starrsinn und seine Rechthaberei – waren schon damals nicht zu übersehen. Die von ihm vorgetragenen, oft ins Maßlose verzerrten Vorstellungen und phantastisch anmutenden Zukunftspläne wurden meist belustigt zur Kenntnis genommen, bewirkten aber häufig genug auch Ratlosigkeit und Betroffenheit. Stets vermied er es peinlich, mangelnde Kenntnisse oder Zeichen von Schwäche erkennen zu lassen, wobei ihm seine Jugenderfahrungen zugute kamen: Schon damals, als kalt beobachtender Jüngling, verstand er es, die Schwächen anderer bewußt auszunutzen.

Am 18. Jänner 1914 wurde er unsanft aus seiner Traumwelt gerissen, als er unter dem Vorwurf, sich dem österreichischen Militärdienst entzogen zu haben, festgenommen wurde. Er verstand es jedoch, beim österreichischen Konsul in München einen so bemitleidenswerten Eindruck zu hinterlassen, daß man ihm gestattete, sich nicht bei der ursprünglich angeordneten Militärstellung in Linz, sondern bei der näher gelegenen Musterungsbehörde in Salzburg vorzustellen. Es ist bezeichnend, wie mühelos er österreichischen Generalkonsul und Militärbehörde von seiner völligen Unschuld überzeugen konnte und wie mitleiderregend er in seinem Rechtfertigungsbrief seine Leiden in der österreichischen Hauptstadt darzustellen verstand, indem er schrieb: „ Ich war ein junger, unerfahrener Mensch ... ohne jede Unterstützung nur auf mich selbst gestellt, langten die wenigen Kronen, oft auch nur Heller, aus dem Erlös meiner Arbeiten kaum für eine Schlafstelle. Zwei Jahre lang hatte ich keine andere Freundin als Sorge und Not, keinen anderen Begleiter als ewigen unstillbaren Hunger. Ich habe das schöne Wort Jugend nie kennengelernt. Heute noch, nach fünf Jahren, sind die Andenken in Form von Frostbeulen an Fingern und Händen und Füßen... Trotz größter Not, inmitten einer oft mehr als zweifelhaften Umgebung, habe ich meinen Namen stets anständig erhalten, bin ganz unbescholten vor dem Gesetz und rein vor meinem Gewissen bis auf jene unterlassene Militärmeldung, die ich damals nicht einmal kannte."

In Wahrheit hatte Hitler jedoch schon im Spätsommer 1908 seinem Freund Kubizek anvertraut, daß er mit Tschechen und Juden nicht in einer Armee dienen und nicht für den habsburgischen Staat fechten wolle, hingegen jederzeit bereit sei, für das Deutsche Reich zu sterben. Unter Mithilfe des Generalkonsuls, dem er von seinem „schweren Lungenleiden" in seiner Jugend erzählte und der deshalb in seiner Befürwortung den Vermerk „soll mit einem Leiden behaftet sein" anbrachte, hatte er bei der Musterung in Salzburg den erhofften Erfolg. Er wurde am 5. Februar 1914 als „zum Waffen- und Hilfsdienst untauglich und zu schwach" befunden.

So wenig er bereit war, im österreichischen Heer zu dienen, so begeistert meldete er sich nach Ausbruch des Ersten Weltkriegs schon am 16. August 1914 als Freiwilliger beim 2. bayerischen Infanterie-Regiment Nr. 16. Sein Enthusiasmus am 1. August, dem Tag der Bekanntgabe der allgemeinen Mobilmachung durch den deutschen Kaiser – ein Enthusiasmus, den er im übrigen mit zahlreichen Künstlern, Schriftstellern und Gelehrten teilte –, äußerte sich in der ihm eigenen übersteigerten dramatischen Pose, wenn er später schrieb, daß er beseelt von blindem Fanatismus „in die Knie gesunken" wäre, „dem Himmel aus übervollem Herzen dankend." Nach Wilhelm Lange-Eichbaum, einem der berühmten Psychiater aus jener Zeit, kam dieser typisch psychopathische Effekt Hitlers „durch die rücksichtslose Stärke des Gefühlslebens, durch die größere Unvernunft sowie durch den Mangel an Selbstbeherrschung und all seine Folgen" zustande. Zweifellos ist diese überschäumende Begeisterung

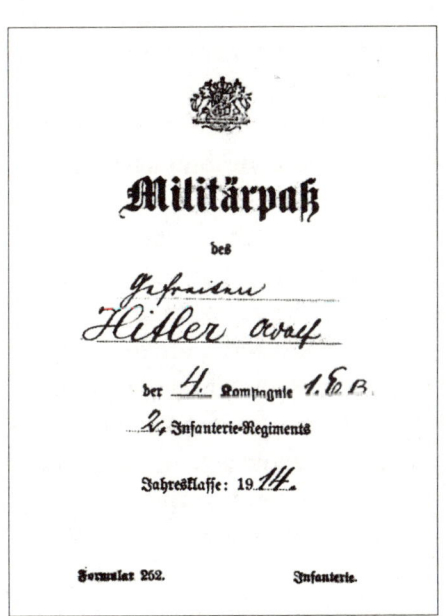

Militärpaß des Gefreiten Adolf Hitler

Hitlers hauptsächlich aus seinem glühenden Deutschnationalismus heraus zu verstehen, doch trug wohl ebenso sicher noch ein anderer Umstand, möglicherweise unbewußt, dazu bei: Da nämlich der Ausbruch des Krieges zeitlich just in jene Phase seines Lebens fiel, in der ihm sein Scheitern als Künstler durch die Ablehnung der Kunstakademie in München endgültig und unabwendbar zum Bewußtsein gebracht wurde, erlöste ihn die Kriegsnachricht wie durch Zauberhand von der bedrückenden Sorge, welche Richtung er nach dem Ende des langjährigen Künstlertraums seinem weiteren Leben geben sollte. Mußte er es in dieser Situation nicht geradezu als eine Fügung des Himmels empfinden, dieser so schwierigen Entscheidung mit einem Schlage enthoben worden zu sein, und das traurige Dasein eines vom Schicksal getretenen und gedemütigten Versagers mit der Rolle eines stolzen, selbstbewußten und mit einer verantwortungsvollen Aufgabe betrauten Soldaten im Dienste der Armee des Deutschen Reichs vertauschen zu können? Hatte er sich noch vor kurzem von der Gesellschaft ausgegrenzt gefühlt, so war er nun ein geachtetes und wertvolles Glied einer Gemeinschaft, ein Mensch, der zum gesicherten Bestand Deutschlands und zu den Werten des Nationalismus beitragen und zum ersten Mal sich nun als tapferer und stolzer Held fühlen konnte – anstelle eines Gefühls der Demütigung und Verkennung, das ihn bisher durchs Leben begleitet hatte.

So ist es nicht verwunderlich, daß Hitler als äußerst pflichtbewußter Soldat geschildert wird, der für seine Tapferkeit mit dem Eisernen Kreuz Erster und Zweiter Klasse ausgezeichnet wird und die Achtung seiner Vorgesetzten genießt. War er noch vor kurzem ein Müßiggänger und Herumtreiber gewesen, so erwies er sich nun als diszipliniert, korrekt und verantwortungsbewußt, kurzum, als ein völlig anderer Mensch. Und doch bewahrte er auch während der Kriegsjahre seine typischen Charakterzüge in unveränderter Weise. Von seinen Frontkameraden als Intellektueller eingestuft, verkehrte er mit ihnen eher reserviert und demonstrierte seine geistige Überlegenheit gerne damit, daß er – soweit es die jeweilige Situation zuließ – in Schopenhauers *Welt als Wille und Vorstellung* las. Da er auch im Schützengraben viel zu polemisieren pflegte, gewannen seine Kameraden von ihm zunehmend den Eindruck eines Wichtigtuers, Schwätzers und lächerlichen Großsprechers; ja, sie zweifelten manchmal regelrecht an seinem Verstand, wenn er sich etwa am Rand des Schützengrabens Figuren aus Lehm formte, sie der Reihe nach aufstellte und Ansprachen an sie hielt, in denen er ihnen nach erfolgtem Sieg die Schaffung eines freien Volksstaates versprach.

Andererseits fiel auf, daß ihn der Umstand, zu wiederholten Malen in einer oft ans Wunderbare grenzenden Art dem Tod entgangen zu sein, in der Überzeu-

gung bestärkte, daß ihn die „Vorsehung" wohl zum Retter seines Volkes ausersehen haben müsse. Von diesem Gefühl beseelt, machte er seinen Kameraden gegenüber einmal bedeutungsvoll die für die meisten von ihnen wohl unverständliche Prophezeiung: „Ihr werdet noch viel von mir hören. Wartet nur,
bis meine Zeit gekommen ist!"

Solche Worte spricht tatsächlich nur einer, der sich als Auserwählter fühlt und
von einem geradezu messianischen Sendungsbewußtsein erfüllt ist. Offenbar
befaßte er sich damals auch schon im Geiste mit Aufgaben, die auf ihn nach ge-
wonnenem Krieg in Deutschland warten würden. In einem Brief an den As-
sessor Ernst Hepp vom Februar 1915 heißt es wohl auch deshalb: „... Jeder von
uns hat nur den einen Wunsch, daß es bald zur endgültigen Abrechnung mit der
Bande kommen möge ... und daß die, die von uns das Glück besitzen werden,
die Heimat wiederzusehen, sie reiner und von der Fremdländerei gereinigter
finden werden ... und daß durch den Strom von Blut, der hier Tag für Tag fließt,
gegen eine internationale Welt von Feinden, nicht nur Deutschlands Feinde im
Äußeren zerschmettert werden, sondern daß auch unser innerer Internationa-
lismus zerbricht."

Der Krieg bot Hitler aber auch die Möglichkeit, sich seiner Lust an Zerstörung
und Vernichtung in vollen Zügen hinzugeben. Im bedingungslosen Glauben an
die Gültigkeit des Sozialdarwinismus bereitete ihm deshalb das grauenhafte
Ausmaß von Leiden und Tod im Krieg nicht, wie jedem normal empfindenden
Menschen, Abscheu und Ekel, sondern tiefempfundene Befriedigung. Tatsächlich versicherte er ja später allen Ernstes, daß seine im Krieg verlebten Jahre
die glücklichste Zeit seines Lebens gewesen wären.

Im Oktober 1916 erlitt Hitler eine Granatsplitterverletzung am linken Oberschenkel, doch wurde er schon am 1. Dezember wieder an die Front versetzt,
wo er als Gefreiter weiterhin viel Mut zeigte. Der Grund, warum er während
seines gesamten Frontdienstes trotz mehrfach bewiesener Tapferkeit nicht zum
Unteroffizier befördert wurde, lag nach Aussage seines vorgesetzten Offiziers
bemerkenswerterweise darin, daß man „keine entsprechenden Führungseigen-
schaften an ihm entdecken konnte." Mitte Oktober 1918 wurde Hitler Opfer eines britischen Gasangriffes, weshalb er in das Reserve-Lazarett Pasewalk in
Pommern eingeliefert werden mußte. Am 29. November schrieb er: „In der
Nacht vom 13. zum 14. Oktober 1918 erhielt ich eine sehr schwere Gelb-
kreuzvergiftung, im Verlaufe deren ich zunächst vollständig erblindete." Nach
einer Darstellung General von Bredows, der später im Auftrag Kurt von Schlei-
chers Nachforschungen über dieses Ereignis anstellte, soll es sich bei dieser
nach drei Wochen wieder ausgeheilten Erblindung um eine Art „hysterische
Blindheit" gehandelt haben, da sie gleichzeitig mit einer vorübergehenden

Sprachhemmung gekoppelt war und objektiv nachweisbare Veränderungen weder vom Augenarzt noch vom Neurologen erhoben werden konnten.

Diese später behauptete Diagnose hat einige Verwirrung hervorgerufen. Aufgrund der vorliegenden Dokumente und Zeugenaussagen hat sich aus heutiger Sicht damals folgendes abgespielt: Hitler wurde nach Aussage Professor Dr. Solleders gemeinsam mit anderen Kameraden nach dem besagten Gasbeschuß bei La Montagne als „gaskrank" in das Lazarett eingewiesen. „Unter dem Schrecken, für immer zu erblinden", sei er einen Augenblick lang so schockiert gewesen, daß er vorübergehend kein Wort über seine Lippen gebracht habe, ein Zustand, der in der 1944 veröffentlichen psychiatrischen Studie von G. Dalma als „hysterische Stummheit" interpretiert wurde. Wie wir heute mit Bestimmtheit sagen können, handelte es sich bei dieser Gasvergiftung um eine überaus heftige Entzündung und Schwellung der Augenbindehäute und der Augenlider, die das Sehen vorübergehend unmöglich machten. Dieser Zustand klang relativ rasch ab, so daß Hitler überzeugt sein konnte, keinen bleibenden Schaden an seinen Augen davongetragen zu haben. Doch da erreichte ihn noch im Lazarett von Pasewalk die schockierende Nachricht von der deutschen Kapitulation, auf die er mit einem „Rückfall in Blindheit" reagierte, wie er dies selbst beschrieb. Diesmal lag nun tatsächlich eine rein seelisch bedingte, psychogene Blindheit vor. Diese von Professor Edmund Forster aus Greifswald diagnostizierte psychogene oder hysterische Blindheit wurde durch ein psychiatrisches Gutachten von dem als Ordinarius für Psychiatrie in Heidelberg wirkenden Professor Wilmann sowie durch Professor Oswald Bumke, den Vorstand der psychiatrischen Universitätsklinik in München, bestätigt.

Möglicherweise erfolgte der so unheilvolle Entschluß Hitlers, Politiker zu werden, bereits während des Aufenthaltes im Pasewalker Lazarett. Bei den hypnotischen Sitzungen, die zur Behandlung dieser psychogenen Blindheit eingeleitet wurden, erteilte ihm nämlich Professor Forster den Befehl, Deutschland zu retten und die Schmach der November-Kapitulation zu tilgen – ein Befehl, den der als Frontsoldat zu unbedingtem Gehorsam erzogene Gefreite dann in eine Art Sendungsauftrag umsetzte. Da aber derartige, während eines hypnotischen Trancezustandes vermittelte Vorstellungen häufig in der Tiefenpsyche fest verankert werden, entwickelt sich beim Betroffenen „ein Gefühl unbeirrbarer, gegen jede Kritik gefeiter Gewißheit". De Boor vermutet deshalb, daß dies das eigentliche Fundament von Hitlers unerschütterlichem Sendungsbewußtsein gewesen sein könnte.

Fest steht auf jeden Fall, daß der Erste Weltkrieg als dominierender Prägefaktor in das Persönlichkeitsvakuum Adolf Hitlers einbrach. Da während der Formationsjahre der Wiener Zeit infolge verschiedener Identitätskrisen eine endgültige Identitätsfindung und Personalisation nicht geglückt war, stellte erst der Krieg das entscheidende „große positive Bildungserlebnis" dar, das einen verspäteten Reifungsprozeß einleitete und aus der bisher „amorphen Gestalt" Hitlers allmählich sichtbare individuelle Konturen hervortreten ließ.

Hatte es jedoch zunächst den Anschein, als sei mit dem Ausbruch des Krieges der Versager Hitler endgültig zu Grabe getragen und als gehörte somit die Zeit der Niederlagen und Demütigungen der Vergangenheit an, bedeutete das Ende des Krieges mit der geschlagenen deutschen Armee und dem Sieg der Revolution in der Heimat für ihn eine neuerliche tiefe Demütigung. War schon die militärische Niederlage für ihn ein unerträglicher Gedanke, so empfand er die Revolution als einen Angriff gegen sich selbst, da er sich in seinem nationalen Enthusiasmus bereits vollkommen mit Deutschland identifiziert hatte. Dazu kam noch der Umstand, daß mehrere maßgebliche Anführer des Putsches in München Juden waren, die sich nun „erdreisteten", seine nationalistischen und rassistischen Ideale zu gefährden. Diese tiefe Demütigung konnte in seinen Augen nur dadurch „ausgemerzt" werden, indem man alle Verantwortlichen rücksichtslos vernichtete.

Damit erhielt Hitlers Zerstörungsdrang seine endgültige Form und Richtung. Da er auf diese Weise seine persönliche Demütigung in eine nationale Niederlage transformieren konnte, handelte es sich nun nicht mehr um ein persönliches Scheitern, sondern um ein Scheitern Deutschlands, seiner einzigen „Braut". „Wenn er nun Deutschland rächte und rettete, rächte er sich selbst, und wenn er Deutschlands Schande auslöschte, löschte er auch seine eigene Schande aus."

Für Erich Fromm ist die Art, wie Hitler einem neuerlichen Putsch ähnlich jenem von 1918, zu begegnen gedachte, ein klassisches frühes Beispiel für dessen Zerstörungs- und Tötungswut, da er „alle Anführer oppositioneller politischer Bewegungen sofort töten lassen wollte, einschließlich der des politischen Katholizismus und aller Insassen der Konzentrationslager. Er stellte sich vor, daß er auf diese Weise mehrere hunderttausend Menschen umbringen wollte." Wenn dadurch auch die Gesamtzahl seiner Opfer – als solche hatte er in erster Linie die Juden im Visier – „nur unwesentlich" erhöht worden wäre, so leitet Fromm daraus doch den Satz ab: „Obschon es richtig ist, wenn man sagt, daß Hitler ein Judenhasser war ... ist es ebenso richtig zu sagen, er war ein Deutschenhasser. Er war ein Hasser der Menschheit, ein Hasser des Lebens selbst."

Eigenartigerweise blieb Hitler trotz seines aufgestauten Hasses gegen Sozialdemokraten, Bolschewisten und Juden, die er kurzerhand alle in ein und denselben Topf warf, während der turbulenten und blutigen Revolutionstage in München mit ihren Greueltaten bei der kommunistischen Machtübernahme bzw. dem Massaker der Reichswehr- und Freikorpsverbände bei ihrer Gegenoffensive zur Beseitigung des Räteregimes unbeteiligter Zuseher in der Kaserne. Zur aktiven Teilnahme am politischen Geschehen wurde er erst durch seinen militärischen Vorgesetzten, den Hauptmann und Generalstabsoffizier Karl Mayr, veranlaßt. Dieser verpflichtete ihn zur Teilnahme an einem „Umerziehungskurs",den national gesinnte Professoren an der Münchner Universität abhielten. Anschließend wurde er in ein sogenanntes „Aufklärungskommando" versetzt, mit dem Auftrag, die zum Teil spartakistisch infizierten, zurückkehrenden deutschen Kriegsgefangenen wieder auf den rechten, sprich antisozialistisch-patriotischen Weg zurückzuführen. Hier begann er mit den Themen „Novemberverbrecher" oder „jüdisch-marxistische Weltverschwörung" seine Rede- und Überzeugungsgabe zu schulen, und schon bald hieß es, er sei „der geborene Volksredner, der durch seinen Fanatismus und sein populäres Auftreten die Zuhörer unbedingt zur Aufmerksamkeit und zum Mitdenken zwingt", wie einer der Zuhörer später berichtete.

Der Rassehygieniker Professor von Gruber, der Hitler während einer Veranstaltung beobachtete, gewann allerdings einen negativen Gesamteindruck von diesem Redner: „Gesicht und Kopf schlechte Rasse, Mischling. Niedrige fliehende Stirn, unschöne Nase, breite Backenknochen, kleine Augen, dunkles Haar. Eine kurze Bürste von Schnurrbart, nur so breit wie die Nase, gibt dem Gesicht etwas besonders Herausforderndes. Der Gesichtsausdruck ist nicht der eines in voller Selbstbeherrschung Gebietenden, sonder der eines wahnwitzig Erregten. Wiederholtes Zucken des Gesichtsmuskels. Am Schluß der Ausdruck eines beglückten Selbstgefühls."

Für Hitler selbst aber war, neben dem politischen „Erweckungserlebnis" der militärischen Niederlage Deutschlands und des Sieges der Revolutionäre in der Heimat, die Entdeckung seiner Rednerbegabung und der daraus sich bietenden Möglichkeiten das entscheidende Erlebnis, das ihm das beglückende Gefühl einer existentiellen Berechtigung vermittelte und seine Identitätsprobleme im wesentlichen gelöst haben dürfte. Mit seinem 1919 gefaßten Entschluß, Politiker zu werden, lag zwar von nun an ein klares Ziel vor seinen Augen; die in seiner frühen Jugend entstandenen und während des langen Frustrationskontinuums bis 1918 nicht aufgefüllten Defizite bei seiner Identitätsfindung konnten jedoch zu diesem Zeitpunkt nicht mehr völlig kompensiert werden, weshalb Hitler nach den Worten de Boors auch weiterhin ein „Ego-Schwächling blieb, der niemals zur vollen Identität, zur Harmonie zwischen Innenwelt und Außenwelt kommen konnte, eine Übereinstimmung, die notwendige Voraussetzung für eine geglückte, zugleich aber auch normative Lebensführung ist."

In seiner nunmehrigen Rolle als „Vertrauensmann" („V-Mann") des Münchner Gruppenkommandos, der die Aufgabe hatte, die heimgekehrten, kriegsmüden und demoralisierten Soldaten für neue Ideale zu begeistern, stieß er 1919 auf den Eisenbahnschlosser Anton Drexler, der die „Deutsche Arbeiterpartei" (DAP) ins Leben gerufen hatte. Schon bei seinem ersten Auftreten in diesem Kreise verstand er es, die Zuhörer förmlich zu elektrisieren und alle so zu beeindrucken, daß sie ihn ersuchten, in ihre Partei einzutreten. Nach kurzem Zögern willigte er ein und übernahm sofort im Vorstand die Agenden der Propaganda. Kennzeichnete er noch kurz zuvor seine aussichtslose Situation bei Kriegsende mit den Worten: „Das Niederdrückende lag in der vollständigen Nichtbeachtung, unter der ich damals am meisten litt", so hatte er nun eine leitende Funktion und ein willkommenes Experimentierfeld für die Erprobung seines Rednertalentes, jenes Instrumentes, mit dem er sich den Weg zu seinem kometenhaften Aufstieg als Politiker bahnte.

Was war aber nun eigentlich das Ungewöhnliche an dieser rednerischen Begabung? Wenn man die Ausführungen von Karl Tschuppik liest, dann scheint zu Beginn der zwanziger Jahre Hitlers rhetorische Kunst, nämlich die Kunst zu gliedern und aufzubauen, noch recht bescheiden gewesen zu sein: „Rhetorisch schwach, gedanklich gleich Null, bleibt an Hitlers Rede als wirksamstes Moment nur seine Fähigkeit, Gefühlserregungen zu übertragen ... Vielleicht glaubt Hitler, was er spricht; jedenfalls ist's der Ton gefühlsmäßiger Überzeugung, der ihm den Erfolg bringt. Also die primitivste Stufe rednerischer Kunst."

Nun wollte Hitler allerdings seinen eigenen Worten nach die „liberalen Intellektuellen und Tintenritter" am allerwenigsten beeindrucken. Ihm ging es vielmehr

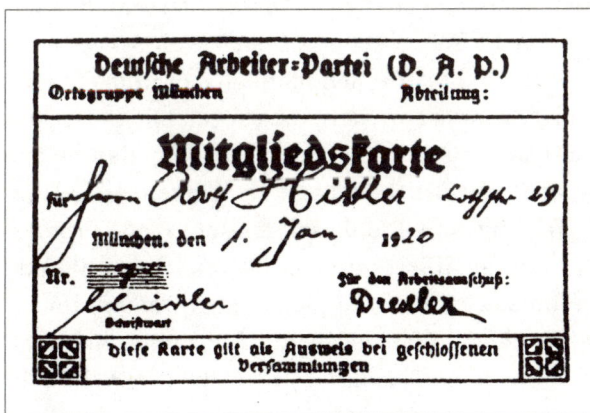

DAP-Mitgliedskarte Hitlers mit der Nr. 7

darum, seine aus dem Kleinbürgertum stammenden Ideen mit dem Denken großer Teile des deutschen Mittelstandes in Deckung zu bringen. Waren somit seine Ansichten auch höchst mittelmäßig, so waren sie doch „repräsentativ", weil sie eben gerade das zum Ausdruck brachten, was viele seiner deutschen

Zeitgenossen damals fürchteten und erhofften. Dabei schlug er bewußt Töne an, die nicht nur die destruktiven Instinkte einer geschlagenen Nation erwecken sollten, sondern er versuchte auch, sie auf die Wichtigkeit der Wiederherstellung althergebrachter deutscher Wertvorstellungen aufmerksam zu machen, die mit der Zerschlagung des wilhelminischen Deutschen Reiches zu entschwinden drohten. In dieses Konzept fügte er unter anderem auch den Antisemitismus gezielt ein, der schon vor dem Ersten Weltkrieg die Grundlage rechtsextremer Strömungen in Deutschland bildete und durchaus auch in die Wunschproduktion eines Teils der zeitgenössischen Gesellschaft paßte.

Schon in der letzten Phase des Krieges hatte es, wie Hitlers ehemaliger Kompaniechef Fritz Wiedemann später aussagte, Diskussionen gegeben, in denen sein grenzenloser Judenhaß unverhüllt zum Vorschein gekommen war. Mit dem militärischen Zusammenbruch Deutschlands und der damit zusammenhängenden tiefen narzißtischen Kränkung verstärkte sich dieser Haß Hitlers gegen die Juden – aber auch gegen die Bolschewisten und alle übrigen am „November-Verbrechen" Beteiligten – in einem solchen Ausmaß, daß ihn sein ehemaliger Reichspressechef Dietrich nicht anders als einen von „völkischen Wahnvorstellungen besessenen Dämon" bezeichnen konnte. Bemerkenswerterweise legte denn Hitler auch bereits im September 1919 in seinem ersten politischen Manifest, einer Art „Gutachten" zur Judenfrage, die aus seiner Sicht unumgängliche Behandlung des „Judenproblems" vor. Dort heißt es unter anderem: „Der Antisemitismus aus rein gefühlsmäßigen Gründen wird seinen letzten Ausdruck finden in der Form von Pogromen. Der Antisemitismus der Vernunft jedoch muß zur planmäßigen gesetzlichen Bekämpfung und Beseitigung der Vorrechte des Juden führen ... Sein letztes Ziel aber muß unverrückbar die Entfernung der Juden überhaupt sein."

Hitler benützte in seinen Reden aber auch noch ein anderes Element, das seine Wirkung auf die Massen, denen die Schrecken des Ersten Weltkrieges noch unmittelbar in den Knochen saßen, nicht verfehlte, nämlich das Konzept vom „authentischen inneren Erlebnis", wie Joseph Stern dies bezeichnete. Der immer wieder vorgetragene stärkste Trumpf in seinen Händen, das eigene „Fronterlebnis", sollte dazu dienen, die Massen davon zu überzeugen, daß jedes seiner Worte Ausdruck aufrichtigster Gefühle sei. Dieses eigene Fronterlebnis fungierte als Ersatz für ein detailliert ausgearbeitetes Programm und stellte einen Appell an die Gefühle der Masse dar, den er abgewandelt immer wieder wirksam einzusetzen verstand: „Hier ist meine Erfahrung, hier sind meine ehernen Überzeugungen, mein repräsentatives Erlebnis der Welt. Dies ist die heiligende Quelle meiner Liebe und meines Hasses."

Ein Fanatiker, der seine Sache so überzeugend vorstellte, gab in einer gesellschaftlich und politisch so unsicheren Zeit, wie dies die zwanziger Jahre in Deutschland waren, unzweifelhaft eine „höchst attraktive Figur" ab, die leicht zu einer Art von „Erlöser" hochstilisiert werden konnte. Seine größte Begabung, andere Menschen mit seiner Rede mitreißen, beeinflussen und überzeugen zu können, beruhte zum Teil aber auch darauf, daß er die Fähigkeit besaß, seine Stimme bewußt wie ein Instrument einzusetzen, um so die jeweils gewünschte optimale Wirkung zu erzielen. Zu diesem Zweck bediente er sich in seinen Reden, wenn nötig, auch wilder Haßausbrüche, um die Leidenschaften des Auditoriums aufzupeitschen. Erich Fromm zufolge verliefen jedoch diese Ausfälle trotz der Echtheit seines Hasses keineswegs unkontrolliert, sondern waren mit kalter Berechnung eingeplant.

Mit dieser ungewöhnlichen Rednerbegabung nahm die politische Karriere Hitlers, den man wegen der aufsehenerregenden Wirkung seiner propagandistischen Auftritte damals auch den „Trommler" nannte, ihren Anfang. Schon anläßlich der ersten Massenversammlung im Festsaal des Münchner Hofbräuhauses am 24. Februar 1920 gelang es ihm trotz tumultuöser Auseinandersetzungen, die DAP in „Nationalsozialistische Deutsche Arbeiterpartei" umzutaufen und ihr auch gleich ein fünfundzwanzig Punkte umfassendes „unveränderliches" Programm vorzulegen. Er verließ die Reichswehr, der er bisher immer noch angehört hatte, und widmete sich von nun an ausschließlich der politischen Agitation. Als in den eigenen Reihen Unmut gegen die Art seiner Praktiken laut wurde, forderte er unter Androhung seines sonstigen Rücktrittes unverzüglich das Amt des Ersten Vorsitzenden mit diktatorischen Vollmachten. Prompt wurde der eigentliche Parteigründer Drexler seiner bisherigen Funktion enthoben und an seine Stelle Hitler mit folgender Begründung eingesetzt: „Der Ausschuß ist bereit, in Anerkennung Ihres ungeheuren Wissens ... Ihrer seltenen Rednergabe, Ihnen diktatorische Machtbefugnisse einzuräumen und begrüßt es auf das freudigste, wenn Sie die Stelle des Ersten Vorsitzenden übernehmen." Diese „byzantinischen Töne der späteren Vergottungspraktiken" dürften schon damals sein noch latent schlummerndes Sendungsbewußtsein angefacht und verstärkt haben.

Diese Identifizierung der „Bewegung" mit der Person Hitlers und der damit geschaffene Mythos vom charismatischen, nur sich selbst verantwortlichen Führer sprach begreiflicherweise bevorzugt eine bestimmte Gruppe der unteren Mittelschicht der Bevölkerung an, die „eher vulgär, chauvinistisch und fremdenfeindlich, autoritär und auf derbe Männlichkeit bedacht, antiintellektuell und vor allem auch antisemitisch" ausgerichtet war. Sebastian Haffner hat übrigens richtig erkannt, daß Hitlers Entschluß, zum „Führer" gekürt zu werden, nicht nur daraus resultierte, daß er seine „hypnotische Fähigkeit entdeckte, sich eines kollektiven Unterbewußtseins, wo es sich zur Verfügung stellt, jederzeit bemächtigen zu können", sondern daß er sich auch der ungeheuer stimulierenden Wirkung der aufgestachelten Massen auf sich selbst bewußt wurde. Dieses elementare Erlebnis, daß er sich als bisher eher kontaktscheuer und zurückgezogener Sonderling nun plötzlich als berauschender Massenbeherrscher wiederfand, stärkte sein Selbstbewußtsein ins Unermeßliche, nährte aber gleichzeitig auch seine Neigung zur Überheblichkeit und das latent seit seiner Jugend schlummernde Gefühl der Auserwähltheit. Die Massen, die er nicht zuletzt wohl durch sein Studium des Buches *Die Seele der Massen* des Münchner Neurologen Gerhard Roßbach, erschienen 1919, das sich auf Gustave Le Bons berühmten Essay *Psychologie der Massen* stützt, geradezu meisterhaft zu lenken und zu beeinflussen verstand, konnten hingegen nicht wissen, daß sie ihr Idol geringschätzte und im Grunde verachtete.

Für spätere Betrachtungen ist es wichtig, bereits jetzt darauf hinzuweisen, daß Hitlers tiefverwurzelter Judenhaß schon zu Beginn seiner politischen Laufbahn geradezu in eine krankhafte Zwangsvorstellung ausartete. Beredtes Zeugnis hierfür ist eine Mitteilung des Majors a.D. Josef Hell, dem Hitler im Jahre 1922 anläßlich einer Diskussion in einer Art Anfall fanatischer Enthemmung erklärte, wenn er wirklich einmal an der Macht sein sollte, würde er „in München auf dem Marienplatz so viele Galgen aufstellen lassen, als es der Verkehr zulasse. Dann würden die Juden gehängt, einer wie der andere, und sie blieben so lange hängen ... als es nach den Grundsätzen der Hygiene überhaupt möglich ist. Sobald man sie abgeknüpft hat, kommen die nächsten daran, und das geschieht so lange, bis der letzte Jude in München ausgetilgt ist."

Dieser krankhafte, unversöhnliche Judenhaß rief selbst unter engen Parteifreunden Beunruhigung hervor, und manche meinten sogar: „Der Mann ist einfach verrückt." Aber was sollten sie auch wirklich denken, wenn ihr „Führer" – einem Bericht Dietrich Eckarts zufolge – nach einem Berlinbesuch die Zustände dort schilderte und, mit der Peitsche (dem Symbol der väterlichen Züchtigung) in der Hand, erklärte: „Fast kam ich mir vor wie Jesus Christus, als er zum Tempel seines Vaters kam und dort die Geldwechsler fand." Mit einem Peitschenknall, so Eckart, habe er dann ausgerufen, es sei seine Mission, wie der Herr über die Hauptstadt zu kommen und die Gottlosen zu züchtigen.

Überhaupt nahm schon in diesen frühen Jahren sein Sendungsbewußtsein bedenkliche Formen an, wie Helen Hanfstaengl, die Frau Ernst „Putzi" Hanfstaengls, eines der intimsten Kenner Hitlers während der „Kampfzeit", mitteilt: „Hitler hatte jetzt ausgesprochene Napoleon- und Messiasallüren; er erklärte, daß er die Berufung zur Rettung Deutschlands in sich fühle und daß ihm diese Rolle, wenn auch nicht jetzt, so doch später zufallen werde. Er zog auch eine Reihe von Parallelen mit Napoleon."

Mitte Oktober 1923 hielt Hitler die Zeit für eine Revolution der radikalen Rechten für gekommen. Der Rapallo-Vertrag des deutschen Außenministers Walter Rathenau, der im Juni 1922 von Mitgliedern des Geheimbunds „Organisation Consul" ermordet wurde, die Besetzung des Ruhrgebietes durch die Franzosen im Jänner 1923 und deren unsinnigen Reparationsforderungen angesichts einer rasanten Inflation mußten auf die deutsche Bevölkerung politisch und psychologisch destabilisierend wirken und schufen so eine Situation, die für Hitler wie gerufen kam. Im Konflikt zwischen der Reichsregierung in Berlin und der rechts angesiedelten Staatsregierung von Bayern bahnten sich denn auch im Herbst 1923 die Vorbereitungen zu einem Aufstand und zu einem Marsch auf Berlin an. Als am 8. November im Bürgerbräukeller zu München eine Großkundgebung der Rechtsverbände stattfand, bei der der Generalstaatskommissar Gustav Ritter von Kahr, der bayerische Wehrkreiskommandeur General von Lossow und der Münchner Polizeipräsident Hans Ritter von Seisser – zu diesem Zeitpunkt die maßgeblichen „starken Männer" der bayerischen Hauptstadt – auftraten, drang Hitler unter Begleitung bewaffneter SA-Männer in den Saal ein, nötigte dieses Triumvirat in einen Nebenraum und erklärte sowohl die bayerische als auch die Reichsregierung unter Stresemann und den Reichspräsidenten Friedrich Ebert für abgesetzt; gleichzeitig versprach er den drei Herren neue einflußreiche Ämter in der geplanten provisorischen Reichsregierung unter seiner Führung. Inzwischen konnte auch das Publikum im Saal für diese „nationale Revolution" begeistert werden. Da jedoch Ludendorff die „Gefangenen" noch am gleichen Abend nach Hause gehen ließ, gelang es tags darauf den verantwortlichen bayerischen Stellen, im Verein mit der Regierung in Berlin den Putsch Adolf Hitlers niederzuschlagen.

Als Hitler vom Scheitern seines Plans erfuhr, erlitt er einen Nervenzusammenbruch. Verzweifelte Wutausbrüche wechselten mit lähmender Unentschlossenheit. Zum erstenmal zeigte sich hier in seinem Zögern und Zweifeln Hitlers verborgene Willensschwäche, wie sie bei vielen Menschen zu beobachten ist, sobald sie einen Entschluß fassen müssen. Hitler, der in der Öffentlichkeit ansonsten jede Gelegenheit nützte, seine angebliche „eiserne" Willenskraft hervorzukehren, neigte bezeichnenderweise auch später wiederholt dazu, die Ereignisse an sich herankommen zu lassen, bis es sich aufgrund der neu ergebenen Situation erübrigte, eine Entscheidung zu fällen.

So war es auch diesmal. Unfähig, auch nur irgendeinen Entschluß zu fassen, schloß er sich im Bürgerbräukeller ein, weshalb sich Ludendorff, dem von Hitler übrigens die Position eines Chefs der neu zu bildenden Nationalarmee zugedacht war, genötigt sah, das Heft in die Hand zu nehmen und als letzten Versuch einen Demonstrationszug in Richtung Stadtmitte zu organisieren. Vor der

Feldherrnhalle am Odeonsplatz endete dieser von den Nazis später mit großem Aufwand heroisierte Aufmarsch in einem Blutbad: Eine Postenkette der Landespolizei eröffnete das Feuer, vierzehn Demonstranten wurden tödlich getroffen. Während General Ludendorff auf der Stelle verhaftet wurde, schloß sich Hitler der heillosen Flucht seiner Getreuen an, nachdem er vorher von einem tödlich verwundeten Nebenmann zu Boden gerissen worden war, und dabei eine Luxation des linken Schultergelenkes mit Bruch des Oberarmkopfes erlitten hatte.

Als er zwei Tage später in seinem Versteck im Landhaus „Putzi" Hanfstaengls in Uffing am Staffelsee von der Polizei entdeckt wurde, verlor er für einen Augenblick völlig die Fassung und wollte sich mit seinem Revolver erschießen. Dieser vereitelte Suizidversuch – ein weiterer ereignete sich 1931 anläßlich des Freitodes seiner Nichte Geli Raubal – entspricht Hitlers Neigung zu depressiven Verstimmungen, die allerdings stets mit einem auslösenden Ereignis in Verbindung gebracht werden können und deshalb eindeutig als reaktiv klassifiziert werden müssen. Die daraus ersichtliche Neigung Hitlers, bei Fehlschlägen und Mißerfolgen bedenkenlos sein Leben wegzuwerfen, erklärte Sebastian Haffner damit, daß sein persönliches Leben zu allen Zeiten zu leer gewesen sei, um im Unglück für ihn der Bewahrung wert zu sein.

Auf die Festung Landsberg gebracht, verweigerte der Verhaftete zunächst jede Nahrungsaufnahme und brütete in tiefer Niedergeschlagenheit vor sich hin. Nicht nur das Scheitern der Revolution, sondern vor allem der Spott und die Verachtung, die ihm aus der Presse entgegenschlugen, welche verächtlich von einer „Miniaturrevolution aus dem Bierkeller" sprach und von einem „krakeelenden Leutnant Ludendorffs" berichtete, setzten Hitler psychisch deutlich zu. War es doch für einen Mann, der sich von der Vorsehung zum Retter Deutschlands auserkoren sah und der von der Einmaligkeit seiner Erscheinung zutiefst überzeugt war, das ärgste, vor der Öffentlichkeit der Lächerlichkeit preisgegeben zu werden. So gesehen erhält diese zweiwöchige Nah-

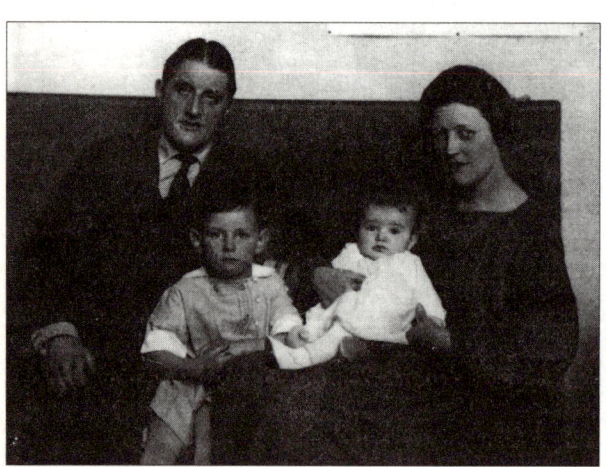

Familie Hanfstaengl. Sie unterstützte und förderte Hitler in seiner „Kampfzeit".

rungsverweigerung im Rahmen seines depressiven Zustandes ebenfalls eine suizidale Färbung.

Diese im Gutachten des damaligen Anstaltsarztes Dr. Joseph Brinsteiner vom 8. Jänner 1924 besonders hervorgehobene „starke Reaktion mit ihrer vorübergehend krankhaften Gemütsdepression nach dem gescheiterten Putsch" hatte der Häftling nach zehn Wochen vollständig überwunden. Auch die nach seiner Sturzverletzung auftretenden Schmerzen im linken Schulter- und Armbereich haben wohl nicht allzu lange angehalten, da es in einem hausärztlichen Gutachten Dr. Brinsteiners vom 19. Jänner 1924 bereits heißt: „Die Schmerzen im verletzten Arm des Untersuchungsgefangenen Adolf Hitler, die auf eine traumatische Nervenreizung zurückzuführen sind, haben sich in den letzten Tagen sehr erheblich gebessert, und auch der Schlaf ist wieder normal."

In den Biographien, aber auch in den Aufzeichnungen von Hitlers Ärzten findet sich hartnäckig die Angabe, er habe nach dem mißglückten Putsch längere Zeit an einer „Schüttelneurose" gelitten. Maser stützt sich dabei auf die Aussage von einem gewissen Alois Ott, der damals als Lehrer in der Haftanstalt tätig war und beobachtet haben will, „daß sowohl Hitlers linker Arm als auch sein linkes Bein zitterten." Da in allen ärztlichen Gutachten Dr. Brinsteiners dieses angebliche Zittern, das von Hitler selbst erwähnt wurde, während der Festungshaft nicht aufscheint, dürfte es sich wohl am ehesten um einen verstärkten physiologischen Tremor gehandelt haben, wie er unter besonderen psychischen Belastungen bei jedem Menschen auftreten kann.

Wenn Maser auf zwei Photographien aus dem Jahre 1924 eine krampfhafte Versteifung der linken Hand sehen will, die Hitler eng an den Körper preßt und mit der er seine Kopfbedeckung an sich drückt, um auf diese Weise angeblich seine „Schüttelneurose" zu kaschieren, dann muß dieses Verhalten viel eher mit einer versteiften Schultergelenkskapsel in Zusammenhang gebracht werden. Erfahrungsgemäß kommt es nach einer Luxation des Schultergelenkes und der anschließenden Ruhigstellung in der Regel zu einer Art Kapselschrumpfung des Gelenkes, die zu einer beträchtlichen Bewegungseinschränkung des betroffenen Armes führt und nur durch konsequente Bewegungsübungen allmählich überwunden werden kann. Diese Annahme wird durch eine Schilderung Hitlers gestützt, die er am 31. März 1945 in einem Gespräch mit Morell gab und in der er erzählte, daß sein linker Arm im Jahre 1923 längere Zeit „paralysiert", also stark bewegungseingeschränkt gewesen, „durch angestrengteste Eigenübungen aber wieder voll gebrauchsfähig" geworden sei.

Als Hitler am 22. Februar 1924 in das Münchner Untersuchungsgefängnis transferiert wurde, war er jedenfalls körperlich wie auch geistig wieder bestens gerüstet, und während des folgenden Hochverratsprozesses hielten ihn nicht wenige Beobachter schließlich für den eigentlichen rhetorischen und politischen Sieger. Dennoch erhielt er als Strafe fünf Jahre Festungshaft, was in der Öffentlichkeit als ein lächerlich mildes Urteil empfunden wurde. Nach der Urteilsverkündung vorübergehend neuerlich in einer depressiven Verfassung, gewann er rasch wieder den Glauben an seine „Sendung", wie die Worte beweisen, die er am 1. April 1924 in seinem Tagebuch notierte: „Der Prozeß bürgerlicher Borniertheit und persönlicher Gehässigkeiten ist vorüber – heute beginnt erst ‚Mein Kampf'." Dies war gleichzeitig der Start für einen der erfolgreichsten, zugleich aber am wenigsten gelesenen Bestseller der Welt.

Schon wenige Tage vor Weihnachten 1924 wurde Hitler mit Bewährungsfrist wieder aus der Festung Landsberg entlassen, und als nach Aufhebung des Ausnahmezustandes durch den bayerischen Ministerpräsidenten Dr. Heinrich Held am 16. Februar 1925 die NSDAP wieder in die Legalität zurückkehrte, prangte bereits in der ersten Nummer des nunmehr wieder erscheinenden *Völkischen Beobachters* ein Leitartikel Hitlers mit der Überschrift „Ein neuer Beginn". Zwar präsentierte er sich darin als ein neuer Adolf Hitler, der entschlossen schien, fürderhin nur noch mit legalen Mitteln zum politischen Kampf anzutreten und im Interesse der Einheit der Partei auch zu Kompromissen bereit zu sein; aber nur zu bald zeigte sich, wie gefährlich er als Redner für die Staatssicherheit auch weiterhin war, weshalb gegen ihn ein Redeverbot für ganz Bayern verhängt wurde, dem sich die meisten anderen deutschen Ländern einschließlich Preußens anschlossen. Überraschenderweise nahm er diesen neuerlichen erzwungenen Rückzug aus dem öffentlichen Leben mit demselben Gleichmut hin wie seine vorausgegangene Festungshaft und nützte diese Zwangslage dazu aus, sich unter enger Kontaktaufnahme mit wichtigen Parteifunktionären auf eine langfristige politische Strategie zu konzentrieren.

Schon am 14. Februar 1926 setzt er auf einer „Führertagung" der Gesamtpartei in Bamberg das Parteiprogramm der NSDAP von 1920 in einer fünfstündigen Rede endgültig durch und erklärte es „zur Gründungsurkunde unserer Religion, unserer Weltanschauung. Daran zu rütteln, würde einen Verrat an jenen bedeuten, die im Glauben an unsere Idee gestorben sind." Treu seinem schon früher entstandenen messianischen Sendungsbewußtsein war jetzt „der Nationalsozialismus eine Religion und Hitler ihr Heiland – an der Feldherrnhalle gekreuzigt und in Landsberg wiederauferstanden", wie Toland dies so treffend formulierte.

In diesem Frühjahr erreichte Hitler die absolute Kontrolle über die gesamte NSDAP, was gleichzeitig das Ende jeglicher innerparteilicher Demokratie und die vollständige Unterwerfung unter das Führerprinzip bedeutete. Wie jede Art von Bewegung, deren politische Loyalität der Form eines Glaubensbekenntnisses gleichkommt, nicht ohne eine Art Bibel auszukommen scheint – man denke an Stalins *Grundlagen des Leninismus* oder an die „Mao-Bibel" –, so wurde nun auch Hitlers Buch *Mein Kampf*, dessen ersten Teil er während der Haft seinem Sekretär Rudolf Heß diktiert hatte und der 1925 erschien, für alle Parteigenossen Pflichtlektüre. Ein zweiter Teil, von Hitler in seinem Haus am Obersalzberg verfaßt, folgte 1927. Leider wurde erst viel zu spät von den in- und ausländischen Politikern wahrgenommen, daß in diesem Buch und noch deutlicher in seinem *Zweiten Buch* vom Jahre 1928, das aus taktischen Gründen nicht mehr veröffentlicht wurde (es konnte erst 1958 als maschingeschriebenes Manuskript bekanntgemacht werden), bereits alle später verwirklichten Ideen Hitlers unverrückbar festgehalten waren – daß also an seinem Gedankengebäude in den folgenden Jahren nicht das Geringste mehr geändert wurde.

Die wichtigsten Forderungen seiner „Weltanschauung", die er darin vor dem Leser ausbreitete, waren die Eroberung „neuen Lebensraumes" für das „deutsche Volk" im Osten sowie die kompromißlose Verwirklichung der nationalsozialistischen Rassenpolitik. Um die Massen auf diese ungeheuerlichen Projekte vorzubereiten, mußte man Objekte schaffen, auf die sich die Aggressivität und der Haß der unzufriedenen Volksgenossen konzentrieren konnten. Diese Zielobjekte waren für ihn neben dem sogenannten „lebensunwerten Leben" vor allem die in seinen Augen rassisch minderwertigen slawischen Völker und ganz besonders die Juden. In diesem Zusammenhang sind in seinem *Zweiten Buch* auch bereits die deutlichen Umrisse seines Planes zum Völkermord erkennbar. Offen spricht er hier von der Ausrottung der „Brutstätten einer Blutsvermischung" und von „eitrigen Herden, in denen die internationale jüdische Völkermade gedeiht." Man nimmt an, daß er eine Veröffentlichung dieses 1928 fertiggestellten Textes verbot, um zu verhindern, daß aufmerksame Leser aus solchen Passagen seine Pläne für einen Massenmord vorzeitig herauslesen konnten.

Immer wieder hat man sich gefragt, ob dieser krankhafte Judenhaß einer psychologischen Erklärung zugänglich ist und ob ein genaues Datum für den Beginn dieses aggressiven Antisemitismus angegeben werden kann. Daß der zweifellos bereits in Wien aufkeimende Antisemitismus Hitlers zunächst noch nicht so kraß ausgeprägt gewesen sein kann, beweisen eigene Ausführungen zu diesem Thema: „Noch sah ich im Juden nur die Konfession und hielt deshalb aus Gründen menschlicher Toleranz die Ablehnung religiöser Bekämpfung auch in diesem Falle aufrecht. So erschien mir der Ton, vor allem der, den die antisemitische Presse anschlug, unwürdig der kulturellen Überlieferung eines großen Volkes. Mich bedrückte die Erinnerung an gewisse Vorgänge des Mittelalters, die ich nicht gerne wiederholt sehen wollte." Unter dem Einfluß antisemitischer Propaganda in Wien – die verhängnisvolle Rolle von Lueger, Schönerer und

Lanz von Liebenfels wurde bereits gezeigt – und der nationalen Parolen vor und während der Zeit des Ersten Weltkrieges, in denen man die ganze Schuld am Elend des deutschen Volkes den Juden und den „jüdisch beherrschten" Bolschewisten anlastete, wurde die schon seit seiner Jugend latent vorhandene Abneigung gegen das Judentum schließlich zu jenem „grenzenlosen Judenhaß", von dem uns Zeitzeugen aus der letzten Phase des Ersten Weltkrieges berichten und der aus seinem „Juden-Gutachten" vom Herbst 1919 spricht.

Bei Hitlers Judenhaß könnte noch ein reelles taktisches Moment mitgespielt haben, da ihn die Geschichte lehrte, in welch einzigartiger Weise der Antisemitismus in der abendländischen Tradition legitimiert war und wie erfolgreich seit jeher Judenverfolgungen von regierenden christlichen Herrscherhäusern als wirksames Manipulationsmittel zur Durchsetzung ihrer jeweiligen Interessen eingesetzt wurden. Ja, sogar von höchsten kirchlichen Autoritäten wurde das jüdische Volk seit den Anfängen des Christentums verfolgt, so daß selbst nach den moralischen Grundsätzen des christlichen Abendlandes die Juden für die „Legitimierung eines unerlaubten Hasses" einem skrupellosen Politiker vom Schlage Hitlers besonders geeignet schienen. Dennoch dürfte es einmalig in der Geschichte sein, wie ekelerregend sich dieser in den folgenden Jahren in seinen pathologischen Judenhaß hineinsteigerte. Der Historiker Eberhard Jäckel hat einmal von Hitler häufig gebrauchte antisemitische Redewendungen zusammengestellt, die offenbar für ein Publikum gedacht waren, das sich so wie er selbst an einer derart unmenschlichen Bildsprache ergötzen konnte und die ein bezeichnendes Licht auf die erschreckende seelische Verfassung dieses Fanatikers werfen: „Der Jude ist die Made im faulenden Leib, Pestilenz, schlimmer als der Schwarze Tod von einst, Bazillenträger der schlimmsten Art, ewiger Spaltpilz der Menschheit, die Drohne, die sich in die übrige Menschheit einschleicht, die Spinne, die dem Volke langsam das Blut aus den Poren saugt, eine sich blutig bekämpfende Rotte von Ratten, der Parasit im Körper anderer Völker, ein Schmarotzer, der wie ein schädlicher Bazillus sich immer mehr ausbreitet, der ewige Blutegel, der Völkervampir." Bei einem solcherart in die Köpfe des Menschen gehämmerten und eingebrannten Judenhaß konnte es nur noch eine Frage der Zeit sein, wann die angestauten zerstörerischen Aggressionen ohne strafrechtliche Konsequenzen ausgelebt werden würden; und diese Zeit lag nicht mehr sehr ferne.

HITLER UND DIE FRAUEN

Ich bin so unendlich glücklich,
daß er mich so lieb hat
und bete, daß es immer so bleibt.
Ich will nie Schuld haben,
wenn er mich einmal nicht mehr gern hat.

(Eva Braun in ihrem Tagebuch, 18. Februar 1935)

Hitlers gestörte Kontaktfähigkeit und seine persönliche Unzugänglichkeit zeigten sich zeitlebens unter anderem darin, daß er nicht freundschaftsfähig war. Seine seit 1929 für ihn tätige Privatsekretärin Johanna Wolf berichtete später: „Ich wüßte nicht, daß er mit jemand eine Freundschaft hatte. Er war sehr zurückhaltend." Dies galt auch für seine alten Kampfgefährten, mit denen er ebenfalls – besonders nach der Machtübernahme 1933 – persönliche Begegnungen mied, wohl um nicht dadurch „die Bedeutung seiner historischen Größe in profanen Niederungen verwässern zu lassen", eine menschliche Unzulänglichkeit, die nach Hans-Jürgen Eitner den „typischen hypersensitiven Narziß, in gewissenloser Distanz zum Mitmenschen" charakterisiert.

Der gleiche Mangel an Mitgefühl, echter Zuneigung, Zärtlichkeit oder gar Liebe kam auch in Hitlers Beziehungen zu Frauen zum Ausdruck. Erich Fromm hat sehr richtig beobachtet, wenn er bei den Frauen, die Hitlers Interesse weckten, zwei Kategorien unterschied, die im wesentlichen durch ihren jeweiligen gesellschaftlichen Rang charakterisiert werden können: die „respektablen" Frauen, die aus vermögenden oder einflußreichen Kreisen stammten oder prominente Schauspielerinnen waren, und die gewöhnlichen Frauen, die sozial oder intellektuell „unter ihm standen."

Zu den Frauen der ersten Gruppe zählten ältere, vermögende Damen der oberen Gesellschaftsschicht, die ihm oder seiner Partei beachtliche Geschenke zukommen ließen und deren Verehrung er genüßlich auskostete. Sie stellten für ihn aber eher Mutterfiguren dar, die ihn erotisch nicht anzogen, denen er jedoch gelegentlich in rein masochistischer Weise ergeben war. Eine derartige Verhaltensweise, die auf eine masochistische Unterwerfung Hitlers unter das Szepter der Frau unter den Bedingungen intimer Zweisamkeit hinweist, berichtete später Hanfstaengls Frau: Bei einem seiner Besuche in dem nahe München gelegenen Hause geschah es, daß ihr Gatte für einige Minuten das Zimmer verließ und Hitler im selben Augenblick vor ihr auf die Knie fiel, sich als ihren Sklaven bezeichnete und das Geschick beklagte, das ihm zu spät das bittersüße Erlebnis ihrer Bekanntschaft beschert habe. Während er den Kopf in ihren Schoß vergrub, dachte sie, er benehme sich wie ein kleiner Junge, und sie meinte später: „Es wäre entsetzlich gewesen, wenn irgend jemand ins Zimmer gekommen wäre. Demütigend für ihn."

Noch deutlicher zeigte sich diese masochistische Veranlagung in einer Szene, die sich 1935 in der Reichskanzlei abspielte und die durch ein Dokument belegt wird, das Walter Langer 1972 ausfindig machen konnte. Darin wird ein Abend geschildert, den die bekannte Filmschauspielerin Renate Müller in der Reichskanzlei verbrachte und dessen Einzelheiten sie später ihrem Direktor A. Zeissler anvertraute. Dieser schrieb 1943: „Sie war sicher gewesen, daß er Verkehr mit ihr haben würde; sie hatten sich beide ausgezogen und waren offensichtlich im Begriff, ins Bett zu gehen, als er sich auf den Fußboden warf und sie aufforderte, ihn zu treten. Sie protestierte, aber er drang weiter in sie und nannte sich einen Unwürdigen, überhäufte sich mit Beschuldigungen und wand sich vor ihr in selbstquälerischer Weise. Die Szene wurde ihr unerträglich, und so gab sie schließlich seinem Begehren nach und trat ihn mit den Füßen. Das erregte ihn sehr, und er bat um mehr und mehr, wobei er ständig sagte, sogar das sei besser, als er es verdiene, und er sei nicht wert, mit ihr im gleichen Zimmer zu sein. Je mehr sie ihn trat, um so erregter wurde er." Von Hitler offensichtlich unter Druck gesetzt, beging Renate Müller 1936 Selbstmord, indem sie aus dem Fenster sprang.

Es ist bemerkenswert, daß mehrere Frauen, die Hitler nahestanden, einen Suizid begingen oder ihn zumindest versuchten. Der erste bekannte Fall betraf die erst sechzehnjährige Maria Reiter aus Berchtesgaden, deren Liebe zu dem um zwanzig Jahre älteren Hitler zu einer derartigen „Sturmflut der Leidenschaft" anschwoll, daß sie sich bei der Nachricht, er wolle zwar mit ihr zusammen wohnen, sie aber nicht heiraten, 1927 zu erhängen versuchte – die Tat konnte in letzter Minute noch verhindert werden. Ähnliche Selbstmordversuche verübten später die Wienerin Susi Liptauer, Lady Unity Mitford und die Tochter des amerikanischen Botschafters in Berlin, Martha Dodd. Sieht man von dem Selbstmord Geli Raubals und den der ehemaligen Schauspielerin Inga Ley, Ehefrau des NS-Granden Robert Ley, ab, die 1943 vor ihrem Sprung aus dem Fenster einen Brief für Hitler hinterließ, der ihn tief getroffen haben soll, so gibt es keine Hinweise dafür, daß er durch derartige Ereignisse seelisch beeindruckt wurde.

Die auffallende Selbstmordbereitschaft mehrerer Frauen, die mit Hitler in näherer Verbindung standen – auch Eva Braun unternimmt zwei Selbstmordversuche –, verwundert einigermaßen, wenn man von Hanfstaengl und Speer erfährt, daß er auch noch in späteren Jahren Frauen gegenüber eine ausgesprochene Schüchternheit an den Tag legte. Er selbst berichtete, daß er in seiner Jugend äußerst scheu gewesen sei und meist nur im geheimen und von der Ferne aus hübsche blonde Mädchen, wie etwa seine heißverehrte Jugendliebe Stefanie aus Linz, schwärmerisch angehimmelt habe. Noch in Wien sei er sehr befangen gewesen und habe nie den Mut aufgebracht, sich in irgendeiner Weise zu produzieren. An anderer Stelle erfahren wir allerdings, daß er in seiner Wiener Zeit vor dem Jahre 1913 „vielen schönen Frauen begegnet" sei, und man kann wohl als sicher annehmen, daß er in den Wiener Jahren zur Befriedigung seiner sexuellen Wünsche verschiedentlich Kontakt mit weiblichen Personen aufnahm. Erlebten doch in Wien vor Beginn des Ersten Weltkrieges fünfundsiebzig Prozent der damals befragten jungen Männer ihren ersten geschlechtlichen Verkehr mit Prostituierten und rund weitere zwanzig Prozent mit Hausgehilfinnen und Kellnerinnen, weshalb die von Henry Picker überlieferte Äußerung Hitlers vom März 1942 doch eine recht eindeutige Sprache spricht, wonach er „von vielen Mädeln, Kellnerinnen vor allem... oft erst nachträglich erfahren" habe, daß sie bereits Mütter unehelicher Kinder gewesen seien.

Auch nach Kriegsende versuchte er – wie so viele seiner ehemaligen Kameraden – versäumte Gelegenheiten zu sexuellen Kontakten nachzuholen, ja er galt Anfang der zwanziger Jahre in München sogar als richtiger Frauenheld, den man unter Freunden gelegentlich den „König von München" nannte und dem die schönsten und vermögendsten Frauen angeblich zu Füßen gelegen sein sollen. Nicht umsonst hieß es in der *Münchner Post* vom 3. April 1923, daß die „in Hitler verschossenen Weiber" ihm Geld borgten oder sogar schenkten und ihre Zuwendungen „nicht immer nur in blanker Münze" leisteten.

Die zweite Gruppe umfaßte hübsche, junge, vorwiegend vollbusige Frauen, die es verstanden, geduldig im Hintergrund zu bleiben und sich seinen Wünschen unterzuordnen. Nur zu dieser Gruppe von Frauen, zu denen auch Geli Raubal und Eva Braun zu zählen sind, nahm er sexuelle Beziehungen auf. Darüber hinaus war Hitler ein aufrichtiger Bewunderer weiblicher Schönheit, eine Neigung, die nach 1933 von Goebbels unterstützt wurde, der geschickt verschiedene Treffen unter vier Augen arrangierte, so etwa mit Gretl Slezak, der Tochter Leo Slezaks, und der Schauspielerin Mady Rahl. Wieweit es dabei auch zu sexuellen Kontakten kam, muß allerdings dahingestellt bleiben.

Angela Raubal, die allgemein Geli genannt wurde, war die Tochter von Hitlers Halbschwester Angela, die sein Landhaus auf dem Obersalzberg betreute und die ihrer inzwischen einundzwanzigjährigen Tochter zur Fortsetzung ihrer Studien in München gestattete, in der 1929 erworbenen komfortablen Neunzimmerwohnung Hitlers – ihres Onkels – am Prinzregentenplatz zu wohnen. Damit bahnte sich ein inzestuöses Verhältnis an, das für Hitler zugleich seine einzige große Liebe werden sollte. Geli war nach der Beschreibung des Photographen Heinrich Hoffmann eine „liebenswürdige junge Frau, die mit ihrer ungekünstelten und sorglosen Art jedermann für sich einnahm", nach der Schilderung von Hoffmanns Tochter Henriette (von Schirach) „derb, charmant, vollbusig, ein wenig spöttisch und streitlustig". Hitler wurde von Beginn an in ihren Bann gezogen. Nach außen hin die Rolle des Onkels wahrend, versuchte er bald gar nicht mehr ernstlich, sein Werben um ihre Gunst vor der Öffentlichkeit zu verbergen. Er „folgte ihr stets wie ein Lamm" und war eifrig bemüht, ihr jeden Wunsch von den Augen abzulesen. Wollte sie zum Chiemsee schwimmen fahren, dann „war ihm dies wichtiger als jede noch so wichtige Besprechung", und manchmal ließ er zum Leidwesen seiner Parteigenossen sich von ihr sogar dazu überreden, sie zu ihrem Einkaufsbummel zu begleiten. In seiner Abwesenheit beorderte er zwei Begleiter zu ihrem Schutz ab, die ihr wie ein Schatten überallhin zu folgen hatten. Auf einen diskreten Hinweis Hoffmanns, daß eine derartige Einschränkung ihrer persönlichen Freiheit eine junge Dame von der lebensfrohen Art Gelis über kurz oder lang unglücklich machen müsse, antwortete Hitler schroff: „Ich bin entschlossen, darauf zu achten, daß sie nicht irgendeinem Abenteurer oder Schwindler in die Hände fällt ... Ich liebe Geli, und ich könnte sie heiraten." Zum Unterschied von anderen Beziehungen Hitlers, etwa zu Maria Reiter oder auch später zu Eva Braun, war in der diskreten Angelegenheit mit seiner Nichte Geli stets er der eifersüchtige und ihr in allen Dingen willfährige Partner.

Aus den Erinnerungen „Putzi" Hanfstaengls erfahren wir einiges über Hitlers Beziehungen zu Frauen und dessen Sexualleben, wenngleich wir nicht über ausreichende Fakten verfügen, um uns ein detaillierteres Bild von seinen Sexualpraktiken machen zu können. Man darf aber mit Erich Fromm mit großer Wahrscheinlichkeit annehmen, daß „die sexuellen Interessen eines kalten, schüchternen, sadistischen und destruktiven Menschen wie Hitler hauptsächlich perverser Natur waren ... und seine sexuellen Wünsche bei dem sozial unterlegenen Frauentyp hauptsächlich die eines Voyeurs mit anal-sadistischen Neigungen waren." Dies kann bei der inzestuösen Beziehung Hitlers zu Geli Raubal durch einige Hinweise und Aussagen von Zeitzeugen belegt werden. Hatte schon Geli selbst einer Freundin gegenüber die aufschlußreiche Bemerkung gemacht: „Mein Onkel ist ein Ungeheuer. Kein Mensch kann sich vorstellen, was er mir zumutet!", so kann man aus einer Mitteilung von Franz Xaver Schwarz, dem ehemaligen Schatzmeister der NSDAP, erahnen, welcher Art die „ungeheuerlichen Ansinnen" ihres Onkels gewesen sind. Nach Aussage von Schwarz sei Hitler von einem Mann erpreßt worden, der sich in den Besitz von pornographischen Zeichnungen gebracht hatte, die Hitler von Geli verfertigt hatte und die sie in Posen und Stellungen zeigten, „wie sie jedes

Berufsmodell ablehnen würde." In ähnlicher Weise scheint Hitler später auch Eva Braun seelisch verletzt zu haben, denn sie beklagte sich in einem Brief an eine Freundin, daß sie ihrem „Führer" mitunter in geradezu obszönen Stellungen Modell sitzen müsse. Im Falle Geli Raubals scheinen jedoch die perversen Gelüste Hitlers über die Betrachtung kompromittierender Stellungen ihres Körpers hinausgegangen zu sein, wenn man der folgenden Mitteilung Norbert Brombergs Glauben schenken kann. Demnach war es, „um zu einer vollen sexuellen Befriedigung zu gelangen, für Hitler notwendig, eine junge Frau über seinem Kopfe hockend zu beobachten, die in sein Gesicht urinierte." Es hätte sich somit bei dieser peinlichen sexuellen Praktik medizinisch um eine sogenannte Urolagnie gehandelt, eine Form der sexuellen Perversion, bei der gesteigertes Interesse besteht für alles, was mit der Harnabsonderung im Zusammenhang steht, und bei der stets Sadismus und Masochismus in komplizierter Weise miteinander verflochten sind.

Auf eine derartige Verlagerung des Sexualinstinkts auf Organe, die bis dahin sexuelle Reize nur vermittelt hatten, wies schon Walter Langer in seinem Psychogramm Hitlers hin. Wird etwa das Auge zu einem Ersatzorgan, dann entwickelt sich das Zuschauen zu einer sexuellen Handlung, und dies scheint bei Hitler der Fall gewesen zu sein. In der Tat ließ er sich verschiedenen Aussagen zufolge schon am Beginn der Kampfzeit gerne junge Mädchen nach Berchtesgaden bringen, um sie nackt betrachten zu können, und auch später konnte er sich nie genug an Nackttanzvorführungen sattsehen, die er mit dem Opernglas zu verfolgen pflegte.

Bromberg versuchte aus dem, was über die Ursachen der sexuellen Ängste und die charakteristischen Abwehrmaßnahmen Hitlers in Erfahrung gebracht werden konnte, das Entstehen seiner Perversionen nachzuzeichnen. Dabei hielt er die starke Kastrationsangst und die Furcht vor dem weiblichen Genitale für entscheidend dafür, daß Hitler es vorzog zu sehen, anstatt zu handeln, und daß ihn weniger die Vorderansicht als vielmehr die Rückansicht der weiblichen Vulva reizte. In diesem Sinne wären auch die Bemerkungen zu verstehen, die Röhm einmal in Hitlers Gegenwart gemacht haben soll: „Er denkt an die Bauernmädchen, wenn sie in den Feldern stehen und sich bei der Arbeit bücken, so daß man ihre Hintern sehen kann. Das ist es, was er gern hat, besonders wenn die groß und rund sind. Das ist Hitlers Geschlechtsleben. Was für ein Mann!" Geli Raubal vertraute ihre schockierenden Erfahrungen mit „Onkel Adolf" offenbar nicht nur ihrer Freundin, sondern auch einigen anderen vertrauten Personen an, so etwa Otto Strasser, Hitlers Mitkämpfer der ersten Stunde. In ihrer Verzweiflung ob der sonderbaren Anträge und der übertriebenen Obhut ihres eifersüchtigen Onkels, die es ihr fast unmöglich machten, andere

Bekanntschaften zu schließen, begann sie eine intime Affäre mit Hitlers Chauffeur Emil Maurice, die jedoch vom aufmerksamen Onkel bald entdeckt wurde. Den Drohungen Hitlers begegnete Maurice mit der Warnung, sich nötigenfalls mit der *Frankfurter Zeitung* in Verbindung zu setzen und diese über das Intimleben des sich in der Öffentlichkeit so asketisch und sittlich vorbildlich darstellenden „Führers" zu informieren. Daraufhin erhielt Maurice zwanzigtausend Mark Schweigegeld, womit er sich als Geschäftsinhaber selbständig machen konnte, und Hitler hielt damit die ganze Angelegenheit für erledigt. Die Spannungen zwischen Geli und ihrem Onkel scheinen jedoch weiter zu eskalieren und enden schließlich damit, daß sie sich nach einer heftigen Auseinandersetzung am 17. September 1931 am darauffolgenden Morgen durch einen Pistolenschuß ins Herz das Leben nimmt.

Geli war außer Hitlers Mutter der einzige Mensch in seinem Leben gewesen, den er jemals wirklich geliebt hatte, und ihr Verlust traf ihn derart schwer, daß er in depressiver Verzweiflung angeblich selbst seinem Leben ein Ende gesetzt hätte, wäre nicht im letzten Augenblick Rudolf Heß dazwischengetreten. Von bitteren Selbstvorwürfen geplagt, die Verzweiflungstat Gelis durch seinen eifersüchtigen Besitzanspruch auf ihr junges Leben selbst verursacht zu haben, fühlte er sich psychisch außerstande, an ihrer Beerdigung in Wien teilzunehmen. Ihr Grab besuchte er erst einige Tage später inkognito. Damals soll er in einer Art Selbstbestrafung den Entschluß gefaßt haben, für die Zukunft auf tierisches Eiweiß aus Fleisch zu verzichten und Vegetarier zu werden.

Nun war die Zeit für Eva Braun gekommen, ein attraktives siebzehnjähriges Mädchen, Tochter eines Münchner Lehrers, das er in Hoffmanns Atelier schon 1929 kennengelernt hatte und mit dem er bereits zu Gelis Lebzeiten häufige Ausflüge und Theaterbesuche unternahm. Durch ihr anschmiegsames Wesen und ihre geduldig-sanfte Liebe erreichte sie mit Beginn des Jahres 1932 ihr angestrebtes Ziel, ihn ganz allein für sich zu gewinnen und zu seiner Geliebten zu werden. Spätestens für diese Zeit verfügen wir auch über schriftliche Beweise im Tagebuch Eva Brauns dafür, daß Hitler entgegen manch andersartiger Behauptungen sehr wohl sexuell potent war. Die Spekulationen, wonach er unfähig gewesen sei, Frauen körperlich zu lieben und einen normalen Geschlechtsverkehr auszuüben, stützten sich auf Gerüchte, er habe nur einen Hoden besessen. Auch wenn Maser solche Behauptungen als Unterstellung zurückweist, wobei er sich unverständlicher Weise auf die fragwürdigen Aussagen von Hitlers Leibarzt Dr. Morell verläßt, besitzt dieses Gerücht vielleicht doch eine reelle Grundlage, und zwar in Gestalt eines Befundes des Münchner Urologen Professor L. Kielleuthner aus den zwanziger Jahren, der besagt, Hitler habe nur einen Hoden gehabt, Kielleuthner „hätte ihm aber nicht helfen können, dafür sei er (Hitler – *Anm. d. Verf.*) zu alt gewesen." Demnach litt Hitler möglicherweise tatsächlich an einem sogenannten Kryptorchismus, bei welchem ein Hoden während der Entwicklung des männlichen Fetus im Leistenkanal steckenbleibt; ein Befund, der übrigens später bei der Obduktion der Leiche Hitlers bestätigt werden konnte. Eine solche Fehlbildung läßt sich in der frühen Kindheit relativ einfach operativ beseitigen, nicht mehr jedoch im Alter von dreißig Jahren, wie dies bei Hitler zum Zeitpunkt dieser urologischen Untersuchung der Fall gewesen sein könnte.

Im übrigen ist eine solche Fehlbildung, die keine Seltenheit darstellt, mit keinerlei Störungen der sexuellen Aktivität verbunden. In diesem Sinne sprechen auch die Tagebucheintragungen Eva Brauns, wenn sie etwa unter dem März 1935 schreibt: „Er braucht mich nur zu bestimmten Zwecken ... es ist nicht anders möglich ... Wenn er sagt, er hat mich lieb, so meint er es nur in diesem Augenblick." Mit dieser Notiz erhellt sie gleichzeitig auch Hitlers Einstellung zur Frau im allgemeinen. Vertrat der doch in späteren Gesprächen wiederholt die Meinung, daß ein „großer Mann", für den er sich natürlich hielt, sich zur Befriedigung seiner sexuellen Wünsche ein Mädchen halten könne, das er ohne innere Beteiligung und ohne Verantwortungsbewußtsein wie ein unmündiges, ja fast rechtloses Kind behandeln dürfe. Ganz in diesem Sinne behandelte er auch Eva, wie Albert Speer später bestätigte: „Im allgemeinen kümmerte er sich wenig um ihre Gefühle. Überhaupt nahm Hitler wenig Rücksicht auf ihre Anwesenheit. Ganz ungeniert sagte er in ihrer Gegenwart über seine Einstellung zur Frau: Sehr intelligente Menschen sollen sich eine primitive und dumme Frau nehmen."

Mit dieser Einstellung versteht man auch, warum er Eva Braun erst knapp vor

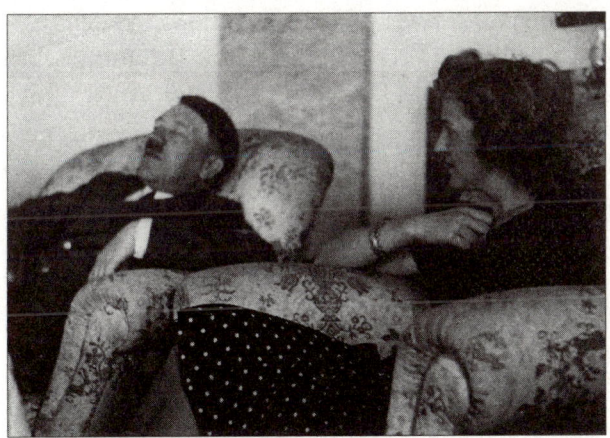

Der „Führer" erholt sich von den Strapazen; rechts Eva Braun (Foto aus dem Besitz von Eva Braun).

seinem Tode – gewissermaßen symbolisch als letzten Höhepunkt des von ihm inszenierten apokalyptischen Untergangsdramas – heiratete. Seine Abneigung, eine Ehe einzugehen, hatte zweifellos mehrere Gründe. Einer davon war die Sorge, er würde auf diese Weise viel von seiner charismatischen Ausstrahlung auf die weibliche Wählerschaft einbüßen und damit seinen politischen Weg unnötig erschweren, wie er in Gesprächen selbst bestätigte: „Viele Frauen hängen an mir, weil ich unverheiratet bin. Das war besonders wichtig in der Kampfzeit. Es ist so wie bei einem Filmschauspieler: Wenn er heiratet, verliert er für die ihn anhimmelnden Frauen ein gewisses Etwas, und er ist dann nicht mehr so sehr ihr Idol." Ein anderer Grund lag in seinem pathologisch ausgeprägten Narzißmus, der alles, was auf seine überformte Persönlichkeit auch nur minimalste Schatten werfen konnte, kategorisch ablehnte. Das konnte nebensächlichste Kleinigkeiten betreffen: So weigerte er sich selbst Geli gegenüber, sich in einer Badehose zu zeigen, aus Angst, er könnte sich damit bloßstellen und von seiner Würde verlieren. Aus den gleichen Gründen mied er konsequent jede andere Art von sportlicher Tätigkeit, das galt für den Wintersport, den Pferdesport, das Tanzen oder irgendeine Form von Leibesübungen.

Am ärgsten schien ihn aber doch der Gedanke an die Folgen einer möglichen Heirat zu ängstigen, wie seinen Worten zu entnehmen ist: „Sehen Sie, wenn ich noch eine Frau hätte, die mir in meine Arbeit hineinredet! Heiraten könnte ich nie. Wenn ich Kinder hätte, welche Probleme! Am Ende versuchen sie noch, meinen Sohn zu meinem Nachfolger zu machen. Außerdem! Jemand wie ich hat keine Aussicht, einen tüchtigen Sohn zu bekommen. Das ist fast immer die Regel in solchen Fällen. Sehen Sie, Goethes Sohn, ein ganz unbrauchbarer Mensch."

Für einen solchen Menschen scheint Eva Braun die richtige Partnerin gewesen zu sein, Geliebte und ein Privileg, das er „allerdings nur für hervorragende Männer" gelten lassen wollte. Wie ein Gespräch vom 25. Januar 1942 bezeugt, erwartete er vor allem Unterwürfigkeit: „Einem Mann muß es möglich sein, jedem Mädchen seinen Stempel aufzudrücken. Die Frau will nichts anderes." Genau so war Eva: Ihm auf Gedeih und Verderb ergeben, in Briefen an ihre Schwester von ihrem Geliebten stets nur in der ehrfurchtsvollen Anredeform des „Führers" berichtend und all seinen Wünschen in vorauseilendem Gehorsam entsprechend – man denke nur daran, daß sie sich im Wissen um Hitlers Vorliebe für vollbusige Frauen anfangs sogar zur Vortäuschung üppigerer Formen ihren Büstenhalter mit Taschentüchern auspolsterte!

Wie unglücklich diese junge Frau aufgrund der kalten affektiven Beziehung zu Hitler war, der sie vor aller Welt ohne jede Rücksichtnahme auf ihre Gefühle behandelte, bezeugen zahlreiche Eintragungen in ihrem Tagebuch. So heißt es unter dem 11. März 1935: „Ich wünsche mir nur eines, schwer krank zu sein und wenigstens 8 Tage von ihm nichts mehr zu wissen. Warum passiert mir nichts, warum muß ich alles das durchmachen. Hätte ich ihn doch nie gesehen. Ich bin verzweifelt ... Warum holt mich der Teufel nicht. Bei ihm ist es bestimmt schöner als hier." Ähnliche Klagen finden sich auch in späteren Vermerken ihres Tagebuchs, und am 28. Mai 1935 kündigte sie darin an, so wie schon einmal ohne Erfolg, diesmal auf „totsichere" Weise ihrem Leben ein Ende zu setzen; doch wurde auch ihr zweiter Selbstmordversuch – diesmal mit Vanodormtabletten – vereitelt.

AUF DEM WEG ZUR MACHT

Ende März 1930, zum Zeitpunkt der Ernennung Heinrich Brünings zum Reichskanzler, der im Auftrag des Reichspräsidenten Hindenburg ab September 1930 den Übergang zur ersten sogenannten „Präsidialregierung" der Weimarer Republik vollzog, begann sich der ungeheure Schock der Weltwirtschaftskrise vom 24. Oktober 1929, dem „schwarzen Freitag", mit voller Wucht auf Deutschland auszuwirken. Es begann ein Wettlauf zwischen Regierung und Krise, und als der Reichspräsident im Juli 1930 jenen Artikel 48 der Weimarer Verfassung in Kraft setzte, der ihm besondere Vollmachten für den Fall eines äußersten Staatsnotstandes in die Hand geben sollte, kam es in einer Parlamentskrise durch Mehrheitsbeschluß zur Aufhebung der Notverordnungen, wodurch Hindenburg und Brüning gezwungen waren, unverzüglich Neuwahlen auszuschreiben.
Nach einer in Deutschland noch nie zuvor erlebten Wahlschlacht gelang es der NSDAP am 14. September 1930, einen Gewinn von einhundertsieben Mandaten im Reichstag zu erzielen und damit einen wahren politischen Erdrutsch auszulösen. Mit diesem Datum begann im Parlament nun der gezielte Sturm der NSDAP auf das parlamentarische System. Bewährte Mittel waren unerfüllbare Gesetzesvorlagen und eine hemmungslose demagogische Hetze. Die durch den Bankenzusammenbruch im Frühsommer 1931 eingeleitete und inzwischen mächtig angewachsene Arbeitslosigkeit radikalisierte das politische Klima in Deutschland allmählich in Richtung bürgerkriegsähnlicher Zustände, wozu vor allem die Kämpfe zwischen kommunistischen und nationalsozialistischen Schlägertrupps nachhaltig beitrugen. Vor allem die rechtsradikalen Einflüsse waren es jedoch, denen Hindenburg immer zugänglicher wurde und die ihn schließlich dazu brachten, Brüning auf den Weg der Präsidialregierung unter Zuhilfenahme von Notverordnungen zu zwingen.
Schon in diesen Jahren seines politischen Aufstiegs zeigte sich Hitlers Explosivität und eine mangelhafte Steuerungsfähigkeit seiner affektiven Gefühlsausbrüche. Im Hinblick auf eine Durchsetzung seiner Wünsche scheint er diese jedoch auch gezielt eingesetzt zu haben, wie der später in Ungnade gefallene Weggefährte Otto Strasser berichtet: „Eines Tages wurde er sich der nie-

derschmetternden Wirkung seiner Zornesausbrüche bewußt. Von diesem Augenblick an dienten ihm Zorn und Schreien als ‚Waffen'." Ähnlich klingt die Schilderung seiner Zornesausbrüche in den Jahren 1929 bis 1932, die Dr. Otto Wagener, der später ebenfalls verstoßene Stabschef der SA, gab: „In solchen Fällen konnte er in eine Empörung und Wut geraten, wobei ihm die Zornesader auf der Stirn von der Nasenwurzel bis in den Haarwuchs hinein geradezu furchterregend blau anschwoll und seine Stimme sich überschlug, daß man glauben konnte, Angst um sein Leben haben zu müssen – aber auch um das eigene." Auch Jakob Diel, der nach der Machtübernahme 1933 eingesetzte Polizeipräsident von Berlin, wurde einmal Zeuge eines derartigen hemmungslosen und haßerfüllten Erregungszustandes: „Fliegenden Atems, in einer Mischung von pathetischem Diktat und keuchendem Stöhnen gab er sich seinen wilden Phantasien hin."

Von manchen Gewährsmännern dürfte allerdings Hitlers Explosivität stark überzeichnet worden sein, was dann zu verschiedenen Legenden Anlaß gab, denen zufolge er sich auf den Boden geworfen und sogar in den Teppich gebissen hätte. Eine Schilderung dieser Art stammt von Hermann Rauschning, dem ehemaligen Senatspräsidenten von Danzig, der sich allerdings von den Historikern der Übertreibung verdächtigen lassen muß, wenn er berichtet: „Was ich selbst erlebte, was mir Bekannte mitteilten, war der Ausdruck einer Hemmungslosigkeit bis zum totalen Persönlichkeitszerfall. Sein Schreien und Toben, Füßestampfen, alle die Ausbrüche seines Jähzornes, die Ausbrüche eines ungebärdigen, verzogenen Kindes: Das war trotz seiner grotesken und schauerlichen Art nicht Wahnsinn. Obwohl es schon bedenklich ist, wenn ein alter Mensch an die Wände trommelt, stampft wie ein Pferd im Stall an der Kette oder sich auf den Fußboden wirft ... Offenbar begann damals die Periode, in der er durch wohlberechnete Wutausbrüche seine Umgebung in Verwirrung setzte und kapitulationswillig machte. Man begann Furcht vor seiner Unberechenbarkeit zu haben." Auch Albert Speer meinte: „Manche hysterisch wirkenden Reaktionen, über die berichtet wurde, dürften auf solche Schauspielerei zurückzuführen sein." In keiner der Darstellungen wurde allerdings von einem „Teppichbeißen" gesprochen, wie dies in dem bereits oben erwähnten Artikel des italienischen Psychiaters Dalma in einer Fachzeitschrift 1944 – mit Bezug auf Rauschning – mit dem Ausdruck *mangiatappeti* wiedergegeben und von anderen Autoren wie Langer oder Sterpellone kritiklos übernommen wurde.

Immerhin dürfte Hitler während seines geradezu gigantischen Einsatzes in der Wahlkampagne um das Amt des Reichspräsidenten, um das er sich im Frühjahr 1932 neben dem greisen Hindenburg als Kandidat bemühte, alle Register seiner taktischen und rhetorischen Möglichkeiten gezogen haben. Obwohl er in den Wochen vor dem für 13. März 1932 angesetzten ersten Wahlgang mit letztem Einsatz kämpfte, versuchte er nach außen hin jedes Anzeichen von Ermüdung oder gar Erschöpfung zu verbergen, um allen seine Stärke und seine Vitalität zu beweisen. Albert Krebs, der damalige Gauleiter von Hamburg, erlebte ihn jedoch in diesen Tagen auch von einer ganz anderen Seite. In einem persönlichen Gespräch erfuhr er von Hitlers „hypochondrischen Ängsten um seine Gesundheit" und von verschiedenen sogenannten psychosomatischen Beschwerden wie Magenkrämpfen, Schweißausbrüchen und Erregungszuständen, bei denen seine Glieder zu zittern beginnen würden. Vor allem die Magenbeschwerden beunruhigten Hitler sehr, da er sie für Vorboten einer Krebserkrankung hielt, die ihm anzuzeigen schienen, daß ihm nur noch wenige Jahre für die Vollendung seines „Werkes" zur Verfügung stünden. Sebastian Haffner meint, daß diese Angst einen der ungewöhnlichsten und folgenschwersten Entschlüsse seines Lebens bewirkte, nämlich die künftige Unterordnung seiner Politik und seines politischen Zeitplanes unter die, wie Hitler glaubte, mutmaßlich nur noch kurze Dauer seines irdischen Lebens.

Hindenburg ging zwar als Sieger aus der Präsidentenwahl hervor, aber auch Hitler war mit dem Ergebnis zufrieden. Brachte ihm das Wahlergebnis vom zweiten Wahlgang am 10. April 1932 doch immerhin den sensationellen Gewinn von zwei Millionen Stimmen. Die nun folgenden kurzlebigen Kabinette Papen und Schleicher muten uns heute in der historischen Rückschau wie ein geplantes Vorspiel zu Hitlers Machtergreifung an. Der im Mai zum neuen Reichskanzler berufene Franz von Papen räumte am 3. Dezember General Schleicher das Feld, der dann schließlich Hindenburg davon überzeugen konnte, am besten den Führer der stärksten Partei, also Adolf Hitler, auf den Kanzlerposten zu hieven, und dies, obwohl bei der letzten Wahl am 6. November 1932 die NSDAP wieder mehr als zwei Millionen Wähler – es verblieben 31,1 Prozent der abgegebenen Stimmen – eingebüßt hatte.

Dieser Rückschlag hatte Hitler um so mehr getroffen, als er mitten im vorausgegangenen Wahlkampf die Nachricht erhalten hatte, daß sich Eva Braun mit der Pistole ihres Vaters durch einen Schuß in den Hals das Leben zu nehmen versucht hatte. Wie uns ein Brief aus diesen Tagen an Winifred Wagner zeigt, weckten die politische Niederlage und der Suizidversuch Evas neuerlich Selbstmordgedanken in ihm. In diesem Schreiben deutete er an, daß er alle Hoffnung aufgegeben habe und daß er, sobald er sicher sei, daß alles verloren sei, sein Leben mit einer Kugel beenden werde.

Doch diese depressive Phase war nur von kurzer Dauer und machte rasch neuer Energie Platz, als er am 30. Januar 1933 zum Reichskanzler berufen wurde. Mit dieser Kabinettsbildung erfolgte allerdings noch nicht die sogenannte „Machtübernahme" Hitlers. Diese wurde erst in den kommenden Monaten Realität, als das Werk eines unbeirrbaren, konsequenten Machtbesessenen und dessen energischer Politik. Der Umstand, daß sein Regierungsantritt legal und ohne blutige Revolution erfolgt war, nährte im Bürgertum die Hoffnung, daß das „revolutionäre" Element der NSDAP von nun an mehr und mehr in den Hintergrund treten und Hitler selbst sich vom radikal gebärdenden Agitator zum weisen und gütigen Staatsmann wandeln würde. Doch schon die Ereignisse des 27. Februar 1933 sollten zeigen, daß diese Hoffnung ein naiver Traum war. Obwohl es erwiesen ist, daß der an diesem Tag ausgebrochene Brand des Reichstages in Berlin weder von den Kommunisten noch von den Nationalsozialisten, sondern allein von Marinus van der Lubbe, einem jungen holländischen KP-Sympathisanten, aus persönlichen Motiven gelegt wurde, geriet Hitler an den Rand der Hysterie, aus Angst, er könnte durch eine Revolution von links aus seiner eben erst mühevoll erreichten Stellung weggefegt werden. Nachdem Hindenburg am 28. Februar die Notverordnung in Kraft treten ließ, beeilte sich deshalb Hitler mit seinem Ermächtigungsgesetz vom 24. März 1933, die Beseitigung des demokratischen Rechtsstaates einzuleiten und damit seine unumschränkte Machtstellung im Reich sicherzustellen.

In seiner paranoiden Angst vor persönlichen Feinden, die eine Gefahr für seine soeben geschaffene Position darstellen könnten, machte er auch vor seinen engsten Mitarbeitern nicht halt, wie die Röhm-Affäre vom 30. Juni 1934 in besonders krasser Weise zeigte. In Ernst Röhm, dem Führer der mächtigen SA, erblickte er zunehmend einen gefährlichen Rivalen, den es zu beseitigen galt. Er ließ deshalb unter Mithilfe von Heydrich, Goebbels und Göring ein widerliches Intrigantenspiel aufziehen, in welchem Röhm beschuldigt wurde, seinen „Führer" ermorden zu wollen. Mit der befohlenen Ermordung Röhms und zahlreicher anderer eigener Kameraden und Weggenossen konnten sich Hitlers sadistische Regungen erstmalig gegen ein ganzes Kollektiv, diesmal gegen eigene Gefolgsleute, austoben, und aus seinem späteren eigenen Bericht darüber spürt man förmlich die satanische Freude am Töten und Vernichten heraus: „Ich habe den Befehl gegeben, die Hauptschuldigen an diesem Verrat zu erschießen, und ich gab weiter den Befehl, die Geschwüre unserer inneren Brunnenvergiftung auszubrennen bis auf das rohe Fleisch."

Ließen schon die 1932, knapp vor der Machtübernahme offen ausgesprochenen Worte aufhorchen: „Wir müssen grausam sein. Wir müssen das gute Gewissen zur Grausamkeit wiedergewinnen. Nur so können wir unserem Volk die Weichmütigkeit und sentimentale Philistrosität austreiben", so boten die Morde in der „Nacht der langen Messer" einen grausigen Vorgeschmack auf Hitlers künftige Verbrechen, seine furchtbaren Befehle und barbarischen Handlungen. Sie zeigten aber gleichzeitig auch, daß seine beispiellose Gleichgültigkeit gegenüber menschlichem Schicksal nicht nur Juden, Zigeuner und Slawen betraf, sondern im gleichen Maße auch die seiner Meinung nach der „arischen Herrenrasse" zugehörigen deutschen Zivilisten, Soldaten und sogar eigene Parteigenossen. Wie wenig ihm das Leben junger deutscher Männer wert war, geht aus einem Bekenntnis hervor, das Hitler 1934 schon im Hinblick auf den von ihm geplanten großen Krieg abgab: „Wenn ich eines Tages den Krieg befehlen werde, kann ich mir nicht Bedenken machen über die zehn Millionen jungen Männer, die ich in den Tod schicke."

Hatte der Röhm-Putsch, der hunderten Menschen ohne Gerichtsverhandlung, allein zur willkürlichen Absicherung der Position des ängstlichen und mißtrauischen „Führers" den Tod brachte, den greisen Hindenburg wenig berührt, so war es die zur gleichen Zeit erfolgte „Hinrichtung" des Ehepaares von Schleicher durch zwei von Hitler gedungene Schergen, die ihn nun doch empörte und für die er eine Untersuchung verlangte. Wie jämmerlich schwach die Stellung des greisen Reichspräsidenten zu dieser Zeit jedoch bereits war, zeigt die Tatsache, daß er mit dieser Forderung nicht durchkam und statt dessen ein Glückwunschtelegramm an Hitler unterschrieb, dessen Text von Funktionären der NSDAP entworfen worden war und worin er dem Reichskanzler zur „Errettung des deutschen Volkes aus schwerer Gefahr" seinen Dank aussprach. Während Hindenburg nicht mehr fähig war, die sittliche Haltlosigkeit Hitlers zu erkennen, betonen ehemalige glühende Anhänger des „Führers" wie Hein Rick, der später in der Kommandoaktion Otto Skorzenys zur Entführung Benito Mussolinis eine wichtige Rolle spielte, daß für sie selbst und ihre Freunde Hitler von diesem Tage an als Mensch erledigt war. Aber auch das Ausland beobachtete mit Besorgnis die Vorgänge in Deutschland. Die schärfsten Angriffe kamen aus Italien, vor allem nach der Ermordung des österreichischen Kanzlers Engelbert Dollfuß im Rahmen eines Putschversuchs der Nationalsozialisten im Juli 1934. Mussolini prophezeite dem österreichischen Vizekanzler Starhemberg wörtlich das „Ende der europäischen Zivilisation", wenn dieses „Land der Mörder und Päderasten" Europa überrennen sollte, und bezeichnete Hitler damals noch als einen verabscheuungswürdigen, sexuell entarteten Menschen und gefährlichen Narren.

Inzwischen bereitete Hitler angesichts des im Sterben liegenden Hindenburg ein Gesetz vor, das praktisch einem Staatsstreich gleichkam und in dem festgelegt wurde, daß von nun an die Ämter des Reichspräsidenten und des Reichskanzlers in einer Hand vereinigt werden sollten. Als Titel für diese diktatorische Machtzusammenballung wählte Hitler die Bezeichnung „Führer und Reichskanzler", und schon am 19. August 1934, etwas mehr als zwei Wochen nach dem Tod Hindenburgs, stimmten die deutschen Wähler in einer Abstimmung diesem Gesetz mit „überwältigender Mehrheit" zu.

In den nun folgenden Jahren sorgten eine ganze Reihe von politischen „Erfolgen" Hitlers dafür, daß die Stimmung für ihn in Deutschland im großen und ganzen einen eindeutigen Aufwärtstrend erkennen ließ, was aus der historischen Rückschau der heutigen Generation häufig unverständlich erscheint. An erster Stelle dieser Erfolge steht wohl, wie Haffner richtig bemerkte, sein sogenanntes „Wirtschaftswunder", das zwar streng genommen kein wirkliches Verdienst Hitlers gewesen ist, sondern dem genialen Finanzminister Hjalmar Schacht zu verdanken war. Wenn seit Januar 1933, als es in Deutschland sechs Millionen Arbeitslose gegeben hatte, in den wenigen Jahren bis 1936 Vollbeschäftigung erreicht wurde, und dies noch dazu ohne Inflation, bei völlig stabilen Löhnen und Preisen, dann ist aus heutiger Sicht natürlich klar erkennbar, daß ein solches Resultat nur einem diktatorischen Regime mit Konzentrationslagern im Hintergrund und mit der Anordnung von Zwangslöhnen und Zwangspreisen möglich war. Für die damals in Deutschland lebenden Menschen war dies jedoch kaum durchschaubar, abgesehen davon, daß es den Massen von Arbeitslosen im Grunde völlig gleichgültig war, auf welche Weise dieses „Wunder" zustande kam. Heute wird immer wieder der Einwand vorgebracht, daß ja allein durch die Wiedereinführung der allgemeinen Wehrpflicht im Rahmen der Wiederbewaffnung und Aufrüstung Deutschlands, das 1933 noch ein Hunderttausend-Mann-Heer ohne Luftwaffe hatte und 1938 bereits zur stärksten Militär- und Luftmacht Europas aufgerückt war, Hunderttausende von Arbeitslosen von den Straßen verschwanden und weitere Hunderttausende durch die enormen Rüstungsaufträge Arbeit fanden. Demgegenüber wies Sebastian Haffner in seiner kritischen Studie über Hitler auf die von den Historikern gerne unerwähnt gelassene Tatsache hin, daß die überwiegende Mehrheit der ursprünglich sechs Millionen Arbeitslosen ihre Wiederbeschäftigung bis zum Jahr 1936 nicht in der Rüstungsindustrie, sondern in „ganz normalen Industrien" fand.

In diesen unzweifelhaften und überraschenden Leistungen und Erfolgen bereits damals den versteckten Keim der zukünftigen Katastrophe zu erkennen, hätte einen ungewöhnlichen Scharfsinn der deutschen Bevölkerung erfordert, einen Scharfsinn, den ja bekanntlich auch die gelernten Diplomaten und Politiker des Auslands in jenen Jahren völlig vermissen ließen. Sah doch das Ausland in Adolf Hitler zwar einen antidemokratischen und betont nationalistischen Staatsmann, hielt ihn aber zugleich kurzsichtiger- und verhängnisvollerweise auch für einen Politiker, der kritische Situationen real einzuschätzen und seine Anliegen in maßvoller Weise voranzutreiben verstand, ohne den Frieden zu gefährden. Um einen solchen Eindruck zu erwecken und seine Lügen und

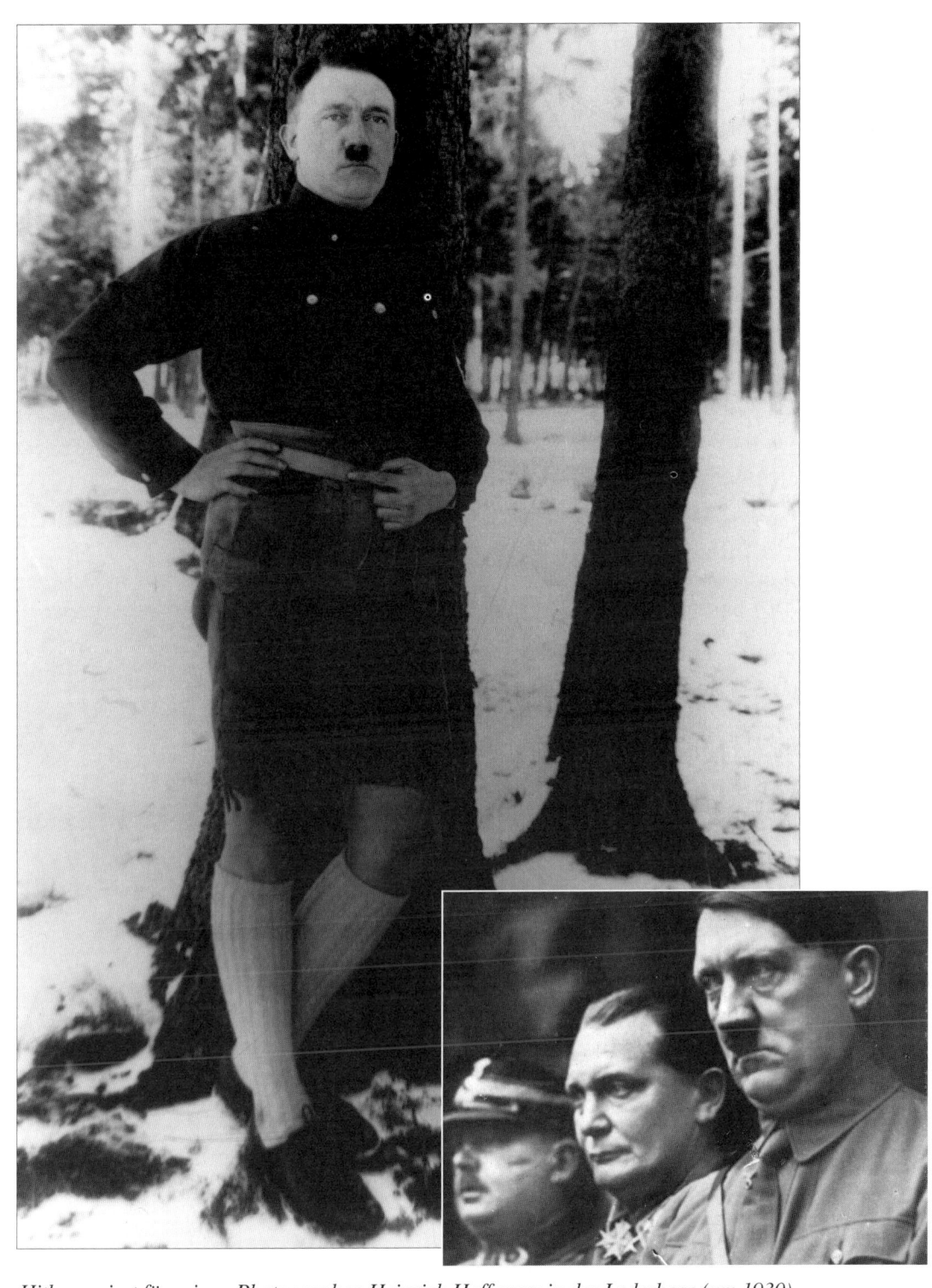

Hitler posiert für seinen Photographen Heinrich Hoffmann in der Lederhose (um 1930).
Kleines Bild: Endlich an der Macht – der „Führer" mit Hermann Göring und
Ernst Röhm, aufgenommen am 19. Nov. 1933
(Gedenkfeier für die Opfer des Putsches von 1923)

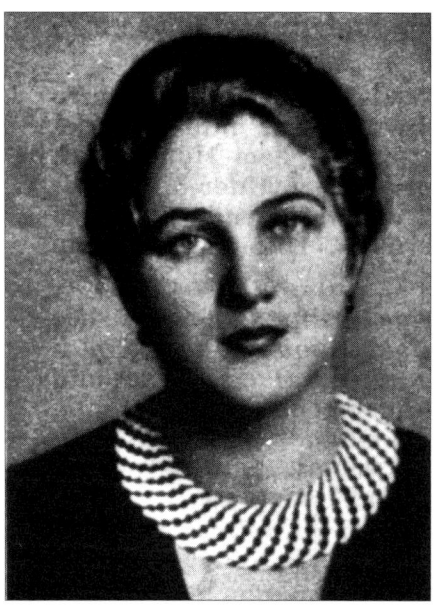

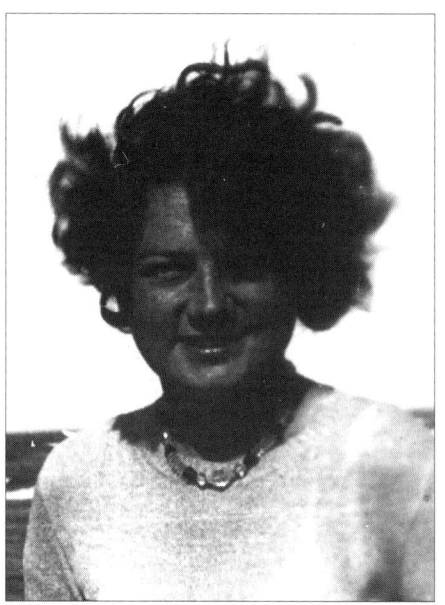

Maria Reiter lernte Hitler 1926 in Berchtesgaden kennen und wurde für kurze Zeit seine Geliebte. Im Juli 1927 unternimmt sie aus Verzweiflung einen Selbstmordversuch.

Geli Raubal, Hitlers Nichte und große Liebe. Im September 1931 begeht sie aus noch immer ungeklärten Gründen Selbstmord.

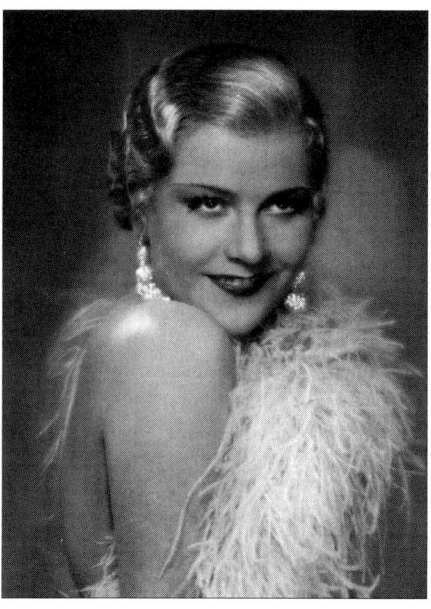

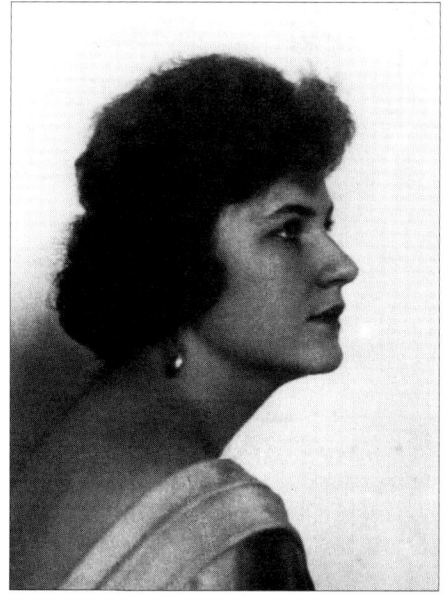

Renate Müller, UFA-Star der dreißiger Jahre, ist Gast Hitlers in Berlin und Berchtesgaden.
1936 begeht sie Selbstmord.

Margarete Slezak, die Tochter Leo Slezaks, trifft über Vermittlung von Magda und Joseph Goebbels des öfteren mit Hitler zusammen.

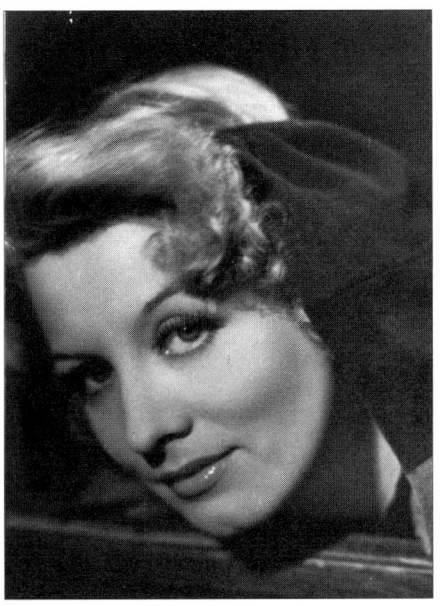

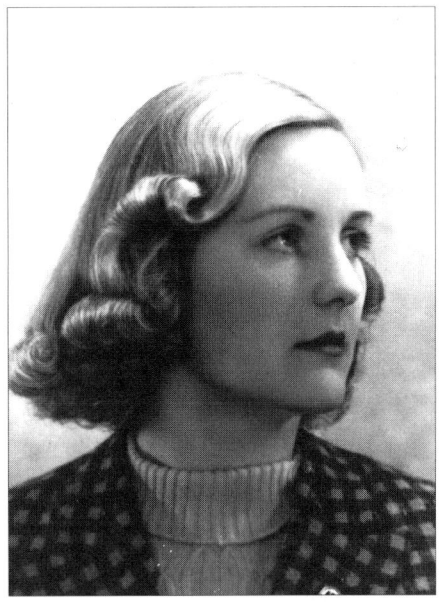

Die Filmschauspielerin Mady Rahl. Auch ihr wurde eine Beziehung zu Hitler nachgesagt.

Eine begeisterte Anhängerin Hitlers ist die englische Adelige Unity Mitford. Bei Kriegsausbruch 1939 schießt sie sich mit einer Pistole in die Schläfe.

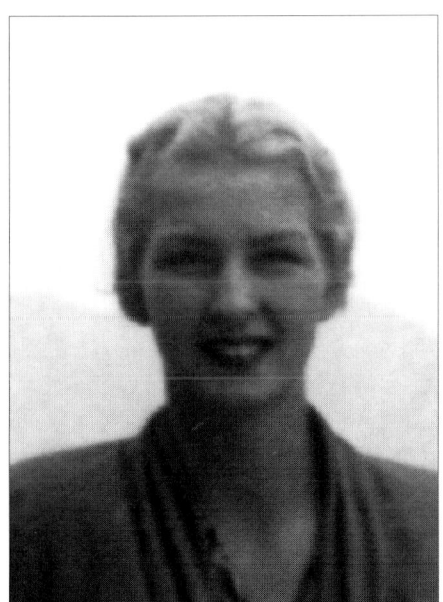

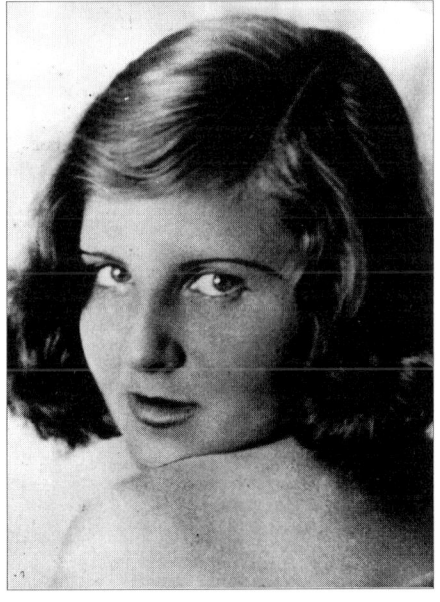

Inge Ley, die Ehefrau von Robert Ley, dem Leiter der „Deutschen Arbeitsfront", begeht 1943 Selbstmord. Ihr Abschiedsbrief ist an Hitler gerichtet.

Eva Braun, geboren 1912, begegnet Hitler erstmals 1929 bei Heinrich Hoffmann. Ab 1932 ist sie die Geliebte Hitlers, am 29. April 1945 wird sie seine Frau.

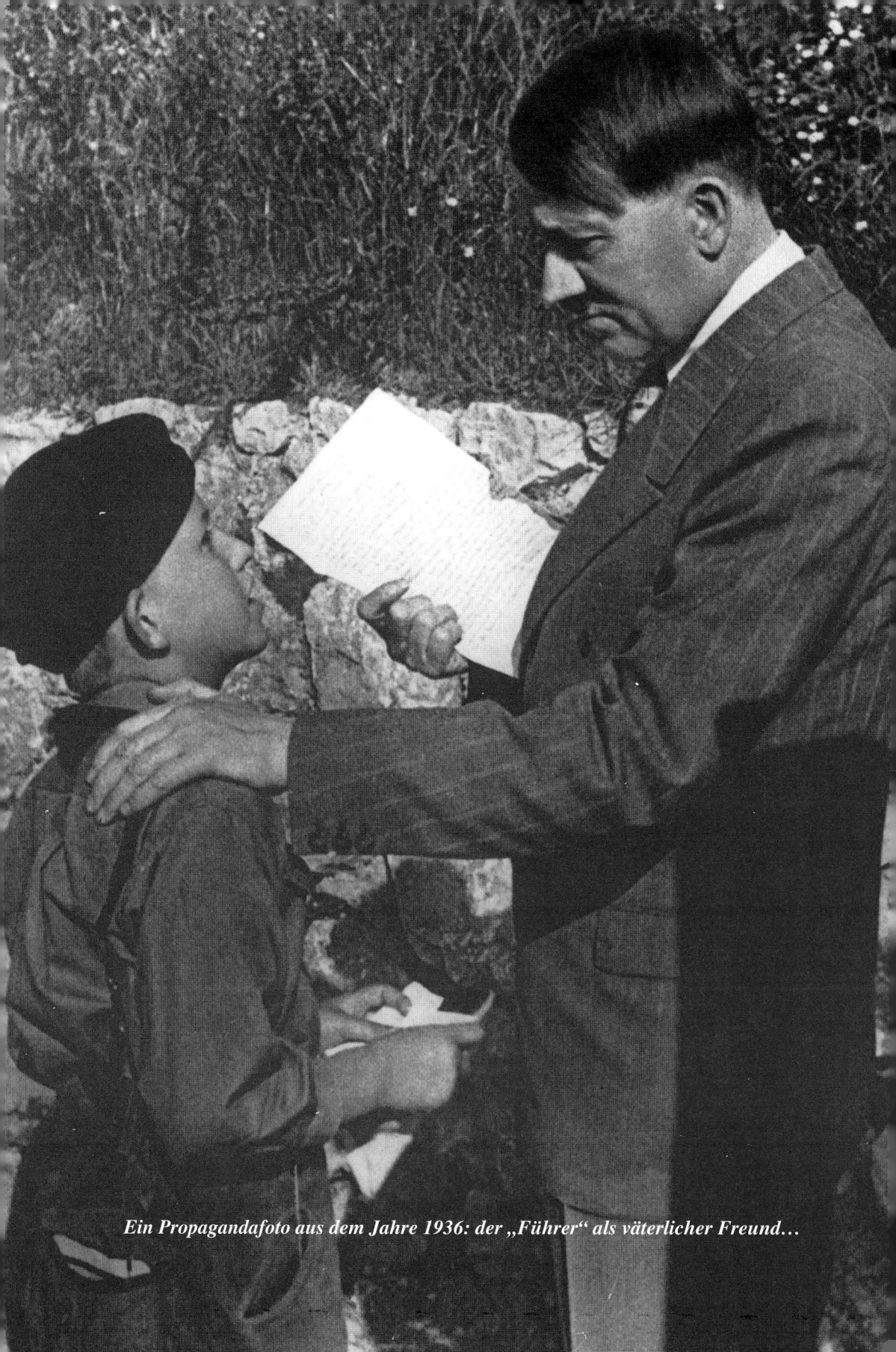

Ein Propagandafoto aus dem Jahre 1936: der „Führer" als väterlicher Freund...

hinterhältigen Pläne im Gewand einer Friedenstaube verkaufen zu können, bedurfte es der für Hitler so charakteristischen Verstellungskunst und schauspielerischen Begabung.

Ähnliche Methoden wendete er auch an, wenn es darum ging, innerparteiliche Spannungen wie etwa jene während der Adventzeit des Jahres 1935 zu beseitigen. Anfang Januar 1936 rief er alle Reichsleiter und Gauleiter zu einer Besprechung zu sich, beschwor sie mit feuchten Augen, eine geschlossene Einheit zu bleiben und ihm weiterhin absolute Hingabe und Treue zu schwören, da sonst die gesteckten großen Ziele für die Zukunft nicht erreicht werden könnten – ansonsten, so drohte er wie in den dunklen Zeiten am Ende des Jahres 1932, werde er sich unweigerlich das Leben nehmen. Diese hysterisch vorgetragene Selbstmorddrohung verfehlte ihr Ziel nicht, denn alle Anwesenden schieden tief erschüttert und bereit, dem „Führer" in unverbrüchlicher Treue bis in den Tod zu folgen.

Außenpolitisch war 1936 ein erfolgreiches Jahr, ohne daß das Erreichte Hitler etwas gekostet hätte. Es begann mit dem Einmarsch ins Rheinland, der ohne jegliche ausländische Reaktion durchgeführt werden konnte und Hitler in seinem ausgeprägten Sendungsbewußtsein enorm stärkte, wie er mit stolzen Worten verkündete: „Ich gehe mit traumwandlerischer Sicherheit den Weg, den mich die Vorsehung gehen heißt." Dennoch schien die Ungewißheit vor Beginn des Unternehmens ungeheure Spannungen bei ihm verursacht zu haben, die sich psychosomatisch wieder besonders am Magen in Form von heftigen Krämpfen auswirkten, aber auch in erhöhter Reizbarkeit und Schlaflosigkeit. Da sich knapp vor Weihnachten – jener Zeit, in der er in der Erinnerung an das Sterbedatum seiner Mutter in der Regel eher depressiv gestimmt war – zu allem Überfluß auch noch ein Ekzem am linken Unterschenkel bildete, das ihm das Tragen von Stiefeln fast unmöglich machte, suchte er am 25. Dezember 1936 auf Empfehlung seines Leibphotographen Hoffmann jenen Dr. Theodor Morell auf, der als Modearzt und Spezialist für Hauterkrankungen am Kurfürstendamm in Berlin eine lukrative Praxis betrieb und der fortan als Hitlers Leibarzt fungieren sollte.

Warum er sich gerade diesen Arzt, der unter Kollegen als nachlässig und hygienisch unsauber galt, als seinen persönlichen medizinischen Betreuer auswählte, ist nicht ganz klar zu erkennen. Wahrscheinlich spielte dabei die Freundschaft eine Rolle, die sich zwischen Frau Hanni Morell und Eva Braun entwickelt hatte. Morell interpretierte jedenfalls die ekzematöse Hautveränderung als Folge einer Verdauungsstörung und verabreichte seinem Patienten „zur Regulierung der veränderten Darmflora" die damals beliebten Mutaflor-Kapseln, eine Aufschwemmung von Colibakterien. Zusätzlich verordnete er gegen Hitlers Blähungsneigung die sogenannten „Dr.-Köster-Antigaspillen", die neben Atropin auch geringe Mengen von Strychnin enthielten. Schließlich brachte Morell die Magenkrämpfe Hitlers mit dessen äußerst einseitiger vegetarischer Ernährung in Zusammenhang, die – so meinte er – zu einer Reizung der Magenschleimhäute geführt hätte.

So dubios Morells Maßnahmen auch sein mochten, Hitler glaubte daran, und als nach weniger als einem Monat das schmerzhafte Ekzem verschwunden war, erklärte er Morell zum Wunderdoktor, der ihm das Leben gerettet hätte. Angesichts der vorausgegangenen erfolglosen Behandlung durch den berühmten Professor Gustav von Bergmann von der Charité und durch Dr. Ernst-Robert Grawitz, den Leiter des Roten Kreuzes, triumphierte Hitler deshalb begeistert: „Grawitz und Bergmann ließen mich hungern. Sie erlaubten mir nur Tee und Zwieback ... Ich war so schwach, daß ich kaum noch am Schreibtisch arbeiten konnte. Dann kam Morell und hat mich gesund gemacht."

Im Hochgefühl saturierter Selbstzufriedenheit und des von der „göttlichen Vorsehung" gegebenen Sendungsauftrags trat Hitler am 30. Januar 1937 in neuer Vitalität wieder vor den Reichstag. In einer Rede zur Feier des vierten Jahrestages seiner Kanzlerschaft verkündete er dem Volk mit pathetischen Worten: „Ich muß an diesem Tage demutsvoll der Vorsehung danken, deren Gnade es mir, dem einstigen unbekannten Soldaten des Weltkrieges, gelingen ließ, unserem Volke ... wieder seine Ehre und Rechtschaffenheit zurückzuerkämpfen." Mit welchen Mitteln er dieses Ziel zu erreichen gedachte, nämlich durch brutale Ausschaltung und Vernichtung Andersdenkender, deutete er schon wenige Monate später bei der Eröffnung des Hauses der Deutschen Kunst in München an, bei der die Jury ihre Auswahl nach rein künstlerischen Gesichtspunkten getroffen und deshalb folgerichtig auch viele moderne Gemälde miteinbezogen hatte. Da er solche Kunst für „entartet" hielt, erklärte er in seiner Eröffnungsrede, daß man sich in Zukunft solcher Künstler zu entledigen habe, und kündigte drohend auch bereits die Methoden an, auf welche Weise dies geschehen würde – nämlich sie entweder sterilisieren oder wie gewöhnliche Verbrecher verfolgen zu lassen: „Wenn sie die Wirklichkeit tatsächlich nur so zu sehen vermöchten, dann wäre zu untersuchen", erklärte er zynisch, „ob ihre Augenfehler entweder auf mechanische Weise oder durch Vererbung zustandegekommen sind. Im einen Fall tief bedauerlich für diese Unglücklichen, im zweiten wichtig für das Reichsinnenministerium, das sich dann mit der Frage zu beschäftigen hätte, wenigstens eine weitere Vererbung derartiger grauenhafter Sehstörungen zu unterbinden. Wenn es aber andere Ursachen wären, aus denen die Kunst der Moderne in die Öffentlichkeit gebracht würde, dann fällt so ein Vergehen in das Gebiet der Strafrechtspflege." Kaum jemals zuvor hat sich der mörderische Zynismus eines megalomanen, narzißtisch-selbstherrlichen und sachlich völlig inkompetenten Diktators grauenhafter geoffenbart! Hitlers Überheblichkeit und Hochmut sollten hingegen noch steigerungsfähig sein. Nachdem er im Februar 1938 den kommandierenden Generälen seinen überraschenden Entschluß bekanntgab, ab sofort nun auch persönlich die Leitung des Oberkommandos der Wehrmacht zu übernehmen, visierte er als erstes Ziel seiner Vorbereitungen für den künftigen großen Krieg die Eingliederung seiner „Heimat" Österreich in das „Dritte Reich" an, getreu seinem nun schon etablierten messianischen Gefühl: „Ich habe einen geschichtlichen Auftrag und den werde ich erfüllen, weil mich die Vorsehung dazu bestimmt hat ... Ich glaube, daß es auch Gottes Wille war, von hier einen Knaben in das Reich zu schicken, ihn groß werden zu lassen, ihn zum Führer der Nation zu erheben, um es ihm dann zu ermöglichen, seine Heimat in das Reich heimzuführen." Diesen „Willen Gottes" glaubte wohl auch Kardinal Innitzer, das damalige Oberhaupt der katholischen Kirche in Österreich, erkannt zu haben. Er begrüßte Hitler deshalb auch mit dem Zeichen des Kreuzes und versicherte ihn der Treue der österreichischen Katholiken. Obwohl sich Hitler angesichts der Beschwichtigungspolitik Chamberlains seiner Sache ziemlich sicher war, scheint ihm doch beim Einmarsch in Österreich nicht ganz wohl gewesen zu sein, wie seine Magenkrämpfe während der Triumphfahrt nach Wien beweisen. Bei einem kurzen Zwischenaufenthalt in Linz sollen diese Krämpfe besonders intensiv gewesen sein. Vielleicht war es aber auch nur die übergroße freudige Erregung, die sich in psychosomatischen Beschwerden niederschlug.

Anläßlich der nachfolgenden Eingliederung des Sudetenlandes und der bald darauf stattfindenden Besetzung der Resttschechoslowakei im Herbst 1938 sah er sich in der Sorge, die Westmächte könnten sich nun doch einschalten, genötigt, dafür zumindest den Segen seines bis dahin einzigen Verbündeten Mussolini einzuholen. Diesmal waren es sicher ausschließlich die ungeheuren psychischen Spannungen und die Angst, ein von ihm nicht beabsichtigter Krieg mit dem Westen könnte seine fixen Eroberungspläne im Osten gefährden, die während der Eisenbahnfahrt nach Rom zu einer schweren Magenkrise führten. Die Beschwerden waren so ernst, daß er mehrere Stunden damit verbrachte, ein Testament aufzusetzen; sie klangen jedoch bald wieder ab, nachdem er sich durch den Verzicht auf Südtirol rasch die Loyalität Mussolinis erworben hatte. Der „Duce" war nun bereit, Hitlers „unerschütterlichen Entschluß, die Tschechoslowakei von der Landkarte zu streichen", freundschaftlich zu decken.

Schon seit geraumer Zeit klagte Hitler über eine hartnäckige Halsentzündung und über eine zunehmend rauher werdende Stimme. Einer Meldung der *Times* vom 14. November 1938 zufolge, soll sich Hitler schon im Herbst 1935 wegen ähnlicher Beschwerden an Professor Heinrich Neumann, den damaligen

Vorstand der laryngologischen Universitätsklinik in Wien, gewandt haben, da dieser als besondere Kapazität auf dem Gebiet galt. Neumann habe jedoch als orthodoxer Jude das Ansinnen des „Führers" zwar höflich, aber bestimmt abgelehnt. Fest steht, daß sich Hitler im Mai 1935 zum Vorstand der Universitätsklinik für Hals-, Nasen- und Ohrenkrankheiten in Berlin, Professor Karl von Eicken begeben hatte, der einen gutartigen Stimmbandpolypen festgestellt und diesen durch einen kleinen chirurgischen Eingriff, der in der Wohnung Hitlers in der Reichskanzlei vorgenommen wurde, entfernt hatte.

Inzwischen erhielt die schwelende Pogromstimmung in Deutschland ungeahnten Auftrieb durch die am 8. November 1938 erfolgte Ermordung des Legationsrates Ernst vom Rath in der deutschen Botschaft in Paris – Täter war ein junger Jude namens Herschel Grynszpan. Mit ausdrücklicher Billigung Hitlers hetzte daraufhin Goebbels die SA-Einheiten zu jenen plündernden und mordenden Ausschreitungen im gesamten Reichsgebiet auf, die wegen der zahllosen zertrümmerten Glasscheiben makabrerweise als „Reichskristallnacht" bezeichnet und verharmlost wurden. In der Nacht vom 9. auf den 10. November 1938 wurden zweihundertfünfzig Synagogen in Brand gesteckt, unzählige jüdische Geschäfte und Wohnungen zerstört und einundneunzig jüdische Bürger ermordet sowie mehr als fünfundzwanzigtausend Juden in Konzentrationslager verschleppt.

Mit diesem denkwürdigen Tag nahm die radikale Phase der antijüdischen Politik Hitlers ihren Anfang. Obwohl auch diesmal vom Ausland nichts unternommen wurde, um wenigstens auf diplomatischem Wege diesem unwürdigen, verbrecherischen Treiben Einhalt zu gebieten, setzte sich nun doch immer mehr die Überzeugung durch, daß „dieser Hitler", wie André François-Poncet sich ausdrückte, der schlimmsten Wahnvorstellungen, der wildesten Übertreibungen und der geradezu irrsinnigsten Ambitionen fähig sei. Eine Charakterisierung, die Sigmund Freud, der sich nach London in Sicherheit bringen konnte, mit den lapidaren Worten ergänzte: „Sie können nie wissen, was ein Verrückter anstellen wird."

Während sich in England und Frankreich nun eine entschiedene Kehrtwendung der öffentlichen Meinung abzeichnete und die Vertrauenswürdigkeit Hitlers als Gesprächspartner endgültig zerstört war, sah er – begünstigt durch seinen extremen Narzißmus, der ihm das Eingeständnis eines Fehlers unmöglich machte – selbst jetzt in den Reaktionen des Auslandes nur einen vorübergehenden Verlust seines Ansehens. Dieser Meinung scheint damals auch die katholische Kirche gewesen zu sein, denn am 20. April 1939 übermittelte sogar Papst Pius XII. zum fünfzigsten Geburtstag Hitlers seine Glückwünsche nach Berlin, denen sich die deutschen Bischöfe mit ihrem Gebet „um Gottes Segen auf Führer und Volk" pflichtschuldigst anschlossen, inständig weitere Hilfe des Allmächtigen „für den Führer und Reichskanzler, den Mehrer und Wahrer des Reiches" erflehend.

Den Sommer 1939 verbrachte Hitler auf dem Berghof in scheinbarem Nichtstun, was seine Gegenspieler einigermaßen verunsicherte. In Wirklichkeit jedoch hatte er bereits alle Vorkehrungen getroffen, die Angliederung Danzigs und die Schaffung eines exterritorialen Korridors nach Ostpreußen in Angriff zu nehmen, wobei er – im Vorwissen um die von deutscher Seite detailliert ausgearbeiteten provokativen Aktionen – der polnischen Regierung androhte, beim geringsten Zwischenfall „Polen ohne Warnung zu zerschmettern, so daß nicht eine Spur von Polen nachher zu finden ist." Der Entschluß zur kriegerischen Aggression fiel ihm umso leichter, als er in seinem Nichtangriffspakt mit Rußland vom 23. August 1939 durch ein geheimes Zusatzprotokoll die künftige Aufteilung Osteuropas und insbesondere Polens bereits geregelt hatte. So war er nun offenen Auges bereit, sein Schicksal herauszufordern, uneingedenk der in *Mein Kampf* gemachten Prophezeiung, wonach jeder deutsch-russische Pakt unvermeidlich zu einer kriegerischen Auseinandersetzung führen müsse, die „das Ende Deutschlands bedeutet."

DER ZWEITE WELTKRIEG

Wie bedrohlich weit zu diesem Zeitpunkt Hitlers Größenwahn bereits entwickelt war und wie sehr er die Fähigkeit zu Selbstkritik allmählich verlor, zeigt deutlich die wenige Tage vor Kriegsbeginn vor versammelten Generälen gehaltene Ansprache vom 22. August 1939, in der er, durchdrungen von seiner einsamen Größe, den Entschluß zum Angriff mit folgenden Worten rechtfertigte: „Und da kommt noch bei aller Bescheidenheit meine eigene Persönlichkeit. Wesentlich hängt es von mir ab, von meinem Dasein, wegen meiner politischen Fähigkeiten. Dann die Tatsache, daß wohl niemand wieder so wie ich das Vertrauen des ganzen deutschen Volkes hat. In der Zukunft wird es wohl niemals wieder einen Mann geben, der mehr Autorität hat als ich. Mein Dasein ist also ein großer Wertfaktor."

In dem am 1. September 1939 begonnenen Blitzkrieg gegen Polen, der eine neue Ära der Kriegsführung einleitete, wurde innerhalb von nur zwei Tagen die polnische Luftwaffe völlig vernichtet, und nach weiteren zwei Tagen waren die fünfunddreißig Divisionen Polens eingekesselt oder in wilder Auflösung begriffen. Am 17. September überschritten Einheiten der Roten Armee die polnische Ostgrenze, und noch während die Russen damit begannen, Ostpolen und die baltischen Staaten in ihren Besitz zu bringen, hatte Hitler bereits das restliche Polen „in ein Schlachthaus" verwandelt. Diese von Hitler persönlich angeordneten Greueltaten, mit denen die Sowjets übrigens mit bewährtem Eifer gleichzuziehen versuchten, gingen Hand in Hand mit der rücksichtslosen Vertreibung von mehr als einer Million Polen. Unmittelbar nach dem Ende des Polenfeldzugs nahmen auch die ersten Judentransporte nach Osten ihren Anfang. Berauscht von diesen Orgien der Vernichtung und Zerstörung, hatte Hitler von nun an auch nicht die geringsten Hemmungen mehr, seinen kriminellen Antrieben freien Lauf zu lassen und seine Wahnideen zu verwirklichen. Beredtes Beispiel hierfür ist der schreckliche „Führerbefehl" vom September 1939, alle unheilbaren oder geisteskranken deutschen Volksgenossen als „überflüssige Esser" zu töten.

Dieser Anweisung zur Beseitigung von Geisteskranken und anderen Menschen, denen man zynisch die Eigenschaft „unwertes Leben" attestierte, fielen rund fünftausend Kinder und hunderttausend Erwachsene zum Opfer; gemeinsam mit seinen Befehlen zum Mord an Millionen von Juden und anderen von ihm als rassisch wertlos bezeichneten „Untermenschen" zählt diese „Anweisung" zu Hitlers schwersten Verbrechen überhaupt. Das sogenannte „Euthanasie-Programm" hatte natürlich überhaupt nichts mit dem tatsächlichen Begriff der Euthanasie – der Sterbehilfe zur Erleichterung des Todes eines mit Sicherheit und auf qualvolle Weise verlöschenden Menschenlebens – zu tun, sondern stellte den Extremfall einer Massentötung „lebensunwerten" Lebens dar, die in der Geschichte nicht ihresgleichen findet. Alice Miller glaubt, ein tiefenpsychologisch begründetes Motiv für die Konzeption jenes grausamen Geheimbefehls Hitlers gefunden zu haben. Demnach hätte in ihm der Anblick und die tägliche Konfrontation mit seiner Tante Johanna Pölzl, die von Geburt an bucklig war und später an Schizophrenie erkrankte, ein nie verarbeitetes Jugendtrauma bewirkt, das mitverantwortlich für seinen späteren Entschluß gewesen wäre, Geisteskranke, Krüppel und andere behinderte oder kranke Menschen rücksichtslos zu töten. So interessant derartige tiefenpsychologische Überlegungen sein mögen, so wenig befriedigen sie beim Versuch einer Erklärung, warum ein solches Jugendtrauma, unter dem viele Menschen leiden müssen, im Falle Hitlers zu einer so absoluten Hemmungslosigkeit bei der Verwirklichung seiner kriminellen Antriebe führte. Der langjährige Reichspressechef Otto Dietrich kleidete dies später in die Worte: „In der Wahl seiner Mittel ... fehlte ihm jedes Gefühl von Gut und Böse, für den sittlichen Imperativ." In dieser zu jener Zeit bereits weitgehend eingeebneten Strukturschranke sieht de Boor in seiner Studie die wesentlichste Ursache für das Zustandekommen des grauenhaften Euthanasie-Erlasses, mit dem sich Hitler „zum Prototyp des gefährlichen Gewaltverbrechers qualifizierte, der, moralisch betrachtet, dort eine Tabula rasa aufweist, wo andere Rechtsbrecher wenigstens noch Reste ihrer früheren Strukturschranke erkennen lassen. Kriminologisch gesehen ist der Verlust der Strukturschranke eines der schwerwiegendsten Phänomene, die die empirische Kriminologie kennt. Nur beim Massenmörder erfolgt die Auslöschung der normativen Substanz in analoger Weise."

Empört über die brutale Vorgangsweise des „Führers" begannen sich in Deutschland einige Widerstandsgruppen zur Beseitigung des Diktators zu formieren, deren Putschpläne – wie etwa jener des Obersten Hans Oster – jedoch nicht verwirklicht werden konnten. Nicht viel anders erging es späteren Attentatsversuchen, die, wie der Anschlag des Kunsttischlers Georg Elser am 8. November 1939 im Münchner Bürgerbräukeller, durch pure Zufälligkeiten scheiterten. Als Hitler von diesem fehlgeschlagenen Attentatsversuch erfuhr, wurde er in seinem Sendungsbewußtsein ungemein bestärkt und erklärte mit vor Erregung heiserer Stimme: „Jetzt bin ich völlig ruhig! Daß ich den Bürgerbräukeller früher als sonst verlassen habe, ist eine Bestätigung, daß die Vorsehung mich mein Ziel erreichen lassen will." Dieser im Brustton tiefer Überzeugung ausgesprochenen Meinung schloß sich auch der Münchner Kardinal Faulhaber an, der unmittelbar nach dem Attentatsversuch ein Glückwunschtelegramm an Hitler absandte und in der Frauenkirche ein Tedeum abhielt, um, wie er sich ausdrückte, „der göttlichen Vorsehung im Namen der Diözese für die glückliche Errettung des Führers zu danken." Und Goebbels notierte beeindruckt in seinem Tagebuch: „Er wird erst sterben, wenn seine Mission erfüllt ist."

Mehr denn je von seinen Führungsqualitäten und seinem Sendungsauftrag überzeugt, begann Hitler am 10. Mai 1940 den Westfeldzug, der infolge der besseren strategischen Konzeption, der dreifachen Luftüberlegenheit und eines bisher noch nicht dagewesenen massiven Einsatzes der Panzerwaffe schon am 25. Juni siegreich beendet wurde. Als man an jenem Tag Hitler meldete, daß Frankreich um einen Waffenstillstand angesucht hatte, führte er vor den Augen seiner verblüfften Generäle in fast hysterischer Weise einen förmlichen Veitstanz auf, der auch im Bild festgehalten wurde. Von seinen militärischen und politischen Erfolgen geradezu hypnotisiert, steigerte sich nun sein narzißtischer Überbau ins Maßlose. In seiner Hybris bemerkte er einem Parteifunktionär gegenüber, als erster und einziger Sterblicher zum „Status eines Übermenschen" emporgestiegen zu sein, weshalb sein Wesen von nun an „mehr göttlich als menschlich" zu betrachten wäre, das „über dem Gesetz" stünde und auf welches „die Konventionen der menschlichen Moral nicht anwendbar" seien.

Die Mehrheit der deutschen Bevölkerung stand indes der ganzen Entwicklung, die zum Kriegsausbruch geführt hatte, ratlos gegenüber, und viele fühlten sich wie vor den Kopf gestoßen. Sie wären allerdings noch viel beunruhigter gewesen, hätten sie die wahren Charaktereigenschaften ihres „Führers" gekannt. Eine Schriftanalyse aus Textproben von Hitlers Testament vom 2. Mai 1938, das er während der Fahrt zu Mussolini nach Rom aufsetzte und das Maser 1970 dem deutschen Graphologen Sigurd Müller ohne Bekanntgabe der Person des Verfassers vorlegte, hätte schon damals die wesentlichen Charakterzüge Hitlers erkennen lassen, die Müller wie folgt zusammenfaßte: „Fehlvorstellungen, beschränktes Kritik- und Urteilsvermögen, Wechselhaftigkeit und Unzuverlässigkeit, Zielstrebigkeit mit Hang zu Spekulationen, gebremste menschliche Kontaktfähigkeit infolge von Eigensinn und Dogmatik, krasse Rücksichtslosigkeit und Tendenz zur Überspannung des Bogens im Zusammenhang mit dem Ausdehnungsdrang des Lebensraumes."

Darüber hinaus machte sich seit 1940, wie eine ärztliche Untersuchung vom Januar dieses Jahres ergab, eine Tendenz zu erhöhten Blutdruckwerten bemerkbar. Hingegen konnte die von einigen Publizisten in die Welt gesetzte Behauptung, Hitler hätte sich in seiner Wiener Zeit die Syphilis zugezogen und deshalb später an den Folgen einer progressiven Paralyse gelitten, nicht bestätigt werden. Derartige Spekulationen beruhten wohl auf Andeutungen des finnischen Masseurs Felix Kersten, der Himmler betreute und von diesem im Vertrauen erfahren haben soll, daß Hitler im Ersten Weltkrieg eine Lues erworben hätte. Das negative Ergebnis der am 15. Januar 1940 vorgenommenen serologischen Untersuchungen schließt zwar – entgegen der Meinung Masers – eine frühere luetische Infektion nicht aus, spricht aber mit Sicherheit gegen eine unbehandelte progressive Paralyse. Dies wurde später noch durch den normalen augenärztlichen Befund Professor Walther Löhleins von der Charité in Berlin bestätigt.

Die gewaltige deutsche Streitmacht, die sich am 22. Juni 1941 gegen Osten in Bewegung setzte, traf die Sowjetunion trotz wiederholter britischer Warnungen unvorbereitet. In seiner Weisung für dieses „Barbarossa" genannte Unternehmen sah Hitler zunächst die Besetzung der baltischen Staaten, die Eroberung Leningrads und den Durchbruch im Süden nach Kiew bis zum Dnjepr für vordringlich an, da auf diese Weise die Sowjets ihrer wichtigsten landwirtschaftlichen und industriellen Quellen beraubt werden sollten. Sein Fernziel war ein Reich, das im Osten bis zu einer Linie von Archangelsk am Eismeer bis Astrachan am Kaspischen Meer reichen sollte. Aus einer Lagebesprechung vom 17. Februar 1941 wissen wir jedoch, daß Hitlers maßloser Macht- und Landhunger darüber hinaus eine Art Weltherrschaft anstrebte, zu deren Verwirklichung er damals eine Studie über den Einmarsch deutscher Verbände in Afghanistan mit anschließender Eroberung Indiens und damit verbundener Zertrümmerung des englischen Weltreiches als Endziel wünschte.

Sein strategischer Plan wurde jedoch schon in der Anfangsphase abgeändert; als er nämlich im Sommer 1941 in der sumpfigen Gegend bei Rastenburg in Ostpreußen, in der sich sein Hauptquartier, die „Wolfsschanze", befand, an einem fieberhaften Durchfall erkrankte, der möglicherweise durch eine Ruhr- infektion hervorgerufen wurde, versuchten seine Generäle, den ursprünglichen Plan zu durchkreuzen und einen Panzervorstoß auf Moskau in die Wege zu leiten – ein Vorhaben, dem Hitler in einem Befehl vom 12. August 1941 schließ- lich nachträglich zustimmte. Ende 1941 machten sich bei Hitler nun auch Herz- Kreislaufstörungen bemerkbar, wie uns anläßlich einer lautstarken Auseinander- setzung mit seinem Außenminister Joachim von Ribbentrop berichtet wird. Da- mals wurde er mitten in der heftigen Diskussion plötzlich leichenblaß und sank mit einem Griff ans Herz in einen Stuhl zurück. Nach längerem beklemmendem Schweigen meinte er: „Ich dachte schon, ich habe einen Herzanfall." Wahr- scheinlich kam es während der starken Erregung tatsächlich zu einem erheblichen Blutdruckanstieg, der unter dem Bild einer Angina-pectoris-Symptomatik zu einer vorübergehenden Sauerstoffminderversorgung über die Herzkranzarterien führte, wie dies von seinem Leibarzt Dr. Morell wiederholt beobachtet wurde. Entsprechende Veränderungen an den Koronargefäßen wurden damals vom Leiter der Herzklinik in Bad Nauheim, Professor Alfred Weber, anhand eines Elektrokardiogramms beschrieben, das ihm ohne Bekanntgabe des Namens des Patienten von Dr. Morell zur Begutachtung übersandt worden war.

Auf den damaligen Kreislaufzustand Hitlers wirft noch ein anderes Ereignis ein bemerkenswertes Licht. Aus einer Aufzeichnung Morells vom 7. August 1941 geht hervor, daß sein Patient nach einem längeren Flug über Schwindel klagte, der mit linksseitigen Ohrgeräuschen und einem „eigenartigen Gefühl" über der linken Schläfe verbunden war; auch wurde ein deutlich erhöhter Blutdruck gemessen. Diesmal waren es flüchtige Durchblutungsstörungen im Bereiche der Hirngefäße, die der begleitende Luftwaffenadjutant Nicolaus von Below in seinen späteren Erinnerungen als „leichten Schlaganfall" fehldeutete.

Die systematische Analyse eines umfangreichen Filmmaterials aus mehreren hundert Wochenschauen, die die Kölner Neurologin Ellen Gibbels in akribi- scher Kleinarbeit neurologisch auswertete, läßt klar erkennen, daß selbst unter Berücksichtigung der mitunter geradezu gravitätischen Motorik Hitlers, die infolge seines extremen Selbstwertgefühls bei hohen offiziellen Anlässen besonders ausgeprägt war, sich um die Mitte des Jahres 1941 eine verringerte Mitbewegung des linken Armes sowie eine „leicht gebundene Gesamtmotorik" abzuzeichnen begann – ein krankhaftes Phänomen, das vorher nicht beobach- tet werden konnte und das in den folgenden Jahren immer deutlicher in Erscheinung trat.

Mit Hitlers Überraschungsangriff auf Rußland war auch seine „Strukturschranke", also jener sozio-kulturelle Imperativ, der auch bei stärkstem emotionalem Aufstau schwerere aggressive Reaktionen verhindert und der im Extremfall den wirksamsten Hemmungsmechanismus zum Töten darstellt, endgültig zusammengebrochen. Sie versagte im Grunde genommen bereits beim Wahlkampf für die Reichstagswahl im März 1933, bei dem einundfünfzig politische Gegner kaltblütig ermordet wurden und nach dessen Beendigung im gleichen Jahr – einem Bericht von Eugen Kogon zufolge – bereits fünfzig Konzentrationslager in Betrieb genommen wurden. Mit Beginn des Rußlandfeldzuges aber konnte sich sein hemmungsloser Trieb zu Brutalität, Grausamkeit und Vernichtung vollends ausleben. In einer OKW-Weisung vom 8. September 1941 versagte er den rassisch für „minderwertig" angesehenen russischen Kriegsgefangenen jeden Anspruch darauf, als ehrenhafte Kriegsgegner behandelt zu werden. Deshalb sei jeder Deutsche berechtigt, ihnen gegenüber „zu den rücksichtslosesten Maßnahmen" zu greifen. Diesem unmenschlichen Erlaß ist es zuzuschreiben, daß im Februar 1942 von den vier Millionen in Gefangenschaft geratenen Sowjetsoldaten nur noch eine Million am Leben war.

Hitlers absolute Gefühlskälte galt aber auch seinen eigenen Soldaten. So ermahnte er einmal seinen besten Panzergeneral Guderian, der auf die unmenschlichen Bedingungen während des Fronteinsatzes seiner Männer hinwies: „Sie haben zuviel Mitleid mit den Soldaten. Sie sollten sich mehr absetzen. Glauben Sie mir, aus der Entfernung sieht man die Dinge schärfer!" Und wenn das Durchhaltevermögen der Heimat zur Sprache kam, meinte er ungerührt:

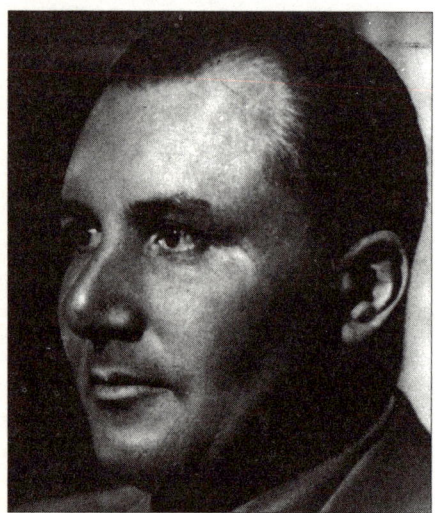

Hitlers Sekretär Martin Bormann (1900–1945)

„Auch in dieser Hinsicht bin ich eiskalt. Wenn das deutsche Volk nicht bereit ist, für seine Selbsterhaltung alles einzusetzen, dann soll es untergehen."

Mit dem Angriff auf Rußland zeichneten sich aber auch gleichzeitig die Vorbereitungen zu den geplanten Massenmorden an den europäischen Juden ab. Schon Anfang Juli 1941 brüstete er sich mit den Worten: „Ich fühle mich wie ein Robert Koch der Politik. Der hat einen Bazillus entdeckt und der Medizin neue Wege gewiesen. Ich habe den Juden als den Bazillus entlarvt, der die Gesellschaft zersetzt." Entgegen anderslautenden Entlastungsdarstellungen, die selbst heute noch kolportiert werden, war eindeutig Hitler die maßgebliche Entscheidungsinstanz im Hinblick auf die „Endlösung", und dies wurde auch von seinen Mitarbeitern so empfunden. Sowohl Rudolf Höß, der berüchtigte Lagerkommandant von Auschwitz, wie auch Adolf Eichmann gaben später zu Protokoll, daß „der Führer die physische Vernichtung der Juden" sowie schließlich die gesamte „Endlösung der Judenfrage" befohlen habe.

Obwohl die militärische Situation am Ende des Jahres 1941 durch den verlustreichen Rückzug der deutschen Truppen aus zu weit vorgeprellten Stellungen und durch die sich abzeichnende Wende auf dem nordafrikanischen Kriegsschauplatz nicht gerade überwältigend für Hitler aussah, war er von diesen Rückschlägen zunächst weder psychisch noch körperlich betroffen. Überhaupt setzte mit Beginn des Jahres 1942 bei Hitler, der bis 1939 die innen- und außenpolitischen Realitäten bemerkenswert rasch und richtig erfassen konnte, ein unaufhaltsamer Prozeß der Realitätsverkennung ein. In dieser „Ausblendung unerwünschter Tatsachen" ist der Grund für die kommenden Niederlagen katastrophalen Ausmaßes zu suchen, und es unterliegt keinem Zweifel, daß seine Vorstellung von sich als „Übermensch" im Sinne Nietzsches den Gedanken gar nicht erst zuließ, einer fehlerhaften Einschätzung oder gar einer falschen Handlungsweise fähig zu sein. In diesem Zusammenhang ist folgender von Hans-Jürgen Eitner überlieferte Ausspruch Hitlers bezeichnend: „Fast zwanzig Jahre lang ist mir die Zeit in Gestalt greifbarer unglaublicher Erfolge nahezu hörig gewesen und hat mir meine Unfehlbarkeit als einzigartiges Genie der Menschheit bestätigt." Ähnlich äußerte er sich auch im Winter 1941/42 zu einer seiner Sekretärinnen: „In der weiten Sicht über das Berchtesgadener und Salzburger Land ... losgelöst vom Alltag, reifen meine genialen, die Welt umstürzenden Schöpfungen. In diesen Augenblicken fühle ich mich nicht mehr den Sterblichen verbunden."

An dieser Hochstilisierung Hitlers zum Halbgott und zu einem einmaligen strategischen Genie trugen seine Generäle, allen voran der als „Lakeitel" verspottete Generalfeldmarschall Keitel, ein großes Maß an Mitschuld. Glaubten sie doch, in ihrem obersten Befehlshaber tatsächlich einen „gewaltigen, mystischen Übermenschen" zu erblicken. Dies war ja auch der Grund dafür, jede Herabwürdigung oder gar Verspottung ihres „Führers" mit unbarmherziger Härte zu ahnden, wie das Beispiel von Hitlers ehemaligem Mitschüler Eugen Wasner in schrecklicher Weise bezeugt. Wasner, der in einer Infanterieeinheit im Südabschnitt der Ostfront diente, erzählte damals seinen Kameraden eine scherzhafte Episode über den achtjährigen Adolf Hitler, die unter dem Titel „Ein Jugendstreich in Leonding" von Wasners späterem Strafverteidiger Dr. Güstrow näher geschildert und von Wasner vor Gericht zu Protokoll gegeben wurde.

Neben anderen provokativen Äußerungen hätte er zu seinen Kameraden gesagt: „Ach, der Adolf! Der ist ja deppert schon von kleinauf, wo ihm doch ein Ziegenbock den halben Zeppedäus abgebissen hat! ... Jawohl, ich bin doch selbst dabeigewesen. Eine Wette hat er gemacht, der Adi, daß er einem Ziegenbock ins Maul pinkeln würde. Als wir ihn ausgelacht haben, hat er gesagt: ‚Kommt's mit, wir gehn auf die Wiesn, da ist ein Ziegenbock.' Auf der Wiesn habe ich den Ziegenbock festgehalten zwischen meinen Beinen, ein anderer Freund hat dem Ziegenbock mit einem Stock das Maul aufgesperrt, und der Adolf hat dem Bock ins Maul gepinkelt. Grad als er dabei war, hat der Freund den Stock weggezogen, der Bock hat hochgeschnappt und dem Adolf in den Zeppedäus gebissen. Geschrien hat der Adi da aber fürchterlich, und heulend ist er davongelaufen."
Wegen dieser harmlosen Geschichte aus Hitlers Bubenzeit wurde Eugen Wasner zur Rechenschaft gezogen, in das Militärgefängnis von Spandau gebracht und dort trotz verzweifelter Bemühungen seines Strafverteidigers Güstrow wegen „perfider Verleumdung des Führers und Wehrmachtzersetzung" zum Tode verurteilt. Obwohl der Arme bis zuletzt bei „Jesus und Maria" geschworen hatte, die „heilige Wahrheit" erzählt zu haben, wurde er hingerichtet. Diese mangelnde Fähigkeit, kränkende Demütigungen ohne aggressive Reaktion hinzunehmen, zählt zu den typischen Merkmalen sozial unreifer Individuen. Diese sogenannte Frustrationsintoleranz dient den Kriminologen oft als wichtiges Indiz, um das abwegige Verhalten eines Rechtsbrechers besser erklären zu können. Das erwähnte Beispiel läßt vermuten, daß bei Hitler von Anfang an seine Frustrationstoleranz sehr gering ausgeprägt war, also biologisch begründet bereits ein hohes Aggressionspotential angelegt war.
Hatten sich seine inneren Hemmungsmechanismen schon im zerstörerischen Prozeß des Machtmißbrauches fast völlig aufgelöst, so wurden mit dem „Überermächtigungsgesetz" vom 26. April 1942, das die Vereinigung von exekutiver und legislativer Gewalt in der Hand des „Führers" festschrieb, nun auch die letzten äußerlichen, formalen Hemmungen beseitigt, die Hitler am Auskosten seiner absoluten Macht noch gestört hatten und durch die er sich in seinem Gefühl als gottähnliches Wesen, das über Leben und Tod entscheiden kann, behindert gefühlt hatte. In diesem Gesetz heißt es unter anderem: „Der Führer muß ... in seiner Eigenschaft als Führer der Nation, als Oberster Befehlshaber der Wehrmacht, als Regierungschef und oberster Inhaber der vollziehenden Gewalt, als oberster Gerichtsherr und als Führer der Partei jederzeit in der Lage sein, nötigenfalls jeden Deutschen ... mit allen ihm geeignet erscheinenden Mitteln zur Erfüllung seiner Pflichten anzuhalten und bei Verletzung dieser Pflichten nach gewissenhafter Prüfung ohne Rücksicht auf sogenannte wohlerworbene Rechte mit der ihm gebührenden Sühne zu belegen." War dieses krimi-

nelle Gesetz, das jedes einzelne Individuum der deutschen Bevölkerung der Laune und Willkür eines allmächtigen Diktators auslieferte, Grund genug für die Verbreitung von Angst und Unruhe, so bedeutete die berüchtigte Wannsee-Konferenz vom 20. Januar 1942, in der die „Endlösung der Judenfrage" beschlossen wurde, nicht nur für das deutsche, sondern für das gesamte europäische Judentum das Signal zum Beginn seiner fabriksmäßig organisierten Massenvernichtung, bis hin zur endgültigen Ausrottung. Damit nahm der schrecklichste Völkermord der Geschichte seinen Anfang, ein Genozid, dem etwa sechs Millionen Juden zum Opfer fielen und für den man in Israel und in der englischsprachigen Welt die Bezeichnung „Holocaust" wählte.

Vom Frühjahr 1942 an war der physische und psychische Zustand Hitlers keineswegs mehr jener „eisernen Natur des Führers" entsprechend, die man nach außen hin in der Propaganda darzustellen versuchte. Wiederholt setzten ihm heftige Kopfschmerzen zu, und seiner Umgebung fiel auf, daß sich erstmalig auch ein Nachlassen seines bis dahin so vielgerühmten Gedächtnisses abzuzeichnen begann. Kurz vor der Verlegung des Führerhauptquartiers von der Wolfsschanze in Ostpreußen nach Winniza in der Ukraine erkrankte er an einer „schweren Kopfgrippe", wie sich Dr. Morell ausdrückte, wobei Hitler zudem über eine starke Lichtempfindlichkeit seiner Augen klagte. In Winniza kam es am 22. Juli 1942 während einer vorübergehenden Phase erhöhten Blutdrucks neben starken Stirnkopfschmerzen zu einer Sehverschlechterung des rechten Auges, die sich jedoch bald wieder zurückbildete. Als sich schließlich Ende 1942 die Katastrophe in Stalingrad abzuzeichnen begann, für die er ganz alleine die Verantwortung zu tragen hatte, begann sich auch jene Symptomatik zu verschlimmern, die schon Mitte 1941 ihren Anfang genommen hatte und die sich bis zu seinem Ende progressiv weiter entwickeln sollte – nämlich die Bewegungseinschränkung des linken Armes bei Mit- und Ausdrucksbewegungen sowie ein Tremor der linken Hand. Sein langjähriger Diener Heinz Linge schilderte dies in seinen 1980 herausgegebenen Erinnerungen *Bis zum Untergang* so: „Ende 1942, als die Schlacht um Stalingrad in ein bedrohliches Stadium trat, begann seine linke Hand zu zittern. Er hatte große Mühe, dies zu unterdrücken und vor Fremden zu verbergen." Dazu stellte sich jetzt noch eine Hypokinese (Bewegungsarmut) im Bereich des rechten Armes sowie eine Beeinträchtigung seiner früher stets aufrechten Oberkörperhaltung ein, wie Ellen Gibbels anhand von Filmaufnahmen eindeutig feststellen konnte.

Es kann heute kaum mehr einem Zweifel unterliegen, daß Hitler nach der Katastrophe von Stalingrad nicht mehr an einen Sieg glaubte und nur deshalb jede Möglichkeit einer Beendigung des Krieges verwarf, weil er das eigene Überleben nunmehr als sein einziges erstrebenswertes Ziel erachtete. Dementsprechend richteten sich von jetzt an seine strategischen Entscheidungen nicht mehr so sehr auf den Sieg, sondern eher auf einen lang dauernden Hinhaltekampf, mit der Absicht, Zeit zu gewinnen. Da es ihm offensichtlich klar geworden war, daß er sein erstes politisches Ziel, nämlich die Ausdehnung des deutschen Herrschaftsbereiches über ganz Europa, verfehlt hatte, wollte er sich nun, wie Haffner wohl richtig folgerte, mit ganzer Kraft wenigstens der Verwirklichung seines zweiten Zieles, nämlich der Ausrottung der Juden, zuwenden. Wenn man aus jüdischer Sicht mit Beginn der militärischen Rückschläge Hitlers Anfang 1943 eine Verbesserung ihrer Lage erwartete, so

wurde diese Hoffnung bitter enttäuscht. Statt die Vernichtungsmaschinerie gegen die Juden, die seit der Konferenz in Wannsee mit voller Wucht eingesetzt hatte, zu bremsen, befahl Hitler im Gegenteil, den satanischen Vernichtungsprozeß zu intensivieren und die Zahl der täglich zu eliminierenden jüdischen Opfer drastisch zu erhöhen. Seine Mordlust und sein fanatischer Haß waren so ausgeprägt, daß die anbefohlenen Massenmorde gelegentlich sogar seinen politischen oder militärischen Interessen geradezu zuwiderliefen.

Mit seinen Methoden zur Ausrottung der Juden zeigte sich Hitler charakterlich als ein Monster, wie man es in der Weltgeschichte kaum wiederfinden wird. Was ihn von Alexander dem Großen, Friedrich dem Großen oder Napoleon, mit denen er sich selbst gerne verglich und in deren Eroberungskriegen zweifellos ebenfalls unendlich viel Blut vergossen wurde, grundlegend unterscheidet, ist das Faktum, daß er Millionen un-

Dr. med. S. Rascher
SS-Hauptsturmführer   München, den 17. Februar 1943

An den Reichsführer
und Chef der Deutschen Polizei
Herrn Heinrich Himmler
Berlin SW 11
Prinz-Albrecht-Str. 8

Hochverehrter Reichsführer!

In der Anlage überreiche ich, in kurze Form gebracht, eine Zusammenstellung der Resultate, welche bei den Erwärmungsversuchen an ausgekühlten Menschen durch animalische Wärme gewonnen wurden.
Zur Zeit arbeite ich daran, durch Menschenversuche nachzuweisen, daß Menschen, welche durch trockene Kälte ausgekühlt wurden, ebenso schnell wieder erwärmt werden können als solche, welche durch Verweilen im kalten Wasser auskühlten.
Der Reichsarzt SS, SS-Gruppenführer Dr. Gravitz, bezweifelte diese Möglichkeit allerdings stärkstens und meinte, daß dies erst durch 100 Versuche beweisen müsse. Bis jetzt habe ich etwa 30 Menschen unbekleidet im Freien innerhalb 9–14 Stunden auf 27°–29° abgekühlt. Nach einer Zeit, welche einem Transport von einer Stunde entsprach, habe ich die Versuchspersonen in ein heißes Vollbad gelegt. Bis jetzt war in jedem Fall, trotz teilweise weißgefrorener Hände und Füße, der Patient innerhalb längstens einer Stunde wieder aufgewärmt. Bei einigen Versuchspersonen trat am Tage nach dem Versuch eine geringe Mattigkeit mit leichtem Temperaturanstieg auf. Tödlichen Ausgang dieser außerordentlich schnellen Erwärmung konnte ich noch nicht beobachten. Die von Ihnen, hochverehrter Reichsführer, befohlene Aufwärmung durch Sauna konnte ich noch nicht durchführen, da im Dezember und Januar für Versuche im Freien zu warmes Wasser war und jetzt Lagersperre wegen Typhus ist und ich daher die Versuchspersonen nicht in die SS-Sauna bringen darf. Ich habe mich mehrmals impfen lassen und führe die Versuche im Lager, trotz Typhus im Lager, selbst weiter durch. Am einfachsten wäre es, wenn ich, bald zur Waffen-SS überstellt, mit Neff nach Auschwitz fahren würde und dort die Frage der Wiedererwärmung an Land Erfrorener schnell in einem großen Reihenversuch klären würde. Auschwitz ist für einen derartigen Reihenversuch in jeder Beziehung besser geeignet als Dachau, da es dort kälter ist und durch die Größe des Geländes im Lager selbst weniger Aufsehen erregt wird (die Versuchspersonen brüllen (!), wenn sie sehr frieren).
Wenn es, hochverehrter Reichsführer, in Ihrem Sinne ist, diese für das Landheer wichtigen Versuche in Auschwitz (oder Lublin oder einem Lager im Osten) beschleunigt durchzuführen, so bitte ich gehorsamst, mir bald einen entsprechenden Befehl zu geben, damit die letzte Winterkälte noch genützt werden kann.

                          Mit gehorsamsten Grüßen
                          bin ich in aufrichtiger Dankbarkeit
                          mit Heil Hitler
                          Ihr Ihnen stets ergebener
                          S. Rascher

Zynischer Bericht des Dachauer Lagerarztes

schuldiger, harmloser Menschen, vom Säugling bis zum Greis, nicht aus militärischen oder selbst machtpolitischen Gründen töten ließ, sondern ganz allein aus einem persönlichen Rachegefühl und aus einer satanischen Lust am Ausrotten von Menschen, die seiner subjektiven Wahnidee entsprechend von ihm einfach als „minderwertig" eingestuft wurden. Daß er dies schließlich noch mit raffiniert ausgeklügelten, technisch-rationellen, gleichsam fabriksmäßigen Verfahren durchführen ließ, stempelt ihn für alle Zeiten zu dem, was Haffner „ganz einfach einen Massenmörder" bezeichnete.

Im Februar 1943 erkrankte Hitler im Hauptquartier von Winniza neuerlich an einer „grippeartigen Infektion". Seiner Umgebung blieb nicht verborgen, daß er ganz allgemein verlangsamt und reduziert erschien und mit seinen glanzlosen, hervorquellenden Augen, seinem starren Blick, der extrem leichten Erregbarkeit und seiner infolge Krümmung des Rückens leicht vorgebeugten Körperhaltung stark abgebaut wirkte. Als er wenige Wochen vor dem endgültigen Zusammenbruch des Unternehmens in Nordafrika im März 1943 aus Winniza in die Wolfsschanze nach Ostpreußen zurückkehrte, glaubte man deshalb, einen alten Mann vor sich zu sehen. In seinem greisenhaften Starrsinn und seinem Mangel an strategischen Einfällen brachte er seinen Generalstab zusehends zur Verzweiflung. An diesem reduzierten Allgemeinzustand konnten auch die ärztlichen Maßnahmen Dr. Morells nichts ändern, der ihm Traubenzucker, hochdosierte Vitamine und – zur Aufhellung seiner depressiven Verstimmung –

```
   7. Juni 1943
  ============


   Orangensaft
mit Leinsamenschleim



      --
   Reispudding
  mit Kräutertunke
      --
Knäckebrot D mit Butter
   Nuxo - Paste
```

Das Mittagsmenü des „Führers"

einen Extrakt aus Samenbläschen und Prostatadrüsengewebe verabreichte.

Um sich zu erholen, verbrachte Hitler das Frühjahr 1943 auf dem Berghof bei Berchtesgaden, wo Eva Braun bei seinem Eintreffen über die Veränderung seiner äußeren Erscheinung ebenfalls entsetzt war, wie sie Hitlers Sekretärin anvertraute: „Er ist alt und trübsinnig geworden." Ihrem Bericht zufolge begannen seine Knie mitunter zu zittern, wenn er längere Zeit stehen mußte. Den Rat der Ärzte, mehr körperliche Bewegung zu machen, länger zu schlafen und sich massieren zu lassen, lehnte er entschieden ab, obwohl er von Dr. Morell erfahren haben dürfte, daß ein neuerlich durchgeführtes Elektrokardiogramm eine Verschlechterung des Befundes ergeben hatte. Sein Mißtrauen, das zu seinen herausragenden primärpersönlichen Charaktereigenschaften zählte, wuchs auch der engsten Umgebung gegenüber so sehr, daß nun zwei hinter ihm stehende SS-Männer als Vorkoster fungieren mußten, bevor er selbst einen Bissen von dem aus der Küche des Sanatoriums von Dr. Werner Zabel in Berchtesgaden stammenden Essen zu sich nahm.

Das Jahr 1944 begann damit, daß Hitler im Februar plötzlich ein heftiges Stechen im rechten Auge verspürte und ihm anschließend alles wie durch einen Schleier gesehen erschien. Eine augenärztliche Untersuchung an der Charité in Berlin durch Professor Dr. Walther Löhlein ergab eine starke Trübung des rechten Auges infolge einer aufgetretenen Glaskörperblutung, die mit Bestrahlungen und Homatropin-Augentropfen behandelt wurde. Gegen Ende März war diese Blutung weitgehend resorbiert, und der ursprünglich aufgetretene diffuse Schleier vor dem Auge verschwand allmählich. Bei dieser Gelegenheit verschrieb ihm Löhlein eine bifokale Brille, die damals noch eine Seltenheit darstellte. Daß Hitler schon ziemlich früh ein Augenglas benötigt hatte, war lange Zeit nicht bekannt geworden, weil er sich niemals in der Öffentlichkeit mit einer Brille zeigte, weshalb auch der Text mancher seiner Reden mit extrem großen Buchstaben auf eigenen „Führer-Schreibmaschinen" vorbereitet werden mußte. Bei militärischen Besprechungen benützte er zum Lesen von Karten oder Texten eine auffallend große Lupe, mit der ihm die Erfassung eines größeren Gesichtsfeldes möglich war.

Nach der Invasion der Alliierten in der Normandie am 6. Juni 1944 war sich jedermann darüber im klaren, daß damit die endgültige deutsche Niederlage besiegelt wurde. Daß Hitler sich auch jetzt nicht bereit erklärte, sich für einen Frieden zu entscheiden, hing wohl in erster Linie damit zusammen, daß er immer verbissener das Schicksal des deutschen Volkes mit seinem armseligen Leben verklammerte und ihm kein Opfer anderer zu groß erschien, wenn es nur sein eigenes Leben um wenige Monate verlängern konnte. Die Bereitschaft zu diesem Opfer der Bevölkerung vermochte er dadurch zu erreichen, daß es ihm gelang, ihr und wohl auch sich selbst – ungeachtet der Realität – weiterhin eine Art Siegesgewißheit einzuflößen, was wahrscheinlich in seinem tiefverwurzelten Glauben an die Allmacht des Willens begründet war. Diese Fähigkeit, seinen Willen zu gebrauchen, um Personen mit fast dämonischer Überzeugungskraft umzustimmen oder von ihrer Mutlosigkeit zu befreien, ist wiederholt bestätigt worden. Franz Halder, bis September 1942 Chef des Generalstabs, meinte, daß Hitler geradezu die „Inkarnation des brutalen Willens" gewesen sei. Christa Schröder, die Privatsekretärin Hitlers, bestätigte dies anläßlich ihrer Vernehmung durch die Alliierten mit den Worten: „Er war von dem Wahn befallen, daß ein eiserner Wille alles vermöge ... Er war ein Monstrum an Willenskraft." In Anlehnung an Nietzsche und Schopenhauer, die im Willen das Werkzeug eines Naturgesetzes sahen, erklärte Hitler den Willen zu etwas Absolutem, womit er gleichzeitig versuchte, das subjektive Ich hinter einem objektiven Prinzip zu verbergen. Wie sich diese Umgestaltung der subjektiven Willensäußerung in eine Objektivität auf den Demagogen und auf die Zuhörer auswirkt, beschrieb schon Nietzsche in eindrucksvoller Weise: „Bei allen großen Betrügern ist ein Vorgang bemerkenswert, dem sie ihre Macht verdanken. Im eigentlichen Akte des Betrugs, unter all den Vorbereitungen, dem Schauerlichen in Stimme, Ausdruck, Gebärden, inmitten der wirkungsvollen Szenerie überkommt sie der Glaube an sich selbst: Dieser ist es, der dann so wundergleich und bezwingend zu den Umgebenden spricht ... Denn die Menschen glauben an die Wahrheit dessen, was ersichtlich stark geglaubt wird."

Im Wissen um die Bedeutung des Willens war Hitler stets ängstlich darum bemüht, seine angebliche Willensstärke vor allen Einflüssen zu bewahren, die sie beeinträchtigen konnten. Dies zeigte sich in der brüsken Ablehnung aller Meldungen über die Truppenstärke oder den Stand der Rüstungsproduktion des Gegners, aber auch in der hartnäckigen Weigerung, die katastrophalen Zustände an der Front oder die verheerenden Zerstörungen in den bombardierten deutschen Städten mit eigenen Augen zu besichtigen. Auch seine spätere Isolierung im Bunker der Berliner Reichskanzlei diente dem Zweck, die ernüchternde, furchtbare Wirklichkeit von sich fern zu halten, in der Hoffnung, daß so sein Durchhaltewillen nicht zusammenbräche.

Obwohl sich deutsche Offiziere bereits im Herbst 1938 zu einer Widerstandsgruppe gegen Hitler zusammengeschlossen hatten und allein im Jahre 1943 insgesamt sieben Attentatsversuche in die Wege geleitet wurden, die allesamt scheiterten, gewann die Oppositionsbewegung erst mit Graf Schenk von Stauffenberg jene charismatische Persönlichkeit, durch deren entschlossene Tatkraft die Verschwörung eine reelle Chance zur Erreichung ihrer Ziele erhielt. Am 20. Juli 1944 schlug allerdings auch diese minuziös geplante Aktion fehl; diesmal deshalb, weil Hitler ohne ersichtlichen Grund knapp vor der Detonation des Sprengkörpers im Besprechungsraum in der Wolfsschanze seinen Platz auf die gegenüberliegende Seite des Eichentisches wechselte und so vor der Sprengwirkung der Bombe weitgehend geschützt blieb.

Hitler kam also auch bei diesem Attentat mit dem Leben davon und wurde sogar in seiner Überzeugung, unter dem besonderen Schutz der Vorsehung zu stehen und deshalb ein Auserwählter zu sein, noch bestärkt, wie aus seinen an Dr. Morell gerichteten Worten zu ersehen ist: „Ich bin unverwundbar, ich bin unsterblich" – Worte, von denen der damals zu Besuch weilende Mussolini als wundergläubiger Italiener auch wirklich überzeugt war. Objektiv betrachtet hatte das Attentat indessen nicht unerhebliche medizinische Auswirkungen. Hitlers SS-Begleitarzt Hans Karl von Hasselbach, der seine Wunden verband und seinen rechten Arm in eine Schlinge legte, stellte als erster Untersuchender fest, daß bei der Explosion zahlreiche Holzsplitter in die Haut eingedrungen waren, von denen allein aus den Beinen mehr als hundert entfernt werden mußten. Der rechte Ellenbogen und die linke Hand wiesen Blutergüsse auf, und das rechte Handgelenk war verstaucht. Am Gesicht fanden sich unbedeutende Schnittwunden, die Stirn wies eine Schramme auf, und am Hinterkopf waren die Haare zum größten Teil versengt. Aus den Gehörgängen kam Blut. Hitler klagte auch über Blutgeschmack im Mund. Der Militärarzt Dr. Erwin Giesing konstatierte auf beiden Ohren eine Verletzung der Trommelfelle, weshalb er die Verletzungsränder „auf Wunsch Hitlers ohne Betäubung" ausbrennen mußte. Neben heftigen Ohrenschmerzen stellte sich auf dem rechten Ohr eine vorübergehende Taubheit ein, während am linken Ohr lediglich ein eingeschränktes Hörvermögen bestand.

Hatten seine Generäle schon mit Beginn des Rußlandfeldzuges sein „krankhaftes, grenzenloses Mißtrauen" zu spüren bekommen, so steigerte sich dieses nun dramatisch, wie Generaloberst Heinz Guderian später berichtete: „Seinem Charakter entsprechend, verwandelte sich sein tief eingewurzeltes Mißtrauen gegen die Menschen im allgemeinen und gegen den Generalstab und die Generäle im besonderen nunmehr in abgrundtiefen Haß ... Er glaubte niemandem mehr. Die Verhandlungen mit ihm, die schon schwierig genug waren, gestalteten sich nunmehr zu einer Qual, die sich von Monat zu Monat steigerte." Neben der psychischen Auswirkung des Attentats wirkten sich dabei die Trommelfellverletzung und die damit verbundene vorübergehende Hörstörung noch verschlimmernd aus, wie wir von seinem Diener Linge erfahren: „Arzneien nahm Hitler jetzt nur noch aus meiner Hand entgegen. Sein Mißtrauen war nicht mehr zu übertreffen. Zwar konnte er seit Anfang Oktober Flüstergespräche wieder aus fünf bis sechs Schritt Entfernung hören; aber das änderte wenig an seinem Argwohn, der nicht nur ihm das Leben zur Hölle machte." Dieses extreme Mißtrauen verstärkte auch die aus seiner Jugendzeit schon bekannte Kontaktscheu, die von de Boor als sozialer Autismus gedeutet wurde und die ihm bis zu seinem Lebensende treu blieb. Diese auffallende Kontaktschwäche stand von jeher in einem merkwürdigen Gegensatz zu seiner Fähigkeit, einzelne Menschen aus seiner unmittelbaren Umgebung ebenso wirksam beeinflussen zu können wie vom Rednerpult aus die Massen.

Eine weitere psychische Folge des Attentats bestand in einer deutlich erkennbaren Abnahme der Steuerungsfähigkeit seiner Gefühlsausbrüche, die ange-

sichts seiner primärpersönlich verankerten niedrigen Reizschwelle schon davor schwach ausgeprägt gewesen war und deshalb immer wieder zu „maßloser Erregung", zu „Tobsuchtsanfällen mit schwersten Vorwürfen und krankhaftem Reagieren auf Augenblickseindrücke" oder zu „unbeschreiblichen Wutausbrüchen" Anlaß gegeben hatte, wie seine Generäle später erzählten. Diese Steuerungsfähigkeit büßte Hitler nach dem Attentat weiter ein. „Er verlor oft die Selbstbeherrschung und ließ sich in seinen Ausdrücken immer mehr gehen", berichtete Generaloberst Guderian. Noch eindrucksvoller beschrieb dies General Dietrich von Choltitz, der als „Retter von Paris" in die Annalen einging: „Schließlich kam Hitler auf den 20. Juli zu sprechen. Ich erlebte den Ausbruch einer haßerfüllten Seele ... Er redete sich in unsinnige Aufregung hinein, der Geifer lief ihm buchstäblich aus dem Munde. Er zitterte am ganzen Körper, so daß der Schreibtisch, an den er sich klammerte, ebenfalls in Bewegung geriet. Er war in Schweiß gebadet und seine Erregung steigerte sich noch, als er rief, daß jene Generäle ‚baumeln' würden. Mich überkam die Gewißheit: ich hatte einen Wahnsinnigen vor mir." Dieser Eindruck wurde noch verstärkt durch die erschütternde Art und Weise, in der er seiner sadistischen Rachsucht nach erfolgter Hinrichtung jener Generäle, die mit dem Attentat in Zusammenhang gestanden hatten, nachgab: Er ließ nämlich die Exekutionen, bei denen die Verurteilten an Klaviersaiten auf Fleischerhaken aufgehängt und ihnen gleichzeitig die Hosen heruntergezogen wurden, filmen und sah sich diese Aufnahmen zu wiederholten Malen genüßlich an. Erhalten blieb nur das Filmmaterial von den Verhandlungen während der Schauprozesse, die unter dem Vorsitz des berüchtigten „Bluthundes" Roland Freisler vor dem Volksgerichtshof stattfanden. Dieses Material gibt einen bewegenden Eindruck von den unmenschlichen Erniedrigungen, denen die Angeklagten hilflos ausgeliefert waren, und gebietet gleichzeitig Hochachtung vor deren Mut. Ungerührt von diesen grausigen Szenen schrieb Hitler zur selben Zeit seinem „lieben Tschapperl", wie er Eva Braun häufig nannte, daß es ihm mit Ausnahme einer leichten Erschöpfung gut gehe: „Ich hoffe, bald heimzukommen und mich dann in Deinen Armen ausruhen zu können. Ich habe ein großes Bedürfnis nach Ruhe."
Geradezu wie ein Wunder erschien es Hitler, daß durch den heftigen Schlag, den er durch die Explosion erhalten hatte, sein Zittern am linken Arm und Bein plötzlich verschwunden war. Es sollte sich jedoch bald herausstellen, daß diese scheinbare Besserung nur sehr vorübergehend war und das Zittern im Bereich der linken Körperhälfte bald wieder zurückkehrte. Darüber hinaus stellten sich nun auch Gleichgewichtsstörungen mit unbeabsichtigten Abweichungen von der Geraden ein, und sein Gang zeigte erstmals jenen schleppenden Charakter, der sich später noch verstärken sollte. War er unmittelbar nach dem

mißglückten Attentat geradezu euphorisch gewesen, da er relativ heil dem Inferno entkommen war und sich damit in seinem Sendungsauftrag neuerlich bestätigt fühlte, so geriet er schon wenige Wochen später in eine depressive Gemütsverfassung. In niedergeschlagener Stimmung bekundete er mit einer Äußerung vom 31. August, daß die vielen Niederlagen und persönlichen Enttäuschungen sein Leben in mancher Stunde eher zur Qual gemacht hätten: „Wenn mein Leben am 20. Juli beendet worden wäre, wäre es für mich persönlich … nur eine Befreiung von Sorgen, schlaflosen Nächten und einem schweren Nervenleiden gewesen." Insgesamt betrachtet, kann man daher der Meinung von Trevor-Roper nicht beipflichten, wonach „die Ereignisse vom 20. Juli in Hitlers Leben von geringer physischer Bedeutung" gewesen wären. Mehr Bedeutung hatten sie allerdings sicher für seine Generäle, von denen viele seit diesen Tagen nur noch Verachtung und Abscheu für ihren obersten Befehlshaber empfanden, so wie dies der von aller Welt geachtete Wüstengeneral Erwin Rommel am 6. September 1944 zum Ausdruck brachte: „Dieser pathologische Lügner ist nunmehr völlig wahnsinnig geworden; seinen wahren Sadismus hat er gegen die Männer des 20. Juli gerichtet, und wir sind noch nicht am Ende!"

DEM ENDE ENTGEGEN

Inzwischen zerbrach die Westfront angesichts der mit starken Kräften geführten amerikanischen Offensive in der Normandie. Hitler wollte sich dorthin begeben, um die militärischen Operationen selbst leiten zu können, doch wurde ihm dies von seinen Ärzten streng untersagt. Wegen andauernder Kopfschmerzen im Stirnbereich verordnete Professor von Eicken das Einträufeln von Kokaintropfen in die Nase, um die Schleimhäute zum Abschwellen zu bringen und dadurch eine Erleichterung zu erzielen. Am 12. September kam es einem Bericht des behandelnden Arztes Dr. Giesing zufolge im Anschluß an eine solche lokale Kokainapplikation zu einem kurzdauernden Zwischenfall in Form einer sogenannten Synkope mit Schwarzwerden vor den Augen und Schwankschwindel, so daß Hitler nach einem Tisch greifen mußte, um nicht hinzufallen. Dieser Zustand, der von einer starken Pulsbeschleunigung begleitet war, hielt nur neunzig Sekunden lang an; doch wiederholten sich ähnliche Attacken am 14. und 16. September 1944, diesmal von kalten Schweißausbrüchen begleitet. Zu den Kopfschmerzen gesellten sich noch heftige Zahnschmerzen, weshalb Professor Dr. Hugo Blaschke, der ihn seit 1933 als Zahnarzt betreute, einen Zahn extrahierte. Hitlers Gebiß war bereits seit Jahren sehr schadhaft. Die wenigen verbliebenen, gelblichen natürlichen Zähne waren durch

Kronen und Brücken ergänzt. Insgesamt waren von den fünfzehn Zähnen im Unterkiefer zehn künstlich und im Bereich des Oberkiefers neun Zähne aus Porzellan oder Gold. Dieser Zahnstatus Dr. Blaschkes sollte später bei der Identifikation von Hitlers Leiche noch eine wichtige Rolle spielen.

Am 17. September 1944 wurde Hitler durch die Nachricht von der Landung der Alliierten bei Arnheim und Nimwegen vernichtend getroffen. Er erlitt einen Herzanfall, der ihn zur Einhaltung einer von den Ärzten angeordneten strengen Bettruhe zwang. Das am 24. September angefertigte Elektrokardiogramm zeigte diesmal neben den bereits bekannten Veränderungen im Sinne einer koronaren Minderdurchblutung des Herzens auch Verdachtzeichen eines abgelaufenen Herzinfarktes. Mit absoluter Sicherheit kann diese von Professor Dr. Alfred Weber erstellte Verdachtsdiagnose allerdings nicht bestätigt werden, da uns zur Beurteilung nur die Ableitungen von den Extremitäten, nicht aber jene von der Brustwand zur Verfügung stehen. Der begleitende Kreislaufkollaps, die kalten Schweißausbrüche und die allgemeine Hinfälligkeit und Schwäche bei dieser Herzattacke sind jedoch Symptome, die für die elektrokardiographische Vermutungsdiagnose sprechen. Nun zeigte sich Hitler, der nach wie vor unter heftigen und anhaltenden Schmerzen im Bereiche der Stirnhöhlen litt und dadurch keine Nacht mehr durchschlafen konnte, auch bereit, sich zwecks Vornahme einer Röntgenaufnahme des Schädels in das Lazarett nach Rastenburg bringen zu lassen. Die Röntgenbilder zeigten als Ursache für die Schmerzen das Vorliegen einer Entzündung im Bereich der linken Kieferhöhle und der linken Siebbeinzellen.

Die alarmierenden Nachrichten von der Westfront wirkten sich auch auf seinen Magen-Darm-Trakt aus. Er lehnte jede Nahrung ab, wollte niemanden sehen und schilderte seine Darmkoliken als „so heftig, daß ich manchmal laut schreien möchte." Nach der Beschreibung seines Kammerdieners Linge scheint es bei derartigen heftigen Leibkoliken, bei denen er zur Erleichterung beide Beine einzog, gelegentlich sogar zu krampfartigen Zuckungen der Gesichtsmuskulatur gekommen zu sein; Dr. Morell sah sich in solchen Situationen gezwungen, neben den üblichen krampflösenden Medikamenten

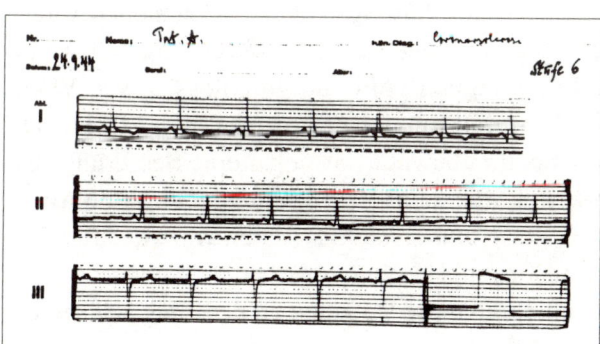

Die Extremitätenableitungen der letzten elektrokardiographischen Aufzeichnung bei Hitler (24. 9. 1944)

auch Alkaloide wie etwa Eukodal zu verabreichen. Hitlers Umgebung war sich darin einig, niemals zuvor ihren „Führer" so hinfällig und – selbst was die täglichen Frontberichte betraf – desinteressiert erlebt zu haben. Grund für diese auffallende Hinfälligkeit und Mattigkeit war zweifellos eine weitere hinzugetretene Krankheit, nämlich eine infektiöse Leberentzündung, von der ungezählte Soldaten dieses Krieges befallen wurden. Die Gelbfärbung der Haut und der Augenbindehäute wurde von Dr. Giesing erstmals am 25. September registriert, und man hatte nun auch eine medizinische Erklärung für seine Appetitlosigkeit, die innerhalb von drei Tagen zu einem Gewichtsverlust von drei Kilogramm führte.

Hitlers Hinfälligkeit und seine depressive, apathische Stimmungslage dürften aber nicht alleine die Folge seiner organischen Beschwerden gewesen sein. Mehr als die Kopfschmerzen, die Leibkoliken und die Gelbsucht trugen wahrscheinlich inzwischen bekannt gewordene Dokumente zu seinem psychischen Verfall bei, aus denen hervorging, daß zu den Mitwissern der Verschwörung vom 20. Juli weit mehr Offiziere des Obersten Heereskommandos zählten, als zunächst angenommen wurde. Er fühlte sich deshalb zusehends nur von geheimen Widersachern und Verrätern umgeben. Diese Vertrauenskrise betraf nicht nur den engsten Kreis seiner Mitarbeiter, sondern allmählich auch seine Ärzte. Der Auslöser dafür war eine nun einsetzende Diskussion um die medizinische Berechtigung der von Dr. Morell gegen die starke Blähungsneigung Hitlers viele Jahre hindurch verordneten „Antigas-Pillen". Sowohl Dr. Giesing als auch Dr. von Hasselbach und Dr. Karl Brandt, seine betreuenden SS-Ärzte im Hauptquartier, hielten nämlich die chronische Anwendung dieser Pillen, die neben Atropin auch Strychnin enthielten, für unangebracht, ja sogar für nicht ungefährlich, was einer Desavouierung Dr. Morells und seiner Behandlungsmethoden gleichkam. Aus heutiger Sicht war dieser Einwand der fachlich offenbar recht wenig kompetenten Ärzte allerdings unbegründet, da der Anteil von Strychnin in jenen Pillen so gering war, daß eine Vergiftung selbst bei Verabreichung von sechzehn Pillen täglich völlig ausgeschlossen war. Ellen Gibbels wies darauf hin, daß Dr. Morell mit seinem zweifellosen Mißbrauch der „Antigas-Pillen", ohne daß ihm dies bewußt war, sogar eine Besserung des Handzitterns herbeigeführt haben dürfte, da in diesem Präparat dieselbe Atropindosis wie in dem damals zur sogenannten „bulgarischen Kur" der Parkinsonkrankheit verwendeten Medikament „Homburg 680" enthalten war.

Wenn Hitler auch vorübergehend durch diese Debatten an der Integrität seines langjährigen Leibarztes zu zweifeln begann, gewann dieser dennoch bald wieder die Oberhand und das volle Vertrauen seines schwierigen Patienten, der nun umgekehrt die SS-Ärzte Dr. Brandt und Dr. von Hasselbach in Ungnade

entließ. Selbst Dr. Giesing, dem Hitler wegen seiner erfolgreichen oto-rhino-
logischen Behandlungsmaßnahmen zu Dankbarkeit verpflichtet war, der aber
der eigentliche Urheber der „Antigas-Pillen-Affäre" war, büßte letztendlich viel
von seiner bisherigen Vertrauensstellung ein.

Bei der letzten Sitzung mit Dr. Giesing am 1. Oktober 1944, jenem Tag, an dem
die Alliierten im Westen bereits die Reichsgrenze erreichten, kam es während
der Kokain-Behandlung zu einem Zwischenfall, den Giesing folgendermaßen
beschrieb: „... Hitler sagte zu mir: ‚Sehen Sie bitte noch einmal in meine Nase
und machen Sie das Kokainzeug hinein. Mein Kehlkopf ist zwar etwas besser,
aber ich bin immer noch heiser.' Ich behandelte daraufhin ... im Liegen ... die
linke Nasenseite mit der zehnprozentigen Kokainlösung. Anschließend untersuchte ich noch einmal die Ohren und den Kehlkopf. Nach einigen Augenblicken sagte Hitler: ‚Jetzt wird es mir wieder ganz frei im Kopf, und ich
fühle mich so wohl, als ob ich bald aufstehen könnte. Nur bin ich ... sehr schlapp,
was von den starken Darmkrämpfen und dem wenigen Essen herkommt.' Nach
einigen weiteren Augenblicken fiel mir auf, daß Hitler die Augen schloß und
die vorher ziemlich gerötete Gesichtsfarbe blaß wurde. Ich griff nach dem Puls,
der beschleunigt und weich war ... Ich fragte Hitler, wie er sich fühle, worauf
ich keine Antwort erhielt. Es war deutlich ein leichter Kollaps eingetreten ...
Linge war an die Tür gegangen, da es heftig geklopft hatte ... Es müssen nur
ganz kurze Augenblicke gewesen sein, in denen ich mit Hitler allein gewesen
war; denn als Linge zurückkam, fragte er mich, wie lange ich noch zu behandeln hätte. Ich sagte aufgeschreckt aus meinen Gedanken: ‚Ich bin gleich
fertig.' In diesem Augenblick war das Gesicht Hitlers noch blasser geworden,
und Hitler zeigte einige kurze krampfartige Zuckungen im Gesicht und zog auch
die beiden Beine an. Als Linge dieses sah, sagte er: ‚Nun bekommt der Führer
wieder seine Darmkrämpfe, lassen Sie ihn jetzt in Ruhe! Er will wohl jetzt schlafen.' Wir packten dann leise die Instrumente zusammen und verließen schnell
das Schlafzimmer Hitlers."

Ob Dr. Giesing wirklich, wie er später zu Protokoll gab, vorhatte, in den kurzen Augenblicken des Alleinseins mit Hitler diesem eine tödliche Dosis von
Kokain zu applizieren, muß wohl unbeantwortet bleiben. Auf jeden Fall wurde er von Hitler, der ihn ab dem 7. Oktober nicht mehr zu sich gerufen hatte,
verabschiedet, nachdem er ihm durch Martin Bormann einen Scheck mit zehn-
tausend Reichsmark überreichen ließ. Am 31. Oktober trat Dr. Ludwig Stumpfegger auf Empfehlung Himmlers seinen Dienst im Führerhauptquartier an, der
sich rasch das Vertrauen Hitlers erwarb und bis zum bitteren Ende im Bunker
der Reichskanzlei ausharrte.

Am 16. November 1944 versuchte Hitler mit dem Beginn der Ardennenoffensive noch einmal alles auf eine Karte zu setzen. Trotz seines schlechten körperlichen und psychischen Zustandes beschloß er, die militärischen Operationen selbst in die Hand zu nehmen, weshalb er das schon 1939 eingerichtete Führerhauptquartier „Adlerhorst" im Taunus bezog. Auf der Fahrt dorthin, die in einem streng bewachten Sonderzug erfolgte, machte er auf seine Umgebung einen so niedergeschlagenen und geistesabwesenden Eindruck, daß man sich allgemein nur wundern konnte. „Seine Stimme war nur noch ein leises Flüstern; seine Augen waren entweder auf seinen Teller oder auf einen Fleck auf dem weißen Tischtuch geheftet. Die Atmosphäre war so deprimierend, daß wir alle von merkwürdigen Ahnungen erfüllt waren", berichtete später seine Sekretärin Traudl Junge. Offenbar trug zu dieser Niedergeschlagenheit Hitlers auch die Angst bei, daß er wegen der neuerlich notwendig gewordenen operativen Entfernung eines Stimmbandpolypen, die wiederum von Professor von Eicken vorgenommen wurde, womöglich seine Stimme verlieren könnte. Als er sich nach dem erfolgreich verlaufenen operativen Eingriff wieder rasch erholte, versuchte er seinen Offizieren durch Vorspiegelung eines energiegeladenen, gesunden Führers in alter Manier wieder Vertrauen in das Konzept dieser militärischen Operation einzuflößen.

Aus nächster Nähe sah Hitler hingegen etwas anders aus, wie man der Schilderung General Hasso von Manteuffels entnehmen kann: „Er war ein gebrochener Mann, mit ungesunder Gesichtsfarbe; sein Auftreten ließ Erschöpfung erkennen, seine Hände zitterten. Er saß da, als ob die Last der Verantwortung ihn niederdrückte; und verglichen mit dem Anblick, den er während der letzten Konferenz Anfang Dezember geboten hatte, schien sein Körper noch hinfälliger zu sein. Er war ein alter Mann geworden." Seine körperlichen Veränderungen wurden auch von anderen Zeitzeugen bemerkt. Sowohl Guderian wie auch Linge beobachteten seine verlangsamten Bewegungsabläufe und seinen schleppenden Gang, und Skorzeny fiel besonders das Nachziehen des linken Beines auf. Neben der gebeugten Haltung war aber der Tremor, also das Zittern, am auffälligsten, das ab Dezember 1944 auch auf den rechten Arm übergriff. Wie für die Parkinsonsche Krankheit typisch, trat dieser Tremor in Zeiten erhöhter psychischer Belastungen, wie sie vor Beginn der Ardennenoffensive gegeben waren, verstärkt in Erscheinung. Wahrscheinlich standen auch die Veränderungen in Hitlers Stimme mit dieser Grundkrankheit in Zusammenhang, da es dabei zu einer Herabsetzung der Spannung der Stimmbänder kommt, wodurch ein charakteristischer allmählicher Verlust des Sprachvolumens und der Sprachmelodie entstehen kann, wie dies seit Mitte 1944 von Hitlers Umgebung festgestellt wurde.

Die anfänglichen Erfolge der Ardennenoffensive genügten jedoch, um Hitlers

Selbstvertrauen und Durchhaltevermögen so zu stärken, daß er vorübergehend in seinen Kommandeuren den schon fast verlorenen Glauben an ihn wieder wachzurufen vermochte. Auch Professor Karl von Eicken, der ihn anläßlich einer Kontrolluntersuchung am 30. Dezember 1944 im „Adlerhorst" aufsuchte, war erstaunt über Hitlers wiedererlangte Konstitution, sein wiedergewonnenes Sprechvermögen und seine Zuversicht. Doch schon drei Wochen später war die Schlacht in den Ardennen verloren. Ein verwüstetes Land und mehr als fünfundsiebzigtausend Tote waren der Preis für dieses grausige Experiment eines blindwütig um sich schlagenden Fanatikers, dessen pathologische Zwangsvorstellungen und Pläne schon längst den Boden der Realität verlassen hatten.

Am 24. November gab Hitler angesichts des raschen Vordringens der russischen Armeen Himmler den Befehl, die Vernichtungslager im Osten zu schließen und dem Erdboden gleichzumachen, um dem Feind und gleichzeitig der Weltöffentlichkeit den Einblick in das unvorstellbare Grauen der teuflischen Vernichtungsmaschinerie zur systematischen Ausrottung der Juden unmöglich zu machen. Dies gelang auch mit Ausnahme des Lagers von Auschwitz, das am 27. Januar 1945 von der Roten Armee befreit wurde und wo die SS-Mannschaft bis zum Morgen dieses Tages vergeblich bemüht war, die Gaskammern und Krematorien noch rechtzeitig zu sprengen. Auf diese Weise konnten wenigstens in Auschwitz die unwiderlegbaren Beweise für den fabriksmäßigen Massenmord an den Juden in Form erschütternder Bilddokumente für alle Zeiten vorgelegt werden.

Der Hauptdarsteller des nun folgenden Dramas in Deutschland war trotz aller militärischen Rückschläge und der unvorstellbaren Leiden der Zivilbevölkerung weiterhin eiskalt nur darum eifrig bemüht, den von ihm selbst errichteten Mythos von seiner historischen Mission aufrecht zu erhalten. Diesen unerschütterlichen Glauben an sich selbst und an seine ihm von der Vorsehung aufgetragene Sendung konnte er sich jetzt nur noch mit der Ausrede vorgaukeln, daß ihm im Falle eines Scheiterns nur fremdes Versagen und „schändlicher Verrat" die Verwirklichung seiner Aufgaben unmöglich gemacht hätten. General Franz Halder gab später eine gute Charakterisierung dieses wirklichkeitsfremden, von Zwangsvorstellungen getriebenen und menschenverachtenden Mannes: „Für ihn gab es, als er an der Spitze der Macht stand, kein Deutschland, und wenn er es auch noch so oft im Munde führte; für ihn gab es keine deutsche Truppe, für deren Wohl und Wehe er sich verantwortlich fühlte; für ihn gab es nur eine Größe, die sein Leben beherrschte und der seine dämonische Kraft alles geopfert hat: sein eigenes Ich."

So gesehen konnte es gar nicht anders kommen, als daß sich Hitler zu Beginn des Jahres 1945, als Berlin bereits in einen einzigen Trümmerhaufen verwandelt war, mit einer kleinen Schar von letzten Getreuen verbissen unter meterhohen Betonwänden verbarrikadierte, mit dem einzigen Ziel vor Augen, sein Leben wenigstens noch einige Monate oder Wochen zu fristen. Damit konnte er allerdings nicht verhindern, daß das Schicksal inzwischen erbarmungslos sein Zerstörungswerk an dem ausgemergelten Körper fortsetzte. Als ihm im Februar Dr. Giesing, der ihn seit Anfang Oktober 1944 nicht mehr gesehen hatte, begegnete, war dieser entsetzt über die inzwischen eingetretene Verwandlung Hitlers: „Als ich das Gesicht Hitlers jetzt sehen konnte, war ich erstaunt über die Veränderungen. Er schien mir gealtert und noch mehr gebeugt als sonst. Seine Gesichtsfarbe war unverändert blaß, und er hatte starke Säcke unter den Augen. Seine Sprache war zwar klar, aber sehr leise. Sofort fiel mir ein starkes Zittern des linken Armes und der linken Hand auf, das jedesmal stärker wurde, wenn die Hand nicht auflag, so daß Hitler den Arm immer auf den Tisch oder die Hände auf die Bank stützte ... Ich hatte den Eindruck, daß er ziemlich geistesabwesend und nicht mehr konzentriert war. Er machte einen absolut erschöpften und abwesenden Eindruck. Auch seine Hände waren sehr blaß und die Fingernägel blutleer."

Anfang Februar 1945 beschloß Hitler, seinem Sekretär Martin Bormann ein politisches Testament zu diktieren, mit dem er im Falle seines Unterganges der Nachwelt vor Augen führen wollte, wie nahe er der Realisierung des ihm von der Vorsehung auferlegten Planes gekommen wäre. In dieser „Rechtfertigungslegende", in welcher die Schuld für den Zweiten Weltkrieg ausschließlich den Westmächten zugeschrieben wurde, stellte er neuerlich „vor der Geschichte" fest, daß das wichtigste Ziel des Krieges für ihn die „Ausmerzung" der Juden gewesen sei. Diese krankhafte Zwangsidee hielt er für eine Art innere Stimme, die ihm als Auserwähltem den Weg zur Erreichung der von der Vorsehung bestimmten Mission vorschrieb. Da in dieser Wahnidee allgemeingültige moralische Grundsätze natürlich keinen Platz finden konnten, war er felsenfest davon überzeugt, daß für seinen millionenfachen Massenmord an den Juden „die Welt der Zukunft ihm ewig dankbar dafür sein" würde.

Die Luzidität, mit der er dieses „politische Testament" diktierte, spricht gegen einen globalen Abbau seiner Intelligenz während der letzten Wochen seines Lebens und steht in krassem Gegensatz zu seinem körperlichen Befinden. In diesem Sinne äußerte sich auch ein Ende März 1945 ins Führerhauptquartier abkommandierter älterer Generalstabsoffizier, der zunächst entsetzt war über das Aussehen und den Zustand jenes Mannes, der noch immer über Leben und Tod von Millionen Menschen nach seinem Gutdünken entschied: „Bevor ich das erste Mal in die Reichskanzlei fuhr, wurde mir von einem Stabsoffizier gesagt, ich müsse darauf gefaßt sein, in Hitler einen völlig anderen Menschen zu sehen, als er mir durch Fotos und Film oder etwa von früheren Begegnungen her bekannt sei: einen verbrauchten, alten Mann. Die Wirklichkeit übertraf die Warnung bei weitem. Ich hatte Hitler vorher nur zweimal flüchtig gesehen: bei einem Staatsakt am Ehrenmal der Gefallenen im Jahre 1937 und bei seiner Geburtstagsparade 1939. Der damalige Hitler war in nichts mit dem Wrack eines Menschen zu vergleichen, bei dem ich mich am 25. März 1945 meldete und der mir müde eine kraftlose, zitternde Hand entgegenstreckte ... Er bot körperlich ein furchtbares Bild. Er schleppte sich mühsam und schwerfällig, den Oberkörper vorwärtswerfend, die Beine nachziehend, von seinem Wohnraum in den Besprechungsraum des Bunkers. Ihm fehlte das Gleichgewichtsgefühl; wurde er auf dem kurzen Weg aufgehalten, mußte er sich auf eine der hierfür an beiden Wänden bereitstehenden Bänke setzen oder sich an seinem Gesprächspartner festhalten ... Die Augen waren blutunterlaufen; obgleich alle für ihn bestimmten Schriftstücke mit dreimal vergrößerten Buchstaben auf besonderen ‚Führerschreibmaschinen‘ geschrieben waren, konnte er sie nur mit einer scharfen Brille lesen. Aus den Mundwinkeln troff häufig der Speichel – ein Bild des Jammers und Grausens ... Geistig war Hitler, verglichen mit seinem körperlichen Verfall, noch frisch. Er zeigte zwar gelegentlich Müdigkeitserscheinungen, bewies aber noch häufig sein bewundernswertes Gedächtnis ... Aus der Unzahl der ihm vorgetragenen und bei der Verschiedenheit der Quellen oft widersprüchlichen Meldungen erkannte er das Wesentliche, witterte mit Spürsinn sich noch kaum abzeichnende Gefahren und reagierte auf sie."

Auch Hitlers Konzentrationsfähigkeit scheint – nach Aussage der ihn betreuenden Ärzte bei ihrer Vernehmung durch amerikanische Offiziere – während der letzten Lebensphase nicht wesentlich beeinträchtigt gewesen zu sein. Das bestätigen auch eine mehrere Stunden dauernde freie Ansprache vor Offizieren noch vier Monate vor seinem Tod sowie die Schilderung des Generalfeldmarschalls Albert Kesselring, der sich noch Mitte April 1945 über die „geistige Spannkraft" Hitlers wunderte. Schließlich läßt nicht zuletzt das freie Diktat seines persönlichen Testamentes in der Nacht vor seinem Selbstmord eine herabgesetzte Konzentrationsleistung kurz vor dem Tod ausschließen.

Angesichts der katastrophalen Zuspitzung der Lage geriet Hitler im März 1945 zunehmend in einen Zustand, der durch Trotz und Zorn gekennzeichnet war: „Hitlers Zornesausbrüche wurden häufiger. Er wurde manchmal sehr laut, tobte, schrie und schimpfte ... Trotz allem aber hatte ich oft Gelegenheit, seine Selbstbeherrschung zu bewundern", schrieb später Albert Speer, der diese Fähigkeit zur Selbstbeherrschung für „eine der bemerkenswertesten Eigenschaften Hitlers" hielt. Tatsächlich waren ja alle Anwesenden während seiner letzten Lebenstage beeindruckt von der „Fassung, mit der er dem Ende entgegensah" sowie von seiner „mit großer Bestimmtheit und ohne jede erkennbare Erregung" vorgetragenen Entscheidung, bis zum Ende in Berlin zu bleiben. Zu diesem Entschluß trug wohl auch seine noch immer funktionierende Selbsttäuschungsstrategie bei, mit der er die militärische Stärke seiner Gegner konsequent zu verdrängen vermochte. Noch im Jänner 1945 bezeichnete er die Meldung von der ungeheuren Macht der angreifenden russischen Verbände auf Berlin als „den größten Bluff seit Dschingis-Khan".

Je aussichtsloser die Lage wurde, um so rücksichtsloser wurde er in der Wahl seiner Mittel, was in erschreckender Weise durch einige außergewöhnlich brutale Gewaltakte zum Ausdruck kam. In seinem Gehirn gab es offenbar nur noch Haß und Rachegelüste, Mord und Zerstörungswut. In diesem Sinne spricht seine im März 1945 ausgesprochene Drohung, die Genfer Konvention zum Schutz der Kriegsgefangenen aufzukündigen und vor dem Eintreffen feindlicher Truppen alle Kriegsgefangenen und Häftlinge in den Konzentrationslagern liquidieren zu lassen – Befehle, die Albert Speer in der allerdings reichlich spät gereiften Erkenntnis „Hitler übte ... bewußt Hochverrat am eigenen Volk" veranlaßten, sie ebenso zu torpedieren wie den wahnwitzigen „Nero-Befehl", mit dem Hitler als letzte kriegerische Abwehrmaßnahme alle Industriebetriebe, Verkehrsanlagen und Nachrichtenmittel im eigenen Land zerstören lassen wollte, um dem Feind mit dieser Politik der „verbrannten Erde" nichts Brauchbares mehr zurückzulassen. In welch extremem Ausmaß ihm jedes Mitgefühl mit seinen Mitmenschen fehlte, zeigt seine Rechtfertigung des Nero-Befehls vor Albert Speer: „Wenn der Krieg verlorengeht, wird auch das Volk verloren sein. Es ist nicht notwendig, auf die Grundlagen, die das deutsche Volk zu seinem primitivsten Weiterleben braucht, Rücksicht zu nehmen ... denn das Volk hat sich als das schwächere erwiesen ... Was nach diesem Kampf übrigbleibt, sind ohnehin nur die Minderwertigen, denn die Guten sind gefallen." Aufschlußreicher als mit diesen Worten hätte er seine maßlose Ichbezogenheit und seinen rücksichtslosen Egoismus im Augenblick des Scheiterns seines Traumes von einsamer Größe und unbegrenzter Macht nicht demonstrieren können. Der Grad seines moralischen Tiefstandes wurde noch einmal kurz vor seinem Selbstmord beleuchtet durch den wahnsinnigen, jeder Menschlichkeit spottenden Befehl vom April 1945, das Vordringen russischer Soldaten durch die U-Bahn-Schächte in Berlin durch Öffnung der Schleusen der Spree zu verhindern, wodurch er gleichzeitig ungerührt Tausende von verwundeten deutschen Soldaten und Zivilisten, die dort Zuflucht gefunden hatten, dem Tod durch Ertrinken preisgab. Seit Mitte März 1945 verbrachte Hitler Tag und Nacht nur noch in seinem fünfzehn Meter unter dem Garten der Reichskanzlei gelegenen Führerbunker, gemeinsam mit Eva Braun, die inzwischen ebenfalls zu ihm nach Berlin gekommen war. Als er am 22. April vom Mißlingen des letzten Entlastungsangriffes in Berlin durch General Steiner, auf den er noch einige Hoffnung gesetzt hatte, erfuhr, bekam er einen Tobsuchtsanfall, in welchem er in Gegenwart seiner Generäle nur noch von Lügnern und Verrätern, von denen er sich umgeben fühlte, sprach. Er bezeichnete alle als zu mittelmäßig, um seine große Mission begreifen zu können. Nun war auch sein langjähriger Leibarzt Dr. Morell endgültig in Ungnade gefallen. Er hatte ihn im Verdacht, ihm mit den vorgeschlagenen Injektionen von Vitamultin-forte, das schon seit 1944 von Morell eigens zur „Erhöhung der Widerstandsfähigkeit des Führers" hergestellt wurde und unter anderem Koffein und Pervitin enthielt, insgeheim Morphium verabreichen zu wollen, damit er gegen seinen Willen aus Berlin herausgeschafft werden könne. Morell, der bei der Nachricht von seiner fristlosen Entlassung einen Schwächeanfall erlitt, wurde aus der bereits eingeschlossenen Reichshauptstadt hinausgeflogen, so daß nun der Chirurg und SS-Arzt Dr. Ludwig Stumpfegger als alleiniger Leibarzt Hitlers fungierte. Nach diesem Tobsuchtsanfall sprach Hitler, der erschöpft in seinen Stuhl zurücksank, mit kreideweißem Gesicht und zitternder Stimme endlich das aus, was allen schon längst klar geworden war: „Der Krieg ist verloren." Resigniert schrieb Eva Braun ihrer Freundin Herta Ostermeier: „Er hat den Glauben verloren." Wie Generaloberst Alfred Jodl später berichtete, hatte Hitler „den Entschluß gefaßt, in Berlin zu bleiben, dort die Verteidigung zu leiten und sich im letzten Augenblick zu erschießen. Er hat gesagt, kämpfen könne er nicht aus körperlichen Gründen, kämpfen würde er persönlich auch nicht, weil er nicht Gefahr laufen könne, vielleicht verwundet in Feindeshand zu fallen."

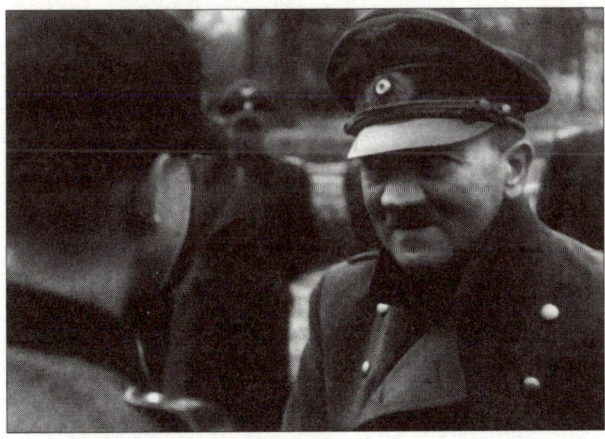

Ein alter, kranker Mann: Hitler bei der Begrüßung von mit dem Eisernen Kreuz ausgezeichneten HJ-Jungen

Nachdem Hitler erfahren hatte, daß Heinrich Himmler, sein Reichsführer der SS, über den schwedischen Grafen Folke Bernadotte in Kapitulationsverhandlungen mit dem Westen eingetreten war, faßte er in der Nacht vom 28. zum 29. April den Entschluß, seinem Leben ein Ende zu setzen. Zwischen zwei und drei Uhr morgens fand unter Beisein eines Juristen noch die standesamtliche Eheschließung mit Eva Braun statt, bei der Goebbels und Bormann als Trauzeugen fungierten. In Hitlers knapp vorher diktiertem persönlichem Testament heißt es: „Da ich in den Jahren des Kampfes glaubte, es nicht verantworten zu können, eine Ehe zu gründen, habe ich mich nunmehr vor Beendigung dieser irdischen Laufbahn entschlossen, jenes Mädchen zur Frau zu nehmen, das nach langen Jahren treuer Freundschaft aus freiem Willen in die schon fast belagerte Stadt hereinkam, um ihr Schicksal mit dem meinen zu teilen. Sie geht auf ihren Wunsch als meine Gattin mit mir in den Tod. ... Ich selbst und meine Gattin wählen, um der Schande des Absetzens oder der Kapitulation zu entgehen, den Tod. Es ist unser Wille, sofort an der Stelle verbrannt zu werden, an der ich den größten Teil meiner täglichen Arbeit im Laufe eines zwölfjährigen Dienstes an meinem Volk geleistet habe." Selbst in dieser Stunde blieb, wie aus dem wenige Stunden vor seinem Selbstmord diktierten „politischen Testament" hervorgeht, sein fanatischer Judenhaß unverändert lebendig, wenn er darin seine Anhänger beschwor: „Vor allem verpflichte ich die Führung der Nation und die Gefolgschaft zur peinlichen Einhaltung der Rassengesetze und zum unbarmherzigen Widerstand gegen den Weltvergifter aller Völker, das internationale Judentum."

Sein Chauffeur Erich Kempka berichtete ausführlich über Hitlers letzte Stunden im Bunker am 30. April 1945: Demnach verabschiedete er sich nach dem Mittagessen zusammen mit seiner Frau von den noch dort anwesenden Personen – unter ihnen Goebbels, Bormann, einige Generäle und seine Sekretärinnen – und bedankte sich bei allen für die ihm persönlich gehaltene Treue. Seinem Adjutanten Otto Günsche hatte er schon vorher den ausdrücklichen Befehl gegeben, genügend Benzin für die Verbrennung der beiden Leichen bereitzuhalten, was er mit den Worten begründet hatte: „Ich wünsche nicht, nach meinem Tode in einem russischen Panoptikum ausgestellt zu werden." Stumm, gedrückt zog sich das Ehepaar Hitler knapp vor 15 Uhr in seine Privaträume zurück. Dann fiel nach Aussage der überlebenden Bunkerbewohner ein Schuß. In Otto Günsches Augenzeugenbericht über die folgenden Minuten im Vorraum der Privatzimmer heißt es: „Als Bormann, Linge und ich gegen 15.30 Uhr die Doppeltüren öffneten, sahen wir Adolf Hitler auf dem an der linken Wand vor uns neben dem Diwan stehenden Sessel sitzen. Er war zusammengesunken und hing über die rechte Armlehne des Sessels. Aus seiner rechten Schläfe tropfte Blut. Eine Blutlache hatte sich bereits auf dem Teppich und dem Fußboden gebildet. Er hatte sich, das war sofort zu erkennen, in die rechte Schläfe geschossen, mit seiner eigenen Pistole PPK 7,65 mm, die er am 22. April 1945 nach einer turbulenten Lagebesprechung aus seinem Nachttischkasten nahm und seitdem durchgeladen und gesichert immer bei sich trug ...

Ob Hitler gleichzeitig mit dem Pistolenschuß eine Giftampulle zerbissen hat, ist mir nicht bekannt. Ich halte dies aber für möglich."

Wie Erich Kempka weiter berichtete, wurden anschließend auf Befehl eines SS-Offiziers die Leichen Hitlers und seiner Frau, die sich vergiftet hatte, ins Freie vor den Bunkerausgang hinaufgetragen, mit Benzin übergossen und verbrannt. Eine restlose Einäscherung war jedoch nicht möglich, da unter dem pausenlosen Artilleriebeschuß des Geländes die Reste der noch nicht verkohlten Körperteile nicht vollständig durch neuerliches Übergießen mit Benzin und Entzündung desselben verbrannt werden konnten. Am Abend wurden die Überreste der beiden Leichen mit einem Spaten auf eine Zeltplane geschoben und, wie Otto Günsche später erzählte, in einem Granattrichter in der Nähe des Bunkerausganges versenkt und mit Erde bedeckt, die mit einem hölzernen Stampfer eingeebnet wurde. So wurde Adolf Hitler unter den Trümmern jenes Reiches begraben, das tausend Jahre währen sollte, für das Millionen von Menschen ihr Leben geben mußten und das schon nach so wenigen Jahren seines Bestehens in einer Niederlage, wie sie in der Geschichte ohne Beispiel dasteht, sein Ende fand.

Rätsel um den Leichnam des „Führers"

Für Werner Maser verschwand Adolf Hitler, wie er 1971 in seinem Buch ausführte, „spurlos aus dieser Welt, die er nicht nur zum Schaden Deutschlands nachhaltig umgeformt hat. Wo seine Asche verscharrt wurde, ist auch heute noch Niemandsland." Diese Legende ist heute nicht mehr aufrechtzuerhalten. In einem Protokoll vom 5. Mai 1945 heißt es, daß Mitglieder der sowjetischen Abwehrorganisation nach der Besetzung des verlassenen „Führerbunkers" am 3. Mai auf die stark verkohlten Überreste eines Mannes und einer Frau in einem Granattrichter unmittelbar neben dem Notausgang stießen, in welchem sich auch noch zwei Hundekadaver befanden. Dieser Fundort stimmte genau mit den Angaben Otto Günsches überein, so daß man schon damals hoffen durfte, mit der am 8. Mai 1945 vorgenommenen Obduktion der männlichen Leiche eine sichere Identifikation des „Führers" vornehmen zu können. Wider Erwarten konnte diese jedoch nicht mit absoluter Sicherheit erfolgen, weshalb schon bald die skurrilsten Spekulationen über den Verbleib Hitlers laut wurden.

Aus dem Obduktionsbericht, dessen vollständigen Wortlaut der Pathologe Hans Bankl in seiner Studie wiedergegeben hat, konnten zunächst nur folgende Schlußfolgerungen gezogen werden:

1. Es handelte sich bei dem Toten um einen 165 cm großen Mann, dessen Alter zwischen fünfzig und sechzig Jahren betrug.

2. Der linke Hoden konnte weder im Hodensack noch im Samenstrang innerhalb des Leistenkanals oder im kleinen Becken gefunden werden.

3. Der wichtigste, für die Identifizierung der Person auswertbare Fund war das Gebiß, das viele künstliche Brücken und Zähne sowie Kronen und Füllungen aufwies. Die der Leiche entnommene Oberkieferbrücke, bestehend aus neun Zähnen, sowie der angesengte Unterkiefer mit weiteren fünfzehn Zähnen wurden mit der Beschreibung des Gebißzustandes Hitlers durch Katharina Heusermann, der Assistentin Professor Blaschkes, verglichen. Ihre Beschreibung stimmte mit den anatomischen Angaben über die Mundhöhle des unbekannten Mannes, dessen verbrannte Leiche geöffnet wurde, überein.

4. In einer Nachschau in jenem Granattrichter, in welchem man die Leiche entdeckte, fand man auch jenen Teil des Schädeldaches, der in diesem Autopsieprotokoll noch als fehlend angegeben wurde. Dabei zeigte sich am linken Scheitelbein ein kraterförmiger Defekt, dessen größerer Durchmesser außen war und der somit charakteristisch für einen Ausschuß bezeichnet werden mußte. Die Lokalisation des Defektes sowie Form und Größe des Ausschusses gestatteten es, den Schuß als Mundschuß oder als rechten Schläfenschuß zu identifizieren. Da auf der Innenplatte des linken Schädelbeines mehrere kleine Beinsplitter festgestellt werden konnten, muß angenommen werden, daß der Schuß, der von unten nach oben, von rechts nach links und hinten erfolgte, aus ganz geringer Entfernung abgegeben worden ist. Die Auswertung dieser Befunde ergab mit an Sicherheit grenzender Wahrscheinlichkeit, daß der Schuß aus einer Waffe mittleren Kalibers mit der rechten Hand in die Schläfenregion abgefeuert wurde.

5. Das Vorhandensein der Überreste einer zerbrochenen Glasampulle in der Mundhöhle, der von der Leiche ausgehende ausgeprägte Bittermandelgeruch und der Nachweis von Zyanverbindungen an inneren Organen veranlaßten die Kommission anzunehmen, daß der Tod in diesem Falle durch Vergiftung mit einer Zyanverbindung verursacht wurde. Ein gleichartiger Befund wurde bei der weiblichen Leiche erhoben.

6. Bei den beiden Hunden erfolgte der Tod des Schäferhundes ebenfalls durch Zyankali, jener des zweiten Hundes durch einen Schuß in den Kopf und in den Bauch.

Obwohl das Alter, das Fehlen des linken Hodens, der Gebißzustand, der rechte Schläfenschuß und der Nachweis von Zyankali im Körper der verbrannten männlichen Leiche mit zu Lebzeiten Hitlers erhobenen Befunden bzw. mit Berichten von Augenzeugen, die unmittelbar nach seinem Selbstmord die Leiche gesehen hatten, übereinstimmten, genügte dies nicht für eine absolut sichere Identifikation und für die endgültige Beseitigung jedes Zweifels an seinem Tod.

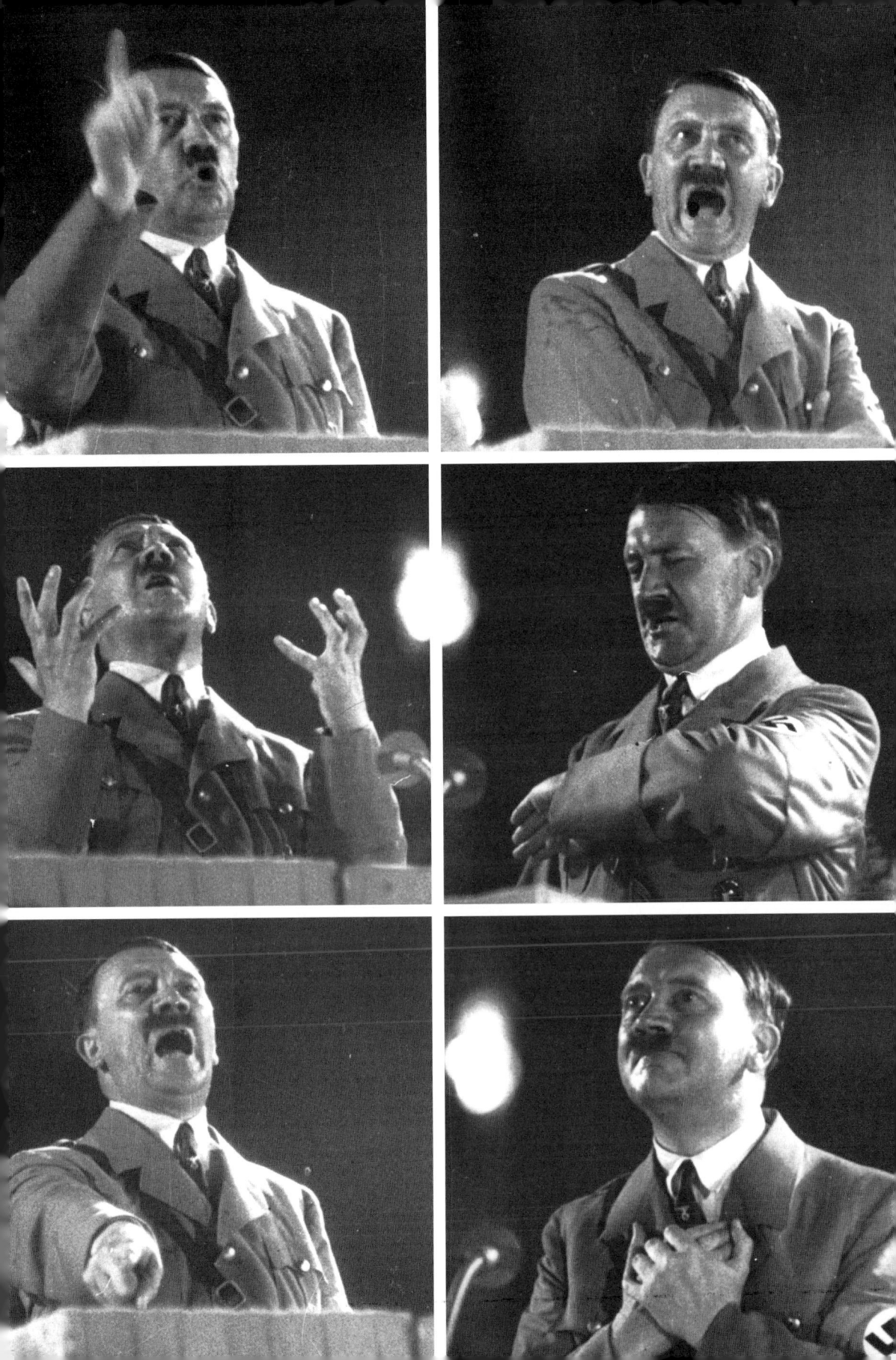

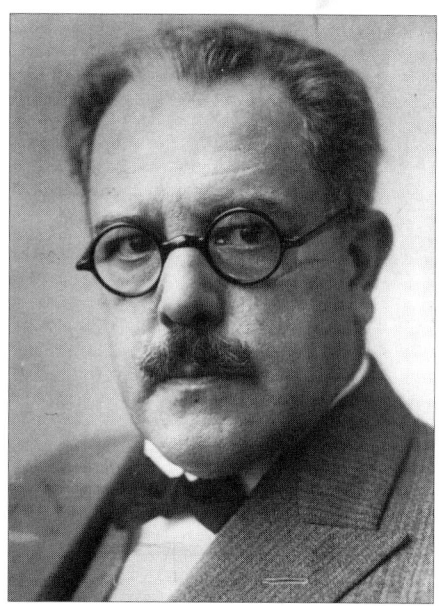

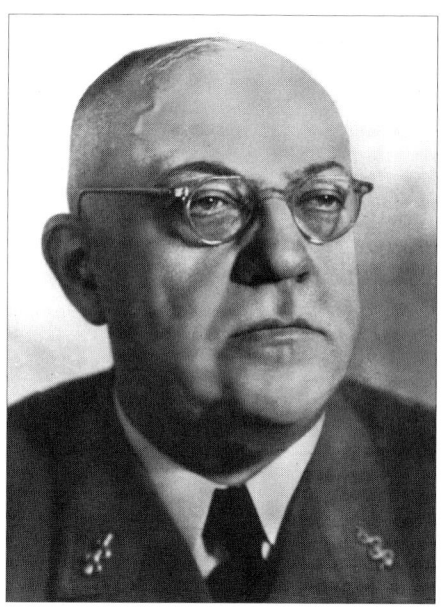

Der Berliner Halsspezialist Prof. Karl von Eicken operierte Hitler 1935 und 1944 an Stimmbandpolypen.

Hitlers Leibarzt Dr. Theodor Morell (1886–1948). Ab 1936 ist er für die medizinische Betreuung des „Führers" verantwortlich.

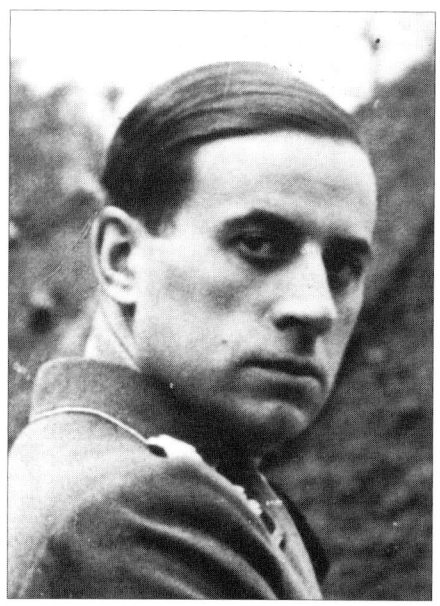

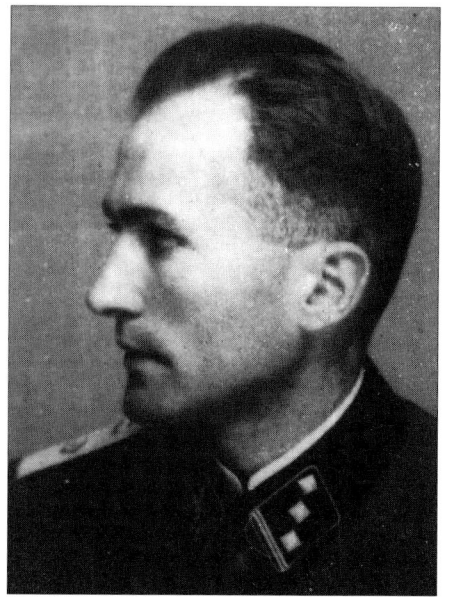

SS-Arzt Dr. Karl Brandt (1904–1948, hingerichtet). Bis zum September 1944 Begleitarzt bei Hitler im Hauptquartier.

Der SS-Arzt Dr. Ludwig Stumpfegger betreute Hitler während der letzten Tage. Am 2. Mai 1945 begeht er Selbstmord.

Vorhergehende Seite: So überzeichnet Hitlers Mimik bzw. Gestik heute wirkt: Seinem demagogischen Genie konnte man sich nur schwer entziehen.

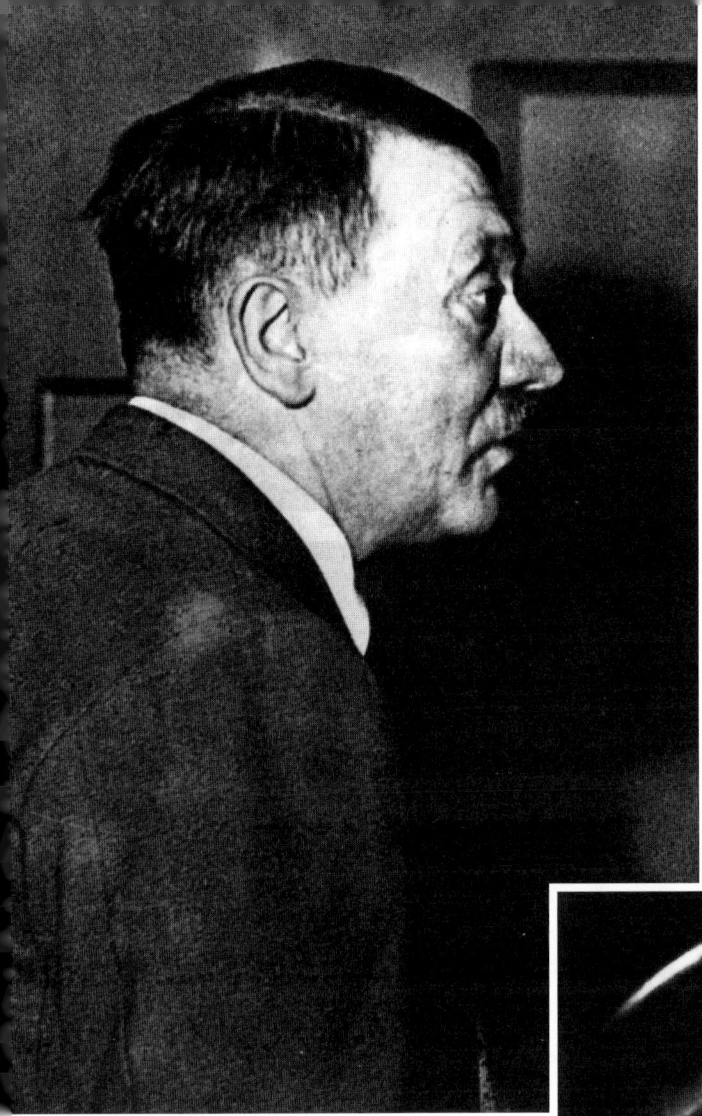

*Der stark gealterte und ab-
gebaut wirkende Hitler im
Herbst 1944*

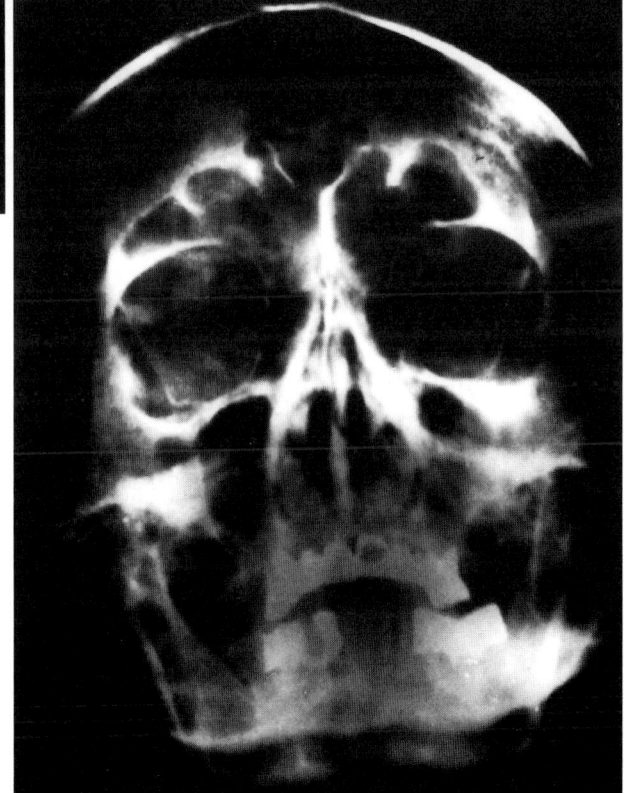

*Röntgenaufnahme vom
Schädel Hitlers
(19. September 1944)*

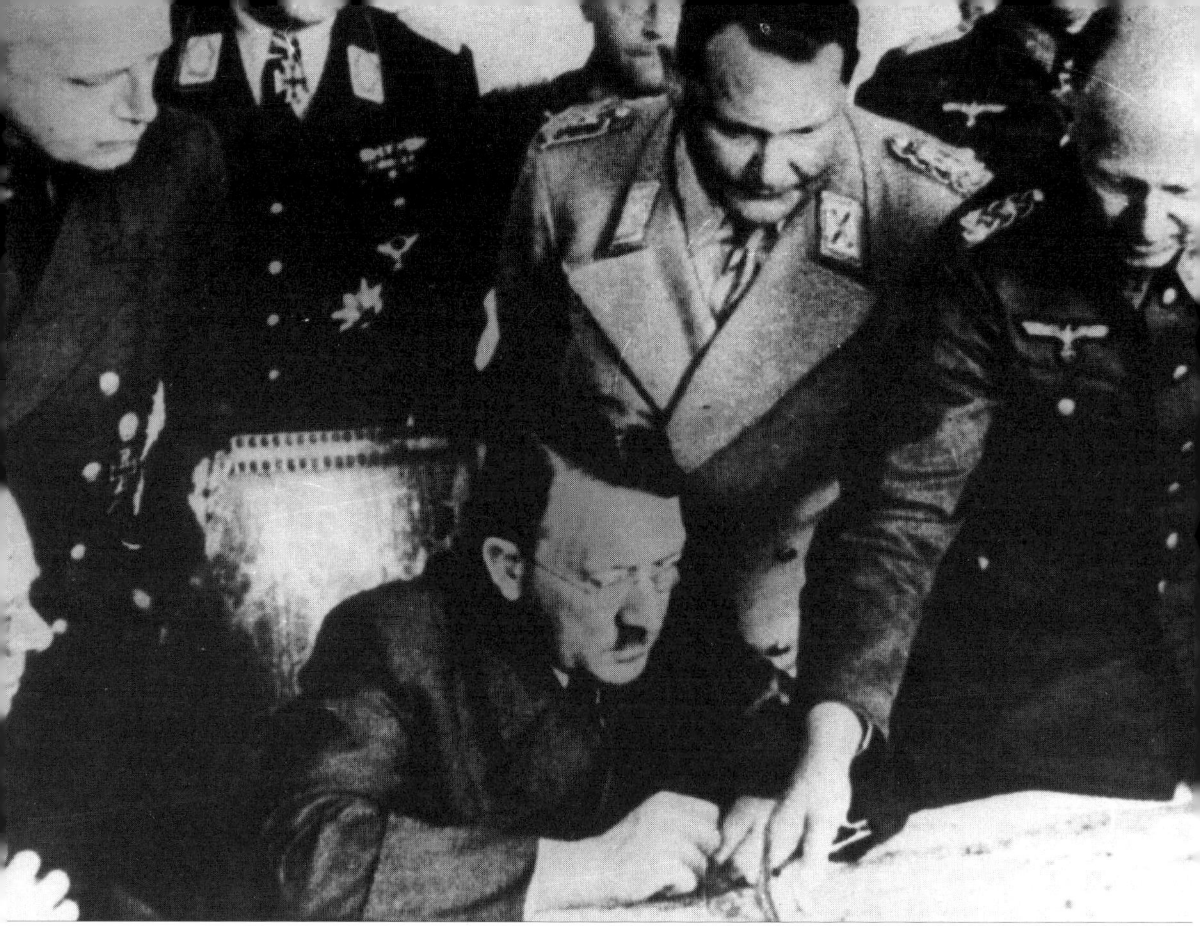

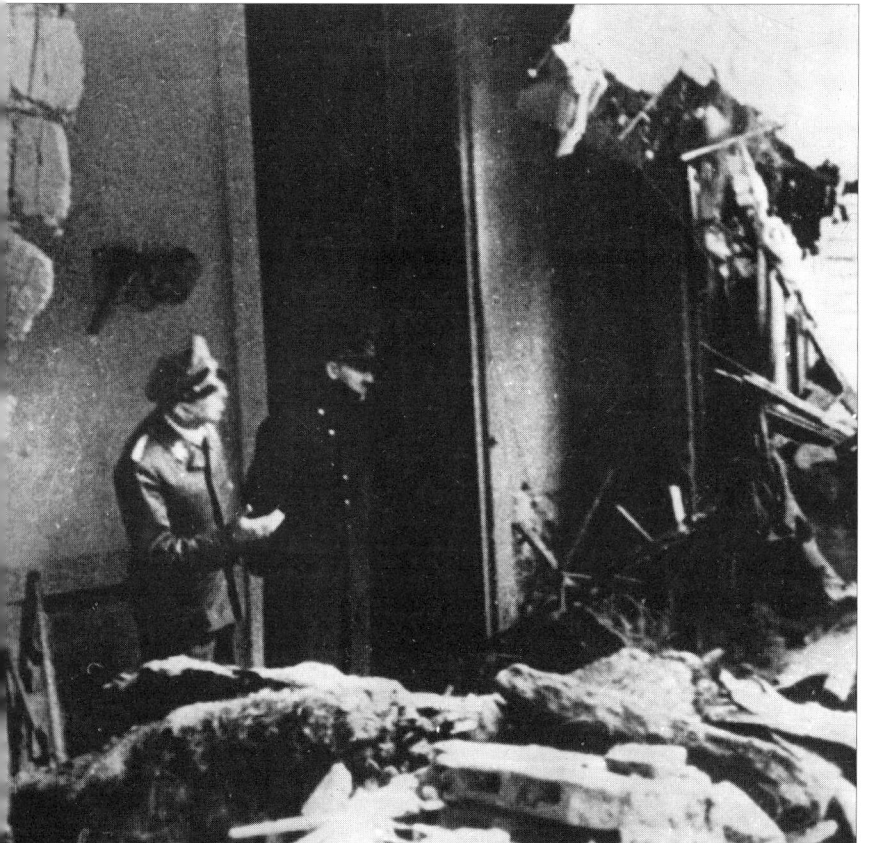

Oben:
Eine der letzten
Lagebesprechungen
mit Göring und Keitel
kurz vor dem Ende

Letzte Aufnahme
Hitlers am 20. April
1945. Gemeinsam mit
seinem Adjutanten
Julius Schaub besich-
tigt er die Ruinen der
ehemaligen
Reichskanzlei.

Das Bayerische Amtsgericht Berchtesgaden wagte es deshalb auch erst am 25. Oktober 1956, Adolf Hitler für tot zu erklären. Damit waren allerdings die zahlreichen Gerüchte, die sich um das Ende Adolf Hitlers rankten, noch lange nicht widerlegt. Dies gelang erst in den Jahren 1972/73 Professor Reidar Sognnaes von der Universität Los Angeles und Ferdinand Stroem aus Oslo, denen durch einen minuziösen Vergleich von fünf verschiedenen Quellen endlich eine zweifelsfreie Identifikation des aufgefundenen Leichnams mit Hitler möglich wurde. Bei diesen Quellen handelte es sich um die Röntgenaufnahmen des Schädels, die nach dem Attentat vom 20. Juli 1944 angefertigt worden waren, die Photographien des Ober- und Unterkiefers der obduzierten Leiche, das Obduktionsprotokoll mit dem darin angeführten genauen Zahnstatus sowie um Skizzen der Zahnprothesen und die Beschreibung von Hitlers Zahnstatus durch Professor Blaschke. Die Identifikation der am 5. Mai 1945 obduzierten Leiche durch diese Vergleichsstudien von zwei unabhängig voneinander arbeitenden Spezialisten wurde deshalb erst drei Jahrzehnte nach Hitlers Tod ermöglicht, weil die Röntgenbilder in den Händen amerikanischer Behörden waren, während sich die Photographien der Kiefer in russischen Akten befanden. Damit konnte nun auch endlich die Legende vom „spurlos" aus dieser Welt entschwundenen Hitler für immer zu Grabe getragen werden.

DER KRANKE ADOLF HITLER

Aus internistischer Sicht hat Professor Dr. Ernst Günther Schenck die aus der vorliegenden Memoirenliteratur zu erhebende Anamnese sowie die Aussagen der Ärzte Dr. Morell, Dr. Brandt, Dr. von Hasselbach und Dr. Giesing und die Befundberichte der Professoren Dr. Löhlein und Dr. von Eicken in seiner Monographie *Patient Hitler* ausführlich gewürdigt und alle erhobenen Befunde und verabreichten Medikamente mit wahrer Akribie zusammengestellt. Dennoch müssen meiner Ansicht nach einige mir wichtig erscheinende Ergänzungen angefügt werden. Vor allem verlangen die neuropsychiatrischen Aspekte eine breitere Darstellung, weil nur dadurch ein zutreffendes Psychogramm Hitlers erarbeitet werden kann. Darüber hinaus kommt der Kenntnis von Hitlers primärpersönlichen Charaktereigenschaften bei der Entschlüsselung seiner Psyche sowie der Aufdeckung forensisch-psychiatrischer Merkmale eine große Bedeutung zu, will man dem „psychologischen und psychiatrischen Rätsel dieses unheimlichen Bewegers der Weltgeschichte" näher kommen.

Aus internistischer Sicht standen die häufigen Magen-Darmbeschwerden, die ihn seit seiner Jugend ein Leben lang begleiteten, entschieden im Vordergrund.

Zum ersten Mal hören wir davon in seinen Wiener Jahren, in denen er in einem Brief von „einer kleinen Magenkolik" berichtete. Offenbar handelte es sich aber dabei um kein organisches Leiden, da die Ärzte seine Beschwerden als Ausdruck eines „Nervenleidens", also vegetativ bedingt, deuteten – eine Auslegung, die er ihnen übrigens stark verübelte. Unter den psychischen Belastungen während seiner Kandidatur für das Amt des Reichspräsidenten kam es 1932 neben verschiedenen neurovegetativ bedingten Zuständen und „hypochondrischen Ängsten um seine Gesundheit" neuerlich zu starken „Magenkrämpfen", die er als Vorboten einer drohenden Krebserkrankung ansah. Diese hypochondrischen Ängste, die sich vor allem auf eine mögliche Krebserkrankung konzentrierten, waren für das Schicksal des deutschen Volkes von unheilvoller Bedeutung, weil Hitler in seiner ständigen Angst, nicht alt zu werden, seine hochfliegenden, auf Weltherrschaft zielenden Pläne nun innerhalb weniger Jahre verwirklichen zu müssen glaubte. Seine Hypochondrie äußerte sich aber auch in einer ständigen, übertriebenen Angst vor einer venerischen Infektion und hier wieder vor allem vor einer Syphilis, wie sich überhaupt seine hypochondrischen Sorgen bevorzugt auf Bazillen und Parasiten verschiedenster Art ausdehnten. Aus diesen Phobien heraus erklärt sich auch sein zwanghaftes Waschen der Hände und seine strikte Anweisung, erkältete Personen nicht in seine Nähe zu lassen.

Seit Dezember 1936 wurden die Leibkoliken von Dr. Morell behandelt, dem er sich wie erwähnt wegen eines schmerzhaften Ekzems am linken Unterschenkel anvertraute und der seine Beschwerden als Magenschmerzen bzw. als Magenschleimhautreizung interpretierte. Medizinisch spricht jedoch alles dafür, daß es sich dabei um die typische Symptomatik eines *Colon irritabile*, also eines Reizdickdarmes handelte, der bei entsprechend vegetativ disponierten Menschen unter den Bedingungen starker psychischer Spannungszustände häufig zu kolikartigen Leibschmerzen Anlaß gibt. In diesem Sinne ist auch die außergewöhnliche Neigung zu Blähungen mit häufig unkontrollierbarem Windabgang zu verstehen, unter der Hitler vor allem während seines letzten Lebensjahrzehnts zunehmend litt und die wiederholt zu recht peinlichen Situationen führte. Ohne Zweifel trug zu dieser Blähungsneigung seine streng einseitige vegetarische Kost bei, deren Einhaltung er sich als eine Art Selbstbestrafung seit dem tragischen Tod seiner Nichte Geli auferlegt hatte. Sein Leibarzt behandelte Hitlers Magen-Darmbeschwerden mit Mutaflorkapseln und mit jenen an sich harmlosen „Dr. Kösters-Antigas-Pillen", die im Herbst 1944 zu dem bereits geschilderten Ärztestreit zwischen Morell und Dr. Giesing bzw. Dr. Brandt führten. Im März 1938 kehrten die Leibkoliken während seiner Triumphfahrt durch Österreich mit besonderer Intensität wieder zurück und erreichten während der Bahnfahrt nach

Rom anläßlich seines Besuches bei Mussolini einen solche Heftigkeit, daß er aus Angst vor einem beginnenden Krebsleiden sogar ein Testament aufsetzte. Ähnliche Schmerzattacken wiederholten sich in der Folge in Abhängigkeit vom Ausmaß psychischer Belastungen, etwa im September 1944, als bei der Nachricht von der Landung der Alliierten in Arnheim fast unerträgliche Koliken einsetzten, die ihn völlig unansprechbar machten.

Ein anderes internistisches Leiden, das sich erstmalig zu Beginn des Jahres 1940 bemerkbar machte, war sein beginnender Bluthochdruck, der unter psychischen Belastungen bis zu 200 mm Hg klettern konnte. Eine solche arterielle Hypertonie stellt in den westlichen Industriestaaten mit einer Prävalenz von fast zwanzig Prozent die häufigste Erkrankung des Herz-Gefäßsystems dar und ist klinisch deshalb von besonderer Bedeutung, weil sie ein erhöhtes Risiko darstellt, eine Erkrankung des Herzens oder der Gefäße zu erleiden. Von vordringlicher Bedeutung ist dabei die Verdickung der Wand der linken Herzkammer, weil sie die Entstehung einer koronaren Herzkrankheit, also einer atherosklerotisch bedingten Einengung der Herzkranzarterien fördert und so einem drohenden Herzinfarkt Vorschub leistet. Bei Hitler kam es erstmalig im Juli 1941 zu klinisch faßbaren Symptomen, als es nach einer erregten Debatte – wohl im Rahmen eines erheblichen Blutdruckanstieges – zu einem kurzdauernden, einer „Angina pectoris" ähnlichen Anfall kam. Ein zu dieser Zeit angefertigtes Elektrokardiogramm bot bereits die Zeichen einer Myokardschädigung im Bereiche des linken Herzens als Folge einer ungenügenden Sauerstoffversorgung des Herzmuskels über die atherosklerotisch verengten Herzkranzarterien. Dieser elektrokardiographische Befund verschlechterte sich bei einer Kontrolluntersuchung im Frühjahr 1943, und am 17. September 1944, dem Tag der Landung der Alliierten bei Arnheim, ereignete sich ein Herzanfall, der wahrscheinlich einem Herzinfarkt entsprach. Darauf deuten der begleitende Kreislaufkollaps, der kalte Schweiß und der hinfällige körperliche Allgemeinzustand. Das vorgenommene Elektrokardiogramm (vgl. S. 213) unterstützte diese Vermutungsdiagnose. Es erhebt sich die Frage, ob am Zustandekommen der Koronarsklerose bei Hitler neben dem Bluthochdruck nicht auch dem früheren erheblichen Zigarettenkonsum eine zusätzliche kausale Bedeutung zukommen könnte. Folgt man Hitlers eigenen Angaben, dann hätte er während der Jahre 1907 bis 1913 in Wien täglich fünfundzwanzig bis vierzig Zigaretten geraucht; diese Gewohnheit habe er jedoch aus finanziellen Gründen aufgeben müssen, weshalb er seine „Zigaretten in die Donau geworfen und nie mehr danach gegriffen habe." Diese spätere Darstellung erfolgte jedoch ausschließlich aus Prestigegründen, da begreiflicherweise ein deutscher Volksheld unter keinen Umständen rauchen durfte. In Wahrheit verzichtete er viel später auf das Rauchen, denn Lumnitzer, der

Inaugurator der „Technischen Nothilfe" in München, berichtete noch 1923, daß ihm bei Hitler neben seiner „entsetzlichen, unhemmbaren Quasselsucht" auch sein „schlimmstes, unbeherrschbares Zigaretten-Kettenrauchen" aufgefallen war. Demnach war Hitler mindestens sechzehn Jahre hindurch, wenn nicht länger, starker Raucher, was sich auf die Koronargefäße zweifellose negativ ausgewirkt haben muß. Mit Sicherheit weiß man hingegen, daß er nach der Machtübernahme 1933 keine Zigarette mehr anrührte und auch konsequent dafür sorgte, daß in seiner Anwesenheit nicht geraucht werden durfte.

Aus der Memoirenliteratur, den Biographien und vor allem aus der überaus sorgfältigen Analyse der Bewegungsabläufe bei Hitler, wie sie Professor Ellen Gibbels anhand von Studien von mehr als achtzig Folgen der *Deutschen Wochenschau* vornahm, läßt sich heute mit Sicherheit die Diagnose eines Parkinson-Syndroms erstellen. Es nahm um die Mitte des Jahres 1941 seinen Anfang, war von Beginn an linksseitig betont und zeigte in der Folge eine fortschreitende deutlichere Symptomatik, wobei sich bei unverändert linksseitiger Akzentuierung allmählich eine allgemeine Bewegungsarmut zu erkennen gab. Sie betraf nicht nur die unwillkürlichen Mitbewegungen einschließlich der Mimik, die später fast das typische Bild des sogenannten „Maskengesichtes" bot, sondern auch die Willkürbewegungen. Der charakteristische Ruhetremor wurde von Augenzeugen schon ab 1942 registriert, während sich die für den *Morbus Parkinson* so typische Körperhaltung mit leicht vorgebeugtem Oberkörper erst ab ab dem Jahre 1943, der ebenfalls so charakteristische schleppende Gang schließlich erst ab Mitte 1944 eindeutig feststellen lassen. Schließlich läßt sich aus einem Vergleich von Hitlers Unterschriften im Zeitraum von 1938 bis 1945 eine stetig fortschreitende Verkleinerung der Schriftzeichen, die für Parkinsonkranke so typische Mikrographie, einwandfrei erkennen. Im Gegensatz zu einigen überzogenen Darstellungen muß das Parkinson-Syndrom Hitlers gegen Ende seines Lebens jedoch bestenfalls als ein Leiden mittelschweren Grades eingestuft werden. Die Symptome waren aber 1945 immerhin so eindeutig ausgebildet, daß der Vorstand der neurologischen Universitätsklinik in Berlin, Professor Max de Crinis, die Diagnose mit Sicherheit stellen konnte, ohne daß er Hitler jemals persönlich untersucht hatte. Die vielen Fehldeutungen durch die betreuenden Ärzte Hitlers sowie durch seine Biographen erklären sich aus mangelnder Sachkenntnis, wodurch die Schwankungen in der Intensität des Zitterns der Hände und vor allem die jedem ausgebildeten Neurologen geläufige Abhängigkeit desselben von belastenden und entspannten Situationen zu unlösbaren Schwierigkeiten bei der medizinischen Deutung führen mußten.

Was nun die Ursache des Parkinson-Syndroms bei Hitler betrifft, so können arteriosklerotische Prozesse an den Hirngefäßen wohl ausgeschlossen werden.

Mitteilungen, wonach es Ende Juli 1941 und Anfang 1945 jeweils zu einem „leichten Schlaganfall" gekommen wäre, stellen rein spekulative Betrachtungen von Laien dar. Vor allem weist der noch im März 1945 durch Professor Dr. Löhlein festgestellte normale Befund am Augenhintergrund mit Sicherheit darauf hin, daß bei Hitler keine nennenswerte Arteriosklerose der kleinkalibrigen Hirngefäße vorgelegen haben konnte. Aber selbst wenn man eine Arteriosklerose der Hirngefäße unterstellen würde, könnte sie aufgrund unseres heutigen Wissens nicht zur Erklärung seiner Parkinsonerkrankung herangezogen werden, da diese annähernd ebenso häufig bei völlig normalem Gefäßbefund angetroffen wird. Ein Zusammenhang mit Gefäßprozessen besteht nur bei Vorliegen syphilitischer Veränderungen, aber auch in diesem Fall ausschließlich im Zusammenhang mit einer Symptomatik im Rahmen einer Hirnsyphilis. Eine solche ist aber, wie Gibbels ausdrücklich hervorhebt, bei dem über Jahre progredienten Parkinson-Syndrom Hitlers, das während dieses Zeitraumes nicht die leisesten neurologischen Herdsymptome entwickelte, mit an Sicherheit grenzender Wahrscheinlichkeit auszuschließen.

Da auch andere symptomatische Formen des Parkinson-Syndroms, insbesondere auch solche durch Drogen hervorgerufene, ausgeschlossen werden können, bleibt eigentlich nur mehr die Wahl zwischen dem idiopathischen, genetisch bedingten *Morbus Parkinson* und dem sogenannten postenzephalitischen Parkinsonismus, wie er von Economo 1917 im Gefolge der furchtbaren Pandemie der „spanischen Grippe", die häufig unter dem Bild einer als *Enzephalitis lethargica* bezeichneten Gehirnentzündung einherging, beschrieben wurde. Nach dieser zwischen 1915 und 1925 in Europa grassierenden Epidemie kam es tatsächlich bei einer beträchtlichen Anzahl von Patienten zum Auftreten eines Parkinson-Syndroms, mitunter erst nach einem Intervall von Jahren oder sogar Jahrzehnten. Eine solche Möglichkeit wurde von zwei verschiedenen Forschergruppen in unterschiedlicher Weise nun auch zur Erklärung des Parkinson-Syndroms bei Hitler in Betracht gezogen.

Johann Recktenwald war der erste, der alle auffälligen psychischen und organischen Eigentümlichkeiten Hitlers auf eine in seinem zwölften Lebensjahr durchgemachte angebliche epidemische Enzephalitis zurückzuführen versuchte. Bei dieser Hypothese wurde angenommen, daß Hitlers Bruder Edmund im Jahre 1900 nicht an den Masern, sondern an einer epidemischen Influenza starb und Adolf ebenfalls an dieser Grippe erkrankte. Das Nachlassen der schulischen Leistungen Adolfs beim Eintritt in die Realschule und das „Unholdstadium" der folgenden Jahre wertet Recktenwald als typische postenzephalitische „pseudopsychopathische" Symptome. In ähnlicher Weise wurden damit auch die später zu beobachtenden wilden Gestikulationen und impulsiven Gefühlsausbrüche während seiner Reden sowie der stechende, starre Blick Hitlers mit pathologischen Zwangszuständen und Wutanfällen interpretiert.

J. Walters und vor allem P. Stolk argumentierten demgegenüber wesentlich vorsichtiger und verlegten die vermutete Influenzainfektion in eine spätere Zeit, nämlich etwa um das Jahr 1920. Wenn auch zu diesem Zeitpunkt bei Hitler aus der biographischen Anamnese kein Anhaltspunkt zu eruieren ist, der auf eine solche Enzephalitisinfektion hinweisen würde, so ist dennoch die Möglichkeit eines ursächlichen Zusammenhanges mit dem späteren Parkinson-Syndrom keineswegs mit Sicherheit auszuschließen, da selbst klinisch völlig unbemerkt verlaufene Fälle mitunter erst nach einem jahrelangen symptomfreien Intervall ein Parkinson-Bild entwickeln können. Ellen Gibbels lehnte jedoch die Möglichkeit einer derartigen postenzephalitischen Form deshalb ab, weil bei solchen Patienten erfahrungsgemäß die Bewegungsarmut ganz im Vordergrund steht, weniger ein Tremor als vielmehr ticartige Bewegungsabläufe beobachtet werden, die Beine bevorzugt befallen werden und frühzeitig eine Leistungsabnahme des Großhirns beobachtet wird – Phänomene, die im Falle Hitlers weder durch ärztliche Mitteilungen noch durch Aussagen von Zeitzeugen belegt wurden. Somit spricht alles für das Vorliegen eines klassischen idiopathischen Parkinsonismus, wofür auch der fehlende Hinweis auf eine derartige Erkrankung in der Familienanamnese spricht. Die Ursache dieser idiopathischen Form, bei der es in der Regel schon wesentlich früher zu einer zunehmenden Verringerung der Zahl der Ganglienzellen in bestimmten Kerngebieten des Stammhirns kommt, als es den altersbedingten Abbauprozessen entsprechen würde, ist uns nicht bekannt.

Viel bedeutsamer als die ätiologischen Überlegungen hinsichtlich der Entstehung dieses Krankheitsbildes erscheint jedoch ohne Zweifel die Frage, inwieweit Hitlers Parkinsonerkrankung seine psychischen Verhaltensweisen und damit auch seine politischen und militärischen Entscheidungen eventuell mitbeeinflußt haben könnte – wissen wir doch, daß bei der Mehrzahl der Parkinsonpatienten chronische organische Psychosyndrome tatsächlich zur Beobachtung gelangen. Es ist überraschend, daß sich bisher nur ganz wenige Psychiater mit dieser Fragestellung bei der Beurteilung Hitlers auseinandergesetzt haben. Am ausführlichsten behandelte dieses Thema Recktenwald, der darauf hinwies, daß bei den chronischen Folgezuständen nach einer im jugendlichen Alter durchgemachten Influenza-Enzephalitis, wie sie Economo definierte, verschiedene Wesensveränderungen und Triebstörungen im Vordergrund stehen, wobei sich letztere in einer sexuellen Triebhaftigkeit manifestieren können. Interessant ist in diesem Zusammenhang der Hinweis, daß sich selbst bei nur mäßig geschädigten Jugendlichen hinsichtlich der späteren sozialen Einordnung in die Gesellschaft häufig Schwierigkeiten ergeben, weil offenbar „gerade die zentrale, wertende, steuernde, sinngebende und zielbestimmende Instanz, die für soziale Anpassung und erfolgreiches Handeln erforderlich ist", ungenügend ausgebildet ist. Unter diesem Aspekt überrascht es nicht, daß derart verstärkte Triebtendenzen und Anpassungsstörungen von der Gesellschaft nicht mehr toleriert werden und nicht selten sogar in Kriminalität münden. Eine Studie, die sich mit dem späteren Schicksal solcher Patienten mit schweren postenzephalitischen Charakterveränderungen beschäftigte, konnte auch tatsächlich aufzeigen, daß rund vierzig Prozent von ihnen kriminell geworden sind und wegen Gewalttätigkeit, Vagabundierens oder Prostitution mit dem Gesetz in Konflikt kamen. Im Falle Hitler erblickt Recktenwald den signalhaften Knick im Rückgang der schulischen Leistungen beim Wechsel von der Volksschule zur Realschule im Frühjahr 1900 und glaubt, alle später in Erscheinung getretenen psychischen Besonderheiten Hitlers einschließlich des „Unholdstadiums der Jugendform" in ein solches postenzephalitisches Syndrom einordnen zu können.

Hinweise für die Richtigkeit seiner These sieht Recktenwald im „Spätparkinsonismus", in den geschilderten Wutanfällen, die von „Zwangsideen und von einem Iterativ-Denken" häufig begleitet waren, und schließlich auch in den Schlafstörungen Hitlers. Alle diese von Recktenwald aufgezählten psychischen Erscheinungen konnten allerdings, sieht man von den Wutanfällen ab, durch die eingehende Befragung der Hitler lange Jahre betreuenden Ärzte durch amerikanische Offiziere nicht bestätigt werden, weshalb Wolfgang de Boor, der die bisher vollständigste Analyse aller psychischen Phänomene Hitlers vorlegte, zu der Überzeugung kam, daß „eine postenzephalitische Charakterveränderung bei Hitler auszuschließen ist." Für Gibbels blieb dennoch die Frage offen, ob es nicht denkbar wäre, in „Hitlers jugendlichem Verhalten das Urbild eines vom Unholdstadium der Jugendform des epidemisch-enzephalitischen Folgezustandes befallenen Menschen zu sehen und von einem prozeßhaften psychotischen Geschehen zu sprechen, in dessen Gefolge auch eine der *moral insanity* gleiche Charakterverderbnis mit krankhaftem Mangel an sittlicher Urteilskraft, absolutem Egoismus, Gefühlskälte und hochgradiger Skrupellosigkeit ihren Platz findet." Bei einer solchen Überlegung wird nicht von einem seit der Jugend vorhandenen organischen Psychosyndrom, sondern von der außerordentlich komplexen, mit zahlreichen abnormen Zügen ausgestatteten Primärpersönlichkeit Hitlers ausgegangen und der Versuch unternommen, durch einen Vergleich der uns zur Verfügung stehenden Unterlagen aus der prämorbiden, also vor Beginn seiner Parkinson-Krankheit liegenden Lebensphase mit Indizien aus den letzten vier Lebensjahren auf eine eventuelle krankheitsbedingte „Zuspitzung" bestimmter primärpersönlicher Charaktereigenschaften schließen zu können. Derartige Akzentuierungen von primärpersönlichen Zügen, die dann zu Persönlichkeitsveränderungen führen, sind ja wiederholt bei Parkinson-Kranken unterschiedlicher Ätiologie beschrieben worden.

Faßt man die minuziös durchgeführte Analyse von Ellen Gibbels zusammen, dann kann bei Hitler bestenfalls ein vager Verdacht auf ein organisches Psychosyndrom im Sinne einer „Zuspitzung" einiger primärpersönlicher Züge ausgesprochen werden. Diese Schlußfolgerung findet durch den bekannten schweizerischen Historiker und Politiker Carl J. Burckhardt ihre Bestätigung, der nach der Lektüre der „Bormann-Diktate", also von Hitlers politischem Testament, von einer „wunderlichen Faszination" sprach und beim Vergleich dieser Diktate mit dem Eindruck, den er anläßlich einer persönlichen Begegnung mit Hitler im Jahre 1939 gewann, zu der in mehrerer Hinsicht bemerkenswerten Feststellung kam: „Am Anfang und am Ende der genau gleiche Mann, dasselbe Gehirn." Hitlers politische und militärische Entscheidungen dürften somit durch Persönlichkeitsveränderungen, wie sie bei Parkinson-Kranken sehr wohl beschrieben wurden, während der letzten vier Kriegsjahre mit fast an Sicherheit grenzender Wahrscheinlichkeit nicht beeinflußt worden sein. Der da und dort gelegentlich ausgesprochene Verdacht, er wäre zumindest während seiner letzten Lebensmonate nur noch begrenzt zurechnungsfähig gewesen, muß deshalb in die von de Boor gezogene forensische Schlußfolgerung abgeändert werden, wonach auch für die letzte Lebensphase Hitlers „weder Anhaltspunkte für eine Beeinträchtigung der strafrechtlichen Verantwortlichkeit noch der Geschäfts- und Testierfähigkeit" ausfindig gemacht werden können.

Ein Psychogramm Hitlers

Lust am Töten

Die zweifellos hervorstechendste Charaktereigenschaft Hitlers war sein nekrophiler Charakter, den Erich Fromm als „das leidenschaftliche Angezogenwerden von allem, was tot, vermodert, verwest und krank ist; die Leidenschaft, das, was lebendig ist, in etwas Unlebendiges umzuwandeln; zu zerstören um der Zerstörung willen" definierte. Die Objekte seines Destruktionstriebes waren Städte und Menschen, und der extremste Ausdruck seiner Zerstörungswut um der Zerstörung willen war sein Dekret „Verbrannte Erde" vom September 1944, mit dem er im Falle einer Okkupation deutschen Bodens durch den Feind ganz Deutschland einer grauenvollen Vernichtung preisgeben wollte, wie Speer 1970 im Detail ausführte: „Nicht nur die Industrieanlagen, die Gas-, Wasser- und Elektrizitätswerke, die Telefonzentralen sollten vollständig zerstört werden, sondern alles, was sonst zur Aufrechterhaltung des Lebens notwendig sei: die Unterlagen für die Lebensmittelkarten, die Akten der Standes- und Einwohnermeldeämter, die Aufstellungen der Banknoten; ferner sollten die Lebensmittelvorräte vernichtet, die Bauernhöfe niedergebrannt und das Vieh getötet werden. Selbst von den Werken der Kunst sollte nichts erhalten bleiben: die Baudenkmäler, die Schlösser, Burgen und Kirchen, die Theater und Opernhäuser waren ebenfalls zur Zerstörung vorgesehen."

Wie Henry Picker schrieb, zeigte sich Hitlers Destruktivität auch in seinen unmenschlichen Plänen für das weitere Schicksal des besiegten Polens: Die Polen sollten kulturell „kastriert" werden und lediglich als billige Arbeitssklaven ihr Leben fristen. Die ersten menschlichen Objekte, die seinem Vernichtungsdrang zum Opfer fielen, waren unheilbar Kranke. Eine weitere frühzeitige destruktive Rachehandlung war der Meuchelmord an Ernst Röhm und mehr als hundert anderen SA-Führern. Die zentrale Rolle in seiner Zerstörungswut nahmen jedoch die Juden und die slawischen Völker ein, wobei in seinem Judenhaß noch ein anderes nekrophiles Element seines Charakters mitspielte, nämlich der von Lanz von Liebenfels und anderen „Rassehygienikern" übernommene Gedanke, daß die Juden arisches Blut vergifteten. Diese Angst vor Vergiftung, Beschmutzung oder Ansteckung mit gefährlichen Krankheitserregern nimmt in der Phantasie eines nekrophilen Menschen einen breiten Raum ein und manifestierte sich bei Hitler in Form seines Waschzwanges und in seiner Überzeugung, daß die Syphilis die „wichtigste Lebensfrage der Nation" sei. Der Kulminationspunkt seiner nekrophilen blinden Zerstörungssucht war mit seinem eigenen Ende erreicht, das mit dem Tod seiner Frau einherging und, wenn es nach ihm gegangen wäre, mit dem Tod aller Deutschen und der totalen Zerstörung ihres Lebensraumes einhergehen hätte müssen.

Wenn Hitlers extrem ausgeprägte Destruktivität lange Zeit hindurch weder von den eigenen Landsleuten noch von den meisten ausländischen Staatsmännern und Politikern wahrgenommen wurde, dann beruhte dies einerseits auf der Verdrängung seiner Destruktivität durch Rationalisierungen jeder Art, die seinen Vernichtungsbefehlen edle Absichten und heilige Pflichten unterschoben, andererseits auf seinen blendend gespielten Rollen als vollendeter Lügner und brillanter Schauspieler. Diese Verlogenheit und Treulosigkeit sowohl im menschlichen als auch im politischen Bereich war eine seiner besonders abstoßenden Charaktereigenschaften. Wie das Beispiel der Meuchelmorde in der „Nacht der langen Messer" zeigte, verschonte er auch seine engsten Freunde und treuesten Gefolgsleute nicht, wenn es ihm um einen persönlichen Vorteil ging. Seine unaufrichtige und heuchlerische Handlungsweise betraf auch die katholische Kirche. Er schloß zwar 1933 mit ihr das Konkordat, plante aber gleichzeitig für sie schon damals eine „Endlösung" zu einem späteren Zeitpunkt: „Es wird der Augenblick kommen, da ich mit ihnen abrechne ohne langes Federlesen ... Jedes Jahrhundert, das sich mit dieser Kulturschande weiterhin belastet, wird von der Zukunft gar nicht mehr verstanden werden. Wie der Hexenwahn beseitigt werden mußte, so muß auch dieser Rest beseitigt werden." Aber auch die gesamte Außenpolitik Hitlers war einzig und allein auf Betrug und Täuschung ausgelegt, wofür die Münchner Konferenz vom September 1938 ein trauriges Beispiel darstellt.

SADISMUS UND KRANKHAFTE EIGENLIEBE

Neben der Nekrophilie und Destruktivität Hitlers bildet der sadomasochistische autoritäre Charakter, den Fromm bereits 1941 sehr treffend beschrieben hat, ein besonderes Kennzeichen seines Wesen. Er bestimmte nicht nur weitgehend seine sexuellen Beziehungen zu Frauen, sondern zeigte sich in abstoßender Weise auch an vielen anderen Beispielen. So berichtete Helmut Krausnick von einer Bemerkung Hitlers nach einer Parteiversammlung, die seinen ganzen sadistischen Judenhaß beleuchtet: „Hinaus sollten sie aus allen Berufen und ins Ghetto, eingepfercht irgendwo, wo sie verrecken könnten, wie sie es verdienen, während das deutsche Volk zusähe, so wie man wilde Tiere anstarrt." Ein besonders erschütterndes Beispiel seiner sadistischen Rachsucht stellt die schon erwähnte Reaktion auf die Exekution jener Generäle dar, die in das Attentat vom 20. Juli 1944 involviert waren. Hitler, der den Anblick von Leichen sonst nicht ertragen konnte, befahl, einen Film von der Folterung und Hinrichtung der Generäle und ihrer Leichen, die mit heruntergezogenen Hosen an Fleischerhaken hingen, zu drehen und ihm den Film vorzuführen. Diesen Film sah er sich in der Folge wiederholt mit sadistischer Genugtuung an; als Gipfel der Geschmacklosigkeit stellte er sogar eine Photographie von dieser grausigen Szene auf seinen Schreibtisch.
Dieses verabscheuungswürdige Bild eines sadistischen Menschen kann dadurch nicht gemildert oder gar beschönigt werden, daß er mitunter zwischendurch heuchlerisch sentimentale Gefühlsregungen vortäuschte, indem er etwa den Anblick verwundeter oder getöteter deutscher Soldaten nicht ertragen zu können vorgab, oder daß er, wie mitunter geradezu entschuldigend bemerkt wird, einem Mord oder einer Hinrichtung wie etwa jenem an Röhm und an vielen anderen Kampfgefährten aus den Reihen der SA, die er meuchlings umbringen

ließ, persönlich nicht beiwohnen konnte. Derartige Reaktionen entsprangen nicht echten Gefühlen der Anteilnahme, sondern waren ausschließlich Ausdruck eines phobischen Abwehrmechanismus gegen die eigene Erkenntnis seiner unbeschreiblichen Destruktivität und seiner sadistischen Veranlagung, die er zu verdrängen versuchte. Bei solchen Täuschungsmanövern muß man sich stets vor Augen halten, daß „ein zutiefst destruktiver Mensch oft eine Fassade von Freundlichkeit, Höflichkeit, Liebe zur Familie, zu Kindern und Tieren zeigt, daß er oft von seinen Idealen und guten Absichten spricht" und daß dieses Verhalten leicht zu Fehleinschätzungen eines solchen Menschen führen kann. Wie sein früherer Bewunderer Rauschning schrieb, „konnte Hitler weinen, wenn ihm ein Kanarienvogel einging, doch im selben Augenblick konnte er politische Gegner grausam hinmorden lassen."

Ein weiterer, besonders hervorstechender Charakterzug Hitlers war sein extrem ausgeprägter Narzißmus mit allen typischen Symptomen, die von Fromm so beschrieben wurden: „Er interessiert sich nur für sich selbst, für seine Begierden, seine Gedanken, seine Wünsche; er redet endlos über seine Ideen, seine Vergangenheit, seine Pläne; die Welt interessiert ihn nur, soweit sie Gegenstand seiner Pläne und Begierden ist; andere Menschen spielen für ihn nur eine Rolle, soweit sie seinen Zwecken dienen oder dafür benutzt werden können; er weiß immer alles besser als alle anderen. Diese Sicherheit bezüglich der Richtigkeit der eigenen Ideen und Pläne ist ein typisches Kennzeichen eines intensiven Narzißmus."

Es gibt Schilderungen von Zeitzeugen, die das Vollbild eines solchen Narzißmus bei Hitler eindrucksvoll illustrieren, etwa wenn „Putzi" Hanfstaengl das Verhalten Hitlers beim Anhören einer Bandaufnahme von einigen seiner Reden beschrieb: „Hitler warf sich dann in einen großen Morris-Sessel und genoß seine eigene Stimme gleichsam in einer Art Vollnarkose – ein Ebenbild des in sich tragisch verliebten griechischen Jünglings, der in Bewunderung seines eigenen Spiegelbildes auf der Wasseroberfläche den Tod in den Wellen findet." Diese krankhafte Eigenliebe zeigte sich schon während seiner Haft auf der Festung Landsberg, wo der Gefängnispädagoge von seiner „Primadonnen-Eitelkeit" sprach. Auch seine spätere begeisterte Hingabe an Bayreuth diente weniger dem Kult Richard Wagners, wie er stets vorgab, sondern vielmehr einem narzißtisch geprägten Kult der eigenen glanzvollen Selbstdarstellung vor den Festspielgästen, die ihm wie einem siegreichen Triumphator in ehrfurchtsvoller Ergebenheit ihre Huldigung entgegenbrachten. Wie wenig ihm wirklich an der Bedeutung Bayreuths gelegen war, zeigt nach de Boor „sein Befehl zur Hinrichtung des Gauleiters Wächtler im März 1945, als dieser zur Erhaltung der Kunstschätze und der baulichen Denkmäler dieser Stadt den amerikanischen

Truppen eine kampflose Übergabe anbot." Dieses Verhalten Hitlers entspricht vollkommen dem von Nietzsche geäußerten Gedanken, wonach jedes große Talent einem Vampir ähnele und deshalb dessen visionäre Welt oft einem Ruinenfeld menschlicher Existenzen und Hoffnungen gleiche. So fühlte sich auch Hitler, „völlig mit der Regie seines gigantischen Theaters beschäftigt, in welchem die Menschen für ihn lediglich Schauspieler und Statisten waren, die den Plänen des Regisseurs zu gehorchen hatten oder sich in den Tod schicken lassen mußten." Nur der so extrem ausgebildete Narzißmus eines Menschen mit zutiefst destruktivem Charakter kann ohne jedes Aufkommen eines Schuldgefühls geradezu selbstmörderische Entscheidungen zur Erreichung eines visionären Zieles erklären, wie sie Hitler während des Rußlandfeldzuges traf, und die von Joachim C. Fest als „Strategie des grandiosen Unterganges", als „alles übergreifender Katastrophenwillen" bezeichnet wurden.

In allen Biographien ist von Hitlers unbeugsamem Willen die Rede – und auch er selbst war felsenfest davon überzeugt, daß dies einer seiner stärksten Trümpfe war. Erich Fromm war der erste, der darauf hinwies, daß das, „was Hitler als seinen Willen bezeichnete, nichts anderes war als seine Leidenschaften, die ihn anfeuerten und die ihn unbarmherzig antrieben, sie zu realisieren." Auch Albert Speer meinte, sein Wille sei so „unbeherrscht und ungehobelt" gewesen wie der eines sechsjährigen Kindes. Man müßte demnach korrekter sagen, daß Hitler von seinen Impulsen getrieben worden und nicht fähig gewesen ist, eine Frustration hinzunehmen. Wie wenig echte Willenskraft er besaß, bewies er schon als Jugendlicher. Er war ein Müßiggänger ohne jede Spur von Selbstdisziplin, der selbst in der kritischen Phase nach seiner Ablehnung von der Kunstakademie in Wien nicht die Kraft aufbrachte, Versäumtes durch verstärkte Anstrengungen nachzuholen und dadurch noch sein Traumziel, Architekt zu werden, erreichen zu können. Wäre ihm die politische Situation nach dem Ersten Weltkrieg nicht zustatten gekommen, hätte er sich vermutlich weiter treiben lassen und sich mit einem bescheidenen Dasein zufriedengegeben.

Hitlers eigentliche Willensschwäche zeigte sich auch später in seinem auffallenden Zögern und Zweifeln, sobald man von ihm einen Entschluß erwartete, wie das Beispiel des gescheiterten Putschversuches im Bürgerbräukeller zu München bezeugt. Er neigte vielmehr stets dazu, die Dinge an sich herankommen zu lassen, weil es dann hinfällig wurde, eine Entscheidung treffen zu müssen. Um den scheinbaren Widerspruch zwischen dieser Unentschlossenheit als Ausdruck eines schwachen Willens und der unerschütterlichen Entschlossenheit, unter Einsatz seines „eisernen Willens" ein Ziel zu erreichen, auflösen zu können, muß man sich über die unterschiedlichen Begriffe des „rationalen" und des „irrationalen" Willens im klaren sein. Unter rationalem Willen versteht

Erich Fromm „die energische Anstrengung, ein rational wünschenswertes Ziel zu erreichen: hierzu gehört Wirklichkeitssinn, Disziplin, Geduld und die Überwindung des Sichtreibenlassens." Demgegenüber verkörpert der irrationale Wille „ein von der Energie irrationaler Leidenschaften genährtes Streben, dem die Eigenschaften abgehen, die dem rationalen Willen unentbehrlich sind." Wendet man diese psychologische Erkenntnis auf Hitler an, dann kommt man zu dem Ergebnis, daß er in der Tat einen sehr starken Willen besaß, wenn man darunter den irrationalen Willen versteht; sein rationaler Willen hingegen war äußerst schwach entwickelt.

Eine andere Eigenschaft Hitlers war sein gestörter Wirklichkeitssinn. Sein mangelnder Kontakt mit der Realität zeigte sich schon in seiner Jugend, denn sein Wunschtraum, Künstler zu werden, hatte herzlich wenig mit der Wirklichkeit zu tun. Auch die Menschen, mit denen er zu tun hatte und die für ihn meist nur Werkzeuge in seiner Hand waren, waren für ihn kaum jemals real. Man darf sich aber deshalb nicht vorstellen, daß er ausschließlich in einer Welt der Phantasie lebte – wenn es sein mußte, besaß er sogar einen bemerkenswerten Wirklichkeitssinn, etwa, wenn es um die richtige Einschätzung der jeweiligen Motivation seiner Gegner ging. Andererseits zeigte Hitler bei seinen strategischen Plänen, daß ihm jeder Wirklichkeitssinn fehlte und er deshalb einer objektiven Einschätzung der Lage nicht fähig war. Percy Ernst Schramm, der sich mit diesem Problem besonders eingehend befaßte, meinte deshalb auch, daß Hitlers Strategie eine „Prestige- und Propaganda-Strategie" gewesen sei und er infolge seines Mangels an Wirklichkeitssinn sich auch gar nicht bewußt gewesen wäre, daß Kriegsführung und Propaganda ganz unterschiedlichen Gesetzen und Prinzipien unterliegen. Besonders gegen Kriegsende bewegten sich seine Überlegungen nur noch in einer irrealen Welt, so daß selbst der ihn uneingeschränkt bewundernde und ihm sklavisch ergebene Joseph Goebbels den Eindruck gewann, „als lebte Hitler in den Wolken."

Ein grundlegender Charakterzug Hitlers war weiters sein stark ausgeprägtes Mißtrauen, das schon Ende der dreißiger Jahre dem schweizerischen Hochkommissar des Völkerbundes für die freie Stadt Danzig, dem schon erwähnten Carl J. Burckhardt, aufgefallen war: „Er mißtraut allem und jedem, wirft jedem vor, mit seinem Feind in Kontakt zu stehen oder gerade dabei zu sein, zu diesem überzulaufen." Dieses extreme Mißtrauen verstärkte wohl auch seine schon aus der Jugendzeit bekannte Kontaktschwäche, die ihm bis zu seinem Lebensende treu blieb.

Zu den ebenfalls festverankerten Eigenheiten von Hitlers Charakter zählten seine starke Reizbarkeit sowie sein Hang zu heftigen, mitunter geradezu explosiven Affektausbrüchen – klassische Symptome einer außerordentlich niedrigen Frustrationstoleranz. Seine oft zitierten Wutanfälle haben vor allem im Ausland zu einer weitverbreiteten Klischeevorstellung beigetragen, denen zufolge Hitler ständig wütend war, fortwährend brüllte und nicht imstande war, seine Wutanfälle zu beherrschen.

Dieses Klischeebild entspricht jedoch nicht der Wahrheit. Seine Wutanfälle konnten zwar, besonders gegen Kriegsende, äußerst heftig sein, waren aber doch eher die Ausnahme. Zeitzeugen berichteten übereinstimmend, daß er in der Regel höflich, zuvorkommend und liebenswürdig war und daß seine Wutausbrüche von ihm häufig nur dazu benützt wurden, seine Gesprächspartner einzuschüchtern und zur Aufgabe ihres Widerstandes zu bewegen. In diesem Sinne äußerte sich Albert Speer, als er sagte: „Manche hysterisch wirkenden Reaktionen, über die berichtet wird, dürften auf solche Schauspielerei zurückzuführen sein." Sah er ein, daß sein Gegenüber durch einen inszenierten Wutanfall nicht kapitulationswillig wurde, dann konnte er sein wütendes Gebaren sofort unter Kontrolle bringen, wie Alan Bullock dies mit einer Szene zwischen Hitler und Guderian glaubhaft illustrierte: „‚Mit zorngeröteten Wangen, mit erhobenen Fäusten stand der am ganzen Leibe zitternde Mann vor mir, außer sich vor Wut und völlig fassungslos. Er überschrie sich dabei, seine Augen quollen aus ihren Höhlen, und die Adern an seinen Schläfen schwollen.' Als der General-

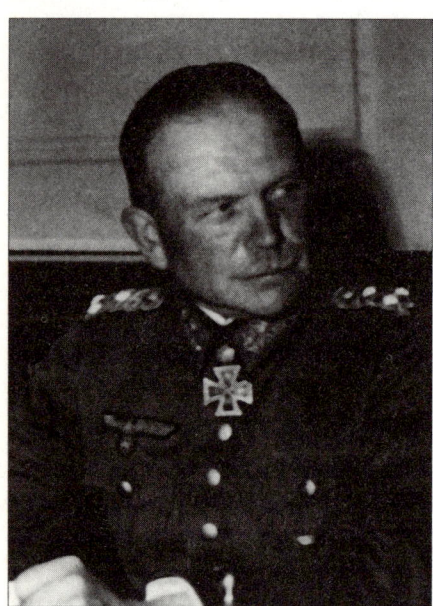

Generaloberst Heinz Guderian (1888–1954) wurde im März 1945 von Hitler verabschiedet.

oberst dennoch auf seiner Meinung beharrte, lächelte Hitler plötzlich liebenswürdig und bat Guderian: ‚Bitte, fahren Sie in Ihrem Vortrag fort. Der Generalstab hat heute eine Schlacht gewonnen.' "

Es wurden bisher primärpersönliche Charaktereigenschaften angeführt, die uns Hitler als einen nekrophilen, destruktiven, introvertierten, extrem narzißtischen, sadomasochistischen, wirklichkeitsfremden, kontaktarmen, und undisziplinierten Menschen schilderten. Um eine Gestalt wie Hitler jedoch objektiv und emotionsfrei darzustellen, ist es auch notwendig, auf seine Talente, seine Begabungen und seine Fähigkeiten einzugehen, denen er seine spektakulären Erfolge und seinen Aufstieg von einem außenseiterischen Einzelgänger ohne jede berufliche Ausbildung zum mächtigsten Mann Europas innerhalb von nur zwei Jahrzehnten verdankte. Unter Hitlers Begabungen war seine Kunst, andere Menschen zu beeindrucken und zu überzeugen, ohne Zweifel die bedeutsamste. Sucht man nach den Gründen für seine enorme Gabe der Beeinflussung von Menschen, die ihn von anderen erfolgreichen Demagogen seiner Zeit unterschied, dann stößt man zunächst auf seine ungewöhnliche Begabung als politischer Redner, die mit einem ausgeprägten schauspielerischen Talent verknüpft war. Diese enorme rhetorische Fähigkeit bildete das wichtigste Instrument auf dem Weg zur Macht, und seine politische Begabung war es, einige wenige Themen den besonderen Umständen seiner Zeit aufzuprägen und mit einer Art von pseudoreligiösem Mythos zu umgeben. Mit seinen kalten, durchdringenden Augen, die auf viele seiner Zuhörer eine geradezu magnetische Wirkung ausübten, und mit der unerschütterlichen Sicherheit, mit der er seine Thesen vortrug, mußte er in einer gesellschaftspolitisch so unsicheren Zeit wie im Deutschland der zwanziger Jahre eine höchst attraktive Figur gemacht haben und vielen geradezu als ein Erlöser erschienen sein. Dieses unbestimmte Gefühl bei den Massen verstand er denn auch taktisch geschickt durch gezielte Anlehnung an die Formeln der christlichen Liturgie zu vertiefen, wenn er etwa sagte: „Ich bin aus dem Volk gekommen. In fünfzehn Jahren habe ich mich aus diesem Volk langsam mit dieser Bewegung emporgearbeitet. Ich bin nicht von jemand eingesetzt worden über dieses Volk. Aus dem Volk bin ich gewachsen, im Volk bin ich geblieben, zum Volk kehre ich zurück." Diese prophetischen Worte waren für ihn nicht nur leerer Schall, sondern entsprangen seiner narzißtisch geprägten Überzeugung von der „politischen Johannes-Natur". Zunächst glaubte er nur, Verkünder eines späteren Messias zu sein, doch ab dem Jahre 1924 fühlte er sich mehr und mehr selbst als dieser „Auserwählte" eben als „der Führer".

Eine andere Begabung war sein Talent, komplizierte Dinge vereinfacht darzustellen. Dessen war er sich auch voll bewußt, wenn er erklärte: „Unsere Probleme erschienen kompliziert. Das deutsche Volk konnte nichts mit ihnen anfangen. Unter diesen Umständen zog man es vor, sie den Berufspolitikern zu überlassen. Ich dagegen habe die Probleme vereinfacht und sie auf die einfachste Formel gebracht. Die Masse erkannte dies und folgte mir." Daß er sich dabei Tatsachen aussuchte, die seinen Thesen dienten, und sie mit Dingen, die nichts damit zu tun hatten, in Verbindung brachte, um aus diesem Gemenge einleuchtende Argumente zu formulieren, blieb dem Großteil der unkritischen Masse natürlich verborgen.

Hervorzuheben ist bei Hitler auch sein ungewöhnliches Gedächtnis, von dem Percy Ernst Schramm unter anderem schrieb: „Eine Eigenschaft Hitlers, die alle – auch die ihm nicht Verfallenen – immer aufs neue verblüfft hat, war sein stupendes Gedächtnis, das auch Unwesentliches exakt festzuhalten vermochte und alles aufstapelte, was jemals in seinen Gesichtskreis getreten war." Wenn seine Generäle immer wieder tief beeindruckt waren von seinen „gründlichen Kenntnissen" auf militärischem Gebiet, so handelte es sich auch hier nur um Leistungen seines ungewöhnlichen Gedächtnisses für Zahlen und technische Details; ähnliches gilt auch für die Bewertung von Hitlers Belesenheit und Allgemeinwissen, dem von manchen Biographen unverhohlene Bewunderung gezollt wird. Wenn man auch den von Henry Picker aufgezeichneten „Tischgesprächen" entnehmen kann, daß er in der Tat ein eifriger, ja unersättlicher Leser gewesen sein muß und aufgrund seines immensen Gedächtnisses eine Fülle von Tatsachen behalten konnte, so entlarven ihn gerade diese oft zitierten „Tischgespräche" als einen zwar begabten, im Grunde jedoch nur halbgebildeten Mann ohne feste Grundlage auf irgendeinem Teilgebiet. Durch seine Intelligenz verstand er es aber, die bei oberflächlicher Lektüre erworbenen Teilinformationen, die in seinem Gedächtnis haften geblieben waren, so geschickt in die Gespräche einzustreuen, daß er ein Wissen in einem breitgefächerten Themenbereich vorzutäuschen imstande war. Seinem Charakter entsprechend, mied er beim Lesen alles, was seinen Vorstellungen, Visionen und Vorurteilen widersprochen hätte, so daß er eigentlich nicht las, um sich ein größeres Wissen zu erwerben, sondern, wie Ernst Fromm sich ausdrückte, „um neue Munition zu sammeln für seine Leidenschaft, andere und sich selbst zu überzeugen ... Hitler war nicht jemand, der sich selbst gebildet hat, sondern er war ein Halbgebildeter, und die ihm fehlende Hälfte der Bildung war das Wissen darüber, was Wissen ist." Bei seinem narzißtischen Charakter, der sich stets nur in der Rolle des Unfehlbaren und Allwissenden gefiel, fiel es ihm auch schwer, eine Unterredung mit Menschen zu führen, die ihm ebenbürtig oder gar überlegen waren, weil dabei allzu leicht das Scheingebäude seines aufgeblasenen Wissens zum Einsturz gebracht werden konnte. Einzige Ausnahme bildeten Architekten, mit denen er sich gerne unterhielt, wie es sich ja bei der Architektur offenbar um das einzige echte Interesse im Leben Hitlers handelte. Daß sein Geschmack in der Architektur – so wie auf anderen Gebieten der Kunst – seinem gefühlsarmen, primitiven Grundcharakter entsprechend ebenfalls primitiv und glatt war, nimmt kaum wunder.

Bei all den Begabungen und Talenten Hitlers war sein kometenhafter Aufstieg zur Macht dennoch nicht denkbar ohne die hydraulische Schubkraft einer grandiosen Propagandaleistung, die den Massen immer wieder glaubhaft machen konnte, daß eine permanente Bedrohung des „Führers" und jedes einzelnen Volksgenossen bestünde, die immer von den gleichen dunklen Mächten, also den Juden, den Bolschewisten und dem plutokratischen Westen, ausginge und nur durch einen eisern entschlossenen Führer abgewendet werden könnte. Der „Führer" wurde so zu einem Idol, das den Massen nicht nur aufoktroyiert, sondern von ihnen auch mitgeschaffen wurde. Der Aufstieg Hitlers zur absoluten Macht ist deshalb kaum vorstellbar ohne die damalige Anfälligkeit vieler deutscher und später auch österreichischer Staatsbürger für seine Ideologie: Judenhaß, Wiederherstellung einer deutschen Großmacht und Ausdehnung des deutschen „Lebensraumes" nach Osten. Wie Joseph Stern in seiner interessanten Analyse wohl richtig feststellte, bildeten die Persönlichkeit Hitlers und die willige Aufnahmebereitschaft der Volksmassen für seine zugegebenermaßen in dämonisch-verführerischen Reden vorgestellten, stark vereinfachten und auf wenige plakative Elemente reduzierten Feindbilder eine feste, sich wechselseitig befruchtende Einheit. Ähnlich beurteilte dies auch Speer, wenn er meinte, daß „auch die Umgebung Hitlers Schuld daran hatte, daß er letzten Endes immer mehr von seinen übermenschlichen Eigenschaften überzeugt wurde und daß selbst eine beherrschtere und bescheidenere Persönlichkeit als Hitler durch die unentwegten Hymnen, den ständig hereinprasselnden Beifall in Gefahr gekommen wäre, alle Maßstäbe der Selbstbeurteilung zu verlieren." Wenn Binion darauf hinwies, daß „Hitlers unheimliche persönliche Macht über die Deutschen darauf beruhte, daß er seine private traumatische Wut über die Kapitulation 1918 mit dem nationalen traumatischen Bedürfnis in Einklang brachte", dann ist doch, wie Thomas Aich mit Recht betonte, für die Entstehung einer Massenhypnose bzw. eines Massenwahns immer noch der „Massenmensch" unabdingbare Voraussetzung. Ein solcher Massenmensch ist „ein kritikschwacher, ideologieanfälliger, emotional labiler Menschentypus, der sich im Zuge der Industrialisierung aus den traditionellen Bindungen gelöst hat und besonders in wirtschaftlichen Krisenzeiten zur Stabilisierung seines ‚Ichs' der starken Psychodroge bedarf, wie Hitler sie ihm spendete."

Da alle psychoanalytischen und tiefenpsychologischen Konzepte nur einen theoretischen Entwurf vom Charakter und der im höchsten Grade eigenartigen Persönlichkeit Hitlers bieten können, soll hier die ungewöhnlich farbig geschilderte und von außergewöhnlichem psychologischem Einfühlungsvermögen geprägte Darstellung des französischen Botschafters André François-Poncet, der von 1931 bis 1938 in Berlin akkreditiert war und Hitler aus nächster Nähe kennenlernte, wiedergegeben werden. Ein Auszug aus seinen 1949 erschienen Memoiren über Hitler, der der Monographie de Boors entnommen ist, liefert uns ein plastisches Bild dieses unheimlichen Menschen, entworfen mit den Augen eines Zeitzeugen von außergewöhnlicher Beobachtungsgabe: „Ein Mann wie Hitler läßt sich nicht auf eine einfache Formel bringen ... Ich persönlich kannte an ihm drei Gesichter, die drei Aspekten seiner Natur entsprachen: Das erste war von tiefer Blässe und zeigte verschwommene Züge, eine trübe Gesichtsfarbe. Ausdruckslose, ein wenig vorstehende Augen, die traumverloren blickten, gaben ihm etwas Abwesendes, Fernes: ein undurchsichtiges Gesicht, beunruhigend wie das eines Mediums oder eines Nachtwandlers. Das zweite war angeregt, von lebhafter Farbe, leidenschaftlich bewegt. Die Nasenflügel bebten, die Augen schossen Blitze, Heftigkeit lag darin, Wille zur Macht, Auflehnung gegen jeden Zwang, Haß für den Gegner, zynische Verwegenheit, wilde Energie, bereit, über alles hinwegzusehen: ein Gesicht, von Sturm und Drang gezeichnet, das Gesicht eines Rasenden. Das dritte war das eines alltäglichen Menschen, der naiv, bäuerlich, plump, gewöhnlich, leicht zu ergötzen ist, der in lautes Lachen ausbricht und sich dabei auf die Schenkel schlägt: ein Gesicht, wie man ihm häufig begegnet, ohne bestimmten Ausdruck, eines jener tausend und abertausend Gesichter, wie man sie auf der weiten Ebene findet. Wenn man mit Hitler sprach, erlebte man manchmal nacheinander diese drei Gesichter.

Zu Beginn der Unterhaltung schien er nicht zuzuhören, nicht zu verstehen. Er blieb gleichgültig und wie abwesend. Man hatte einen Menschen vor sich, der stundenlang in seltsame Betrachtungen versunken blieb und der nach Mitternacht, wenn seine Genossen ihn verlassen hatten, wieder in langes, einsames Nachsinnen verfiel, der Führer, dem seine Mitarbeiter Unentschlossenheit, Schwäche und schwankendes Wesen vorwarfen ... Und dann plötzlich, als habe eine Hand auf einen Knopf gedrückt, stürzte er sich in eine heftige Rede, sprach mit erhobener Stimme, erregt, zornig, mit überstürzter Beweisführung, wortreich, geißelnd, mit rauher Stimme, rollendem R, einer Stimme, die holprig klang wie die eines Tirolers aus den hintersten Bergtälern. Er donnerte und tobte, als spräche er vor Tausenden von Zuhörern. Dann wachte der Redner in ihm auf, der große Redner lateinischer Tradition, der Tribun, der im Brustton der Überzeugung sprach, der sich instinktmäßig aller rhetorischen Figuren bedient, mit Meisterschaft alle Register der Beredsamkeit zieht, der vor allem in der beißenden Ironie und Schmähung kaum seinesgleichen kennt; und dies ist für die Masse etwas unerhört Neues, weil ja in Deutschland die politische Beredsamkeit im allgemeinen eintönig und langweilig ist. Wenn Hitler sich so in einen Vortrag oder in eine Schmährede stürzte, durfte man nicht daran denken, ihn zu unterbrechen oder ihm zu widersprechen. Zornsprühend hätte er den Unvorsichtigen, der dies gewagt, niedergeschmettert, wie er Schuschnigg oder Emil Hacha niederdonnerte, die versuchten, ihm Widerstand zu zeigen. Das dauerte eine viertel, eine halbe oder dreiviertel Stunde. Dann plötzlich versiegte der Strom, schien erschöpft. Man hätte glauben können, seine Akkumulatoren seien abgelaufen. Er wurde stumpf und schlaff. Das war der Augenblick, Einwendungen zu erheben, ihm zu widersprechen, eine andere Auffassung zu vertreten, denn dann empörte er sich nicht mehr, er schwankte, begehrte, die Sache zu überdenken, und schob seine Entschlüsse auf. Und wenn man dann ein Wort finden konnte, das ihn bewegte, einen Scherz, der ihn vollends entspannte, schwanden die schweren Falten auf seiner Stirn, und ein Lächeln erhellte seine finsteren Züge.

Aufgrund dieser Erregungs- und Depressionszustände, dieser Krisen, die ihn – wie seine Umgebung erzählte – befielen und von der schlimmsten Zerstörungswut bis zum Jammern eines getroffenen Tieres gingen, erklären ihn die Psychiater als einen periodisch Tobenden; andere sehen in ihm den Typus eines Paranoikers. Sicher ist, daß er nicht normal war. Er war von krankhaftem Wesen, das man als wahnsinnig bezeichnen kann, eine Gestalt, wie sie Dostojewski zeichnete, ein ‚Besessener‘. Wenn ich, entsprechend den Lehren Taines, den Hauptzug seines Charakters, seine dominierende Eigenschaft hervorheben müßte, so denke ich zuerst an seinen Hochmut und Ehrgeiz. Aber richtiger wäre es wohl, einen Ausdruck aus der Sprache Nietzsches zu gebrauchen, den er übrigens selbst oft anwandte: Wille zur Macht ... Die Macht, er wollte sie für sich, aber auch für Deutschland, er war eins mit ihm ... Von Jugend auf war er chauvinistisch und Anhänger der großdeutschen Idee. Er litt in seinem eigenen Fleisch die Leiden und Erniedrigungen des Landes, das er als sein eigenes Vaterland betrachtete. Er schwor, sich zu rächen, indem es räche ... Da der Wille zur Macht seiner Natur nach auf Eroberung und Krieg gerichtet ist, versuchte er, den Staat zu einem Militärstaat, einem Polizeistaat, einer Diktatur zu machen ... Der Machtwille jedoch ist nie zu stillen. Er wächst ständig über sich hinaus, denn allein im Handeln findet er Beglückung. Deshalb befriedigte es Hitler nicht, das Dritte Reich zu schaffen und die Ketten des Versailler Vertrages zu sprengen. Er wollte das ‚Großreich‘ in Europa aufrichten ... und wäre es ihm gelungen, so hätte er an Nord- und Südamerika die Hand gelegt ... Hitlers Phantasie war wildromantisch. Er nährte sie mit Elementen, die er hier und da zusammengelesen hatte. Er war nicht ohne Bildung, aber es war die schlecht verdaute Bildung eines Autodidakten. Er besaß die Gabe, die Dinge auf einen Nenner zu bringen und sie zu vereinfachen, was ihm das begeisterte Lob seiner Bewunderer eintrug.

Aus den Schriften von Houston Steward Chamberlain, Nietzsche, Spengler und vielen anderen stieg schließlich vor seinem Geist das Traumgebilde eines Deutschland auf, das die Größe des alten Heiligen Römischen Reiches deutscher Nation wieder aufrichten sollte für ... eine Herrenrasse, die auf gesunder bäuerlicher Grundlage ruht, von einer Partei geführt, die eine politische Elite darstellt, eine Art Ritterschaft. Nachdem diese Herrenrasse für immer die Welt von dem jüdischen Gift, in dem seiner Ansicht nach alle anderen Gifte enthalten sind – das Gift der Demokratie und des Parlamentarismus, das Gift des Marxismus und Kommunismus, das Gift des Kapitalismus und des Christentums – gereinigt hat, würde sie eine neue und positive Religion schaffen, die an Weite und Tiefe jener gleich käme, die das Christentum hervorgerufen hatte. Das waren die Wahnvorstellungen, denen er sich in seinen nächtlichen Träumereien hingab... Manchmal hüllte er seine Träumereien in Wagnerische Harmonien ein. Er hielt sich selbst für einen Helden aus der Welt Wagners, er war Lohengrin, Siegfried und vor allem Parsifal, der die blutende Wunde des getroffenen Amfortas heilt und dem Gral seine Wunderkraft zurückgibt.

Man irrt jedoch, wenn man glaubt, daß dieser Mensch, der in Visionen lebte, nicht auch Sinn für die Wirklichkeit besaß. Er war ein durchaus kalter Realist und ein gründlicher Rechner. Obwohl träge und unfähig, sich einer geregelten Arbeit hinzugeben, wußte er über alles Bescheid, was im Reiche vorging ... Er entgeht also nicht der Verantwortung. Er hat um die schlimmsten Verbrechen und Ausschreitungen gewußt, er hat sie geduldet oder gewollt. Sein Machtwille wurde durch gefährliche geistige Fähigkeiten unterstützt: eine außerordentliche Hartnäckigkeit, grenzenlose Verwegenheit, eine plötzliche und unerbittliche Entschlußkraft, rasches Erfassen, ein inneres Gefühl, das ihn vor Gefahren warnte und ihn mehr als einmal vor gegen ihn geschmiedeten Komplotten schützte ... Zu seiner Heftigkeit und Brutalität traten List, Heuchelei und eine Veranlagung zur Lüge. Wenn er auf seinen Weg zurückblickte, an den wundersamen Aufstieg, der ihm eine Macht verliehen hatte, wie sie vor ihm kein Kaiser besessen, so war er der Überzeugung, daß die Vorsehung ihn schütze und unüberwindlich mache. Er, der Ungläubige, der Feind des Christentums, hielt sich für den Auserwählten des Allmächtigen, auf den er sich mehr und mehr in seinen Reden berief ... Er überschätzte seine Person und sein Land, und in vollständiger Unkenntnis des Auslandes unterschätzte er seine russischen und angelsächsischen Gegner. Er hielt sich schließlich für ein strategisches Genie und wollte es Friedrich II. gleichtun und Napoleon übertreffen. Sein Absolutismus, seine Tyrannei wurden ständig schlimmer. Himmler und die Gestapo richteten in seinem Namen eine Schreckensherrschaft im Reich auf ... Man wundert sich darüber, daß das deutsche Volk so lange und so fügsam diesem wahnsinnigen Führer folgte. Um dies zu erklären, genügt es nicht, auf die Angst vor Polizei und Konzentrationslagern hinzuweisen."

Versucht man, auf der Basis dieser brillanten Analyse eines Augenzeugen und auf der Grundlage der diskutierten, von Psychologen, Psychoanalytikern, Tiefenpsychologen und Psychohistorikern erarbeiteten Persönlichkeitsmerkmale ein wahres Bild des Menschen Hitler und seiner Bedeutung für die menschliche Gesellschaft zu entwerfen, dann ist man zunächst mit der Frage konfrontiert, die auch Joachim C. Fest in seiner Biographie an den Anfang seiner Ausführungen stellte: „Die bekannte Geschichte verzeichnet keine Erscheinung wie ihn; soll man ihn ‚groß‘ nennen?" In der Tat vertrat ja John Toland in seiner Biographie die Auffassung, daß Hitler selbst die größten Beweger der Weltgeschichte wie Alexander den Großen oder Napoleon an Bedeutung übertroffen hätte, wenngleich Uwe Bahnsen in der Einleitung zur deutschen Ausgabe dieser Biographie dies etwas relativierte: „Gewiß verursachte in unserer Zeit kein anderer Herrscher den Tod so vieler Menschen. Zugleich aber wurde er weiterhin bewundert und verehrt ... Für die wenigen, die noch immer seine überzeugten Anhänger sind, ist er ein Held, ein gefallener Messias. Für alle anderen aber ist dieser Mann ein ‚Wahnsinniger‘, ein politischer und militärischer Hasardeur, ein rettungslos dem Bösen verfallener Mörder, der seine Erfolge erzielte, indem er sich verbrecherischer Methoden bediente."

Um letzteres zu beweisen oder zu widerlegen, kann nur die forensische Psychiatrie herangezogen werden. Wolfgang de Boor, ein international anerkannter Strafrechtswissenschaftler, hat sich mit seiner ungewöhnlich gründlichen und höchst aufschlußreichen kriminalpsychologischen Studie *Hitler: Mensch, Übermensch, Untermensch* dieser wichtigen Frage angenommen und kam dabei zu bemerkenswerten Ergebnissen, die abschließend in konzentrierter Form gezeigt werden sollen.

HITLER – EIN PSYCHOPATH UND VERBRECHER?

De Boor benützte für seine kriminalpsychologische Untersuchung des Falles Hitler im wesentlichen zwei wissenschaftlich entwickelte Methoden, die unter Heranziehung von verschiedenen charakteristischen Merkmalen eine möglichst objektive Beurteilung der jeweiligen Persönlichkeit hinsichtlich ihrer verbrechertypischen Charaktereigenschaften gestatten, nämlich die Theorie des „sozialen Infantilismus" und das sogenannte „Monoperceptose-Konzept".

Zum Unterschied vom somatischen und psychischen Infantilismus versteht man nach de Boor unter sozialem Infantilismus ein abnormales Verhalten eines Individuums im sozialen Spannungsfeld, das gekennzeichnet ist durch verschiedene Defizite im Bereiche seiner Sozial-Psyche, also der psychischen Kontrollmechanismen seiner sozialen Aktivitäten. Folgt man der Definition von F. Neidhardt, wonach die Sozialisation eines Individuums einen Prozeß darstellt, „durch welchen die in einer Gesellschaft herrschenden Werte, Normen und Techniken des Lebens dem Einzelnen vermittelt und verbindlich gemacht werden", dann lassen sich bei Hitler kaum Defizite nachweisen, die in seiner Kindheit auf die primäre Sozialisation einen unheilvollen Einfluß ausgeübt haben könnten. Bei all den negativen autoritären Zügen des Vaters dürfte gerade er dem Sohn die Normvorstellungen von Gesetz und Ordnung besonders einprägsam vermittelt haben. Aber auch die sekundäre Sozialisationsphase, die vor allem durch die Schule nachhaltig beeinflußt wird, scheint normgerecht gelungen zu sein. Zur Bekräftigung dieser Annahme dient de Boor eine heftige verbale Auseinandersetzung Hitlers mit Bauarbeitern am Beginn seiner Wiener Zeit, bei der er den „nahezu vollständigen Normenkatalog der bürgerlichen Gesellschaft" noch leidenschaftlich verteidigte. Hingegen ist ein charakteristischer Entwicklungsweg während der dritten Sozialisationsphase, in welcher die endgültige Personalisation des Individuums erreicht werden soll und die von Erikson als „psychosoziales" Moratorium bezeichnet wird, nicht nachweisbar. Sein psychosoziales Moratorium zieht sich fast über ein ganzes Jahrzehnt hin und läßt keine Anzeichen erkennen, die auf eine endgültige Formung der Persönlichkeit hindeuten würden. In diesem Zeitabschnitt zwischen 1905 und 1914 gab es jedoch einige Erlebnisse, die für die weitere Entwicklung der Persönlichkeit Hitlers von Bedeutung waren. In diese Zeit fiel – wie bereits geschildert – der Tod seiner Mutter, der ihn, wie der damals behandelnde jüdische Arzt Dr. Bloch noch 1943 im amerikanischen Exil glaubhaft betonte, zutiefst erschütterte und der so ziemlich die einzige echte emotionale Rührung in seinem Leben auslöste. Ein anderes Ereignis mit bleibenden Spuren war sein Scheitern an der Kunstakademie in Wien 1907, das eine lebenslange Abneigung gegen alle erfolgreichen und sozial integrierten Menschen und einen Haß auf alles, was mit Akademien und Universitäten zu tun hatte, zurückließ. Da er für sein eigenes Versagen beim Realisieren seines Traumzieles, Maler oder Architekt zu werden, nicht sich selbst, sondern den Dünkel und die Inkompetenz der Professoren verantwortlich machte, fühlte er sich von nun an von der etablierten bürgerlichen Gesellschaft ausgestoßen, was ihn zum Untertauchen in die Anonymität, zunächst in ein Obdachlosen-Asyl und später in ein Männerheim, veranlaßte.

Somit ergibt die forensisch-kriminalpsychologische Analyse von Hitlers psychosozialem Moratorium wenig Greifbares. Fest steht nur, daß ihm die Identitätsfindung infolge verschiedener Identitätskrisen nicht geglückt ist und diese Formationsjahre der Wiener Zeit nur angstbedingte Abwehrmechanismen produzierten. Umso gewaltiger brach dann der Erste Weltkrieg, sein „großes positives Bildungserlebnis", als beherrschender Prägefaktor in das Persönlichkeitsvakuum Hitlers ein, womit ein verspäteter Reifungsprozeß einsetzte und die bisher „amorphe" Gestalt Hitlers greifbare persönliche Konturen erhielt. Über eine Neigung zu grausamen Handlungen war nichts in Erfahrung zu bringen. Da es kein „eigentlich politisches Erweckungserlebnis" nach dem Kriegsende gab, ist es schwierig, einen genauen Zeitpunkt bezüglich des Anfangs seiner politischen Karriere anzugeben. Möglicherweise war es seine plötzliche Erkenntnis, eine Rednerbegabung zu besitzen, die ihn aus seiner langdauernden Selbstwertkrise herausführte und einen wahren „Durchbruch zu sich selbst" bewirkte. Den endgültigen Abschluß seiner Personalisationsphase stellte seine Haft auf der Festung Landsberg dar, da er von nun an endgültig und entschlossen die politische Bühne betrat. Hans-Jürgen Eitner glaubt, daß für die sich jetzt abzeichnende Veränderung seines politischen Bewußtseins das „Jordan-Erlebnis" seiner Haft der auslösende Funke war.

Im langwierigen Sozialisationsprozeß eines Individuums kommt es beim normalen Durchschnittsbürger immer auch zum Aufbau der so wichtigen „Strukturschranke", die bei heftigen Emotionen die Auslösung schwererer aggressiver Aktivitäten verhindert. Diese Strukturschranke war bei Hitler bis zum Ende des Ersten Weltkrieges weitgehend intakt. Erst mit Beginn seiner politischen Tätigkeit kündigte sich eine zunehmende Deformierung seiner Strukturschranke an, wie eine Unterredung mit Generaloberst Hans von Seeckt im bayerischen Kriegsministerium vom März 1923 bezeugt. Damals erklärte er dem fassungslosen General: „Es wird die Aufgabe von uns Nationalsozialisten sein, die Marxisten samt den Defätisten in der gegenwärtigen Regierung dorthin zu bringen, wohin sie gehören – an die Laternenpfähle." Die letzten hemmenden Mechanismen versagten aber erst mit Beginn der Machtübernahme 1933 vollends. Das Gemetzel von 1934 in der „Nacht der langen Messer" unter seinen SA-Offizieren, die Ermordung der ihm hinderlich gewordenen Generäle von Bredow und von Schleicher, der Euthanasie-Befehl zur Tötung von Geisteskranken 1939 und schließlich der Befehl zum Mord an Millionen von Juden und anderen als rassisch wertlos bezeichneten „Untermenschen" sowie der unmenschliche „Nero-Befehl" 1945 beweisen, daß Hitlers Einebnung der Strukturschranke einer „Auslöschung der normativen Substanz, wie sie in analoger Weise beim Massenmörder erfolgt", gleichkam.

Ein weiteres wesentliches Kennzeichen Hitlers aus kriminalpsychologischer Sicht war sein ausgeprägter „sozialer Autismus", der nach de Boor ein typischer Charakterzug schizoider Menschen ist, die zwar keine echte Schizophrenie aufweisen, jedoch viele schizophrenie-ähnliche Symptome erkennen lassen. Als kriminalpsychologisches Phänomen wird dieser soziale Autismus von ihm wie folgt umschrieben: „Die Unfähigkeit oder Schwierigkeit eines Menschen, soziale Kontakte zu schaffen; die Tendenz, sich abzusondern, erschwert die Möglichkeit, psychische Konflikte im Gespräch mit anderen zu lösen oder sachkundigen Rat einzuholen. Die Abkapselung erzeugt aggressive

Spannung. Kommunikationssperre und Informationsblockierung erschweren die Anpassung an die Realität." Zum Autismus schizoider Persönlichkeiten führte Ernst Kretschmer noch andere Merkmale an, die in hohem Grade auf die Beschreibung der Psyche Hitlers zutreffen: „Schroffer und kalter Egoismus, pharisäische Selbstgefälligkeit und maßlos überreiztes Selbstgefühl, Streben nach theoretischer Menschenbeglückung, nach schematisch doktrinären Grundsätzen, Weltverbesserung, altruistische Aufopferung größten Stils besonders für allgemeine unpersönliche Ideale." Ein besonders typisches Merkmal von Hitlers sozialem Autismus war seine kalte affektive Teilnahmslosigkeit, die in seiner abgrundtiefen Menschenverachtung begründet lag. Er kannte nicht das geringste Mitgefühl für die unvorstellbaren Leiden der deutschen Zivilbevölkerung im erbarmungslosen Luftkrieg der letzten Kriegsjahre, bei der Nachricht von der Zerstörung von Opernhäusern oder Theatergebäuden zeigte er sich jedoch tief betroffen; auch dachte er keine Minute an die verwundeten deutschen Soldaten, die sich in den Berliner U-Bahn-Schächten aufhielten und bei seinem verbrecherischen Befehl zur Öffnung der Spreeschleusen hilflos dem Ertrinkungstod preisgegeben wurden. Hitlers schwaches Ego führte zu extremem Mißtrauen, das in seinen letzten Lebensjahren geradezu sein „Lebenselement" wurde, wie Speer sich ausdrückte. Daß er sich in der letzten Lebensphase im bombensicheren Bunker unter der Reichskanzlei abkapselte, ist für de Boor geradezu symbolisch für den „Abschluß seines Lebens, das zwischen autistischer Enge und ausschweifenden Weltmacht-Visionen die Mitte, die humane Dimension des Daseins, stets verfehlt hatte." Aus kriminalpsychologischer Sicht kommt dem Nachweis einer Frustrationsintoleranz, die ein Hinnehmen von Mißerfolgen, Enttäuschungen oder kränkenden Demütigungen ohne aggressive Beantwortung nicht gestattet, eine wichtige Rolle zu. Gelingt er, so hat man eine günstige Position, um das abwegige Verhalten eines Rechtsbrechers erklären zu können. Diese Frustrationsintoleranz ist bei Hitler tatsächlich schon frühzeitig erkennbar und führte infolge seines biologisch begründeten hohen Aggressionspotentials schon in seiner Jugend zu manch unverständlichen Reaktionsweisen. Vereint mit seinem fehlenden Sozialgewissen – ein bei Hitler in extremem Maße ausgebildetes, kriminalpsychologisch wichtiges Merkmal im Verhalten der menschlichen Gesellschaft gegenüber – erklärt sich die erschreckende Anzahl von brutalsten Gewaltakten.

Ein Merkmal, das Hitler mit vielen Verbrechern gemeinsam hatte, waren seine Identitätsdefizite. Solche Identitätsdefizite entstehen immer dann, wenn es während der entscheidenden frühen Jahre in der Entwicklung eines Menschen nicht zur Bildung eines stabilen Identitätskernes kommt. Da bei Hitler ohne Verleugnung seines eigenen Egos eine Identifizierung mit dem gefürchteten, despotischen Vater nicht stattfinden konnte, befand er sich nach dem Tod seiner Mutter gleichsam in einem emotional luftleeren Raum, der auch in Wien aufgrund seiner Mißerfolge nicht aufgefüllt werden konnte. Möglicherweise könnte auch die Ungewißheit über seine Abstammung und das Wissen um die inzestuöse Verbindung seiner Eltern unter den Störfaktoren im Prozeß seiner Identitätsfindung eine nicht unwesentliche Rolle gespielt haben. Nach Ansicht kriminalpsychologisch erfahrener Psychiater drängen Identitätsdefizite sozial infantile Menschen bei der Suche nach ihrer eigenen Identität oft zu spektakulären Handlungen. Waren bei Hitler die Impulse zu spektakulären Handlungen zunächst positiver, konstruktiver Art, so bekamen sie nach Beginn des Zweiten Weltkriegs zunehmend einen destruktiven, zerstörerischen Charakter. Wie verschränkt dabei die Beziehungen zwischen gestörter Identitätsfindung und paranoiden Phänomenen sein können, beschrieb der Psychologe F. Rudin in seinem Buch *Fanatismus. Die Magie der Gewalt*: „Die starre Verhaltensweise steigert sich bei diesem Fanatikertyp meistens bis zur völligen Identifizierung mit der Idee, die er vertritt. Damit ist ein zweites Symptom festgehalten, das auf den schizoiden Formenkreis hinweist. Auch wenn Identifizierungsprozesse ähnlich wie jene der Projektion zu den allgemein menschlichen und deshalb notwendigen Mechanismen gehören, so kennt die Tiefenpsychologie doch sehr gut jene inadäquaten Identifikationen, die als Abwehrmechanismen den Menschen seiner eigentlichen Identität, seinem innersten Selbst, entfremden und damit ... eine latente Psychose manifest werden lassen. Das ist die Gefahr vor allem der Dauer-Identifizierungen und der Über-Identifizierungen, daß das reale ‚Ich‘ immer mehr zusammenschrumpft und an seine Stelle phantastische, naive oder paranoide Formen der Identifikation treten." Hitler reiht sich so in die Gruppe jener Verbrecher, deren Laufbahn infolge persönlicher Identitätsdefizite durch das Stigma der „Zerstörung" ihrer Welt gekennzeichnet ist, wie Speer dies am Beispiel Hitlers beschrieb, der sich ab 1939 vom ursprünglichen Gestalter immer mehr zum fanatischen Zerstörer verwandelte: „Er wollte vorsätzlich die Menschen mit sich zugrunde gehen lassen. Er kannte keine moralischen Grenzen mehr. Das Ende seines eigenen Lebens bedeutete für ihn das Ende von allem."

Eine derart vollständige Zerstörung des „Normenorgans", wie sie in Hitlers fanatischem und in der Geschichte beispiellos dastehenden Vernichtungstrieb zum Ausdruck kam, kann allerdings kaum allein durch das Vorliegen seines „sozialen Infantilismus" oder durch primär verbrecherisch präformierte Persönlichkeitsstrukturen erklärt werden, sondern hier muß zusätzlich, wie de Boor sich ausdrückt, eine „Korrumpierung seines Normenorgans" durch fehlende übergeordnete korrigierende oder zumindest mahnende Instanzen innerhalb und außerhalb Deutschlands angenommen werden. Nur auf diese

Weise wurde es Hitler möglich, seine „infantilen Bedürfnisse zu befriedigen. Er fand in den radikalen Kreisen des Volkes ... einen idealen Partner. Beide Infantilismen vereinigten sich zu einem ... Phänomen, das man in der Psychiatrie als ‚folie à deux' bezeichnet ... Der aktive Partner, der Führer, drängte seine Wahnthemen dem schwächeren Partner, dem ideologieanfälligen Volk, immer rücksichtsloser auf, so daß im Laufe der Jahre eine untrennbare Einheit entstand, die mit dem Wort Massenwahn treffend charakterisiert ist. Massenwahn kann aber nur entstehen, wenn beide Partner infantil sind." Solche wahnanaloge Bewußtseinsvorgänge mit tiefreichenden sozialen Auswirkungen faßt de Boor mit dem Begriff „Monoperceptose" zusammen.

Zu den charakteristischen Merkmalen der Monoperceptose zählt der Größenwahn, der auf Hitler in vollem Maße zutraf. War er doch zutiefst davon überzeugt, „ein an Geistes- und Schöpferkraft die Mitwelt einsam überragendes Individuum zu sein." Begünstigend für die Entwicklung seines Größenwahns wirkte sich zweifellos sein „sozialer Autismus" aus, verbunden mit seinem wirklichkeitsfremden Wunschdenken und mit der Vorstellung, seine außergewöhnlichen Fähigkeiten einer höheren Macht zu verdanken. Dieser sein Größenwahn war kein Symptom einer Geisteskrankheit, sondern das Ergebnis eines langen psychologischen Prozesses von Jugend an. Ein Teilaspekt seines Größenwahns war ein Phänomen, das man als „Bau-Megalomanie" bezeichnet hat. So sollte als Symbol seiner Weltherrschaft die geplante „Große Halle" in der Reichshauptstadt durch eine aufgesetzte riesige Weltkugel gekrönt werden, die sich in den Krallen eines mit dem Hakenkreuz gezierten Reichsadlers befand. In der Reichskanzlei sollte es ein Arbeitszimmer für ihn mit fast tausend Quadratmetern Ausdehnung geben, die Fertigstellung war für 1950 geplant. William Carr deutete dies als „Hyperkompensation eines Inferioritätskomplexes als Teil eines komplizierten Abwehrmechanismus, der ihm half, die Zweifel an seiner Mission und die Angst zu überwinden, ob es ihm auch gelingen würde, die Eroberungen zu halten, die er bereits gemacht hatte und die er in Zukunft noch machen wollte."

Jeder Versuch, Hitlers beispiellose Aggressivität zu erklären, hat mit der Schwierigkeit zu kämpfen, daß aufgrund der biographischen Fakten eine angeborene aggressive Charaktereigenschaft als Ursache seiner späteren exzessiven Aggressionsbereitschaft mit Sicherheit ausscheidet. De Boor wies nun auf die bisher nicht beachtete enorme Dynamik hin, die durch eine Monoperceptose unter dem Diktat einer alles dominierenden überwertigen Idee zustandekommt und mit der ungeheure Kräfte und seelische Energien zur Realisierung des jeweiligen Leitthemas mobilisiert werden können. Normalerweise werden allerdings Aggressionen, die solche Träger einer „überwertigen Idee" wahnartigen

Inhaltes zur Ausführung sozial schwerwiegender Aktionen drängen, durch die Androhung strafrechtlicher Maßnahmen an ihrem ungehemmten Ausleben gehindert. Für Hitler gab es jedoch ab dem Jahre 1934 keine hemmende Instanz mehr, weshalb er ungestraft die von seinen überwertigen Ideen – die Vernichtung der Juden, Bekämpfung des Marxismus, Erweiterung des deutschen „Lebensraumes" nach Osten – ständig mit Energien versorgte Aggressivität voll ausleben konnte. „Da ihm ab 1934 alle technischen, wirtschaftlichen und militärischen Mittel eines modernen Industriestaates mit uneingeschränkten Machtbefugnissen zur Verfügung standen, ergab sich durch diese Möglichkeit der Verwirklichung seiner monoperceptorischen, überwertigen Ideen eine historische Situation, die in der bisherigen Geschichte ein Unikum darstellt." Wie Trevor-Roper richtig bemerkte, ist es deshalb auch unvorstellbar, daß sich jemals wieder ein derartiges unheilvolles Zusammenwirken von drei Faktoren ergibt. Diese drei Faktoren waren

• eine diktatorische und nach de Boor schwerstkriminelle Persönlichkeit,
• eine menschheitsgefährdende monoperceptorische Wahnidee,
• und schließlich die absolute Verfügbarkeit über sämtliche staatliche Potentiale zur Realisierung dieser Idee.

Dazu kam bei Hitler noch sein extremer Narzißmus, der durch die ausschließliche Konzentration der Libido auf das eigene Ego nicht nur Allmachtsgefühle bewirkte, sondern infolge der bei solchen Personen besonders ausgeprägten Neigung zu „narzißtischen Kränkungen" auch kriminelle Handlungen zu induzieren vermochte. Kein psychisches Trauma, keine Demütigung und keine Kränkung kann in einem solchen Falle je vergessen und vergeben werden, und es gibt bei Hitler genügend Beispiele von später Rache an Menschen, die ihn einst gedemütigt oder gekränkt hatten und dies mit ihrem Leben bezahlen mußten.

Diese Kombination von Narzißmus und Egozentrizität führte letzten Endes – im Glauben an die eigene welthistorische Mission – zur „Auslöschung der internalisierten Wertsysteme" mit vollständiger Mißachtung der Bedürfnisse und der Rechte seiner Mitmenschen. Wie de Boor betont, beobachtet man einen derartigen Prozeß sonst eigentlich nur bei schweren psychischen Erkrankungen, wie etwa im Rahmen eines schizophrenen Persönlichkeitszerfalles. Bei nicht geisteskranken Menschen gibt es bisher keine gesicherten Vorstellungen über die Entstehungsbedingungen eines solchen nahezu vollständigen Normenverfalles – Hitler stellt seit Beginn der wissenschaftlichen Erforschung psychischer Veränderungen verbrecherischer Menschen den ersten derartigen Fall dar.

Unter Hitlers beherrschenden „überwertigen Ideen" nahm sein beispielloser, krankhafter Judenhaß die dominierende Stellung ein. Der Tötung der Juden in Europa dienten letzten Endes alle seine militärischen Aktionen, und mit der beginnenden Eroberung von „Lebensraum" im Osten kam er 1942 seinem utopischen Traum beängstigend nahe, einen von Juden und „minderwertigen" Slawen gesäuberten, riesigen Ostraum mit Menschen der „Herrenrasse" aufzufüllen und diese durch Errichtung eines mächtigen Ostwalles für immer gegen bedrohende „Horden" aus dem asiatischen Raum abzuschirmen. Zur Erklärung dieses „geradezu ahrimanischen Hasses, der das Humane in Hitler bis zur Unkenntlichkeit verstümmelte" versagen alle psychologischen Hypothesen, wie sie üblicherweise in der Medizin Verwendung finden. Fest steht nur, daß es sich bei seinem Judenhaß um ein echtes Wahngeschehen handelte, da er vollkommen die drei von Jaspers geforderten charakteristischen Kriterien eines schizophrenen Wahns erfüllt: Seine Wahnidee, es existiere eine jüdische Lobby zur Vernichtung der arischen Rasse und zur Errichtung einer Weltherrschaft, ist a priori irreal. Dazu kommt als zweites Kriterium Hitlers unumstößliche Überzeugung von der Richtigkeit dieser wahnhaften Idee und schließlich noch als drittes Kriterium, daß dieser Wahn weder durch logische Überlegungen beeinflußt noch durch eigene Erfahrungsinhalte korrigiert werden konnte. De Boor kam deshalb zu dem Schluß, daß „alle Wahnkriterien für das ideologische Gedankengut Hitlers zu bejahen sind. Es war also ‚Wahn', obwohl es sich ... um den ‚Wahn' von klinisch gesunden Menschen handelt, Menschen, die keine Symptome einer Schizophrenie erkennen lassen. Aus diesem Grund haben wir ... einen eigenen Terminus, die Monoperceptose, vorgeschlagen, um den ‚Wahn' der Gesunden mit seinen schwerwiegenden sozialen Folgen von den Wahnkrankheiten abzugrenzen."

Aus der Merkmalanalyse der verschiedenen Lebensperioden Hitlers in bezug auf die Begriffe „sozialer Infantilismus" und „Monoperceptose", die dem Sachverständigen bei Strafverfahren die Erstellung einer kriminal- und sozialpsychologischen Prognose gestattet, ließe sich nach de Boor bei Hitler eine geradezu katastrophale Voraussage stellen: „Im Falle eines Endsieges wären grausame Prüfungen auf das deutsche Volk und die Völker Europas zugekommen. Man muß den Bemühungen der Alliierten dankbar sein, daß Deutschland und Europa von der Diktatur einer schwerstkriminellen Persönlichkeit befreit wurde."

Wenn auch die Argumentation einiger weniger Psychiater, Hitler sei geisteskrank gewesen, einer objektiven Kritik nicht standhält, so sind sich seriöse Fachleute doch darüber einig, daß es sich bei Hitler um einen „geltungsbedürftigen, hysterischen Psychopathen und schizoid-autistischen Fanatiker" handelte, der für alle seine Taten voll zurechnungsfähig gehalten werden muß. Der seinerzeitige Ordinarius für Psychiatrie an der Universität in München, Professor Dr. Oswald Bumke, kam so zu einer dementsprechenden forensischen Beurteilung Hitlers: „Schizoid und hysterisch, brutal grausam, halbgebildet, unbeherrscht und verlogen, ohne Güte, ohne Verantwortungsgefühl und überhaupt ohne jede

Moral." Warum solche Menschen, wenn sie zu politischer Macht aufsteigen, eine enorme Gefahr für die Gesellschaft werden können, erklärte Professor Dr. Schaltenbrand, Ordinarius für Psychiatrie an der Universität in Würzburg, so: „Der psychopathische Politiker stellt eine besonders gefährliche Zwischenform zwischen dem gesunden Menschen und dem Geisteskranken dar. Sie ist deswegen so gefährlich, weil der Psychopath im allgemeinen zuviel gesunde Züge hat, als daß er mit Sicherheit von jedermann als geistig abwegig erkannt werden könnte ... Es ist typisch, daß es dem Psychopathen gelingt, Schüler und Anhänger zu gewinnen, die an sich nur wenig in ihrer seelischen Konstitution von der normalen abweichen. Durch die grotesken und verzerrten Programme, die dann von diesen Menschen angenommen werden, entsteht die ‚folie en masse'." Die rasche Ausbreitung dieser „folie en masse" wurde durch Hitlers ungewöhnliche Begabung in der Beeinflussung anderer Menschen begünstigt, so daß es ihm gelang, eine regelrechte Massenhypnose auszulösen. Wie sich diese reziprok wiederum auf Hitler auswirkte und „Führer" und „Masse" sich wechselseitig nach Art einer Spirale beeinflußten, erklärt die Kriminalpsychologie so: „Bringt die Masse einem sozial infantilen Wesen, das von wahnanalogen Gedanken beherrscht wird, eine geradezu hündische Verehrung entgegen, so müssen sich die negativen Potenzen des Anbetungsobjektes zwangsläufig verstärken und schließlich den Rest an Humanität auslöschen."

Berücksichtigt man die ungeheuren Ereignisse, die während der wenigen Jahre, in denen sich Hitler zum absoluten Herrscher über Deutschland und fast ganz Europa machte, abrollten, dann muß ihm wohl ohne Zweifel ein hoher, ja geradezu einmaliger historischer Rang zugesprochen werden, wenn auch im negativen Sinn. Wenn er deshalb mit Sicherheit als historische Gestalt für alle Zeiten im „Pantheon der Weltgeschichte" seine gebührende Stellung behaupten wird, so steht ihm, wie de Boor so treffend bemerkte, ein ähnlicher Ehrenplatz auch im „Pantheon der Großkriminellen" durchaus zu.

Dieser Meinung waren die nationalsozialistischen Machthaber mit ihrem „Führer" an der Spitze schon 1943 offenbar selbst, denn Joseph Goebbels schrieb – wohl angesichts der ungeheuerlichen Taten, die das NS-Regime bereits verübte und denen noch schrecklichere folgen sollten – in der Zeitschrift *Das Reich* am 14. November: „Was uns betrifft, so haben wir die Brücken hinter uns abgebrochen. Wir können nicht mehr zurück, aber wir wollen auch nicht zurück. Wir werden als die größten Staatsmänner aller Zeiten in die Geschichte eingehen – oder als ihre größten Verbrecher."

* * *

LITERATUR

AICH, THOMAS: Massenmensch und Massenwahn. Zur Psychologie des Kollektivismus. München 1947

BAHNSEN, UWE: Vorwort zu John Toland: Adolf Hitler. Bergisch-Gladbach 1977

BAHNSEN, UWE: Die Katakombe. Das Ende in der Reichskanzlei. Bergisch-Gladbach 1981

BELOW, NICOLAUS VON: Als Hitlers Adjutant. Mainz 1980

BINION, RUDOLPH: Hitler's concept of Lebensraum. In: History of Childhood Quarterly, 1973

BLOCH, EDUARD: My patient, Hitler. In: Colliers Magazine, 1941

BRAUNMÜHL, Anton von: War Hitler krank? In: Stimmen der Zeit Bd. 145 H/8 München 1954

BROMBERG, NORBERT: Hitler's character and its development. In: American Imago, 1971

BULLOCK, ALAN: Hitler und Stalin. Parallele Leben. Berlin 1991

BULLOCK, ALAN: Hitler. Eine Studie über Tyrannei. Düsseldorf 1957

CARR, WILLIAM: Adolf Hitler. Stuttgart 1980

DALMA, G.: Un pazzo al timone del mondo. Referto psichiatrico su Hitler. In: Cosmopolita, 1944

DE BOOR, WOLFGANG: Hitler: Mensch, Übermensch, Untermensch. Frankfurt am Main 1985

DIETRICH, OTTO: Zwölf Jahre mit Hitler. München 1955

DOMARUS, MAX: Hitler. Reden und Proklamationen. 1932 – 1945, 2 Bde. München 1965

EITNER, HANS-JÜRGEN: Der Führer. München/Wien 1981

ERIKSON, ERIK H.: Identity, Youth and Crisis. New York 1968

FEST, JOACHIM C.: Hitler. Eine Biographie. Frankfurt am Main/Berlin 1989

FRANÇOIS-PONCET, ANDRÉ: Als Botschafter in Berlin 1931–1938. Berlin/Mainz 1962

FRANK, HANS: Im Angesicht des Galgens. Deutung Hitlers und seiner Zeit aufgrund eigener Erlebnisse und Erkenntnissse, Hrsg. v. Oswald Schloffer, München 1953

FROMM, ERICH: Anatomie der menschlichen Destruktivität. Stuttgart 1977

GIBBELS, ELLEN: Hitlers Nervenleiden – Differentialdiagnose des Parkinson-Syndroms. In: Fortschritte der Neurologie u. Psychiatrie, 1989

GIBBELS, ELLEN: Hitlers Parkinson-Syndrom. In: Der Nervenarzt, 1988

GISEVIUS, HANS BERND: Adolf Hitler. Versuch einer Deutung. München 1963

GOEBBELS, JOSEPH: Tagebücher. 5 Bde., 1993

GRAU, RUDOLF: Gehört er ins Pantheon der Weltgeschichte? Wiesbaden 1947

GRIMM, G.: Kranke Männer am Steuerruder der Staaten. In: Saeculum, 1969

GUDERIAN, HEINZ: Erinnerungen eines Soldaten. Heidelberg 1951

HAFFNER, SEBASTIAN: Anmerkungen zu Hitler. München 1978

HANFSTAENGL, ERNST: Zwischen Weißem und Braunem Haus. Memoiren eines politischen Außenseiters. München 1970

HESTON, L.L. u. A.R.: The Medical Casebook of Adolf Hitler. London 1979

HITLER, ADOLF: Hitlers Zweites Buch. Ein Dokument aus dem Jahre 1928. Stuttgart 1961

HITLER, ADOLF: Mein Kampf. München 1938

IRVING, DAVID: Die geheimen Tagebücher des Dr. Morell. München 1983

IRVING, DAVID: Hitler und seine Feldherren. Berlin 1975

IRVING, DAVID: Wie krank war Hitler wirklich? München 1980

JETZINGER, FRANZ: Hitlers Jugend. Phantasien, Lügen – und die Wahrheit. Wien 1956

KARDEL, HENNECKE: Adolf Hitler – Begründer Israels. Marva/Genf 1974

KEMPKA, ERICH: Die letzten Tage mit Adolf Hitler. Preußisch-Oldendorf 1975

KERSTEN, FELIX: Totenkopf und Treue. Heinrich Himmler ohne Uniform. Hamburg o.J.

KOGON, EUGEN: Der SS-Staat. Das System der deutschen Konzentrationslager. Frankfurt am Main 1965

KRAUSNICK, HELMUT: Anatomie des SS-Staates. Freiburg im Breisgau 1965

KRETSCHMER, ERNST: Geniale Menschen. Berlin 1942

KUBIZEK, AUGUST: Adolf Hitler. Mein Jugendfreund. Graz/Göttingen 1953

LANGER, WALTER CHARLES: Das Adolf-Hitler-Psychogramm. Wien/München/Zürich 1973

LINGE, HEINZ: Bis zum Untergang. München 1983

MASER, WERNER: Adolf Hitler. Das Ende der Führerlegende. Düsseldorf/Wien 1980

MASER, WERNER: Adolf Hitler. Legende, Mythos, Wirklichkeit. München/Esslingen 1973

MILLER, ALICE: Am Anfang war Erziehung. Frankfurt am Main 1980

OLDEN, RUDOLF: Hitler the Pawn, London 1936

PICKER, HENRY: Hitlers Tischgespräche im Führerhauptquartier 1941–1942. Hrsg. von Percy Ernst Schramm, Stuttgart 1965.

RAUSCHNING, HERMANN: Gespräche mit Hitler. Zürich/Wien/New York 1940

RECKTENWALD, JOHANN: Woran hat Adolf Hitler gelitten? München/Basel 1963

ROEHRS, HANS-DIETRICH: Hitler – die Zerstörung einer Persönlichkeit. Grundlegende Feststellungen zum Krankheitsbild. Neckargemünd 1965

ROEHRS, HANS-DIETRICH: Hitlers Krankheit. Tatsachen und Legenden. Medizinische und psychische Grundlage seines Zusammenbruchs. Neckargemünd 1966

SCHALTENBRAND, GEORG: War Hitler geisteskrank? Festschrift, Göttingen 1961

SCHENCK, ERNST GÜNTHER: Patient Hitler. Düsseldorf 1989

SCHUSCHNIGG, KURT VON: Ein Requiem in Rot-Weiß-Rot. Zürich 1946

SMITH, BRADLEY F.: Adolf Hitler: His Family, Childhood and Youth. Stanford 1967

SPEER, ALBERT: Erinnerungen. Berlin, Wien 1969

STEINERT, MARLIES: Hitler. München 1994

STERN, JOSEPH PETER: Hitler. Der Führer und das Volk. München/Wien 1978

STIERLIN, HELM: Adolf Hitler. Familienperspektiven. Frankfurt am Main 1975

STOLK, P.J.: Adolf Hitler. His life and his illness.In: Psychiatr. Neurol. Neurochir., 1968

STRASSER, OTTO: Mein Kampf. Frankfurt am Main 1969

SZONDI, LIPOT: Kain. Gestalten des Bösen. Bern 1969

TOLAND, JOHN: Adolf Hitler. Bergisch-Gladbach 1977

TREVOR-ROPER, HUGH R.: Einleitung zu Hitlers politischem Testament. Hamburg 1981

TREVOR-ROPER, HUGH R.: Hitlers letzte Tage. Frankfurt am Main 1963

TREVOR-ROPER, HUGH R.: Lügen um Hitlers Leiche. In: Der Monat, 1956

WALTERS, J.: Hitler's encephalitis: a footnote to history. In: Journal Operat. Psychiat., 1975

WEISSBECKER, MANFRED U. KURT PÄTZOLD: Adolf Hitler. Leipzig 1995 (nach Fertigstellung des Manuskripts erschienen)

ZIEGLER, HANS SEVERUS: Hitler aus dem Erleben dargestellt. Göttingen 1964

ZOLLER, ALBERT: Hitler privat. Erlebnisbericht seiner Geheimsekretärin. Düsseldorf 1949

JOSEF STALIN

Großer Führer
Großer Führer des sowjetischen Volkes
Großer Meister der mutigen revolutionären Entscheidungen
und der scharfen Wendungen
Großer Steuermann
Großer Stratege der Revolution
Großer Freund der Kinder
Großer Freund der Frauen
Großer Freund der Taucher und der Langstreckenläufer
Großer Freund der Kolchosbauern
Großer Freund der Künstler
Größter Feldherr
Größter Genius aller Zeiten und Völker
Vater, Führer, Freund und Lehrer ...

Auswahl aus den Titeln Stalins

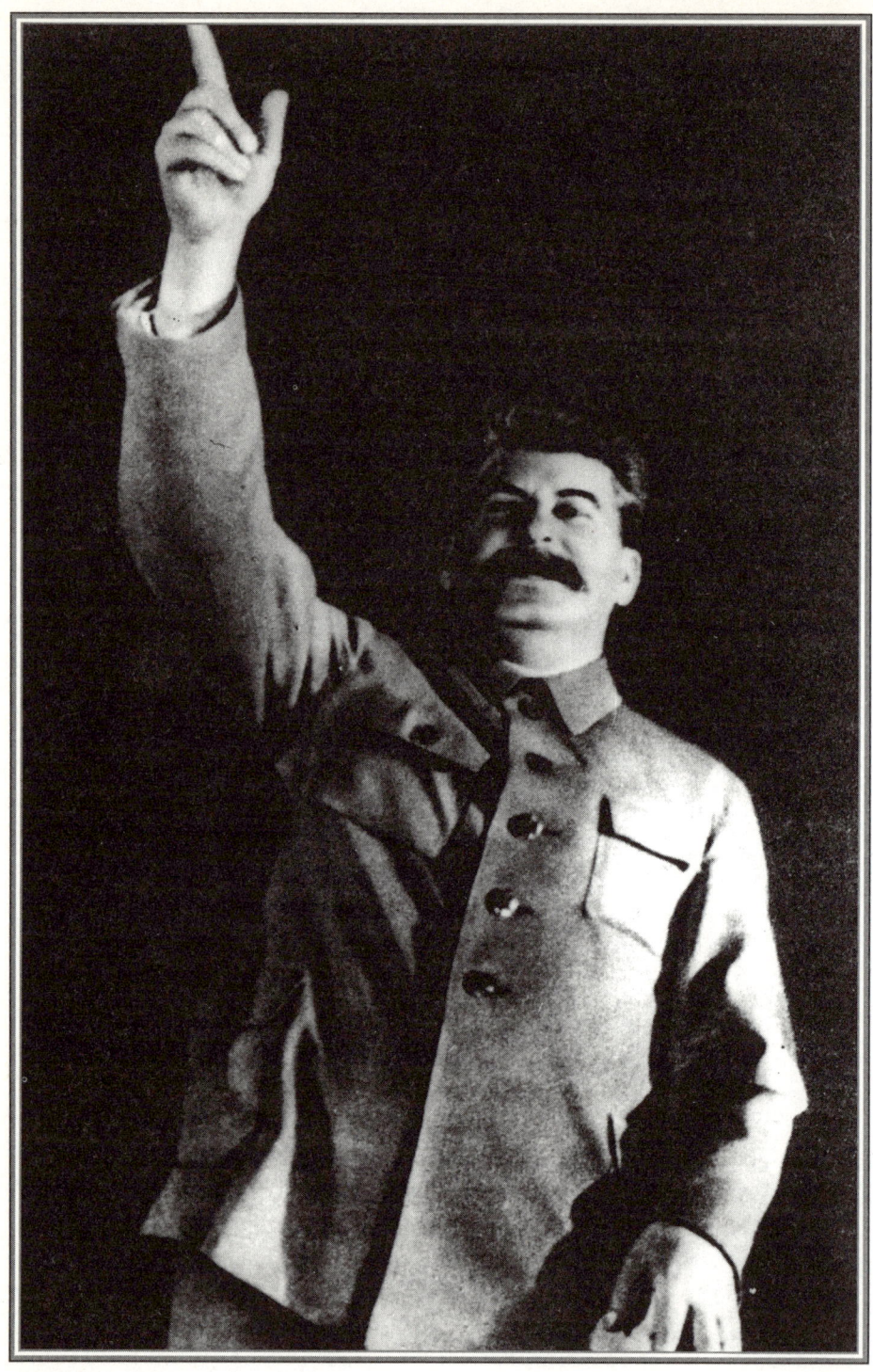

„Stalin war ohne Zweifel der am meisten gehaßte und geliebte, der am höchsten verehrte und am grimmigsten verachtete Staatsmann der gesamten Geschichte"– so schließt Abdurachman Awtorchanow seine Monographie über Stalins Tod, und tatsächlich hatte dieser in seinem Herrschaftsbereich nur leidenschaftliche Anhänger oder unversöhnliche Feinde. Um ein psychologisches Porträt von diesem Monster eines Menschen entwerfen zu können, wären objektive Schilderungen und Berichte von Zeitgenossen aus seiner unmittelbaren Umgebung erforderlich. Gerade dies wird jedoch auch in nächster Zukunft kaum mehr möglich sein, da es zu seinen Lebzeiten keine objektiven Beobachter in seinem persönlichen Umfeld gab und er darüber hinaus alle Menschen, die seiner Meinung nach „zuviel" über ihn wußten, systematisch beseitigen ließ – seien es vorrevolutionäre Mitkämpfer, fanatisch ergebene Parteifunktionäre, ehemalige Freunde oder Mitglieder der eigenen Familie gewesen. So wird man versuchen müssen, aus den wenigen vorhandenen Unterlagen über seine Jugendzeit und seine politische Tätigkeit vor der Oktoberrevolution, die im wesentlichen aus sieben Verhaftungen und fünf erfolgreichen Fluchtversuchen bestand, eventuelle kausale Faktoren für die Entwicklung seiner verbrechertypischen Wesensmerkmale auf dem Weg zu einem der grausamsten und heimtückischsten Tyrannen der Geschichte ausfindig zu machen.

Es wird auch notwendig sein, die besondere historische Situation nach der Oktoberrevolution und die spezifische Struktur der aufstrebenden kommunistischen Parteiorganisation mit ihrem bürokratischen Machtapparat in die Betrachtungen miteinzubeziehen, da sie wesentliche Voraussetzungen waren für das zunehmend von keiner Instanz mehr kontrollierbare Ausleben seiner kriminellen Impulse. In diesem Zusammenhang muß auch das einzigartige Phänomen der Interdependenz zwischen einem durch welche Eigenschaften auch immer charismatischen „Führer" und der „Masse", in diesem Falle dem leidgeprüften russischen Volk, Berücksichtigung finden.

Den einzigen, wenn auch nur bedingt verwertbaren direkten Einblick in die Psyche und in die Gedankenwelt Stalins vermitteln uns die Aufzeichnungen seiner Tochter Swetlana sowie seine eigenen Berichte, Briefe und Kommentare bzw. Randbemerkungen, mit denen er viele seiner verbrecherischen Anordnungen und Befehle versah. Aus medizinischer Sicht kommt schließlich noch den

Memoiren von N. Romano-Petrowa besondere Bedeutung zu, da sie auf den persönlichen Erfahrungen und Erlebnissen von Professor Dimitri Pletnew, dem langjährigen Leibarzt Stalins, aufbauen. Petrowa arbeitete zuletzt als Oberschwester in einem Militärspital, das für hohe Offiziere des NKWD und andere hochrangige Offiziere der Roten Armee reserviert war und das im Sommer 1942 in die Hände der Deutschen fiel. Petrowa gelangte auf diese Weise in den Westen, wo sie später ihre Memoiren zunächst in russischer Sprache und 1984 in einer englischen Übersetzung von Michelle Petroff in London veröffentlichte.

DIE BIOGRAPHISCHE ANAMNESE

STALINS JUGEND

Jossif Wissarionowitsch Dschugaschwili wurde am 21. Dezember 1879 in der georgischen Kleinstadt Gori geboren. In seinem Inlandspaß wurde er als „Bauer aus dem Kreis Gori im Gouvernement Tiflis" geführt, und in der Tat waren seine von bäuerlichen Vorfahren stammenden Eltern als Leibeigene zur Welt gekommen. Beide waren so wie drei Viertel der dortigen Bevölkerung Analphabeten. Der Vater Wissarion Dschugaschwili war 1864 nach Aufhebung der Leibeigenschaft nach Gori gezogen, wo er als gelernter Schuhmacher die Stiefel der Armen reparierte. Dort lernte er Jekaterina Geladse kennen, die bei anderen Leuten wusch, nähte und kochte und die bald seine Frau wurde. Von den drei Söhnen des in bitterster Armut lebenden jungen Ehepaares starben zwei, Michail und Georgij, jeweils vor Vollendung des ersten Lebensjahres, so daß ihnen schließlich nur *Soso*, wie sie Jossif nannten, blieb. Aber als Fünfjähriger erkrankte auch er an einer schwer verlaufenden Pockeninfektion, die ihn an den Rand des Grabes brachte und im Gesicht zahlreiche entstellende Narben zurückließ. Im Alter von zehn Jahren soll Jossif unter ein Auto gefallen sein. Nach zehn Tagen im Koma und nach einer Blutvergiftung durch schlecht gesäuberte Wunden blieb angeblich ein steifer linker Ellbogen zurück. So jedenfalls lautet Stalins eigene Darstellung, die schon deshalb unwahrscheinlich klingt, weil das von Daimler 1885 konstruierte Automobil wohl kaum schon vier Jahre später in den Straßen der georgischen Kleinstadt Gori anzutreffen war. Wie dem auch sei: Auf jeden Fall blieb Stalins linker Arm zeitlebens unterentwickelt und um vier Zentimeter verkürzt.
Wie der mit der Familie Dschugaschwili gut bekannte georgische Menschewik Jossif Iremaschwili schreibt, war Stalins Vater ein grobschlächtiger, gewalttätiger Mann, der häufig betrunken war und sowohl seine Frau wie auch seinen

Sohn mit reichlichen Schlägen bedachte. Wissarion Dschugaschwili hatte es sich zur Gewohnheit gemacht, dem kleinen Jossif seinen angeblichen Eigensinn durch tägliche Prügel, jeweils vor dem Schlafengehen verabreicht, auszutreiben, weshalb der Knabe es bald lernte, dem Vater geschickt aus dem Weg zu gehen. Wie Iremaschwili in seinen Memoiren andeutet, konnten diese grundlos verabreichten Schläge für die Entwicklung des Kindes nicht ohne Folgen bleiben: „Die ungerechten und schweren Prügel, die der Knabe bezog, machten ihn so hart und herzlos, wie sein Vater es war. Da er überzeugt war, daß jeder, dem irgend jemand Gehorsam schuldete, seinem Vater gleichen müsse, entwickelte er bald eine tiefe Abneigung gegenüber allen, die ihm übergeordnet waren. Von klein auf wurde die Verwirklichung seiner Rachegelüste zu dem Lebensziel, dem er alles andere unterordnete." Die Mißhandlungen durch den Vater, auf die Jossif mit Haß und Rachsucht reagierte, werden auch durch andere Quellen bestätigt, in denen darauf hingewiesen wird, daß der Knabe nicht daran zerbrach, sondern durch die „schwarze Pädagogik" des Vaters eher gehärtet und um so widerstandsfähiger gegen kommende schwerste seelische und körperliche Belastungen gemacht wurde.

Unterstützt wurde er dabei durch das Beispiel seiner Mutter, die ebenfalls häufig das Opfer brutaler Ausschreitungen ihres Gatten wurde, die sich aber dadurch nicht einschüchtern oder gar unterkriegen ließ. Für Jossif, zu dem sie eine liebevolle Zuneigung empfand, war sie zu jedem Opfer bereit, was für den Knaben einen wohltuenden Ausgleich bedeuten mußte.

Als der Vater nach Tiflis zog, wo er eine bessere Arbeitsmöglichkeit in der Schuhfabrik Adelchanow fand, holte er den Zehnjährigen zur Erlernung des Schuhmacherhandwerks bald zu sich. Jekaterina war demgegenüber von dem sehnlichen Wunsch beseelt, ihrem Soso eine Schulausbildung zu ermöglichen, und als der alte Dschugaschwili bald darauf während einer Zecherei durch Messerstiche ums Leben kam, holte sie deshalb den Sohn unverzüglich wieder zurück nach Gori. Mit Unterstützung eines orthodoxen Priesters, dessen Haushalt sie versorgte, gelang es ihr auch tatsächlich, Jossif in einer kirchlich geleiteten Schule unterzubringen, in der festen Hoffnung, daß ihr Sohn dereinst Priester werden würde. Aus diesem Grunde setzte sie auch alles daran, die finanziellen Mittel für das anschließende Studium am russisch-orthodoxen Priesterseminar in Tiflis aufzubringen. Unter größten persönlichen Opfern und unterstützt durch staatliche Stipendien gelang es ihr auf diese Weise, ihrem Sohn den Besuch des Seminars bis zum neunzehnten Lebensjahr zu ermöglichen. Ausschlaggebend für die Erlangung eines solchen Stipendiums war Jossifs hervorragendes Abschlußzeugnis in der kirchlichen Schule zu Gori, das ihm eine schriftliche Auszeichnung der Behörde einbrachte.

Im Jahre 1894 verließ Jossif Gori, um in das Priesterseminar in Tiflis einzutreten, das von der Mehrzahl der fast sechshundert Studenten, die diesen Bildungsweg wählten, weniger als Vorbereitung zum Priesterberuf als vielmehr eine Stätte universitärer Ausbildung betrachtet wurde. War doch die Errichtung einer Universität in Georgien aus Angst, sie könnte zur Brutstätte nationalistischer Umtriebe werden, vom Zaren untersagt worden. Gleichzeitig wurde damals – im Einklang mit der beabsichtigten allgemeinen Russifizierung – als Unterrichtssprache die russische anstelle der bisher geltenden georgischen Sprache eingeführt. Diese Maßnahme führte zusammen mit den für viele Schüler unerträglichen, fast militärischen Bedingungen im Priesterseminar, das in vielen Belangen mehr einem Kasernenbetrieb als einem kirchlichen Studentenheim entsprach, wiederholt zu Konflikten mit der Obrigkeit.

Obwohl Jossif mit seinen damals erst vierzehn Jahren klein und körperlich eher schwächlich war, fiel er schon bald nicht nur seinen Kameraden, sondern auch seinen Lehrern durch sein für dieses Alter bemerkenswertes Selbstbewußtsein auf. Wahrscheinlich war dafür seine Mutter verantwortlich, die – obzwar selbst Analphabetin – ihm den Eintritt in diese höhere Schule ermöglicht hatte, mit dem festen Ziel, ihm dadurch eine bessere Zukunft gewährleisten zu können. Ihr unerschütterlicher Glaube, mit dem sie auf den sicheren Erfolg ihres einzigen und offenbar intelligenten Sohnes setzte, weckte in ihm die Überzeugung, ja vielleicht sogar eine Art Sendungsbewußtsein, dereinst in seinem Leben als „Delegierter" seiner Mutter Bedeutendes hervorbringen zu können.

Die kirchliche Ausbildung in der Schule von Gori und später im Priesterseminar in Tiflis konnte nicht ohne Einfluß auf den psychischen Reifeprozeß des Jünglings bleiben. Zunächst erwarb er sich durch das systematische Auswendiglernen religiöser Texte aus dem Alten und Neuen Testament, die sein ungeteiltes Interesse genossen und aus denen er sich das Idealbild eines einzigen göttlichen Wesens als Träger ungeteilter Macht und absoluten Wissens formte, ein geradezu phänomenales Gedächtnis, das ihm später noch gute Dienste leisten sollte. Die jahrelange theologische Ausbildung trug aber sicher auch dazu bei, daß er sich Denkschemata aneignete, die später durch ihren Dogmatismus und ihre katechismusartige Einteilung in absolute Schwarz-Weiß-Kategorien so charakteristisch für die Art der Argumentation und den Stil seiner späteren Schriften wurden. Adam Ulam bezeichnete Stalins späteren Stil als „deklamatorisch, voller Wiederholungen und liturgischer Anklänge", was sich unter anderem auch in seiner Redeweise mit ihrem „typischen Schema wiederholter Fragen und Antworten" manifestierte.

Die Erfahrungen während seines Aufenthaltes im Priesterseminar hatten aber auch eine gegenteilige Auswirkung: Sie führten zu einer zunehmenden Ablehnung der Religion und der mit ihr verbundenen Bräuche. Dazu trugen nicht nur das ihm sinnlos erscheinende tägliche stundenlange Beten bei, sondern vor allem die bespitzelnde, denunzierende und bei geringsten Anlässen strafende Vorgangsweise der Mönche, die ihn beaufsichtigten. Dieser lebendige Anschauungsunterricht über die sanktionierenden Praktiken in einer geschlossenen Gesellschaft, deren Methoden zur Unterwerfung und Erzwingung von bedingungslosem Gehorsam in lückenloser Überwachung, Denunzierung und Bestrafung bestanden, nährte in ihm weiter eine tiefe Abneigung gegen jede Art von Autorität, wie sie schon in seiner Kindheit durch die brutale Behandlung des Vaters gesät worden war. Sein Haß konzentrierte sich zunächst nur auf die Mönche, bald aber auch auf die offiziellen Organe des strengen zaristischen Regimes und schließlich auf die feige und einfältige Masse, die bereit war, sich willenlos und demütig den Schikanen autoritärer Machtausübung zu unterwerfen. Swetlana Allilujewa schrieb später über die Ausbildung ihres Vaters im Priesterseminar sehr zutreffend: „Ich bin davon überzeugt, daß das Seminar, wo er insgesamt mehr als zehn (sic!) Jahre verbrachte, große Bedeutung für seine Charakterbildung und für sein ganzes Leben gehabt hat. Die angeborenen Eigenschaften wurden dadurch gefördert und verstärkt. Religiöses Gefühl hatte er nie besessen. Die endlosen Gebete und die erzwungene Disziplin konnten bei dem jungen Menschen, der nie auch nur einen Augenblick an das Geistige, an Gott geglaubt hatte, nur das entgegengesetzte Resultat zeigen ... Aus seiner Seminarerfahrung glaubte er zu wissen, daß die Menschen intolerant und roh waren, ihre Herde betrogen, um sie dadurch fest in der Hand zu haben, daß sie intrigierten, logen und dazu noch viele andere Schwächen und sehr wenige Tugenden besaßen."

War er während der Schuljahre in Gori ein lebhafter, aufgeschlossener und geselliger Knabe gewesen, so änderte sich sein Verhalten in den ersten Jahren des Aufenthaltes im Priesterseminar merklich. Er legte ein eher verschlossenes, in sich gekehrtes Wesen an den Tag und lernte immer besser, seine wahren Gedanken und Gefühle hinter einem undurchdringlichen Schleier vor der Umwelt zu verbergen – eine Eigenschaft, die später zu einem bestimmenden Element seiner Taktik wurde und ihn dazu befähigte, dem unbefangenen Gegenüber weder seine Verschlagenheit und sein verlogenes Wesen, noch seine absolute Gefühlskälte und seine grausamen Haßgefühle erkennen zu lassen.

Eine verdeckte Spielart des Widerstandes und des inneren Aufbegehrens erblickte er in der eifrigen Beschäftigung mit Büchern, die offiziell verpönt oder überhaupt verboten waren. Unter diesen ins Seminar geschmuggelten Büchern befanden sich nicht nur die russischen Klassiker, sondern auch naturwissenschaftliche und politische Schriften mit einiger Sprengkraft, wie etwa die Evolutionslehre von Darwin oder *Das Kapital* von Karl Marx. Mit einer solchen, vermeintlich wissenschaftlichen Grundlage schickte sich der von romantischen Idealen durchdrungene Student an, einen sozialistischen Kreis gleichgesinnter Kommilitonen, zu denen übrigens auch Iremaschwili zählte, zu organisieren. Die Kernideen des Marxismus, nämlich die unumgängliche Notwendigkeit des Klassenkampfes zur Beseitigung der anmaßenden, ungerechten und korrupten bürgerlichen Gesellschaft, übten eine wahre Faszination auf ihn aus und scheinen ihm die einzige Möglichkeit aufgezeigt zu haben, wie er seine mächtig aufgestauten Haßgefühle, seinen zerstörerischen Trieb und seinen ausgeprägten Rachedurst in die Realität umsetzen konnte. Indem er, wie Robert Tucker bemerkte, „seine Feinde zu Feinden der Geschichte erklärte", konnte er die Beweggründe für seinen mitleidlosen Haß auf jede Form von Autorität unschwer legitimieren.

Noch als Seminarist hatte er Anschluß an die erste marxistisch-sozialdemokratische Vereinigung Georgiens gefunden, die sich als „Dritte Gruppe" bezeichnete. Dort stieß er auf ein Mitglied dieses Arbeitskreises, dem er eine fast an Vergötterung grenzende Bewunderung entgegenbrachte und das für ihn jahrelang das Ideal eines revolutionären Kämpfers schlechthin blieb, nämlich auf Lado Kezchoweli. Auch Lado war ehedem Zögling im Priestersemimar zu Tiflis gewesen. Nachdem er wegen „Unruhestiftung" aus dem Seminar verwiesen worden war, hatte er sich als sogenannter „Berufsrevolutionär" im Untergrund politisch zu betätigen begonnen.

Es war übrigens nicht das erste Mal, daß sich Jossif an ein idealisiertes Vorbild klammerte. Schon während der Schuljahre in Gori hatte er sich für den kaukasischen Helden Koba begeistert, von dem er aus der Erzählung *Der Vatermord* erfahren hatte. Dessen heldenhafter Kampf gegen die Kosaken und erfolgreiche Verteidigung der Rechte der Bauern beeindruckte ihn so sehr, daß er von da an darauf bestand, selbst „Koba" genannt zu werden. Die imaginäre Beziehung zu dieser heldenhaften Gestalt, mit der er sich zu identifizieren suchte, entsprach ganz offensichtlich einem Wunsch nach Verstärkung seiner noch nicht endgültig aufgebauten Identität. In diesem Sinne sind die Worte seines Kommilitonen Iremaschwili zu deuten, wenn dieser berichtet, daß „Koba für Jossif zu seinem Gott, seinem Lebensinhalt geworden war. Er wollte ein zweiter Koba werden, ein ebenso berühmter Kämpfer und Held. Die Gestalt Kobas sollte in ihm ihre Wiedergeburt erleben."

Im fünften Studienjahr wurde Jossifs Tätigkeit, nicht zuletzt wohl unter dem Einfluß seines Idols Lado, von der Institutsleitung als Unruhestiftung empfunden, weshalb er „aus unbekannten Gründen" aus dem Seminar ausgeschlossen wurde. Welche Gründe wirklich dafür entscheidend waren, ist heute nicht mehr auszumachen. Iremaschwili schrieb später nur, daß Jossif mit „einem grimmigen und bitterem Haß gegen die Schulverwaltung, die Bourgeoisie und gegen alles andere im Land, was den Zarismus verkörperte", das Seminar verließ. In seiner Verbitterung faßte er den Entschluß, alle Brücken hinter sich abzubrechen und sich für ein Leben als Berufsrevolutionär und politischer Agitator mit all den daraus erwachsenden Konsequenzen zu entscheiden. Auf diese Weise scheint er die „Identitätskrise der Jünglingsjahre" erfolgreich überwunden zu haben, wodurch ernstere psychische Schäden beim Aufbau seiner Ich-Identität vermieden wurden. Auch er ist, wie Erik H. Erikson dies für Adolf Hitler formulierte, „der ungebrochene Jüngling geblieben, der sich für eine Laufbahn abseits bürgerlichen Glücks, wirtschaftlicher Sicherheit und innerer Seelenfriedens" entschied. Robert Tucker weist darauf hin, daß Jossif „von diesem Zeitpunkt an all seine Energien in das fortlaufend verstärkte Bemühen investierte, dem eigenen Idealbild in der Praxis gerecht zu werden und es von anderen bestätigt zu bekommen." Bei diesem Versuch, eine klare Ich-Identität aufzubauen und von sich selbst ein idealisiertes Bild zu entwerfen, erfuhr er zweifellos durch die fusionäre narzißtische Beziehung zu seinen Idolen Lado und Koba, denen sich bald das mächtige Vorbild Lenins hinzugesellte, eine nicht zu unterschätzende Stärkung.

DER BERUFSREVOLUTIONÄR

Für das ihm bevorstehende gefährliche Leben eines revolutionären Agitators im von der berüchtigten Geheimpolizei Ochrana streng überwachten zaristischen Rußland stand ihm in der marxistischen Lehre ein philosophisches Konzept zur Verfügung, das anscheinend „in vollkommener Weise sein Bedürfnis nach einem Ersatz für das dogmatisch-theologische Ideensystem befriedigte", das er letztlich ja niemals wirklich akzeptiert hatte. Bei genauerem Hinsehen haben beide „Glaubensbekenntnisse" ja auffallende Gemeinsamkeiten: die alleinige Gültigkeit der orthodoxen Lehre, den absoluten Wahrheitsanspruch, die Intoleranz gegenüber Andersdenkenden und die gnadenlose Verfolgung von Ketzern und Abtrünnigen. Die sonderbare Metamorphose, die die zunächst akzeptierten, später aber verworfenen religiösen Dogmen in seinem Denken durchlebten, macht zum Teil sein zukünftiges Bestreben verständlich, jede Art von Wissen zu systematisieren, zu klassifizieren und in intellektuelle Schubfächer einzuordnen. Da er während seines ganzen Lebens stets an Postulaten unverrückbar festhielt – zunächst an christlichen und später an marxistischen –, ging ihm jede Fähigkeit einer kritischen Einstellung zu seinen Ideen abhanden, weshalb er alles, was nicht in sein persönliches Gedankengebäude paßte, für ketzerisch oder opportunistisch hielt.

Nach seiner Abschiebung aus dem Seminar 1899 verbrachte er das nächste Jahrzehnt als sozialdemokratischer Agitator – seit 1898 war er Mitglied der „Sozialdemokratischen Arbeiterpartei Rußlands" (SDAPR) – im Kaukasusgebiet, wobei er seine „rebellischen" Aktivitäten vorwiegend auf die Städte Tiflis, Baku und Batum konzentrierte. Er führte dort Arbeiterdemonstrationen an und nahm auch an verschiedenen, mitunter blutig endenden Streikaktionen teil, ließ jedoch schon damals seine Neigung erkennen, sich lieber als Organisator und Planer der einzelnen Aktionen zu betätigen, Flugblätter und Manifeste zu entwerfen und für deren Druck im Untergrund zu sorgen. Diese Tendenz zeigte sich später auch bei den berüchtigten sogenannten „Expropriationen".

Der Ausschluß vom Seminar hinterließ in seinem Charakter deutliche Spuren. Er fühlte sich nämlich nicht nur sozial diskriminiert, sondern er stand auch unter dem Eindruck, von der etablierten Gesellschaft verraten worden zu sein. Dies führte schon früh dazu, daß er jedem Menschen mit tiefem Mißtrauen begegnete und überzeugt war, sich auf niemanden verlassen zu dürfen, außer auf sich selbst. Aus einer solchen Einstellung heraus entwickelten sich einige Charakterzüge, die später noch deutlicher hervortreten sollten, nämlich kalte Berechnung, absolute Gefühllosigkeit, Menschenverachtung und Verlöschen jedes moralischen Empfindens bei der Verwirklichung der von ihm gesteckten Ziele. Bei einem solchen Charakter konnte es natürlich auch keinen Menschen geben, für den er ehrliche und dauernde Zuneigung empfunden hätte, weshalb es in seinem Leben auch kaum einen wahren Freund gab.

Von F. Chunjanis, einer damaligen Mitstreiterin, besitzen wir eine Beschreibung der Person, wie sie sich in jener Zeit bei den üblichen politischen Sitzungen präsentierte: „Er war klein, mager und wirkte ein wenig armesünderhaft, so daß ich mich an einen kleinen Dieb erinnert fühlte, der auf sein Urteil wartet. Er trug einen dunkelblauen Bauernkittel, eine eng sitzende Jacke und eine schwarze türkische Mütze ... Er behandelte mich mit Mißtrauen. Nach längerer Befragung übergab er mir einen Stapel illegaler Schriften ... Er begleitete mich mit unverändert argwöhnischem, mißtrauischem Gehabe zur Tür." Trotz dieses eher kümmerlichen Erscheinungsbildes dürfte er dennoch schon damals eine gewisse Autorität besessen haben, denn in dieser Beschreibung heißt es weiter: „Zur verabredeten Zeit war Koba wieder einmal nicht da. Er kam immer zu spät, nie sehr viel, dafür aber regelmäßig ... Wenn er kam, änderte sich die Atmosphäre ... zum Angespannten. Koba kam gewöhnlich mit einem Buch unter seinem verwachsenen linken Arm herein und setzte sich irgendwo an die Seite oder in eine Ecke. Er hörte schweigend zu, bis alle gesprochen hatten. Er sprach immer als letzter … und brachte seinen eigenen Standpunkt dann mit großer Endgültigkeit vor, als sei die Diskussion damit abgeschlossen. So entstand der Eindruck, daß alles, was er sagte, von besonderem Gewicht sei."

Als Koba erstmals mit der von Lenin gegründeten illegalen Zeitung *Der Funke* konfrontiert wurde, fühlte er sich sofort von dessen Ansichten und Thesen angezogen. In dieser Zeitung veröffentlichte Wladimir Iljitsch Uljanow unter dem Pseudonym Lenin im Jahre 1902 „eines der berühmtesten revolutionären Manifeste aller Zeiten" mit dem Titel: *Was zu tun ist*, in welchem er eine straff zentralisierte Partei mit einem als „Avantgarde des Proletariats" operierenden Kader von echten Berufsrevolutionären forderte. Mit seiner Hilfe sollte es der Arbeiterklasse gelingen, die Zarenherrschaft in einem Gewaltakt zu beseitigen.

Auf dem II. Parteitag der SDAPR kam es allerdings durch Meinungsverschiedenheiten rasch zu einer Spaltung in die gemäßigten Menschewiken, die mit den bürgerlichen Konstitutionalisten zur Zusammenarbeit bereit waren und die zaristische Autokratie auf dem Wege liberaler Reformen zu beseitigen beabsichtigten, und in die Bolschewiken unter Führung Lenins, die einen solchen Plan kompromißlos ablehnten und ein radikales Vorgehen verlangten. Koba war seiner Natur nach natürlich von Beginn an ein eingefleischter Bolschewik, dem die Vorstellungen Lenins nicht allein wegen ihres radikalen Charakters sofort zusagten, sondern vor allem wegen ihrer Hervorhebung des Berufsrevolutionärs als der eigentlichen Triebkraft der vorzubereitenden Revolution.

Mit dieser formellen Anerkennung seines „Berufsstandes" durch Lenin, dem er persönlich übrigens erst 1905 auf einer Parteikonferenz der Bolschewiki in Tammersfors in Finnland begegnete, wurde seine endgültige Ich-Identität in der Rolle des erfolgreichen Berufsrevolutionärs ein für allemal gefestigt. Darüber hinaus bot sie ihm aber auch eine befriedigende Kompensation für die oft demütigende, herablassende Behandlung durch jene führenden Parteigenossen, die wie Plechanow oder Trotzki als Söhne wohlsituierter Bürger der Intelligenz angehörten und sich infolge ihrer höheren Bildung und ihrer Auslandserfahrungen ihm überlegen fühlten.

Gerade solche Männer kannten in Kobas Augen die entsetzlichen Daseinsbedingungen des russischen Volkes als Folge ihrer kapitalistischen Ausbeutung nur vom Hörensagen, während er als Sohn leibeigener Eltern in größter Armut aufgewachsen war und seine Erfahrungen in revolutionärer Politik durch die harte Schule des Lebens mühsam zusammentragen mußte: „Ich wurde Marxist wegen meiner sozialen Stellung … vor allem aber auch durch die harte Unduldsamkeit und durch die jesuitische Disziplin, die im Seminar so erbarmungslos auf mir lasteten." Isaac Deutscher meint deshalb wohl zutreffend, daß

„sein Haß gegen die Besitzenden und gegen die herrschende Klasse sehr viel stärker gewesen sein muß. Der Klassenhaß, den die Revolutionäre aus der Oberschicht empfanden und predigten, war eine Art sekundärer Emotion, die sich in ihnen regte und die sie mit theoretisch erarbeiteten Überzeugungen weiterentwickelten. Bei ihm war der Klassenhaß nicht nur sekundärer Natur, für ihn war dieser Haß alles ... Sein Sozialismus war kalt, klar und rauh."

Kobas Erfahrungen als kaltblütiger Revolutionär und begabter Organisator in vorderster Front waren es, die ihn als Praktiker für Lenin so wertvoll machten. Diese praktischen Erfahrungen sammelte er unfreiwillig nicht zuletzt auch während seiner häufigen Inhaftierungen und Aufenthalte in der Verbannung. Wurde er doch insgesamt nicht weniger als siebenmal verhaftet, wobei ihm fünfmal die Flucht gelang. Die Entbehrungen und Demütigungen während der sechzehn Jahre, die er im Untergrund, in Gefängnissen oder in der Verbannung verbrachte, verstärkten natürlich die schon in seiner Jugend vorgebildeten Charakterzüge, nämlich Kälte, Berechnung, Verschlagenheit und Mißtrauen. So galt Koba bereits 1905 als äußerst schwieriger Genosse und ehrgeiziger Intrigant, der schon damals die perfide Kunst beherrschte, konkurrierende Genossen gegeneinander auszuspielen, und dem niemals zu trauen war. Auch er schenkte keinem der Mitkämpfer sein volles Vertrauen. Auf Widerspruch oder Kränkungen, die seinem narzißtisch aufgebauten Image abträglich waren, reagierte er mit mimosenhafter Empfindlichkeit, und sein hervorragendes Gedächtnis sorgte dafür, daß er solche „Insultierungen" niemals vergaß und seine Rache den „Schuldigen" selbst nach Jahrzehnten noch mit voller Wucht zu treffen pflegte.

Schon in seinen kaukasischen Jahren war er ein ausgesprochener Einzelgänger, der jeden engeren Kontakt mied und so den Eindruck erweckte, daß er zu normalen zwischenmenschlichen Beziehungen unfähig sei. Dennoch heiratete er um 1906 Jekaterina Swanidse, die Tochter eines seiner Schulkameraden. Wahrscheinlich erfolgte diese Eheschließung – das genaue Datum ist nicht bekannt – allerdings weniger aus innerem Antrieb als unter einem gewissen Druck, da er das erst sechzehnjährige Mädchen verführt und geschwängert hatte. Dennoch erfahren wir von Iremaschwili, daß die armselige Behausung, in der er mit Jekaterina und dem gemeinsamen Sohn Jakob wohnte, der einzige Ort gewesen sei, an dem er jemals in seinem Leben wirkliche Liebe erfahren habe. Dies scheint auch der Wahrheit zu entsprechen. Als nämlich Jekaterina etwa ein halbes Jahr nach der Entbindung ihres Sohnes Jakob am 22. Oktober 1907 an Typhus starb, soll Koba seine Trauer offen zur Schau gestellt und für seine Gattin sogar ein orthodoxes Begräbnis veranlaßt haben.

Unter seinen Verhaftungen ist jene in Batum vom April 1902 erwähnenswert, weil sich aus dieser Zeit in der polizeilichen Registratur ein Aktenvermerk betreffs besonderer Kennzeichen befindet: „Kleine angeborene Mißbildung: die zweite und dritte Zehe des linken Fußes sind zusammengewachsen." Im Jahre 1904 gelang ihm die Flucht aus einem sibirischen Lager trotz heftigster Schneestürme und einer angeblich vorhandenen latenten Lungentuberkulose. Sein revolutionäres Aktionsfeld lag dann zwischen 1905 und 1907 wieder im Kaukasusgebiet, wo er sich alsbald an verschiedenen „Expropriationen" beteiligte. Diese bestanden in bewaffneten Raubüberfällen auf Banken und Postwagen und dienten der Beschaffung von Geldmitteln, die Lenin zur Finanzierung seiner Partei dringend benötigte. Wegen angeblicher Beteiligung Kobas an dem spektakulären Raubüberfall auf die Staatsbank in Tiflis im Juni 1907 wurde er von den Menschewiken, die in Georgien die Mehrheit darstellten und derartige gewalttätige Exzesse strikte ablehnten, verurteilt und mit dem Parteiausschluß bedroht, weshalb er seine Tätigkeit sicherheitshalber nach Baku verlegte. Dort konnte er sich bereits im Herbst als Mitglied des bolschewistischen Stadtkomitees etablieren, und in dieser Funktion oblag ihm auch die Abfassung verschiedener Aufsätze und Kommentare im legal erscheinenden Mitteilungsblatt der Gewerkschaften.

Wieder erfolgte eine Verhaftung durch die Polizei, die ihm neuerlich eineinhalb Jahre Gefängnis und Verbannung einbrachte. Doch auch diesmal gelang ihm die Flucht: Als er am 8. Februar 1909 während seiner Verbannung an Typhus schwer erkrankte, sollte er in ein anderes Lager verlegt werden. Er war aber in einem derart schlechten Allgemeinzustand, daß die Begleitorgane eine Unterbrechung des Transports für mindestens drei Wochen für unabdingbar hielten. Man eskortierte ihn in die Gouvernmenthauptstadt Wologda. Noch vor Ablauf der geplanten Aufenthaltszeit glückte ihm trotz stark geschwächten körperlichen Zustandes die Flucht; im Juli 1909 traf er unerkannt wieder in Baku ein. Er sollte sich jedoch nicht lange seiner Freiheit erfreuen, denn schon wenige Wochen später, während der Vorbereitungen zu einem Generalstreik der Arbeiter der Erdölindustrie, verhaftete man ihn neuerlich und setzte ihn erst im Sommer 1911 wieder auf freien Fuß.

Seine langjährige Beteiligung an der revolutionären Arbeit, die romantisch verbrämte Legende vom uneigennützigen „Expropriateur", die Gefängnisjahre und die Jahre in sibirischer Verbannung brachten Koba allmählich den Ruf eines besonders erfahrenen „Revolutionskämpfers" ein, eines Mannes der Tat und eines „Praktikers", weshalb ihn Lenin gemeinsam mit Kobas georgischem Landsmann Ordschonikidse, der sich wieder besonders mit den Eigenheiten des russischen Untergrundes vertraut gemacht hatte, in das Zentralkomitee aufnahm. Beide sollten mithelfen, die Aktivitäten der Partei in Rußland zu koordinieren. In seinem Selbstwertgefühl auf diese Weise bestärkt, beschloß

Koba die Härte und Willensstärke seiner Person – ähnlich wie Lenin – mit einem revolutionären Pseudonym zu unterstreichen: Ab dem Jahre 1912 wollte Jossif Dschugaschwili nicht mehr Koba gerufen werden, sondern nur mehr „Stalin", der „Stählerne".

Anfang 1913 wurde er von Lenin für vier Wochen nach Wien entsandt, um dort das Programm der Austromarxisten näher kennenzulernen. Die Ansicht der österreichischen Sozialdemokraten, welche die Aufgabe ihrer Partei darin sahen, die „nationalen Merkmale aller Volksgruppen zu erhalten", lehnte er jedoch sofort ab . Für ihn galt schon jetzt als oberstes Ziel die Organisation des Proletariats für den bevorstehenden Klassenkampf und die Zusammenfassung der Arbeiter aller Nationalitäten in einer einzigen, völkerübergreifenden Partei. Von dieser Vorstellung konnte Stalin nach seiner Rückkehr mit der Schrift *„Marxismus und nationale Frage"* auch Lenin überzeugen, so daß dieser ihn schon wenige Jahre später mit Berufung auf Stalins Fachkenntnisse als Volkskommissar für Nationalitätenfragen einsetzte.

Wenige Tage nach seinem Eintreffen in St. Petersburg wurde er auf Grund einer Anzeige durch einen Spitzel der Ochrana neuerlich verhaftet und diesmal nach Kostino, eines der am weitesten abgelegenen Straflager bei Turuchansk im hohen Norden Sibiriens, deportiert; im Jahre 1914 verlegte man ihn schließlich in die Siedlung Kurejka, wo die Temperaturen während des langen arktischen Winters häufig unter minus vierzig Grad Celsius fielen und die Gefangenen im Sommer von einer unbeschreiblichen Stechmückenplage heimgesucht wurden. An eine Flucht aus dieser verlassenen, am Rande der Welt gelegenen Gegend war von vornherein nicht zu denken, da man selbst mit einem Schlittengespann mehr als sechs Wochen benötigte, um zur nächsten Bahnstation Krasnojarsk zu gelangen. Die trostlose Einöde, der lange sibirische Winter und die völlige Abgeschlossenheit von der übrigen Welt stellten körperlich und seelisch unmenschliche Anforderungen an die Verbannten, denen viele nicht gewachsen waren. Stalin besaß die Härte und das Stehvermögen, auch diese Hölle lebend zu überstehen. Aber auch er stumpfte in diesen Jahren merklich ab, schien sich nur noch für Fischfang und Jagd zu interessieren und beteiligte sich kaum an den Gesprächen und politischen Diskussionen seiner Kameraden. Jakob Swerdlow, der gemeinsam mit seinem Genossen Suren Spandarian die zentrale Führungsrolle über die dreihundert Leidensbrüder von Kurejka einnahm, berichtete später seiner Frau brieflich über Stalin: „Der Genosse, mit dem ich dort wohnte, war in persönlicher Beziehung unmöglich. Wir mußten davon Abstand nehmen, uns zu sehen und miteinander zu sprechen."

Diese Schwierigkeit, sich sozial einzuordnen, hatte er schon während seiner Verbannung in Solwytschegodsk in den Jahren 1909/10 gezeigt. Diesmal kam noch ein auffallendes politisches Desinteresse hinzu, wie er überhaupt in Kurejka Zeichen einer echten reaktiven Depression erkennen ließ. In einem Dankschreiben an die Familie Allilujew, bei der er in St. Petersburg Unterschlupf gefunden hatte und in welcher er als Schwiegersohn aufgenommen werden sollte, bestätigte er den Erhalt eines Päckchens und fügte zur Illustration seines psychischen Zustandes noch die Bitte um Übersendung einiger Ansichtskarten hinzu: „Die Natur ist in dieser verfluchten Gegend öde und häßlich; im Sommer der Fluß, im Winter der Schnee. Das ist alles, was es an Landschaft hier um uns herum gibt. Daher habe ich eine idiotische Sehnsucht nach dem Anblick von Landschaften, und sei es nur auf dem Papier." Diese Zeilen lassen deutlich die depressive Stimmung, verursacht durch die Trostlosigkeit seines Verbannungsortes, erahnen. Was ihn besonders bedrückte, war der Umstand, daß er Zeitungen erst mit erheblichen Verspätungen, die mitunter Monate betragen konnten, in die Hand bekam, so daß es ihm unmöglich war, sich über die jeweiligen politischen Ereignisse in Rußland zu informieren.

Mit Beginn des Krieges 1914 verflüchtigten sich auch die letzten Anzeichen einer inneren Anteilnahme am politischen Geschehen oder gar des Gedankens, fliehen zu wollen. Dies wohl auch deshalb, weil in Kriegszeiten die Fluchtmöglichkeiten der Verbannten erschwert waren und er außerdem nicht die Absicht hatte, einer Assentierung zum Militärdienst in die Arme zu laufen. Im Februar 1917 wurde er dann aber doch zu einer Musterungskommission nach Krasnojarsk überstellt, und er hatte es nur seinem verkümmerten linken Arm und seiner Mißbildung am linken Fuß zu danken, daß er als untauglich für den Wehrdienst eingestuft wurde.

War dies schon ein Glücksfall für ihn, so wurde seine Lage zusätzlich noch dadurch verbessert, daß man ihn nicht wieder in die arktische Wildnis zurückschickte, sondern ihn den Rest seiner Verbannung in dem nicht weit von Krasnojarsk entfernten Atschinsk verbüßen ließ. Von dem Bolschewiken I. D. Perfilew, der noch nach Beginn der Oktoberrevolution einige Zeit in diesem Verbannungsort zubrachte, erfahren wir, daß Stalin dort eine Liebschaft mit einem einheimischen Mädchen hatte und daß aus dieser Verbindung ein Kind zur Welt kam. Perfilew konnte später nicht mehr in Erfahrung bringen, ob Stalin sich jemals um das Schicksal dieses Kindes oder dieser jungen Frau gekümmert hat.

Diese Phase der Passivität Stalins während der Jahre seiner letzten Verbannung war zugleich wohl auch eine Zeit des Abwägens und des Überlegens, welchen Weg er in Zukunft einschlagen sollte. Immerhin war er inzwischen bereits vierzig Jahre alt und hatte – ähnlich wie Hitler mit dreißig Jahren – kaum reale Zukunftsperspektiven. Er hatte keinen Beruf, nicht einmal den eines Schuhmachers wie sein Vater, konnte keiner geregelten Arbeit nachgehen und hatte bisher auch tatsächlich noch niemals gearbeitet, sieht man von seiner agitatorischen Betätigung als Berufsrevolutionär im Dienste der Politik ab. Bei einer solchen tristen „inneren Revision" mußte er zwangsläufig erkennen, daß es für ihn inzwischen zu spät war, an ein eventuelles Verlassen des revolutionären Pfades zu denken. Unter diesem Aspekt kann man sich vorstellen, daß ihm die 1917 bis nach Sibirien vorgedrungenen Nachrichten über die Antikriegsstimmung und über die sich über St. Petersburg (Petrograd) zusammenbrauenden Wolken umstürzlerischer Tendenzen neuen Mut und Glauben an eine politische Zukunft gaben.

Als im Februar 1917 der Zar abdanken mußte und in Eile eine provisorische Regierung aufgestellt wurde, machte sich Stalin deshalb, nicht ohne vorher seinem leuchtenden Vorbild Lenin telegraphisch „brüderliche Grüße" zu übermitteln, unverzüglich per Bahn auf den Weg nach Petrograd, wo er am 12. März eintraf. Durch die in der Arktis verbrachten Jahre gehärtet und mit einer zu Eis erstarrten Gefühlskälte ausgestattet, hielt er die Stunde für gekommen, sich an der korrupten, klassenfeindlichen bürgerlichen Gesellschaft zu rächen, von der er sich stets verraten, gedemütigt und ausgegrenzt gefühlt hatte. Nur auf sich selbst vertrauend, übernahm er gemeinsam mit dem ebenfalls aus der Verbannung zurückgekehrten Genossen Lew Kamenew wie selbstverständlich die interimistische Führung der bolschewistischen Partei bis zum Eintreffen Lenins aus der Schweiz. Einer seiner Gefährten aus der Zeit der Verbannung in Kurejka bemerkte befremdet: „Dschugaschwili blieb genauso stolz wie immer, genauso in sich selbst, seine eigenen Gedanken und Pläne versunken." Wieder fiel seiner Umgebung seine Kontaktarmut, sein ungewöhnlich ausgeprägtes Mißtrauen gegen jedermann auf, aber auch seine Fähigkeit, seine eigentlichen Absichten und Ziele mit List und erstaunlicher Geduld so lange vor den Augen anderer zu verbergen, bis der richtige Zeitpunkt gekommen war, um sie dann um so rücksichtsloser zu verwirklichen.

DIE GROSSE REVOLUTION

In der Nacht zum 28. Februar 1917 hatte die bürgerlich-demokratische Februarrevolution, der Prolog zu den kommenden Oktoberereignissen, gesiegt. In dieser Periode, zumindest bis zum August 1917, spielten entgegen späterer historiographischer Verfälschungen weder Lenin noch die Bolschewiken und schon gar nicht Stalin eine besondere Rolle. Er befand sich zwar in jener Mannschaft, die Lenin zusammenfügte – im Juni 1917 wurde er Mitglied des

Zentralexekutivkomitees (ZEK) –, machte sich aber in keiner Weise sonderlich bemerkbar. Er blieb als „Vertreter der entlegenen Nationen" ein unauffälliger Funktionär, der absolut keine Popularität genoß und, wie Nikolaj Suchanow, einer der menschewistischen Führer jener Zeit, schrieb, „in der politischen Arena nicht mehr als ein grauer, matter Fleck." In Stalins später herausgegebenen und von ihm selbst redigierten *Kurzen Biographie*, die zu einer Art Katechismus für das Volk hochgespielt wurde, heißt es demgegenüber unter Verdrehung der wahren historischen Fakten: „In dieser verantwortungsvollen Periode hat Stalin die Partei um sich geschart, um die bürgerlich-demokratische Revolution in eine sozialistische übergehen zu lassen ... In den Artikeln Stalins erhielten die Bolschewiken prinzipielle Richtlinien für ihre Arbeit."

In Wahrheit zeigten sich gerade während der Februarrevolution und in den Tagen des Oktobersturms erstmals seine Schwächen. Auf Grund seiner mangelnden theoretischen Kenntnisse und seiner beschränkten Fähigkeit zu kreativem Handeln blieb es ihm vorbehalten, Artikel zu schreiben und in den Verwaltungsräumen des „Stabes" die Fäden zu ziehen. Da er es nicht verstand, vor einem größeren Publikum wirkungsvoll zu sprechen, zog es ihn nie zu den Massen hin, ganz im Gegensatz zu Leo Trotzki, der wie kein zweiter die Massen „anzuheizen" verstand und schon deshalb bald mißgünstige Feindschaft und Neid bei dem als Rhetoriker so unbegabten Stalin auslöste.

So überrascht es auch nicht, daß in den Dokumenten jener Zeit Stalins Name äußerst selten zu lesen ist und daß er entgegen den Darstellungen in seiner *Kurzen Biographie* während der Revolution weder als herausragende Persönlichkeit noch als Führer, glühender Redner oder Organisator auftrat, sondern eher als kaum wahrzunehmender Funktionär des Parteiapparates, der die ihm gestellten Aufträge auszuführen hatte. Als am Abend des 25. Oktober 1917 nach dem Sieg der Sozialistischen Revolution das Präsidium des Kongresses der Räte der Arbeiter-, Soldaten- und Bauerndeputierten gewählt wurde, fanden sich neben Lenin unter anderem die Namen von Trotzki, Kamenew und Sinowjew unter den Gewählten, während Stalin in den Ereignissen jener Tage unterging. Unter diesem Schattendasein scheint der zukünftige Alleinherrscher nachhaltig gelitten zu haben, und Alan Bullock hält wohl mit Recht dieses Faktum – daß Stalin in dieser entscheidenden Phase nicht die von ihm erträumte Führungsrolle zu spielen vermochte – für ein tiefes und die weitere psychische Entwicklung prägend beeinflussendes Trauma.

Erst Ende 1929 fühlte er sich stark genug, an die Überwindung dieses Traumas schreiten zu können, indem er eine großangelegte Geschichtsfälschung in Auftrag gab. Durch Beseitigung von Akten und Dokumenten, durch willkürliche Veränderungen in der Memoirenliteratur und durch bewußte Unterdrückung der Namen von Persönlichkeiten, denen eine tragende Rolle während der Oktoberrevolution zukam, sollten die historischen Ereignisse so umgepolt und manipuliert werden, daß die Leistungen und Taten dieser Personen nun ausschließlich vom großen Stalin selbst vollbracht worden waren. Auf diese Weise war es unter anderem auch leicht, die letztlich bei der kommunistischen Machtergreifung dominierende Figur Leo Trotzkis aus dem Gedächtnis des Volkes zu streichen und sie durch die Person Stalins selbst zu ersetzen, dessen führende Rolle dann nur noch von Lenin übertroffen werden konnte.

Mit dieser groben Manipulation der historischen Ereignisse wurde zugleich der Grundstein für die Errichtung des Stalinkults gelegt. Indem man sein strahlendes Image, dem fast göttliche Verehrung entgegenzubringen war, an einem für alle sichtbaren Podest anbrachte, vermochte er auch sein narzißtisch überhöhtes Bild von sich selbst zu retten, das er sich in all den Jahren mit immer leidenschaftlicherer Inbrunst geschaffen hatte und das er infolge einer fehlenden moralischen Stütze so dringend benötigte.

Das Trauma seiner Nichtbeachtung im Revolutionsjahr, das er wohl wie ein persönliches Versagen empfand, konnte offenbar durch die inszenierte Geschichtsfälschung allein nicht überwunden werden. Zur endgültigen Beseitigung dieses traumatischen Erlebnisses benötigte er darüber hinaus noch eine Tat, mit der er womöglich selbst die Leistungen Lenins in den Schatten stellen konnte. Dies schien ihm nur dadurch möglich, wie Alan Bullock bemerkt, daß er der Revolution Lenins eine womöglich noch bedeutendere „Dritte Revolution" zur Seite stellte. Und tatsächlich bedeutete die in den Jahren 1929 bis 1933 mit brutalsten Mitteln durchgeführte landwirtschaftliche Kollektivierung und die gewaltsame Industrialisierung Rußlands – verglichen mit der Oktoberrevolution 1917 – eine noch drastischere Umgestaltung des Landes.

Die Führer der Oktoberrevolution bedienten sich in ihren Schriften gerne Metaphern aus der Französischen Revolution. So verglich Lenin etwa seine Differenzen mit den Menschewiken gerne mit dem Konflikt zwischen den Jakobinern und den Girondisten. Als im Frühjahr 1918 in den noch vom Krieg zerstörten russischen Landen ein Bürgerkrieg entbrannte, der um ein Haar das Ende der Sowjetmacht bedeutet hätte, erinnerte man sich an den Aufstand in der Vendée in den Jahren 1793 bis 1796, in welchem die noch royalistisch gesinnten Bauern gegen die Revolution und für die Wiedereinführung der Monarchie in Frankreich kämpften. Im Bürgerkrieg vom Jahre 1918 in Rußland, der in seiner Härte und Unversöhnlichkeit den tiefen Klassenhaß aufzeigte und die Bevölkerung in zwei feindliche Lager spaltete, standen sich nicht nur die Weißgardisten und die Rotarmisten gegenüber, sondern es beteiligte sich auch ein großer Teil der Zivilbevölkerung an diesen Kämpfen.

In diesen Auseinandersetzungen machte sich nun auch Stalin stärker bemerkbar als in früheren Jahren. Als außerordentlicher Bevollmächtigter des Zentralkomitees war er nicht nur für die Nahrungsmittelbeschaffung verantwortlich, sondern er hatte nun auch erstmals militärische Entscheidungen zu treffen. Es ist bezeichnend für ihn, daß er es dabei mied, Schützengräben oder Lazarette im Kampfgebiet aufzusuchen, und es lieber vorzog, im sicheren Stabsquartier zu arbeiten und von hier aus seine Direktiven zu erteilen. Mit schockierender Gelassenheit ordnete er grausamste Aktionen an und ließ Personen erschießen, die nichts anderes verbrochen hatten, als verdächtig zu erscheinen, und die seiner Meinung nach der Sache schadeten. Gerade diese Härte und das brutale Durchsetzungsvermögen Stalins waren es aber, die sein Ansehen bei Lenin vermehrten und dazu führten, daß sein Bekanntheitsgrad unter den höheren Parteifunktionären rasch zunahm. Schon 1918 wußte die Parteiführung genau: Das ist nicht nur ein Mann, der zuverlässig die Aufträge des Zentralkomitees ausführt, sondern der auch ein geborener Spezialist für Strafaktionen und „außerordentliche Maßnahmen" ist und bei seinen Todesurteilen ohne vorausgegangenes Gerichtsverfahren keinerlei Skrupel kennt, da er fest an die Notwendigkeit und Wirksamkeit solcher Methoden glaubt. Zum erstenmal konnte er seinem Haß und seiner Rachsucht ungefährdet die Zügel schießen lassen und seine unseligen Charaktereigenschaften, die später Quelle unsäglichen Leids ganzer Bevölkerungsgruppen und Nationalitäten werden sollten, offen zur Schau stellen.

Neben der brutalen Härte, dem Fehlen jeder Spur von Mitgefühl und der Geringschätzung eines Menschenlebens zeigte sich schon jetzt seine sadistische Neigung, Opponenten öffentlich zu demütigen und zu erniedrigen. Was seine Genossen zu diesem Zeitpunkt noch nicht erkennen konnten, war sein ungemein nachtragender Charakter, der später oft dazu führte, daß die geringste Meinungsverschiedenheit oder Kränkung unausweichlich seine Rache nach sich zog. Fast alle Personen, mit denen Stalin während des Bürgerkrieges in Konflikt geriet, mußten später schwer dafür büßen.

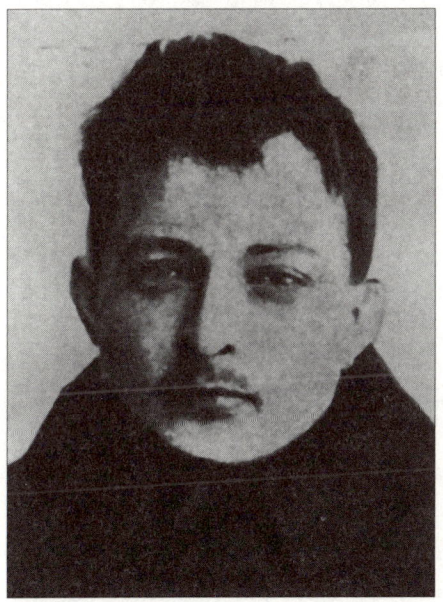

Feliks Dzierz˙yn´ski als Sträfling der zaristischen Geheimpolizei „Ochrana"

Aber nicht allein Stalin war davon überzeugt, daß Härte und Druck, im rechten Augenblick zur Anwendung gebracht, die erwünschten Ergebnisse bringen mußten. Mit ausgesprochener Billigung Lenins wurde am 7. Dezember 1918 eine Außerordentliche Kommission, die berüchtigte „Tscheka", ins Leben gerufen, die unter Leitung des unbestechlichen Polen Feliks Dzierżyński den Auftrag hatte, jeder kontrarevolutionären Bestrebung mit äußerster Härte entgegenzutreten. Mindestens zweihunderttausend Morde oder Hinrichtungen gehen allein während der ersten fünf Jahre ihres Bestehens auf ihr Konto. „Organisator des Sieges" im Bürgerkrieg war aber Trotzki, der auf militärischem Gebiet außergewöhnliche Fähigkeiten entwickelte und an der Schaffung der Einparteiendiktatur nach Beendigung der kriegerischen Auseinandersetzungen wesentlichen Anteil hatte. Er und Stalin waren zusammen mit Kamenew, Sinowjew und Bucharin die Männer, mit deren Hilfe Lenin in Zukunft den jungen Sowjetstaat zu regieren gedachte, und diese Männer waren es auch, die nach dem Tod Lenins die gefährlichsten Konkurrenten Stalins im Kampf um die Nachfolge wurden, wenngleich zu diesem Zeitpunkt so gut wie niemand in den höchsten Parteigremien in Stalin einen möglichen Nachfolger Lenins erblickte. Waren doch sowohl die Partei wie auch die Sowjetregierung untrennbar nur mit den beiden Namen Lenin und Trotzki verbunden, während Stalin eher unbemerkt im Hintergrund wirkte. Dies mußte für den ehrgeizigen Aspiranten um so unerträglicher gewesen sein, als Trotzki ihn als Rivalen überhaupt nicht in Betracht zog und ihm dies auch durch seine herablassende Behandlung deutlich spüren ließ. In seiner Autobiographie *Mein Leben* schrieb Trotzki später über Stalin: „Er wirkte auf mich durch jene Eigenschaften abstoßend, die später, in der Welle des Niedergangs, seine Stärke ausmachten: die Enge der Interessen, den Empirismus, die psychologische Plumpheit und jenen besonderen Zynismus des Kleinstädters, den der Marxismus von vielen Vorurteilen befreit hat, jedoch ohne diese durch eine voll erfaßte und in Psychologie übergegangene Weltanschauung zu ersetzen." Seine Überheblichkeit sollte Trotzki später noch teuer zu stehen bekommen.

Die geringschätzige Behandlung durch die Intellektuellen in der Führungsspitze und der dadurch verursachte Minderwertigkeitskomplex Stalins wurden durch das Urteil Lenins mehr als kompensiert. Lenin schrieb seine Grobheit und sein ungehobeltes Benehmen seiner proletarischen Herkunft zu, was ihn als „Praktiker" von seinen meist aus dem bürgerlichen Lager stammenden, intellektuell ausgerichteten Funktionären natürlicherweise unterscheiden müßte. Wenn Lenin auch schon kurze Zeit später ganz anders darüber denken sollte, erschien Stalin ihm vorerst als Mitarbeiter von unbestreitbarem Wert, da seiner Meinung nach eine Diktatur des Proletariats ohne hart durchgreifende

Parteigenossen vom Schlage eines Stalin nicht lange von Bestand sein könnte. Das zeigte schon das Beispiel der bewaffneten Revolte der Matrosen im Marinestützpunkt Kronstadt am 2. März 1921, die die gewaltsame Beseitigung der unerträglichen „Kommissariokratie" zum Ziele hatte und die von der Roten Armee unter der Führung von General Tuchatschewski blutig niedergeschlagen wurde. Bei dieser Aktion soll nach Alan Bullock eine in die Tausende gehende Zahl von Matrosen ohne Gerichtsverfahren kurzerhand erschossen worden sein.

Bei der Bewältigung der Schwierigkeiten, denen die Partei in den Jahren 1921/22 ausgesetzt war, blieb Stalin wieder einmal völlig im Hintergrund, wo er sich als gelehriger Schüler seines Idols Lenin durch auffallende Flexibilität bewährte. Dies hatte sich schon in der Zeit des Kriegskommunismus gezeigt und zeigte sich noch deutlicher bei der Einführung der „Neuen Ökonomischen Politik", kurz NEP genannt, die Lenin nach den brutalen Zwangsrequirierungen als unumgängliches Zugeständnis an die aufgebrachte Bauernschaft für notwendig erachtete und die im Grunde eine für viele hohe Funktionäre völlig unverständliche Kehrtwendung in seiner bisherigen Politik darstellte. Stalin zeigte Verständnis für diese Maßnahme und erwies sich überhaupt in dieser Zeit als außerordentlich lernfähig, indem er viele Praktiken Lenins, wie etwa das Verbot einer „Fraktionsbildung" innerhalb der Partei oder die Einführung terroristischer Methoden als legales Mittel zur Aufrechterhaltung der unangefochtenen absoluten Macht der kommunistischen Einheitspartei, zum Prinzip seiner späteren Schreckensherrschaft machte. Da Lenin wußte, daß er sich in jeder Situation auf den hart durchgreifenden Stalin verlassen konnte und dieser sich inzwischen auch bereits als verantwortlicher Koordinator im Parteisekretariat bestens bewährte, war Stalins Ernennung zum Generalsekretär am 4. März 1922 für niemanden mehr eine wirkliche Überraschung. Kein Mitglied in der Parteispitze konnte allerdings damals den Machtwahn dieses eiskalten, mißtrauischen und rachsüchtigen Menschen auch nur im entferntesten Ausmaß ahnen, auch Lenin nicht, dem zwar Stalins Fehler nicht verborgen blieben, der sich aber in keiner Weise in seiner Spitzenposition durch ihn bedroht fühlte – zumindest nicht vor seinem ersten Schlaganfall im Mai 1922.

Die ersten Anzeichen einer Erschöpfung und einer drohenden ernsteren Erkrankung Lenins kündigten sich schon 1921 an, und Stalin war offenbar der erste aus Lenins engster Umgebung, der die ungeheure Bedeutung der anonymen Machtstrukturen des Parteiapparates für die Eroberung einer Alleinherrschaft orientalischen Stils erkannte. Er begann deshalb schon bei den ersten Symptomen von Lenins Erkrankung mit List und kaltblütiger Berechnung sein großes Spiel zu inszenieren, mit dem Ziel, möglichst rasch seine Stellung innerhalb der Parteihierarchie auszubauen. Da er von Anfang an alles, was er tat, für moralisch gerechtfertigt ansah und heuchlerisch „im Namen des Aufbaues des Sozialismus" verkaufte, scheute er später auch nicht davor zurück, auf seinem Weg nach oben eventuelle Rivalen – seien sie wie Sinowjew, Kamenew oder Bucharin auch die vertrautesten Mitarbeiter Lenins gewesen – zu „Volksfeinden" zu erklären oder führende Industriekapitäne und bewährte Diplomaten als „Volksschädlinge" zu denunzieren und als solche beseitigen zu lassen. Und weil er noch immer von vielen hohen Parteifunktionären unterschätzt wurde und seine wahren Absichten ausgezeichnet tarnen konnte, wäre niemand im Kreise um Lenin im schlimmsten Alptraum auf den Gedanken gekommen, daß da ein Monster in ihrer Mitte heranwuchs – ein Monster ähnlich wie Robespierre, der am 5. Februar 1794 im Konvent erklärt hatte: „Das erste Gesetz unserer Politik muß die Führung des Volkes mit Hilfe der Vernunft und die Beherrschung der Feinde mit Hilfe von Terror sein."

Da nützte es auch nicht mehr allzuviel, wenn Lenin in der Rekonvaleszenz nach seinem ersten Schlaganfall am brutalen Vorgehen Stalins bei der Lösung des Problems der Kaukasischen Föderation erkennen mußte, daß dieser bereits im Begriffe war, seiner Kontrolle zu entgleiten. Spätestens nach Lenins zweitem Schlaganfall am 16. Dezember 1922 hatte sich jedenfalls das ursprüngliche Vertrauen zu Stalin in ein gründliches Mißtrauen gewandelt, wie dem von Lenin zwischen dem 23. Dezember 1922 und dem 4. Januar 1923 diktierten sogenannten „Testament" klar zu entnehmen ist:

„Seit Genosse Stalin Generalsekretär geworden ist, vereinigt er eine enorme Macht in seinen Händen, und ich bin nicht sicher, daß er es immer versteht, diese Macht mit der notwendigen Vorsicht zu gebrauchen ... Stalin ist zu grob, und dieser Fehler ... kann in der Funktion des Generalsekretärs nicht geduldet werden." Lenin gab seinen Genossen deshalb den dringenden Rat, Stalin durch einen anderen Mann zu ersetzen, der „toleranter, loyaler und den Genossen gegenüber aufmerksamer und weniger launenhaft ist." Aufs heftigste empört über die Androhung Stalins, er wolle die nationalistischen Emotionen in Georgien „mit einem rotglühenden Eisen ausbrennen", erklärte Lenin die von Stalin formulierte Verfassung schließlich offen als ein Trugbild, das völlig ungeeignet sei, die Nichtrussen vor „der Invasion jenes echten Russen zu schützen, des großrussischen Chauvinisten, ja im Grunde Schurken und Gewalttäters, wie es der typische russische Bürokrat ist." Deutlicher konnte Lenin seine Verachtung für den ehemaligen Schützling wohl nicht zum Ausdruck bringen. Als im März 1923 Lenin ein neuerlicher schwerer Schlaganfall traf, der ihn rechtsseitig gelähmt und sprechunfähig machte, schied die bisher unangefochtene und höchste Autorität endgültig aus dem politischen Geschehen aus.

Dieses Ereignis stellte die ernsteste, ja gefährlichste Krise in Stalins politischer Laufbahn dar, da es nun um die Nachfolgefrage ging und gerade zu diesem Zeitpunkt der endgültige Bruch zwischen ihm und Lenin erfolgte. Isaac Deutscher schrieb in seiner Biographie Trotzkis: „Die Verwirklichung des Leninschen Testaments, nämlich Stalin von seinem Posten abzulösen, hätte Trotzki unausweichlich auf den Posten des Parteiführers befördert." Das wußte auch Stalin, und es war wohl hauptsächlich das Mißtrauen des interimistischen Führungstrios Sinowjew, Kamenew und Stalin gegen den Hauptrivalen Trotzki, daß die drei trotz vieler persönlicher Differenzen in der Nachfolgefrage schließlich doch gemeinsam gegen den von Lenin zuletzt favorisierten Trotzki vorgingen. Damit wurde Stalin endgültig in den Sattel gehoben, weil durch seinen zunehmenden Einfluß im Politbüro als Generalsekretär seine Autorität innerhalb der Partei bereits so gewachsen war, daß es ihm keine allzu große Mühe mehr bereitete, auf dem XII. Parteitag im April 1923 – an welchem Lenin krankheitshalber nicht mehr teilnehmen konnte – die Mehrheit der Delegierten für sich zu gewinnen. Bereits auf der nächstfolgenden Parteikonferenz vom Januar 1924 konnte er seine Macht dadurch demonstrieren, daß sowohl das Programm wie gleichzeitig auch die endgültigen Beschlüsse schon im vorhinein festgelegt wurden – eine Praxis, die in Zukunft zur Regel wurde.

Am Abend des 21. Januar 1924 verstarb Lenin an den Folgen seines vierten Schlaganfalles, und mit seinem Tod verschwand die einzige Kraft auf der politischen Bühne, die Stalins Weg zur Alleinherrschaft noch hätte gefährden können. Trotzki weist in seinen Memoiren zutreffend darauf hin, daß nur seine Krankheit Lenin daran gehindert habe, Stalin politisch zu „zertrümmern", und er sprach gleichzeitig die Überzeugung aus, daß die eigenwilligen Handlungen Stalins und dessen rücksichtsloser Führungsstil Lenin mehr als einmal außer Rand und Band geraten hätten lassen und daß diese großen Aufregungen einen erkennbar ungünstigen Einfluß auf den Krankheitsverlauf gehabt hätten. In ähnlicher Weise äußert sich Stalin-Biograph Dimitri Wolkogonow, wenn er schreibt: „Ich kann nicht beweisen, daß der ‚georgische Vorfall' oder der Konflikt mit Stalin den Krankheitsverlauf Lenins beschleunigt hat, aber es ist zumindest sehr wahrscheinlich."

Gemeinsam mit anderen hohen Funktionären trug Stalin den Sarg Lenins, und als ehemaliger Zögling eines Priesterseminars scheint es ihm nicht schwer gefallen zu sein, eine bewegende Trauerrede zu halten, die – wie sich Alan Bullock ausdrückt – aus einer der Liturgie angenäherten Abfolge weihevoller Beteuerungen bestand: Feierlich leistete er den sechsfachen Schwur, das Vermächtnis des großen Verstorbenen zu bewahren und zu erfüllen. Ein eingeweihter Zeitgenosse wie Boris Baschanow, der langjährige Sekretär Stalins, empfand dieses Verhalten als bodenlose Heuchelei, da er doch persönlich erlebt hatte, wie Stalin tatsächlich auf den Tod Lenins reagierte: „Ich habe ihn nie glücklicher gesehen als in den Tagen nach Lenins Tod. Er lief mit einem Gesicht, das Genugtuung ausstrahlte, im Büro auf und ab." War doch nun endlich sein Weg von allen Hindernissen befreit. Sein Glaube, für besondere große Aufgaben vom Schicksal bestimmt worden zu sein, bestärkte ihn in dem Wunschtraum einer Identifizierung mit dem großen Führer Lenin, dem „Woschd", dessen Rolle er nun als sein Nachfolger zu übernehmen gewillt war.

AUSBAU DER MACHTSTELLUNG

Bis Stalin sich seines Sieges endgültig sicher sein konnte, benötigte er allerdings fünf Jahre – von 1924 bis 1929 –, in denen er sich mit brutalen, nach außen hin jedoch raffiniert verdeckten Kampfmethoden der Reihe nach aller seiner Rivalen entledigte. Als wahrer Meister der Intrige und der Verstellung übte er sich dabei in einer besonders listigen Taktik: Er verstand es, seine Konkurrenten geschickt gegeneinander auszuspielen und auf diese Weise nie einer einheitlichen Front von Gegnern gegenüberzustehen. Bei einer solchen Art von „Kriegsführung" kamen ihm die Charaktereigenschaften, die sich bereits in seiner Jugend abgezeichnet hatten, sehr zugute, wie Boris Baschanow in seinen Erinnerungen bezeugt: „Stalin vertraute keinem Menschen seine innersten Gedanken an. Höchst selten teilte er selbst seiner nächsten Umgebung seine Ideen und Eindrücke mit. Er besaß im hohen Grade die Gabe zu schweigen ... Er war schlau genug, nie etwas zu sagen, bevor nicht alle anderen ihre Argumente voll ausgebreitet hatten. Wenn alle gesprochen hatten, ergriff er das Wort ... und dann wiederholte er jene Auffassungen, zu denen die Mehrheit tendiert hatte." Sicher wollte er seine Person damit gezielt als eine Art Integrationsfigur aufbauen und den Eindruck eines Verfechters der gemäßigten Mitte erwecken.
Da er von seinen Widersachern, besonders vom hochintelligenten Trotzki, beständig unterschätzt worden war, hatten sie alle nicht bemerkt, daß sich in Wahrheit schon längst all sein Denken immer nur um die Frage drehte, „wie man die Macht in der Partei behauptet und wie man Organisationen vom Gesichtspunkt der Macht aus am besten anlegt", wie die deutsche Kommunistin Ruth Fischer anläßlich eines Treffens in Moskau im Januar 1924 scharfsinnig bemerkte. Besonders deutlich wird sein eigenartiges Verhältnis zwischen Theorie und Methode beim Studium der *Geschichte der Kommunistischen Partei der Sowjetunion. Kurzer Lehrgang,* an deren Abfassung er entscheidend mitwirkte. Man erkennt daraus, daß er die grundlegenden Gesetze einer gesell-

schaftlichen Entwicklung überhaupt nicht zu verstehen schien und eher einer Art von Fatalismus anhing. Im wesentlichen vertrat er einen groben, vulgären Materialismus, und in der Wahl der Mittel bevorzugte er die Gewalt. Grundsätzlich verhöhnte er alle, die einer „allgemeinen Moral" folgten oder auf „Forderungen der Vernunft" hörten. Vor allem aber schien ihm alles, was seiner vorgefaßten Meinung nicht entsprach, verdächtig und deshalb feindlich. Seine Definitionen wurden auf diese Weise sozusagen zu „heiligen Formeln". In seinem dogmatischen Denken erkennt man seinen primitiven, orthodoxen Charakter und eine wahrscheinlich aus der Zeit seines Daseins im Priesterseminar stammende Tendenz, seine Anschauungen katechismusartig vereinfacht und streng schematisch festzulegen. Unter den vielfältigen Möglichkeiten, die der Entwicklung des Sozialismus offen gestanden wären, schuf er auf diese Weise seinen eigenen Stalinschen Sozialismus, der, wie Wolkogonow sich ausdrückt, auf die humanistischen Grundlagen dieser Weltanschauung verzichtete und zu einem bürokratischen „Opfersozialismus" mit einer Mischung aus Kasernenkommunismus und Dogmatismus umgeformt wurde.

Diese Entwicklung zum „Stalinismus" hin blieb dem alten „Leninschen Kern" der Parteifunktionäre natürlich nicht verborgen, und um die Mitte der zwanziger Jahre war es ihnen sogar noch möglich, ihre Bedenken öffentlich auszusprechen. Als Beispiel dafür dient die in die Geschichte eingegangene Rede Lew B. Kamenews zu Stalins Geburtstag am XIV. Parteitag, in der er am 21. Dezember 1925 unter anderem feststellte: „Wir sind dagegen, eine Theorie der Herrschaft eines einzelnen zu schaffen, wir sind dagegen, einen ‚Führer' zu schaffen ... Ich bin zu der Überzeugung gekommen, daß Genosse Stalin nicht die Aufgabe desjenigen erfüllen kann, der den bolschewistischen Stab vereinigen und zusammenhalten kann." Diese prophetischen, mutigen Worte konnte der nachtragende Stalin natürlich nicht vergessen, wenn auch noch Jahre vergehen sollten, bis er sich für die unglaubliche „Majestätsbeleidigung" mit der Liquidierung Kamenews rächen konnte.

Es besteht kein Zweifel, daß Stalin während der zwanziger Jahre nicht nur an Selbstbewußtsein, sondern auch an Autorität beträchtlich gewann. Der Stalin, den Boris Baschanow zu Beginn dieses Jahrzehnts schilderte, war ein ganz anderer als jener, der im Oktober 1927 im Zentralkomitee endgültig seinen Erzrivalen Trotzki besiegte. Man hat die raffinierten Schachzüge, mit denen er schließlich die drei anderen Fraktionen im Politbüro ausschaltete, gerne als ein „Musterbeispiel machiavellistischer Politik" bezeichnet. Ob er dabei wirklich nach einem festgefügten Plan vorging oder ob sein Erfolg nicht eher der unbarmherzigen Wahl seiner Mittel zuzuschreiben war, die er ebenso flexibel wie skrupellos einzusetzen verstand, sei dahingestellt. Fest steht jedenfalls, daß es ihm an seinem fünfzigsten Geburtstag im Dezember 1929 tatsächlich gelungen war, bis auf Alexej Rykow – er sollte 1930 seine Ämter verlieren – alle übrigen Genossen, mit denen er ursprünglich im Politbüro zusammengearbeitet hatte – Trotzki, Kamenew, Sinowjew, Bucharin und Tomski –, endgültig zu verdrängen.

STALIN PRIVAT

Mit wenigen Ausnahmen erfüllte sich das „Privatleben" Stalins in seiner Arbeit. Ob Wochentag oder Sonntag – sein Tagesablauf blieb immer der gleiche. Täglich zwischen sechs und sieben Uhr morgens fand die ärztliche Visite statt, wie der seit 1927 amtierende Leibarzt Professor Dimitri Pletnew berichtete. Der Arzt bestimmte dann die Zahl der Stunden, die Stalin arbeiten durfte, und er überwachte auch die gymnastischen Übungen sowie die Gesichts- und Körpermassage. Beide Prozeduren wurden übrigens morgens und abends vorgenommen. Statt eines Bades wurde täglich geduscht. In der Regel pflegte Stalin zwei Stunden lang vor dem Mittagessen zu ruhen. In dieser Zeit wurde sein Körper mit kaltem Wasser und mit Eau de Cologne abgerieben. Eine Stunde vor der Einnahme der Mahlzeit war es Pflicht des Arztes, die Speisen chemisch nach eventuellen ungesunden Beimengungen zu untersuchen oder auf Gift zu analysieren. Die Speisen wurden in einer Küche zubereitet, die eher einem Institut glich und in welcher sich die besten Köche einander zu übertreffen bemüht waren. Es mußten äußerst opulente französische, georgische und russische Gerichte vorgesetzt werden. Stalins Tochter Swetlana schilderte später Einzelheiten: „Für seinen Tisch brachte man Fische aus besonderen Teichen, Fasane und Hammel aus eigenen Zuchtanstalten, georgische Weine besonderer Jahrgänge. Frische Früchte kamen aus dem Süden per Flugzeug. Er wußte nicht, welch hohe Transportkosten bezahlt werden mußten, um regelmäßig mit derlei Dingen aufwarten zu können ... Ich weiß nicht, ob Vater wußte, ... daß Spezialärzte alles Eßbare, das in seine Küche geliefert wurde, mittels chemischer Analysen auf etwaigen Giftgehalt untersuchten. Jeder Probe von Brot, Fleisch oder Früchten wurde ein Attest beigelegt, mit Stempel und Unterschrift des hierfür verantwortlichen Mannes: ‚Giftstoffe wurden nicht festgestellt.' Manchmal kam Dr. Djakow mit seinem Fläschchen zu uns in die Wohnung im Kreml und nahm Luftproben aus allen Zimmern." Häufig befahl Stalin, seinen Tisch mit jenem silbernen Tafelgeschirr zu decken, das seinerzeit Iwan der Schreckliche als Geschenk der englischen Königin Elisabeth I. hoch in Ehren gehalten und regelmäßig benützt hatte. Das Porträt dieses Zaren ließ Stalin übrigens in seinem Arbeitszimmer anbringen, da er sich offenbar in dessen Gegenwart besonders wohl fühlte.

Stalin sprach ein schlechtes Russisch mit starkem Akzent. Nach Aussage von Milovan Djilas soll er aber über einen reichen Wortschatz verfügt und seine lebendige und plastische Ausdrucksweise mit vielen russischen Sprichwörtern und Redensarten gewürzt haben, zudem soll er überraschenderweise auch Sinn für Humor gehabt haben, einen „rauhen, selbstsicheren, aber doch nicht jeder Finesse entbehrenden Humor." Die einzige Abwechslung in Stalins monotonem Dasein waren die Zusammenkünfte zu Tischgelagen mit seinen engsten Vertrauten oder mit Gästen aus dem Ausland. Milovan Djilas erzählt, daß er anläßlich eines Besuches in Moskau 1944 erstaunt war, welche enorme Mengen Stalin beim Essen vertilgen konnte: „Selbst bei einem wesentlich größeren Menschen wären sie noch ungeheuer gewesen." Er war – so geht die Fama – auch imstande, sein Wodkaglas bis zu zwanzigmal zu leeren, ohne daß dadurch seine Zunge schwer geworden wäre, und amerikanische Diplomaten bestätigten, daß sie bei solchen anstrengenden Toastrunden Stalin nie betrunken erlebten. Bei Zechereien mit Parteifreunden in seiner Datscha erging er sich mit Vorliebe in einer derben und vulgären Ausdrucksweise. Am meisten ergötzten ihn dann plumpe Streiche, etwa wenn einer seiner Zechkumpane auf den Sitz seines Nachbarn just in dem Augenblick eine Tomate legte, in welchem sich dieser niedersetzte.

Stalin war überaus ängstlich in bezug auf seine Person. Dies war auch der Grund dafür, daß er stets eine Pistole in seiner Hosentasche oder in seinem Überrock trug, die er nachts unter seinen Kopfpolster legte und von der er sich niemals trennte. Er hatte Angst, allein zu sein, weshalb er sich nachts in seinem Schlafraum einschloß und die Panzertüren so konstruieren ließ, daß sie nur von innen über einen komplizierten elektrischen Mechanismus geöffnet werden konnten. Und dies alles, obwohl seine Räume rund um die Uhr von zahlreichen Tschekisten bewacht wurden. Doch selbst diesen Wachposten schenkte er kein Vertrauen, weshalb es vorkommen konnte, daß er unvermittelt – am Tag oder während der Nacht – das gesamte Wachpersonal auswechseln ließ. Die Unsummen, die allein für seinen Schutz ausgegeben werden mußten, resultierten nicht nur aus der persönlichen Überwachung in seinen Wohn- und Arbeitsräumen, sondern auch aus den Vorsichtsmaßnahmen, die zur Sicherung seines Weges von seiner Datscha in den Kreml erforderlich schienen. Hunderte von Wachposten oder Geheimpolizisten säumten die Straßen, die für die Fahrt seiner Limousine benützt wurden. Darüber hinaus wurden stets fünf Wagen losgeschickt, wobei nicht einmal das Wachpersonal wußte, in welchem sich Stalin befand. Die Limousinen selbst wurden durch graue Vorhänge an den Fenstern von außen hermetisch abgeschirmt, so daß kein zudringlicher Blick eines Volksgenossen auf das Antlitz des obersten Arbeiterführers fallen konnte.

Stalins äußere Erscheinung wurde in den Darstellungen, die im Auftrag der Sowjetregierung veranlaßt wurden, bewußt so retuschiert, daß niemand – sei es in der Sowjetunion oder gar im Westen – auch nur den geringsten Zweifel an der strotzenden Gesundheit jenes „Mannes aus Stahl" hegen konnte, der in schlaflosen Nächten unermüdlich über sein Volk wachte. Nüchtern besehen war er mit seinen 1,67 Metern so klein wie Napoleon. Er wirkte noch kleiner dadurch, daß er im Laufe der Jahre zunehmend dickleibiger wurde und immer breit geschnittene Hosen trug, die ihm ziehharmonikaartig über die Schuhe fielen. Die Schuhe selbst ließ er sich mit hohen Absätzen anfertigen, um dadurch größer zu erscheinen. Sein Gesicht war pockennarbig, welk und mit rötlichen Flecken übersät. Der Nacken war auffällig runzelig. Seine Haare waren, wie bei den Georgiern üblich, blauschwarz. Seine graubraunen Augen wurden anläßlich eines Interviews im Kreml von Louis Fischer so beschrieben: „Die dichten Augenbrauen, die fleischigen Augenlider und der feuchte Schimmer über seinen Pupillen schienen wie geschaffen, seine Augen vor jedem forschenden Blick abzuschirmen. Im Verlaufe eines dreistündigen Gespräches hatte mir Stalin nur zweimal kurz offen in das Gesicht gesehen."

Nur wenige Menschen hatten Gelegenheit, das Wesen dieses unheimlichen Despoten aus allernächster Nähe kennenzulernen. Einer davon war sein Leibarzt Professor Dimitri Pletnew: Als Sohn eines Dorfschusters 1872 geboren, hatte diesem ein Staatsstipendium, zu dem ihm der Dorfpfarrer verhalf, das Medizinstudium ermöglicht. Seine anschließende klinische und wissenschaftliche Tätigkeit war so erfolgreich gewesen, daß er zur Zeit der Oktoberrevolution bereits als der damals wahrscheinlich berühmteste Herzspezialist in der Sowjetunion galt. Es war daher naheliegend, daß man 1927 auf der Suche nach einem Vorstand der für die ärztliche Versorgung der höchsten Parteifunktionäre im Kreml eingerichteten Poliklinik auf den Namen Pletnew stieß. Da politisch nichts gegen ihn vorlag, wurde er unverzüglich als Klinikchef nominiert, wobei ihm als Mitarbeiter die Kollegen Kasakow, Lewin, Weisbrod und Moschenberg zugewiesen wurden. Die proletarische Herkunft des Professors – wie Stalin Sohn eines einfachen Schusters –, sein würdevolles Auftreten, sein offenes und geradliniges Wesen sowie sein Sinn für Humor führten bald dazu, daß Stalin, der sich bisher niemandem wirklich anvertraut hatte, eine wachsende Zuneigung zu ihm empfand und ihn zum ärgerlichen Erstaunen der engsten Parteigenossen immer stärker an sich band.

In den Notizen Pletnews findet sich folgende Beschreibung des Diktators: „Stalin war unerschrocken und mutig wie ein Löwe, klug wie eine Schlange und schwach und feige wie ein Hase – und das alles gleichzeitig! Er konnte physischen Schmerz schwer ertragen, so daß ihn seine Gelenkschmerzen mitunter manchmal zur Raserei trieben. Er duldete keinen Widerspruch, neigte zu Prahlerei und liebte Schmeicheleien. Er besaß einen beachtlichen Horizont, war scharfsinnig, wendig und flexibel und neigte stark zum Abenteurertum. Trotzdem hätten seine geistigen Fähigkeiten allein kaum für seinen erfolgreichen Aufstieg gereicht, hätte er nicht daneben eine teuflische List und Schlauheit sowie eine erstaunliche Kenntnis der menschlichen Psyche mit all ihren Schwächen besessen. Er war eigensinnig, konsequent und verfügte über eine unerhörte Willenskraft sowie über eiserne Nerven. Ihn zu täuschen war schwierig, wenn man ihm unmittelbar gegenüberstand, da man stets das Gefühl hatte, von seinen Augen durchbohrt zu werden. Er besaß ein ganz exzellentes Gedächtnis ... Mit seinen listig blinzelnden Augen und seinem schmunzelnden Mund, dessen Mundwinkel seine Verschlagenheit verrieten, machte Stalin einen zur Vorsicht mahnenden Eindruck. Sein Gesichtsausdruck verriet niemals seine wahren Gedanken. Manchmal schien er täuschend gutmütig und freundlich zu sein, obwohl er im gleichen Augenblick gegen dieselbe Person nichts als Haß und Feindschaft empfand ... Er litt vor allem an zwei krankhaften Zuständen: an Megalomanie und an Verfolgungswahn."

Als Familienvater hat Stalin gänzlich versagt. Vor allem seine beiden Söhne hat er durch den Mißbrauch der väterlichen Macht zu seelischen Krüppeln gemacht. Jakob, der Sohn aus erster Ehe, wurde durch das kühle, abweisende Verhalten seines Vaters fast zur Verzweiflung gebracht, so daß er eines Tages schließlich sogar einen Selbstmordversuch durch Erschießen unternahm, den er glücklicherweise überlebte. Als ihn der Vater unmittelbar nach dem Suizidversuch im Krankenhaus besuchte, hatte er für den verwundeten Sohn angeblich nicht mehr übrig als die höhnische Frage: „Ha, hast du nicht getroffen, wie?" Nur mit großen Schwierigkeiten gelang es Jakob später, seinen lang gehegten Wunsch zu realisieren und die militärische Laufbahn einzuschlagen. Er kam in eine Artillerieschule der Roten Armee und bekleidete zu Beginn des Krieges den Rang eines Oberleutnants.

Das Schicksal von Stalins Sohn aus zweiter Ehe, Wassili, war ebenfalls mehr als trist. Da es dem Vater nicht gelungen war, aus ihm einen harten Mann zu formen, wurde seine Erziehung nach dem Tod seiner Mutter Nadeschda Allilujewa Generalmajor Wlassik, dem langjährigen Chef der Leibwache Stalins, anvertraut. Aber gerade durch diese Entscheidung wurde Wassili aufgrund der liebedienerischen Behandlung Wlassiks, der auf diese Weise die besondere Gunst Stalins zu erschmeicheln glaubte, zu einem willenlosen, launischen und schwachen Charakter geformt. Im Zweiten Weltkrieg bewies er als Kampfflieger zwar Mut, doch führten seine unübersehbaren Privilegien im Militärkader bald zu Reibereien und peinlichen Zwischenfällen – kein Wunder, wenn man bedenkt, daß er 1942 im Alter von erst zwanzig Jahren bereits zum Oberst befördert wurde. Im Dienstzeugnis des fünfundzwanzigjährigen Generalleutnants der Luftwaffe liest man demgemäß: „Er ist von hitzigem und jähzornigem Charakter und kann sich schwer zurückhalten. Es kam zu Vorfällen von Handgreiflichkeiten gegenüber Untergebenen und ... zu persönlichen Grobheiten gegen einzelne Offiziere ... sowie Prügeleien mit den Kontrollposten des NKWD. Der Gesundheitszustand ist schlecht, besonders das Nervensystem betreffend. Er ist äußerst reizbar ... All diese Unzulänglichkeiten mindern in bedeutendem Maße seine Autorität als Befehlshaber und sind nicht mit dem Rang eines Divisionskommandanten vereinbar." Den einzigen Ausweg, um die seinem Kommando unterstellten Einheiten vor dem „ausschweifenden Prinzen" zu schützen, erblickten die vorgesetzten Marschälle in seiner Versetzung an die Militärakademie. Da Wassili jedoch weiterhin mit Auszeichnungen und allen erdenklichen Privilegien überschüttet wurde, schlitterte der verwöhnte, psychisch deformierte junge Mann allmählich in den Alkoholismus, so daß er schließlich auf Anordnung seines Vaters von seiner Stellung als Kommandeur der Moskauer Luftabwehr beurlaubt wurde. Nach Stalins Tod steckte man ihn sogar ins Gefängnis von Lefortowo, unter Chruschtschow wurde er jedoch wieder freigelassen. Wegen neuerlicher, im Zustand von Trunkenheit begangener Vorfälle wurde er letztlich in die Verbannung geschickt, wo er am 19. März 1962 im Alter von erst vierzig Jahren als körperliches und geistiges Wrack starb.

Am ehesten liebte Stalin noch seine Tochter Swetlana, die ihm im Aussehen stark ähnelte. Auch sie selbst fühlte sich mit ihrem, nach eigener Aussage dem Vater sehr ähnlichen Charakter von frühester Jugend an zu ihm besonders hingezogen. Dennoch gelang es Stalin nicht, sie zu einer richtigen Patriotin zu erziehen. Immerhin existieren einige briefliche Zeugnisse, die eine liebevolle Zuwendung zu seiner Tochter erkennen lassen. Er apostrophierte sie in seinen Briefen gerne als seine „Hausherrin" und unterschrieb als „Dein Sekretär". Trotzdem können solche sentimentalen Anwandlungen nicht darüber hinwegtäuschen, daß er seiner „Hausherrin" im Handumdrehen hart und brutal zusetzen konnte, wenn sein krankhaftes Mißtrauen eine Gefahr witterte. So ließ er etwa den ersten Geliebten seiner Tochter, den Journalisten und Regisseur A. J. Kapler, verhaften und für zehn Jahre in ein Arbeitslager verbannen, weil dieser „verdächtigerweise" eine Schwester in Frankreich hatte und weil er als Journalist nachweislich einmal mit zwei amerikanischen Korrespondenten gesprochen hatte. In den sechziger Jahren veröffentlichte Swetlana in den Vereinigten Staaten eine kritische Rückschau auf das Leben und Wirken ihres

Vaters, die uns trotz manchen Zweifels an ihrer Objektivität wertvolle biographische Details vermittelt.

Boris Baschanow schildert Stalin als einen Politiker aus Leidenschaft, der ausschließlich an der Macht interessiert war und darüber hinaus angeblich keine Laster besaß. Er liebte weder das Geld – über das er ohnehin nach Belieben verfügen konnte – noch das Vergnügen, weder den Sport noch die Frauen: „Frauen mit Ausnahme seiner eigenen existierten für ihn nicht." Letztere Behauptung Baschanows steht allerdings mit den Aufzeichnungen Professor Pletnews, soweit sie in den Memoiren Romano-Petrowas wiedergegeben sind, im deutlichen Widerspruch – zumindest was Stalins Leben nach dem Tode seiner zweiten Frau betrifft (siehe dazu weiter unten).

Nadeschda Allilujewa war die Tochter eines Eisenbahners, den Stalin noch von Tiflis her kannte und der ihn wie erwähnt nach seiner Rückkehr aus der Verbannung 1917 bei sich in Petrograd aufgenommen hatte. Im März 1919, also während des Bürgerkrieges, heiratete er die um zweiundzwanzig Jahre jüngere Frau, die trotz ihrer Jugend ein eher ernsthaftes Wesen an den Tag legte. Sie war überzeugte Kommunistin und arbeitete im Volkskommissariat für Nationalitätenfragen. Daneben studierte sie an der Wirtschaftsuniversität. Sie gebar zwei Kinder, Wassili im Jahre 1921 und vier Jahre später Swetlana. Bald zog auch Jakob, Stalins Sohn aus erster Ehe, zur Familie nach Moskau; er war sieben Jahre jünger als Nadeschda, und sie umsorgte den mit väterlicher Zuneigung nicht gerade verwöhnten Jüngling wie eine leibliche Mutter. Nadeschda liebte Stalin nicht nur als Gatten und Vater ihrer beiden Kinder, sondern bewunderte ihn auch als den großen Führer jener Partei, der sie mit idealistischer Überzeugung anhing. Da sie seinen schwierigen Charakter bald erkannte, bemühte sie sich – zunächst mit Erfolg –, seine Launen unter Kontrolle zu halten. Sie war bemüht, jede Art von Bevorzugung oder privilegierter Sonderbehandlung zu meiden, weshalb sie auch darauf bestand, ihre beiden Kinder in einer öffentlichen Schule unterrichten zu lassen, wohin sie von ihren Erziehern im Auto gebracht wurden, um nach Schulschluß wieder in den Kreml gefahren zu werden. Nadeschda selbst war innerhalb des Kremls von allen Geschehnissen, die sich außerhalb dieser Mauern abspielten, streng abgeschirmt. Nur durch den persönlichen Kontakt zu den Kommilitonen im Wirtschaftsinstitut gelangte ab und zu einiges an ihre Ohren, was später auch der Grund für ihren frühen Tod sein sollte.

DER VERSCHWIEGENE VÖLKERMORD

Wahrscheinlich entwickelte sich mit Beginn des ersten Fünfjahresplanes von 1928 bis 1933 in Stalins Kopf zum ersten Mal eine Art Sendungsbewußtsein, die Überzeugung zu besonderen politischen und historischen Leistungen vom Schicksal auserwählt worden zu sein. Die „Mission", zu der er sich berufen fühlte, sah er in einer Angleichung des wirtschaftlichen Potentials der Sowjetunion an das Niveau des Westens, was ihm nur durch die Kollektivierung der Landwirtschaft und eine schlagartige Modernisierung der Industrie realisierbar schien. In seiner nunmehr gestärkten Position glaubte er sich von dem lauen Kompromiß der Leninschen „NEP" endgültig wieder abwenden und eine neue, gewaltige revolutionäre Umgestaltung des Landes in Angriff nehmen zu können. Dies geschah unter Anwendung brutalster Zwangsmaßnahmen und jener terroristischen Methoden, die sich schon im Kriegskommunismus so sehr bewährt hatten. Ein solches Unternehmen schien ihm zum jetzigen Zeitpunkt kein allzu großes Risiko mehr zu sein, da mit dem Parteiausschluß von Grigorij Sinowjew und der Verbannung Leo Trotzkis nach Alma-Ata im Januar 1928 der Begriff „Opposition" aus dem sowjetischen Wortschatz gestrichen worden war und der Weg zur absoluten Macht offen vor ihm lag.

Bei dieser pervertierten „Revolution" ging es ihm darum, die Sowjetunion in kürzester Zeit in eine führende Wirtschaftsmacht zu verwandeln. Der Vorsprung der westlichen Industriestaaten, der sich im Laufe von mehr als hundert Jahren herausgebildet hatte, sollte in wenigen Jahren aufgeholt werden, wie Stalin am Ende des Jahres 1929, dem „Jahr des großen Durchbruchs", stolz verkündete: „Wir gehen mit Volldampf den Weg der Industrialisierung – zum Sozialismus, unsere uralte russische Rückständigkeit hinter uns lassend ... die ehrenwerten Kapitalisten, die sich mit ihrer ,Zivilisation' brüsten, mögen dann versuchen, uns einzuholen." In seinem Machtwahn wollte er die mächtigste Industrienation der Welt buchstäblich über Nacht aus dem Boden stampfen.

Um ein solches Mammutunternehmen bewältigen zu können, mußte er auch versuchen, die in den Händen der Bauern befindliche Landwirtschaft in das Schema der sozialistischen Gesellschaft zu zwängen, da ihm dieser Wirtschaftszweig mit seiner seit Jahrhunderten eingewurzelten Arbeitsweise nach den Worten Cohens „eine riesige, träge und dennoch irgendwie bedrohliche Masse von Menschen erschien, die Rußland den Weg zur Industrialisierung, in die moderne Zeit und zum Sozialismus versperrte, ein Reich der Finsternis, das man erobern mußte, bevor die Sowjetunion das Gelobte Land werden konnte." Um die Parteigenossen gegen diese imaginären „Klassenfeinde auf dem Lande" entsprechend aufzustacheln, konstruierte Stalin das Bild einer ausbeuterischen, kapitalistischen

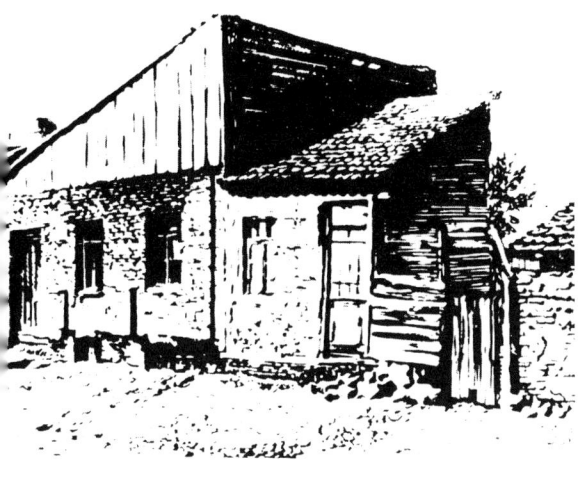

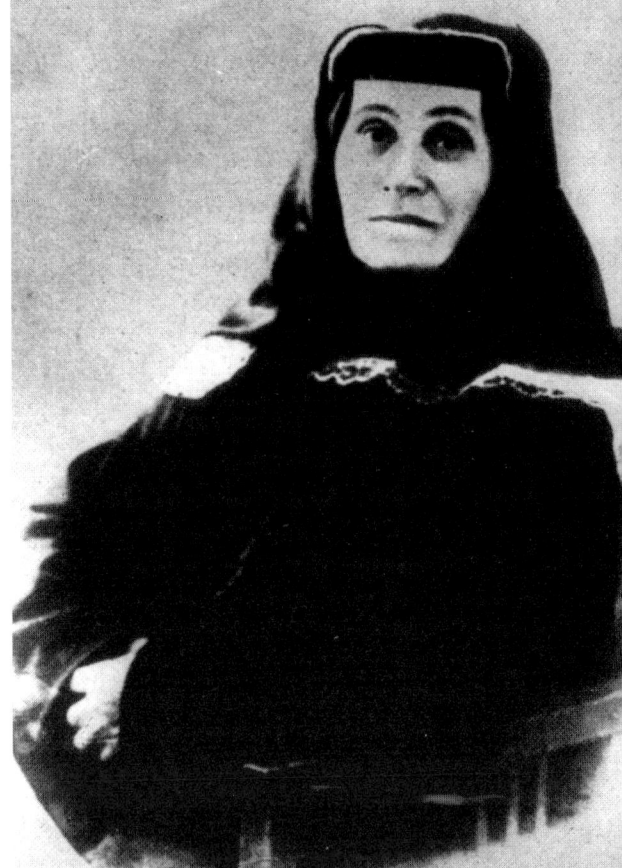

Links oben:
Das Haus in Gori, in dem Stalin seine
Kindheit verbrachte

Rechts oben:
Stalins Mutter Jekaterina G.
Dschugaschwili, ein Mädchen beschei-
dener Herkunft und Tochter eines
Leibeigenen.
Jossif war das vierte Kind und wurde
am 21. Dezember 1879 geboren.

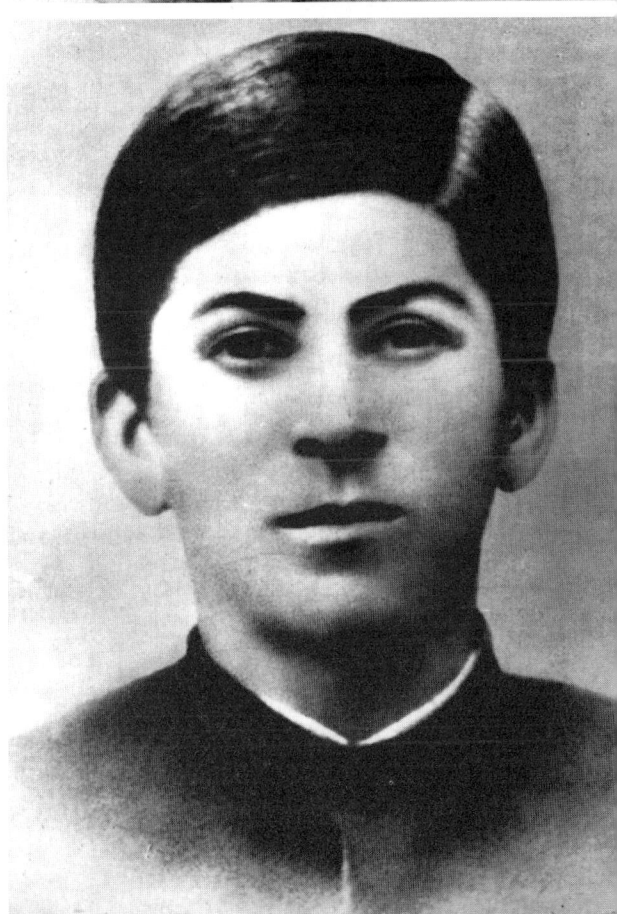

Rechts:
Jossif Dschugaschwili im Jahre 1894
als Schüler des Priesterseminars zu Tiflis

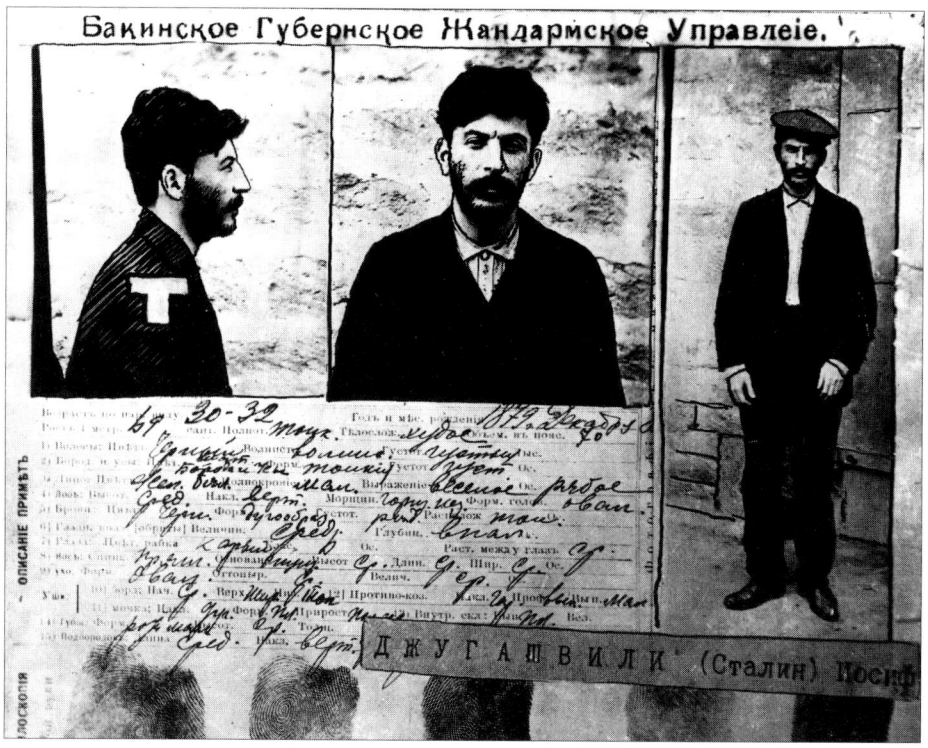

Бакинское Губернское Жандармское Управлеіе.

ДЖУГАШВИЛИ (Сталин) Іосиф

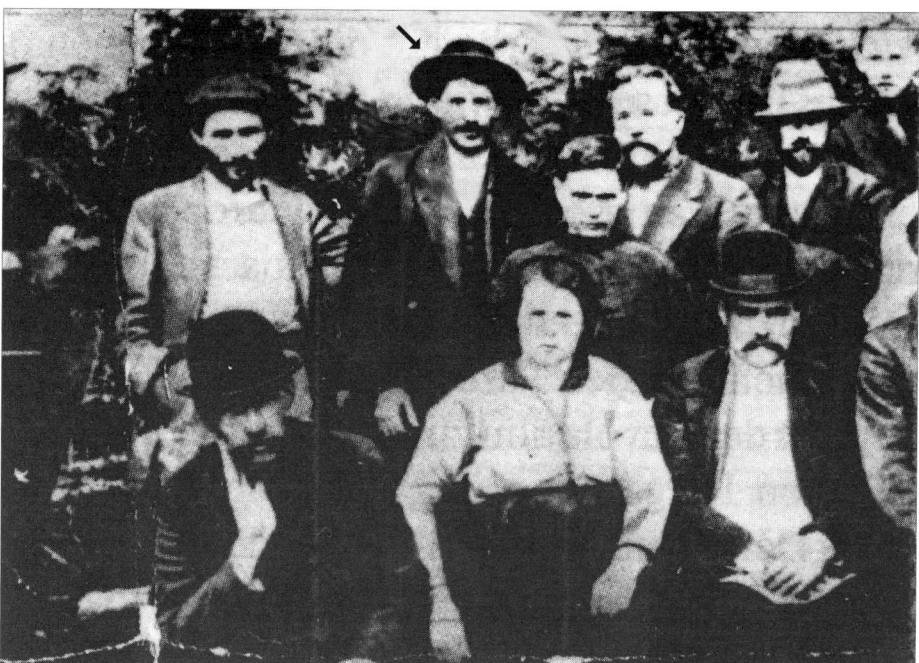

Oben : Steckbrief zur Ergreifung des Revolutionärs Jossif Dschugaschwili, März 1908
Unten: Stalin in der Verbannung in Sibirien

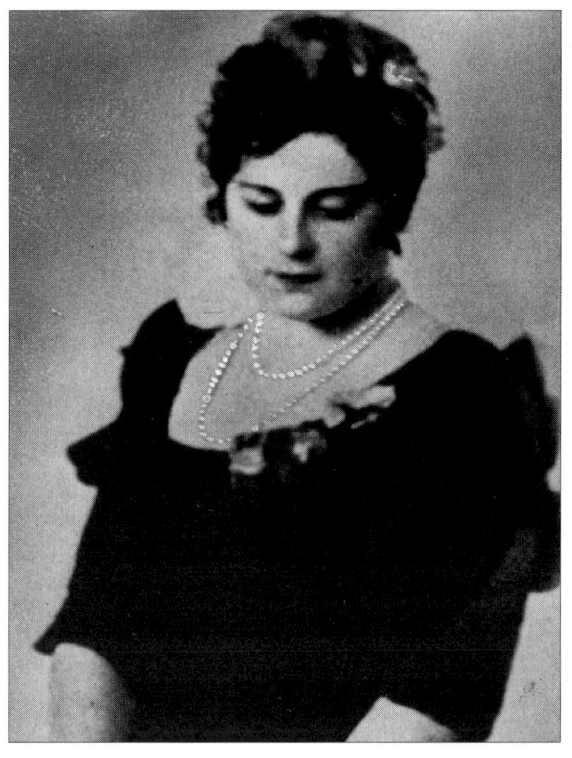

*Stalins erste Frau Jekaterina
Swanidse.
Ihr Tod 1907 traf den jungen
Revolutionär schwer.*

*Josef Stalin im Jahre 1919 als
Volkskommissar für das
Nationalitätenwesen und
Mitglied des Politbüros*

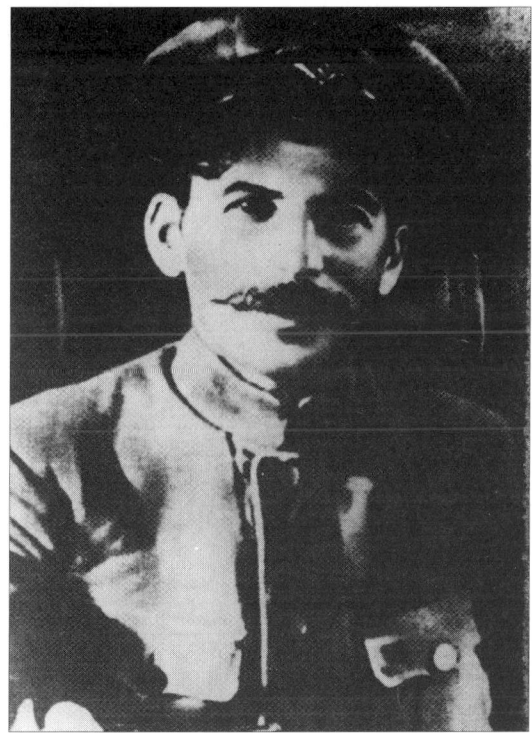

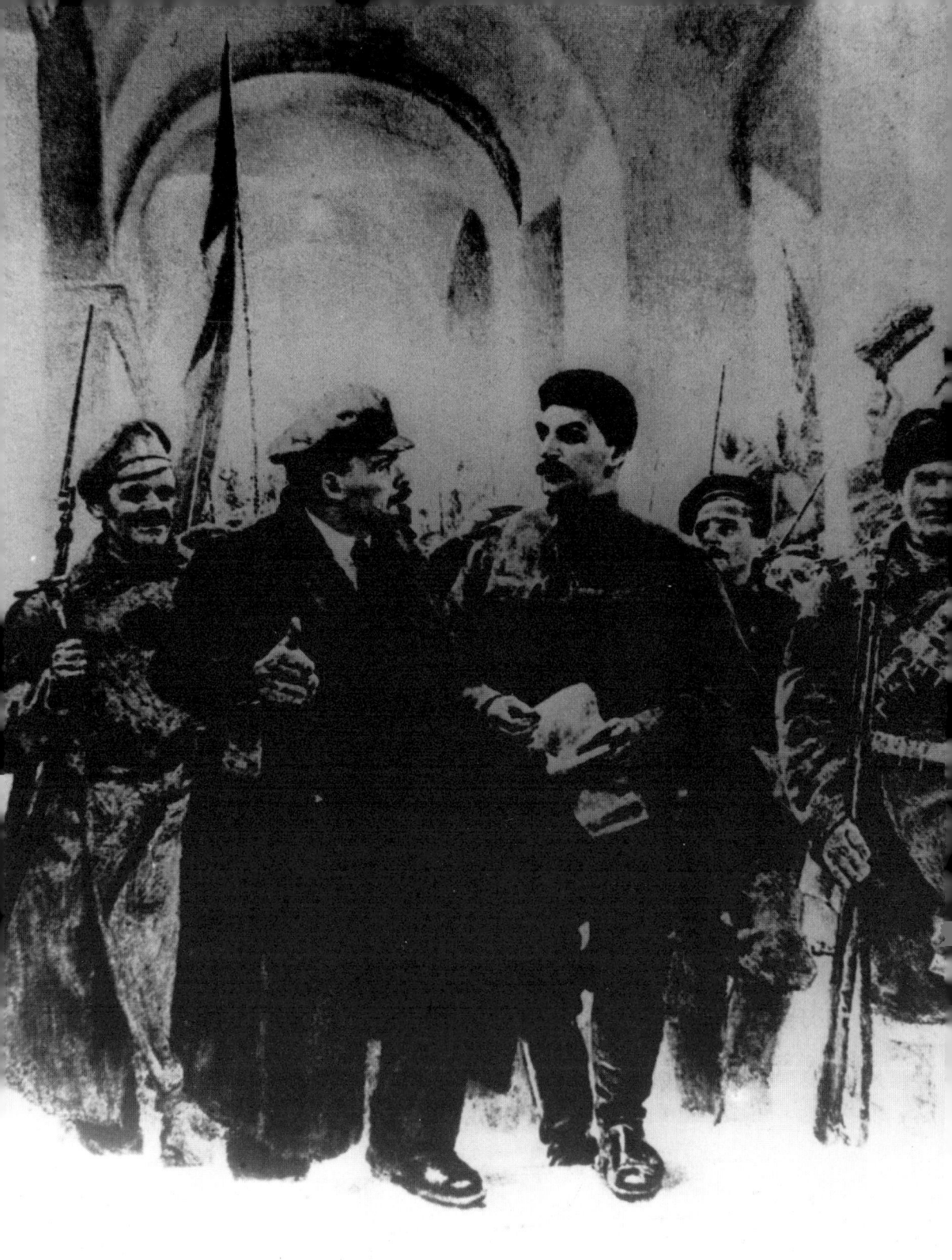

Die Legende, wie sie Stalin später verbreiten ließ: mit Lenin an der Spitze der Oktoberrevolution
(nach einem Gemälde von E. Kibrik)

Klasse von erfolgreichen und tüchtigen Bauern in Gestalt der „Kulaken" – ein Begriff, der anfangs der zwanziger Jahre von Lenin geprägt, jedoch damals nie klar und eindeutig definiert worden war. Diese Kulaken galt es nun als erstes zu liquidieren, indem man sie aus ihren Häusern jagte, all ihren Besitz beschlagnahmte und sie mitsamt ihren Familien in sibirisches Ödland deportierte. Allein in der Ukraine wurden von dieser „Entkulakisierung" mehr als zweihunderttausend Menschen betroffen, von denen viele schon auf dem endlos langen Transport in Viehwaggons erfroren oder verhungerten.

Mit der „Entkulakisierung" allein war es aber noch nicht getan. Stalins nächstes Ziel war der gewaltsame Zusammenschluß aller Bauernhöfe und kleinen Grundbesitze zu kollektiven Organisationen, den Kolchosen. Bei dieser Maßnahme durften die Bauern zwar ihre Häuser behalten, doch mußten sie ihr landwirtschaftliches Gerät, ihr gesamtes Vieh und ihren Bodenbesitz abgeben, wodurch sie zu Landarbeitern auf ihrem ehemals eigenen Boden gemacht wurden. Ende 1929, im „Jahr des großen Durchbruchs", schrieb Josef Stalin in der *Prawda* dazu wörtlich: „Es handelt sich um einen radikalen Umschwung in der Entwicklung unserer Landwirtschaft, um den Übergang von der kleinen und rückständigen individuellen Wirtschaft zum fortschrittlichen kollektiven landwirtschaftlichen Großbetrieb." Schon wenige Wochen später, an seinem fünfzigsten Geburtstag, forderte er im Rahmen seiner „Oktoberrevolution auf dem Lande", daß seine angekündigte Kollektivierung in der Ukraine, im Kaukasusgebiet und im mittleren Wolgagebiet längstens in zwei Jahren abgeschlossen sein müsse. Während in der Folge etwa dreißig Prozent der ärmsten Landbevölkerung fast widerstandslos in die Kolchosen eintraten, sträubte sich der restliche, aus Mittelbauern bestehende Anteil zunächst noch einige Zeit gegen diese Zwangsmaßnahmen. Wer sich jedoch dem von Stalin getroffenen Entscheid, den als „Kulaken" bezeichneten Großbauern und in der Folge jeden selbständig wirtschaftenden Bauern in eine rechtlose Arbeitskraft zu verwandeln, entgegenstellte, wurde zum „Feind der Sowjetmacht" gestempelt, der unschädlich gemacht werden mußte. Ohne Berücksichtigung der tatsächlichen sozialen Verhältnisse wurden auf diese Weise ungezählte Bauern willkürlich dem Projekt der „Liquidierung des Kulakentums" unterworfen, wobei nicht selten bei der von Parteifunktionären diktierten Metamorphose eines Mittelbauern zu einem Großbauern, also einem Kulaken, unverblümter gewöhnlicher Raub das eigentliche Motiv war.

Damit den Mittelbauern auch klar wurde, was sie zu erwarten hätten, wenn sie sich weiterhin einer Kollektivierung entgegenstellten, verkündete Stalin am 27. Dezember 1929 mit kaltblütiger Entschlossenheit: „Das bedeutet, daß wir von der Politik der Einschränkung der Ausbeutertendenzen des Kulakentums übergegangen sind zur Politik der Liquidierung des Kulakentums als Klasse." Bei dieser in der Geschichte wohl einmaligen Gewaltaktion, die von Schergen der Partei und des NKWD auf brutalste Weise exekutiert wurde, liquidierte man in den Jahren 1930 bis 1933 Millionen von mehr oder weniger wohlhabenden Bauern!

Zugleich mit dieser Zwangskollektivierung, von der hundertzwanzig Millionen Landbewohner betroffen waren, begann Stalin einen erbitterten Feldzug gegen die orthodoxe Kirche, die im Leben der Bauern seit Jahrhunderten eine zentrale Stellung eingenommen und ihnen ein Hort der Zuflucht und des Trostes gewesen war. Um den Bauern diese seelischen Rückhalte zu entziehen, wurden Tausende von Mönchen und Nonnen in sibirische Straflager verschleppt und eine Unzahl von Kirchen demontiert oder umfunktioniert.

Stalins Politik der „Oktoberrevolution auf dem Lande" wurde vervollständigt durch die nunmehr durch Gesetze verordnete, wenn nötig gewaltsame Ablieferung von Getreide und anderen landwirtschaftlichen Produkten zu staatlich festgesetzten Preisen. Das dadurch ausgelöste Elend, von dem man sich kaum eine Vorstellung machen kann, führte zu Verzweiflungstaten und schließlich zum systematischen Widerstand der Bauern, dem sich vielfach auch ihre Frauen anschlossen. Nur mit Mühe gelang es, durch Einsatz der Roten Armee und von Verbänden des NKWD, mittels Massenexekutionen und Deportationen nach Sibirien, dieser Bauernaufstände Herr zu werden und eine Friedhofsruhe herzustellen. Viele Landarbeiter wanderten in die Städte ab, um dort als Arbeiter in Industriebetrieben unterzukommen. Da von 1929 bis 1935 fast achtzehn Millionen Bauern auf diese Weise der Landwirtschaft entzogen wurden, führte man die schon im zaristischen Rußland so verhaßten „Inlandspässe" wieder ein, Pässe, die man nur an Arbeiter und Angestellte ausgab, den Bauern aber vorenthielt, so daß diese von nun an wieder so wie ihre leibeigenen Vorfahren, ja, wie Sklaven, an ihren Aufenthaltsort gefesselt wurden und diesen nicht mehr verlassen konnten.

Mit dieser „Entkulakisierung" und landwirtschaftlichen Kollektivierung wurde eines der schrecklichsten Kapitel in der sowjetischen Geschichte eingeleitet, nämlich der „Ukrainische Holocaust". Hatten diese Zwangsmaßnahmen allein schon schlimmere Auswirkungen auf die Bauern in der Ukraine als in der übrigen Sowjetunion, so wurde die Situation hier noch wesentlich dadurch verschärft, daß Stalin den Zeitpunkt für günstig erachtete, sich für Schwierigkeiten, die er als Volkskommissar für Nationalitätenfragen zu Beginn der zwanziger Jahre in der Ukraine gehabt hatte, in gebührender Weise zu rächen, indem er nun den ukrainischen Nationalismus mit allen Mitteln und für immer zu brechen gewillt war. Stalin verband seinen Rachefeldzug gegen die „nationalistische Abweichung in der Ukraine" mit der Kollektivierung, indem er den Kulaken vorwarf, für die Verbreitung nationalistischer Ideen verantwortlich zu sein. Mit der Auslöschung privaten Landbesitzes hoffte er das soziale Fundament nationalistischer Tendenzen in der Ukraine endgültig zum Einsturz zu bringen.

Sein Vorgehen war mehr als teuflisch: Er befahl den ukrainischen Bauern die Herausgabe jenes Getreides, das sie angeblich den staatlichen Organen vorenthielten. Infolge der völlig willkürlich angeordneten und rücksichtslos durchgesetzten überhöhten Forderungen während dieser „Getreideschlacht" entwickelte sich in der Ukraine eine unvorstellbare Hungersnot, welche die notleidende Bevölkerung, deren Getreide so gut wie zur Gänze konfisziert wurde, zum Brotraub in den Kolchosen trieb. Stalins satanische Rachsucht fand einen Weg, das Leid verhungernder Kinder und Erwachsener dadurch zu verschärfen, indem er eigenhändig einen Erlaß herausgab, wonach für Diebstahl aus Kollektiveigentum sofortige Erschießung oder – bei Vorliegen „mildernder Umstände" – Verurteilung zu zehn Jahren Straflager oder Haft zu erfolgen habe. Eine Amnestie wurde ausnahmslos verboten. Allein in Charkow wurden nach Angabe Bullocks fünfundfünfzigtausend Menschen verurteilt und eintausendfünfhundert hingerichtet.

Wie Dmytro Zlepko, der Herausgeber der Dokumente des deutschen Auswärtigen Amtes aus der Zeit von 1930 bis 1934, schildert, wurde damals „die gesamte Ukraine in ein überdimensionales Todeslager verwandelt. Im Irrsinn des Hungers, den sicheren Tod vor Augen, verzehrten Menschen das Fleisch verhungerter Kinder und die Weichteile von Leichen." Lew Kopelew, damals kommunistischer Aktivist, beschrieb später in seinem im Exil herausgegebenen Buch *Und schuf mir einen Götzen* diese unvorstellbare Katastrophe in erschütternden Einzelheiten: „Gemeinsam mit anderen leerte ich die Vorratskisten alter Leute und verstopfte mir die Ohren, um das Geschrei der Kinder nicht anhören zu müssen ... Ich sah blau angelaufene Frauen und Kinder mit aufgetriebenen Bäuchen und leeren, leblosen Augen, die kaum noch atmeten. Und ich sah Leichen in zerlumpten Schaffellen und ärmlichen Bastschuhen, Leichen in Bauernhütten, im tauenden Schnee der Altstadt von Wologda und unter den Brücken von Charkow."

Allein bei diesem ukrainischen Völkermord fielen dem „Hunger-Holocaust" nach inzwischen historisch belegten Daten sieben Millionen Menschen, darunter dreieinhalb Millionen Kinder, zum Opfer. Nach Robert Conquest rechnet man heute bei der „Entkulakisierung" mit etwa drei Millionen Toten, wozu noch eine Million Opfer in der Republik Kasachstan zu beklagen waren. Somit beläuft sich die Gesamtzahl der in dieser Periode umgekommenen Menschen auf etwa elf

Millionen, denen noch weitere dreieinhalb Millionen Inhaftierter zuzurechnen sind, die in Straflagern, bei der mörderischen Aushebung des Weißmeerkanals oder in den Goldminen von Magadan sowie in anderen Lagern im arktischen Norden ums Leben kamen. Conquest stellt abschließend fest: „Obwohl Stalins Krieg gegen die Bauern nur auf ein Land beschränkt war, starben dort mehr Menschen als im Ersten Weltkrieg in allen Ländern zusammengenommen."

Kaum jemals in der Geschichte baute wohl ein Tyrann seine Festung als unumschränkter Herr über Leben und Tod auf solchen Leichenbergen, und keiner hat so ungerührt und mitleidlos, ja fast zynisch auf die ungezählten unschuldigen Menschen herabgeblickt, die seinem Machtrausch und seinem haßerfüllten Rachedurst zum Opfer fielen, wie dieses Monster einer menschlichen Kreatur. Sein Kommentar zu all den schrecklichen Auswirkungen seiner Zwangskollektivierungen und der von ihm bewußt inszenierten Hungerkatastrophe in der Ukraine: „Zwischen der Bauernschaft und unserem Regime tobt ein erbarmungsloser Kampf auf Leben und Tod. Dieses Jahr war ein Test für unseren Kampf und seine Ausdauer. Es mußte erst zu einer Hungersnot kommen, damit sie begriffen, wer der Herr im Hause ist. Sie hat Millionen Menschenleben gekostet, aber das System der Kolchosen bleibt bestehen."

Über die Hungersnot durfte jedoch in der Presse kein Wort erwähnt werden, und wer sich dem widersetzen wollte, dem wurden fünf Jahre Arbeitslager wegen antisowjetischer Propaganda angedroht. Darüber hinaus zeigte sich Stalins verschlagenes und skrupelloses Wesen noch dadurch, daß er sich am 2. März 1930 in dem Artikel *Vor Erfolgen von Schwindel befallen*, in welchem er für die beunruhigenden „übereifrigen Operationen" seine Parteifunktionäre verantwortlich machte, als mäßigende Integrationsfigur zu profilieren versuchte und damit jeden Verdacht von seiner Person als dem eigentlichen Initiator dieser Gewaltmaßnahmen erfolgreich ablenkte.

Nur eine Person ließ sich von diesen heuchlerischen Manövern nicht beeindrucken und wagte es, Stalin wegen seines unglaublichen Verbrechens am ukrainischen Volk offen anzuklagen, nämlich seine eigene Frau Nadeschda Allilujewa. Als sie eines Tages im Wirtschaftsinstitut von der befreundeten Studentin Nina Karowya, deren Mutter eines der Opfer des ukrainischen Hunger-Holocausts geworden war, erfuhr, daß dort zahllose Menschen durch die von der Regierung angeordneten Zwangsrequirierungen der Nahrungsmittelvorräte dem Hungertod preisgegeben würden, begab sie sich in höchster Erregung in den Kreml, um ihren Gatten zur Rede zu stellen. Seine Antwort bestand darin, daß er ihre Vorwürfe als Märchen zurückwies und ihr verbot, die Universität weiter zu besuchen. Auch von den Mitgliedern des Politbüros konnte sie keine Auskünfte erhalten, sondern nur den allgemein gehaltenen Hinweis, daß es sich bei der Aktion in der Ukrai-

ne um eine „vorübergehende experimentelle Periode des jungen Sowjetstaates"
handle. Molotow nannte sie in diesem Zusammenhang sogar eine „feige und klein-
mütige Kommunistin". Nur Nadeschda Krupskaja, die Witwe Lenins, hörte sie
ruhig an und schlug ihr vor, doch selbst in die Ukraine zu reisen und sich mit
eigenen Augen von der Situation zu überzeugen.

Obwohl Stalin, über dieses Vorhaben in Kenntnis gesetzt, wütend reagierte und
seiner Frau mit Scheidung und Verbannung drohte, hielt Nadeschda unbeirrt an
ihrem Plan fest, in die Ukraine zu reisen. Als sie zwei Wochen später unter dem
Eindruck des unmittelbar erlebten Grauens als ein völlig anderer Mensch nach
Moskau zurückkam, verfaßte sie unverzüglich einen peinlichen Bericht an das
Politbüro und an das Zentralkomitee und drohte ihrem Gatten, diesen Bericht
in der Presse veröffentlichen zu lassen, falls nicht sofort Maßnahmen zur
Beendigung dieser provozierenden und unmenschlichen Gewaltaktionen un-
ternommen würden.

Darüber hinaus erwartete Nadeschda noch ein weiterer Schock, der sie persönlich besonders traf: Als sie nämlich nach ihrer Rückkehr ins Wirtschaftsinstitut kam, mußte sie erfahren, daß Nina Karowya gemeinsam mit
acht anderen Kommilitoninnen von der GPU, der Nachfolgeorganisation der
Tscheka, verhaftet worden war. Völlig konsterniert über eine derartige Will-
kürmaßnahme rief sie sofort Genrich Jagoda, den damaligen GPU-Chef, an,
um von ihm die unverzügliche Freilassung dieser Mädchen zu erwirken.
Fassungslos mußte sie zur Kenntnis nehmen, daß er diesem Wunsch leider
nicht nachkommen könne, da alle inhaftierten Mädchen inzwischen „im Gefängnis an einer Infektionskrankheit verstorben" seien.

Von dieser Zeit an blieb die eheliche Beziehung Nadeschdas zu Stalin gespannt,
und schließlich wurde sie indirekt selbst ein Opfer dieses Völkermordes.
Zutiefst enttäuscht über die zunehmende Korrumpierung der Kommunistischen
Partei und ihrer Machthaber und entsetzt über die verbrecherische Rolle ihres
Mannes als den Führer dieses gewalttätigen Parteiapparates fand sie ein frühes
Ende. Nach offizieller Darstellung an „Herzstillstand" verstorben, verbreitete
sich schon bald das Gerücht, daß sie Selbstmord durch Erschießen verübt
hätte. Diese Version wurde später indirekt durch einen Hinweis ihrer Tochter
Swetlana gestützt, wonach ihre Mutter einen Brief hinterlassen hätte, aus dem
ihre suizidale Absicht hervorgegangen wäre. Dimitri Wolkogonow wirft in
seiner 1989 erschienenen Biographie allerdings die berechtigte Frage auf, ob
es sich damals wirklich um einen Selbstmord gehandelt haben kann. Seine Zweifel scheinen durch die Schilderung der Vorgänge von Professor Pletnew
bestätigt zu werden, der in jenen kritischen Tagen offensichtlich Augenzeuge
des Geschehens war.

Aus den Aufzeichnungen von Stalins Leibarzt geht hervor, daß er in jener kritischen Ehesituation gebeten wurde, seinen Einfluß auf Nadeschda geltend zu machen und „sie zur Vernunft zu bringen." Bei einem daraufhin in die Wege geleiteten Zusammentreffen in der Wohnung des Arztes soll sie ihm zunächst ihre schrecklichen Eindrücke von der Hungerkatastrophe in der Ukraine geschildert haben, um ihm dann frei heraus zu bekennen, daß ihr Mann die Sowjetbürger in Wahrheit täusche und betrüge, wobei sie ihm sinngemäß klagte: „Ich wurde getäuscht von meiner Partei und ihrem Führer, dem ich mit meiner ganzen Hingabe dienen wollte. Nun sehe ich klar vor mir, wie alle Nachfolger Lenins einer nach dem anderen im Nichts verschwinden. Stalin ist ein Diktator, der von dem wahnsinnigen Traum einer weltweiten Revolution getrieben wird. Stalins Terror wütet durch das Land wie ein wildes Tier – ich schäme mich zutiefst."

Wenige Wochen nach dieser Aussprache, am 22. November 1932, so berichtet Pletnew weiter, wurde er gegen Mitternacht an Nadeschdas Bett gerufen, wo sich bereits seine Kollegen von der Kreml-Poliklinik Dr. Kasakow, Dr. Lewin und Dr. Weisbrod um sie bemühten. Sie wand sich in ihren Kissen, und bei näherem Hinsehen gewahrte er, daß sie tödlich verwundet war. Mühsam preßte sie die Worte hervor: „Dieser Henker tötete mich. Er konnte meine Wahrheit nicht ertragen. Er tötete die Mutter seiner Kinder; nehmt meine Kinder fort aus seiner Nähe." Sie soll auch noch nach ihrer Mutter und ihrer Schwester gerufen haben, die jedoch nicht anwesend waren. Nur ihr damals elfjähriger Sohn Wassili, der durch einen Schuß aus dem Schlaf gerissen worden war, stand plötzlich im Zimmer, wie versteinert vor seiner im Todeskampf liegenden Mutter. Stalin selbst soll die Nacht, angeblich weinend, in einer Ecke des Raumes sitzend verbracht haben.

In den Memoiren Romano-Petrowas werden die Ereignisse dieses Tages wie folgt geschildert: „Stalin suchte an diesem Tag die Räume Woroschilows im Kreml auf, um mit ihm Verschiedenes zu besprechen. Plötzlich stürzte seine Frau in das Zimmer, unterbrach das Gespräch

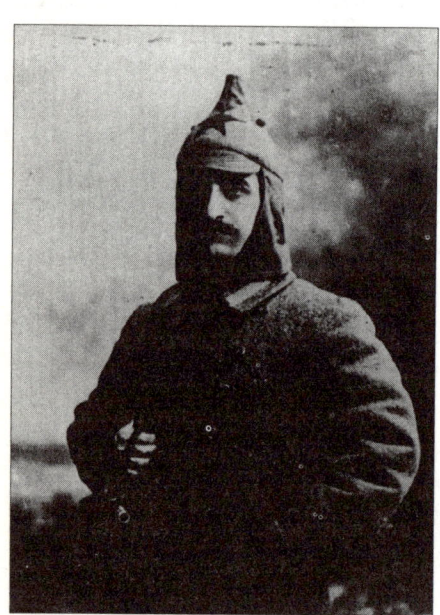

Grigorij „Sergo" Ordschonikidse, (1886–1937), Politbüromitglied, wurde von Stalin zum Selbstmord getrieben.

und beschuldigte beide, für die Hungersnot verantwortlich zu sein, wobei sie Stalins Vorgangsweise ausdrücklich als ‚terroristisch‘ bezeichnete. Stalin verlor seine Beherrschung, warf einige Gegenstände auf den Boden und nannte seine Frau eine Hündin und eine Hure. Nadeschda rannte daraufhin aus dem Raum, dicht gefolgt von dem wütenden Gatten. Auch Woroschilow eilte hinterher. Sobald die Wohnräume der Familie erreicht waren, begann Stalin mit den Fäusten auf seine Frau einzuschlagen, was Woroschilow zu unterbinden versuchte. Nadeschda, deren Augen vor Haß glühten, beschimpfte Stalin als Mörder und Verräter. Daraufhin griff Stalin hastig nach seiner Pistole und schoß auf sie, bevor noch Woroschilow etwas dagegen unternehmen konnte. Nadeschda warf die Arme empor, rang nach Luft und blieb einen Augenblick wie versteinert stehen, die Worte flüsternd: ‚Du wirst die Partei zugrunde richten.‘ Dann fiel sie, schwer blutend, zu Boden.“

Am folgenden Tag soll Stalin dem Politbüro offen seine Tat eingestanden und mit der Erklärung, er habe die Einmischung seiner Frau in die Führung der Partei nicht zulassen können, sogar seinen Rücktritt angeboten haben, der jedoch von den Genossen nicht akzeptiert wurde. Von allen wagte es nur sein georgischer Landsmann Ordschonikidse, Stalin der Beseitigung einer treuen Kommunistin und Freundin, der Tochter eines alten Revolutionärs und der Mutter seiner Kinder anzuklagen. Dennoch war man sich einig, daß man dafür Sorge tragen müsse, daß bei dieser Familientragödie auch nicht der geringste Verdacht auf den „Führer“ fallen dürfe. Demgemäß ließ Stalin im Rundfunk und in den Morgenzeitungen verlautbaren, daß der unerwartete Tod seiner Frau durch „Herzstillstand“ erfolgt sei, eine völlig unverbindliche Aussage, die von den Ärzten Pletnew, Kasakow und Lewin beglaubigt wurde.

Um auch für den Fall eventueller späterer Nachforschungen alle Spuren zu verwischen, scheute Stalin selbst vor grabschänderischen Methoden nicht zurück. Vier Wochen nach dem Begräbnis seiner Frau, an dem er übrigens selbst nicht teilgenommen hatte, ließ er die Ehrenwachen vom Grab abkommandieren und in einer nächtlichen Aktion dem geöffneten Sarg den Leichnam Nadeschdas entnehmen und durch die sterblichen Überreste einer unbekannten, etwa gleichaltrigen weiblichen Person ersetzen. Die Ehrenwachen wurden erst wieder hinbeordert, nachdem alle Spuren dieser Grabschändung beseitigt waren. Der Leichnam Nadeschdas wurde verbrannt, und mit der Liquidierung der drei Tschekisten, die unfreiwillig Zeugen des Mordes in der Wohnung Stalins geworden waren, waren nicht nur das Mordopfer, sondern gleichzeitig auch die Zeugen, die später eventuell gegen Stalin aussagen hätten können, für immer vom Erdboden verschwunden. Nur Wassili soll später einmal in Gegenwart Professor Pletnews seinen Vater als Mörder bezeichnet haben. Den Ärzten, die seine Gewalttat pflichtschuldigst deckten, ließ er großzügige Geschenke überreichen, und Pletnew, nach dem in Zukunft die Kreml-Poliklinik benannt werden sollte, stellte er in Aussicht, daß er diese zur besten und modernsten Klinik nicht nur in der Sowjetunion, sondern in ganz Europa ausbauen lassen würde.

WEITERER MACHTAUSBAU

Neben der Zwangskollektivierung der Landwirtschaft und der rasanten Industrialisierung war Stalins drittes Hauptziel seiner „Revolution" der Aufbau eines mächtigen Staates mit einem unumschränkt regierenden Alleinherrscher an der Spitze und einer ohnmächtigen, in ängstlichem Gehorsam erzogenen schwachen Gesellschaft unter ihm. In diesem Herrschaftssystem spielte die politische Polizei – die GPU wurde 1934 dem Volkskommissariat für Inneres (NKWD) eingegliedert –, die ihm direkt unterstellt war, die dominierende Rolle. Sie hatte sich bereits bei der Unterdrückung der Bauern bestens bewährt und sollte nun verstärkt dazu herangezogen werden, die technischen und organisatorischen Führungskräfte in den verschiedenen Bereichen durch lückenlose Überwachung und notfalls strenge Maßregelung in Angst und Schrecken zu versetzen. Stalins Plan sah vor, zunächst die parteilosen Fachmänner aus der Bourgeoisie aufs Korn zu nehmen und erst später auch die Reihen der Parteielite zu lichten.

Eingeleitet wurden diese Aktionen durch den sogenannten Schachty-Prozeß, den ersten großen Schauprozeß in Moskau vom März 1928, in welchem fünfundzwanzig Personen wegen angeblicher Sabotage und verschwörerischer Tätigkeit angeklagt wurden. Dieser Schauprozeß, in dem sich übrigens zum erstenmal Andrej Wyschinski in der Gestalt des besonders zynischen und sadistisch-grausamen Staatsanwaltes hervortat, sollte als Präzedenzfall für künftige Prozesse dienen, in denen dann mit den stereotypen Themen „Verschwörung, Verrat und Sabotage" unter Mithilfe einer gefügigen Presse in der gesamten Sowjetunion in kurzer Zeit jenes Klima von Angst und Schrecken geschaffen wurde, das Stalin für seine „Verschärfung des Klassenkampfes" unter aktiver Mithilfe oder zumindest stillschweigender Billigung der eingeschüchterten Bevölkerung dringend benötigte. Drohend verkündete er im April 1929: „Schachty-Leute sitzen jetzt in allen Zweigen unserer Industrie. Viele von ihnen wurden herausgefischt, aber noch lange nicht alle. Die Schädlingsarbeit der bürgerlichen Intellektuellen ist eine der gefährlichsten Formen des Widerstandes gegen den sich entwickelnden Sozialismus."

Mit dem Schachty-Prozeß wurde gleichzeitig eine Art „Kulturrevolution" eingeläutet, dessen erstes Opfer Wladimir Majakowski, der Hauptvertreter des russischen literarischen Futurismus, wurde. Majakowski, eben erst aus dem Exil in den Vereinigten Staaten zurückgekehrt, hatte mit seinen Schriften bereits mehrmals das Mißfallen Stalins erregt, was indirekt bereits das Todesurteil für den Dichter bedeutete. Professor Pletnew wurde dabei zum erstenmal Zeuge des kaltblütigen und zugleich heuchlerischen Vorgehens seines prominenten Patienten, wenn es ihm um die möglichst unauffällige Beseitigung unerwünschter Personen ging: Stalin gab Majakowski 1929 durch ein Sonderkommando, das er zu ihm sandte, mit Nachdruck zu verstehen, daß er sich am zweckmäßigsten durch einen Selbstmord weiteren peinlichen Schritten entziehen sollte, was dieser auch schließlich tat. Hinterher gab der Verstellungskünstler Stalin seinem aufrichtigen Bedauern über den „unerwarteten Verlust" dieses bedeutenden Dichters Ausdruck. Um jeden Verdacht von seiner Person fernzuhalten, beauftragte er zudem Pletnew, der ihn soeben von einer eitrigen Mandelentzündung befreit hatte, den Leichnam Majakowskis zu untersuchen und dessen Freitod ärztlich als eine Tat in einem „vorübergehenden Zustand von Wahnsinn" zu deklarieren.

Beim Aufbau der sowjetischen Industrie scheint Stalin lernfähiger gewesen zu sein als bei der Kollektivierung der Landwirtschaft. Dem Schachty-Prozeß folgten zwar noch weitere Prozesse gegen führende Industriekapitäne und hohe Wirtschaftsfunktionäre, in denen diese wegen Sabotage oder wegen Beteiligung an einer Verschwörung gegen den Staat entweder zum Tode oder zu langjährigen Haftstrafen in einem Arbeitslager verurteilt wurden, er erkannte jedoch bald, daß er zumindest noch für eine gewisse Zeit auf die von ihm zunächst verhöhnten Fachleute aus der verhaßten Bourgeoisie nicht verzichten konnte, weshalb er seine im März 1928 angekündigte Politik schon drei Jahre später änderte. Um nicht den Eindruck zu erwecken, daß er selbst die „Jagd auf die Fachleute" und die damit zusammenhängenden Prozesse angeordnet hätte, wälzte er, ähnlich wie nach den gewaltsamen Kollektivierungsmaßnahmen, die Schuld mit zynischer Unverfrorenheit auf seine Untergebenen ab, die übereifrig gehandelt hätten. In einer Rede vor Industriekapitänen im Juni 1931 führte er aus: „Es wäre dumm und unvernünftig, heute beinahe in jedem Spezialisten und Ingenieur der alten Schule einen noch nicht ertappten Verbrecher und Schädling zu sehen. Die ‚Spezialistenfresserei' hat bei uns immer als schädliche und schmähliche Erscheinung gegolten und wird auch weiter als solche gelten." Deutlicher konnte er sich nicht von den blutig endenden Prozessen gegen Unschuldige reinzuwaschen versuchen. Da seit Ende 1929 so gut wie keine Opposition mehr vorhanden war, konnte Stalin die öffentliche Meinung je nach Bedarf beliebig manipulieren und bequem jede Verantwortung für terroristische

Methoden überzeugend von sich weisen. Mit seinen raffinierten Manövern vermochte er auf diese Weise nicht nur das sowjetische Volk, sondern auch das Ausland zu täuschen, das in jenen Jahren nur zu oft die Berichte über den Terror in der Sowjetunion als antisowjetische Propaganda abzutun geneigt war.

Ohne Zweifel trugen zu dieser Einstellung des Auslandes auch die Schauprozesse das ihre bei. Konnte doch auf diese Weise auf einer Art politischer Bühne wirksame Propaganda betrieben werden und jedes mittels psychischer und physischer Folter erzwungene Geständnis politisch in der von Stalin jeweils gewünschten Richtung von den Medien aufbereitet und veröffentlicht werden. Es ist kennzeichnend für den ausgeprägten Narzißmus Stalins, daß er in seiner lächerlichen Eitelkeit und Selbstgefälligkeit die wichtigsten Artikel, die über den Verlauf dieser Prozesse abgefaßt wurden und die ihm vor dem Erscheinen vorgelegt werden mußten, eigenhändig mit Randbemerkungen versah, die das „Außergewöhnliche" sowie die „Entschlußkraft" und die „weise Voraussicht" des Genossen Stalin betonten und in den Text eingefügt werden mußten.

Wenn Stalin mit der gewaltsam vorangetriebenen Industrialisierung auch mehr Erfolg hatte als mit der Kollektivierung der Landwirtschaft, so zeigte sich doch auch hier wieder sein alter Fehler, infolge fachlicher Inkompetenz manche Situation falsch einzuschätzen, was zusammen mit seiner krankhaften Gigantomanie immer wieder geradezu chaotische Verhältnisse heraufbeschwor. Daß die von ihm geforderten überzogenen Leistungen schlußendlich dennoch erbracht wurden, beruhte auf der rücksichtslosen Beseitigung jeden Widerstandes, wenn nötig durch sofortige Erschießung der säumigen Verantwortlichen. Zu diesem Zweck sandte er besonders verläßliche Gefolgsleute mit uneingeschränkten Vollmachten in die verschiedenen Sowjetrepubliken, um vor Ort die Leistungsfähigkeit wichtiger Betriebe zu kontrollieren und durch Schnellexekutionen verantwortlicher „Saboteure" den nötigen Druck auf die Betriebsangehörigen auszuüben. Mitarbeiter wie Wjatscheslaw Molotow oder Lasar Kaganowitsch konnten sich als solche Kontrollorgane besonders auszeichnen. Daß die unrealistischen Forderungen Stalins bei der rasanten Industrialisierung des Landes weitgehend erfüllt werden konnten, erklärt sich aber auch damit, daß ihm stets ein riesiges Heer von Sklavenarbeitern zur Verfügung stand, das sich aus den zur Zwangsarbeit verurteilten Lagersträflingen rekrutierte, die sich in Bergwerken, beim Straßen- und Eisenbahnbau oder bei dem größenwahnsinnigen Projekt des Eismeerkanals unter unmenschlichen Arbeits- und Lagerbedingungen buchstäblich zu Tode schuften mußten. In diesem riesigen Netz von Straflagern, das von Solschenizyn in seinem Buch *Archipel GULAG* so erschütternd beschrieben wurde, befanden sich nach jüngsten russischen Veröffentlichungen stets zwei bis vier Millionen Menschen, und dieser Archipel war für Stalin nicht nur das billigste, sondern anfangs der vierziger Jahre auch das bedeutendste Bauunternehmen der Sowjetunion.

Als im Winter 1932/33 die Situation der leidtragenden Bevölkerung fast unerträglich geworden war, machte sich selbst bei den führenden Parteifunktionären zunehmende Skepsis hinsichtlich der Methoden Stalins breit, und mutige Parteigenossen wagten es sogar, sich öffentlich nicht mit seinem Kurs einverstanden zu erklären. Während der Hungersnot 1932 war es vor allem Martemjan Rjutin, der früher im Zentralsekretariat gearbeitet hatte und der nun für eine Mäßigung der Stalinschen Politik eintrat. Er verfaßte ein ungemein offen und scharf formuliertes Manifest *An alle Mitglieder der Kommunistischen Allunions-Partei (Bolschewiki)*, worin er Stalin wörtlich als „den bösen Geist der russischen Revolution", beschrieb, „der aus persönlicher Machtgier und Vergeltungsdrang die Revolution an den Rand des Abgrundes gebracht" hätte, deshalb forderte er seine Absetzung als Generalsekretär. Rjutins Verhaftung ließ nicht lange auf sich warten, und der Prozeß gegen die sogenannte „Rjutin-Plattform" wurde zu einer staatsbedrohenden Hauptverschwörung großen Stils hochgespielt, in der Absicht, damit eine solide Grundlage für Stalins spätere Schauprozesse zu schaffen. Das Zentralkomitee wandelte allerdings die geforderte Todesstrafe in eine zehnjährige Haftstrafe um, was für Stalin eine schmerzliche Niederlage bedeutete, die er nicht vergessen konnte. Erst fünf Jahre später war seine Machtposition so gefestigt, daß er seinen Rachedurst endlich stillen konnte, indem er ohne Verfahren die Hinrichtung Rjutins und darüber hinaus die seiner beiden Söhne und einer Schar von Anhängern anordnete.

Doch nicht nur Rjutin, sondern auch andere hohe Funktionäre im Politbüro waren der Ansicht, es wäre an der Zeit, nach dem erfolgten Durchbruch mit Stalins Kollektivierung der Landwirtschaft und der Industrialisierung des Landes dem ständigen Terror und der brutalen Gewalt endlich abzusagen und der Bevölkerung nach all den harten Jahren einen etwas höheren Lebensstandard zu verschaffen. Unter diesen „Oppositionellen" waren allerdings Männer wie Sergo (eigentlich Grigorij) Ordschonikidse, der für die gesamte Schwerindustrie verantwortlich war, oder Sergej Kirow, Politbüromitglied und Führer der Leningrader Parteiorganisation, die Stalin wegen ihrer Beliebtheit beim Volk und wegen ihres hohen Ansehens nicht so ohne weiteres beseitigen konnte. So konnte er es nicht verhindern, daß sich während des XVII. Parteitages im Februar 1934, dem sogenannten „Parteitag der Sieger", ein inoffizieller Block von Delegierten formierte, der die Möglichkeit diskutierte, Stalin in eine andere führende Position zu versetzen und als künftigen Generalsekretär Sergej Kirow zu wählen. Chruschtschow charakterisierte die damalige brisante Lage so: „Die anormale Situation, die durch den Personenkult in der Partei entstanden war, versetzte einen Teil der Parteimitglieder, insbesondere die alten Leninschen Kader, in Unruhe. Viele Parteitagsdelegierte, vor allem diejenigen, die Lenins Vermächtnis kannten, waren der Meinung, daß die Zeit gekommen sei, Stalin von der Funktion des Generalsekretärs auf einen anderen Posten zu versetzen."

Als bei der geheimen Abstimmung fast ein Viertel der Delegierten gegen Stalin stimmte, während Kirow von den fast zweitausend Delegierten nur drei Gegenstimmen erhielt, war Stalin außer sich vor Wut und gekränkter Eitelkeit, so daß er „für diesen Parteitag und natürlich für Kirow persönlich nur Feindseligkeit und Rachedurst" empfand, wie Anastas Mikojan, damals Volkskommissar für Handel, in seinem 1987 auszugsweise veröffentlichten Tagebuch vermerkte. Wie die spätere Durchsicht der Akten aufdeckte, wurde von Stalin sofort ein massiver Wahlbetrug in die Wege geleitet, indem er eine Sonderkommission des Zentralkomitees beauftragte, von den 270 gegen ihn gerichteten Stimmzettel 267 zu vernichten, so daß am Ende dieser Betrugsaktion der Anschein erweckt wurde, als hätte auch er nur drei Gegenstimmen erhalten. Dieser Wahlschwindel war jedoch nur der Anfang seines Rachefeldzuges, den er gegen die unbotmäßigen Delegierten einleitete. Wie Chruschtschow am XX. Parteitag 1956 berichtete, traf sein Strafgericht nicht nur die 1966 Parteitagsdelegierten, von denen nicht weniger als 1108 wegen konterrevolutionärer Verbrechen verhaftet wurden, sondern auch die 139 Mitglieder und Kandidaten des auf dem Parteitag gewählten Zentralkomitees, von denen 98 das gleiche Schicksal erlitten oder erschossen wurden.

So wurde nach den Worten Robert Tuckers der Parteitag der Versöhnung in Wahrheit zum „Parteitag der endgültigen Entfremdung Stalins von der Partei der Bolschewiken". Dies zeigte sich unter anderem auch in seiner Forderung nach einem verbesserten System der politischen Kontrolle innerhalb der Partei. Zu diesem Zweck ging er nun daran, die wichtigsten Schlüsselstellen in der Partei und im NKWD mit Männern seines besonderen Vertrauens zu besetzen: mit Genrich Jagoda als Chef des NKWD, dem Nikolaj Jeschow und Lawrenti Berija – dessen spätere Nachfolger – zur Seite gestellt wurden, sowie mit den verläßlichen Genossen Lasar Kaganowitsch, Georgij Malenkow und Nikita Chruschtschow. Mit diesen Männern wurde es Stalin ein leichtes, jede verdächtige Handlung eines Rivalen, den er zu vernichten beabsichtigte, durch ein ebenso gemeines wie meisterhaftes Intrigenspiel mit einer imaginären Verschwörung oder einem Spionagering in Verbindung zu bringen. Das Besondere seiner Taktik bestand darin, daß er seine ausersehenen Opfer gegeneinander auszuspielen und dadurch aus dem Konzept zu bringen verstand, was ihn stets davor bewahrte, gegen eine geschlossene Front antreten zu müssen. Ein solches Vorgehen sicherte ihm gleichzeitig den Vorteil, in dem verwirrenden Netz der eigenen Intrigen stets alle Fäden in seiner Hand vereinigt halten zu können.

Nach dem Parteitag von 1934 wurden auch zwei neue Sekretäre in das Zentralkomitee aufgenommen, nämlich Andrej Schdanow, der nach dem Zweiten Weltkrieg noch eine wichtige Rolle spielen sollte, und Stalins Gegenkandidat am XVII. „Parteitag der Sieger", Sergej Kirow. Von den Historikern wird heute angenommen, daß Stalin mit der letztgenannten Personalentscheidung einen streng logischen und raffinierten Plan verfolgte, der mit der Ermordung Sergej Kirows am 1. Dezember 1934 in Leningrad durch das langjährige Parteimitglied Leonid Nikolajew seinen ersten tragischen Höhepunkt fand. Es ist zwar aus heutiger Sicht zweifelsfrei anzunehmen, daß der Mörder für seine Tat eher persönliche als politische Beweggründe hatte. Es steht aber andererseits fest, daß Nikolajew auf keinen Fall zu Kirow in die Leningrader Parteizentrale gelangt wäre, wenn nicht vor seinem Eindringen die Wachtposten vom NKWD abkommandiert worden wären, und dies, obwohl Nikolajew schon vorher zweimal vorübergehend verhaftet worden war, weil er sich mit einer Pistole in der Tasche Kirow zu nähern versuchte. Außerdem wurde ausgerechnet zu dem Zeitpunkt der Ermordung Kirows dessen Leibwächter daran gehindert, ihn auf dem Weg zu seinen Diensträumen zu begleiten. Schließlich wissen wir heute, daß auch für den ominösen „Verkehrsunfall", bei welchem Kirows Leibwächter Borissow auf dem Weg zur Parteizentrale, in der er sich nach Kirows Ermordung vor Stalin und einer Untersuchungskommission verantworten sollte, getötet wurde, ebenfalls der NKWD die Verantwortung trägt.

Welche Rolle Stalin selbst bei der Ermordung Kirows spielte, ist zwar bis heute noch nicht einwandfrei geklärt. In Chruschtschows Bericht am XXII. Parteitag 1961, in dem er das Ergebnis einer Überprüfung der Kirow-Affäre durch eine Kommission bekanntgab, heißt es: „Es muß festgehalten werden, daß die besonderen Umstände der Ermordung Kirows bis heute noch in vielem unerklärlich und mysteriös sind ... Es ist jedoch ein ungewöhnlich verdächtiger Umstand, daß an dem Tag, an dem der zum Schutz Kirows abgestellte Tschekist zur Vernehmung gebracht werden sollte, dieser bei einem ‚Verkehrsunfall' ums Leben kam, bei dem kein anderer der Insassen auch nur leicht verletzt wurde. Nach der Ermordung Kirows erhielten hohe Funktionäre der Leningrader Staatspolizei auch nur sehr leichte Strafen; im Jahre 1937 jedoch wurden sie erschossen. Wir können annehmen, daß sie erschossen wurden, weil man die Spur derjenigen verwischen wollte, die Kirows Ermordung organisiert hatten." Und zusammenfassend meine Chruschtschow vielsagend: „Je gründlicher wir die Materialien im Zusammenhang mit Kirows Tod studieren, desto mehr Fragen tauchen auf." Wenn Genrich Jagoda, der damalige Chef des NKWD, in seinem eigenen Prozeß 1938 gestand, daß er „auf Weisung Awel Jenukidses dafür gesorgt habe, daß dem Terrorakt gegen Kirow keine Hindernisse in den Weg gelegt wurden", dann beweist dies nur, daß der NKWD tatsächlich in höherem Auftrag die Ermordung Kirows organisierte. Da wir heute wissen, auf welch entsetzliche Weise solche Geständnisse erzielt wurden, wissen wir auch, welchen Wert derartige „freiwillige Geständnisse" für eine Wahrheitssuche besitzen. Chruschtschow, der selbst viele Jahre als Aktivist am Aufbau der stalinistischen Schreckensherrschaft mitgewirkt hat, berichtete deshalb in seinen 1989 auszugsweise veröffentlichten Erinnerungen sozusagen als Insider: „Ich bin der Meinung, daß dieser Mord von Jagoda organisiert wurde, der nur in einem geheimen Auftrag Stalins handeln konnte, den er sozusagen unter vier Augen erhalten hatte." Gerade das mußte Jagoda in seinem Prozeß 1938 verschweigen und als Auftraggeber, wie bei Stalins Verbrechen üblich, einen anderen Sündenbock namhaft machen. Mit der späteren Hinrichtung Jagodas konnte übrigens auch der letzte potentielle Zeuge der Kirow-Affäre beseitigt werden. Diese trägt also ganz klar Stalins Handschrift."

Wieder sorgte Stalin peinlich genau dafür, von jedem Verdacht frei zu erscheinen. Dazu sollte schon sein theatralischer Auftritt am Bahnhof von Leningrad dienen, wo er sofort nach der Nachricht vom Tod Kirows eintraf und wo er zum Zeichen seiner Empörung für alle sichtbar dem Leiter des Leningrader NKWD, dem Genossen Filip Medwed, eine schallende Ohrfeige versetzte und ihn wegen seines Versagens sofort in den Fernen Osten versetzen ließ. Als weiteres sichtbares Zeichen seiner Anteilnahme ordnete er für seinen „besten Freund und Waffenbruder" ein Staatsbegräbnis an, bei dem er persönlich Ehrenwache hielt. Indem er den toten Kirow als revolutionären Helden auf den Schild hob und dessen Ermordung einer kontrarevolutionären, terroristischen Gruppe in die Schuhe schob, bot sich ihm gleichzeitig ein unverdächtiger Vorwand zur radikalen Verhärtung des innenpolitischen Kurses. Mit der Ermordung Kirows konnte sich also Stalin nicht nur eines gefährlichen Rivalen entledigen, sondern sie war auch der ideale Anlaß, um gleichzeitig eine umfassende Kampagne gegen angebliche „Verschwörungen" in die Wege zu leiten.

TERROR AUF DEM WEG ZUR TYRANNEI

Die mit dem Jahr 1934 einsetzende neuerliche „Revolution" Stalins richtete sich mit ihrem beispiellosen Terror nun nicht mehr gegen die Bauernschaft oder gegen Industriekapitäne bürgerlicher Herkunft, sondern gegen seine eigenen

Parteifreunde. Auf dem Weg zum unumschränkt herrschenden Tyrannen wurde ab nun „der Terror zum permanenten Herrschaftsprinzip erhoben", mit dem er auch die letzten, sich noch immer schwach regenden demokratischen Tendenzen innerhalb der Partei endgültig zu zerstören beabsichtigte. Dies schien ihm der einzig gangbare Weg zu sein, um zum alleinigen Beherrscher der Sowjetunion aufsteigen zu können und damit zum mächtigsten und furcht-erregendsten Tyrannen der Geschichte zu werden. Auf diese Weise konnte er endlich auch die von Lenin aufgebaute Partei der Bolschewiken durch eine neue, von ihm selbst konzipierte Partei ersetzen, was nach Alan Bullock nichts anderes bedeutete, als die Entwicklung vom Ein-Parteien-Staat zum Ein-Mann-Staat.

Eine der wesentlichsten Grundlagen der skrupellosen Tyrannei Stalins war zwei-fellos sein ungewöhnlich ausgeprägter Selbsterhaltungsinstinkt, der ihn bei der Auswahl seines persönlichen Stabes leitete. Wie Awtorchanow mit Recht betont, war nämlich sein Aufstieg zur unangefochtenen Diktatur nur durch die Schaffung eines sogenannten „inneren Kreises" möglich, der sich aus dem „Sekretariat des Genossen Stalin" und der „Sonderabteilung" zusammensetzte. Die Einzigartigkeit dieser Erfindungen Stalins bestand darin, daß er für die Sowjetbürger ebenso wie für das Ausland als Urheber dieser grausamen Diktatur durch das Fehlen jedes erkennbaren äußeren Hinweises im Hintergrund blieb. Wurden schon allein in diesem unauffälligen „Sekretariat" alle Entscheidungen – vom Politbüro bis zum Obersten Sowjet – vorweggenommen, so war die von ihm geschaffene „Sonderabteilung", die unter der Leitung des ihm hündisch ergebenen „Schildknappen" Alexander N. Poskrebyschew stand, schlechthin eine „beispiellose Institution in der gesamten Weltgeschichte der Diktaturen und Despotien." Mit dieser Institution schuf sich nämlich Stalin eine eigene politische Polizei, die der offiziellen Staatspolizei nicht unterstellt war und deren Organisation er so meisterhaft ausbaute, daß ihm fortan eine lückenlose Bespitzelung der Genossen einschließlich der obersten Parteielite möglich war. Zweifellos dienten ihm bei dieser raffinierten Konzeption seine langjährigen persönlichen Erfahrungen mit der zaristischen Geheimpolizei, die er durch sei-ne meisterhafte konspirative Technik schon in den Jahren seiner Tätigkeit als „Berufsrevolutionär" erfolgreich auszutricksen verstanden hatte.

Da Stalin überzeugt war, daß der Bestand des Sowjetregimes einzig von der Beständigkeit und Unantastbarkeit seiner persönlichen Macht abhänge, hielt er zur Erlangung und Aufrechterhaltung derselben auch die verabscheuungswür-digsten Methoden zur rechtzeitigen und endgültigen Beseitigung jedes Hindernisses für völlig legitim. Man sollte deshalb nicht übersehen, daß bei sei-ner sich mit der Leidenschaft eines asiatischen Satrapen steigernden krankhaften Gier nach Macht all seine Grausamkeiten zwar unverkennbar einen stark sadistischen Zug erkennen lassen, diese Grausamkeiten aber wahrscheinlich – zumindest zu einem erheblichen Teil – nicht vordergründig nur der Befriedigung sadistischer Wünsche dienten, sondern meistens streng logischer Zielrichtung entsprachen. So ließ der „Große Führer" ganz bewußt und planmäßig im Rahmen der nun folgenden „Säuberungswellen" Millionen von Menschen kaltblütig erschießen oder in die berüchtigten Straflager deportieren, bis nur noch solche Parteigenossen übrigblieben, die sich als willenlose Werkzeuge zur Verfügung stellten. Doch sogar so gefügige Kreaturen wie etwa die für seine angeordneten Massenliquidierungen verantwortlichen Chefs des NKWD tötete er bedenkenlos, wenn es ihm an der Zeit schien, sie als unliebsame Zeugen seiner Verbrechen für immer aus dem Weg räumen zu müssen. Pikanterweise beauftragte er dabei stets den designierten Chef des NKWD, seinen glücklosen Vorgänger ins Jenseits zu befördern.

Mit der Ermordung Kirows begann die Presse auftragsgemäß unaufhörlich „Verschwörungen" und „terroristische Gruppen" zu entlarven und den Ruf nach „Verstärkung der Wachsamkeit" zu verbreiten. Um die Notwendigkeit einer solchen erhöhten Wachsamkeit gebührend zu unterstreichen, wurden noch am 1. Dezember 1934 – nach dem Eintreffen Stalins in Leningrad – willkürlich einhundertzwei „Weißgardisten" verhaftet und in einem Schnellverfahren hingerichtet. Stalins Hauptinteresse galt allerdings jener „weitreichenden Verschwörung", die angeblich die Ermordung Kirows und die Beseitigung des Sowjetregimes zum Ziele hatte und deren verantwortliche Führer nach dem „Geständnis" Leonid Nikolajews im sogenannten „Leningrader Zentrum" zu suchen waren. Wie bei allen späteren Schauprozessen wurden solche „Geständnisse" eines Angeklagten durch psychische und physische Foltermethoden des NKWD erzielt, deren Raffinement kaum zu übertreffen war und die von medizinischen Kreaturen vom Schlage eines Professor Krasnuschkin durch „wissenschaftliche Testverfahren" an politischen Gefangenen auf ihre Wirksamkeit hin überprüft und optimiert wurden. Dieser verbrecherische Arzt, der an der Universität Rostow arbeitete und für seine Arbeit sogar mit dem Leninorden ausgezeichnet wurde, verwendete für seine unmenschlichen Experimente seit den Jahren 1925/26 zunächst kriminelle Häftlinge und seit 1930 bevorzugt politische „Versuchskaninchen", an denen er die wirksamsten Methoden eines scharfen Verhörs erprobte und ausarbeitete und für die er auch die geeignetsten Geräte und Werkzeuge für eine optimale Folter entwickelte. Die „Erkenntnisse" dieses „Wissenschaftlers", der dafür als Direktor seines berüchtigten Instituts „Kanatschikowa Dascha" – des späteren „Serbsky Instituts" – von der Regierung beträchtliche Geldsummen zur Verfügung gestellt bekam, dienten dem NKWD bei seinen Verhören zur Erzielung jedes erwünschten Geständnisses. Das praktische Vorgehen bestand darin, daß die Beschuldigten auf Grund gefälschter Anklagen bei den Voruntersuchungen mittels eines breiten Spektrums grausamster Foltermethoden, die mitunter Wochen oder sogar Monate dauern konnten, so weit gebracht wurden, daß sie als zerbrochene Menschenwracks die vom NKWD angepeilten Aussagen zu machen bereit waren, auch wenn sie sich dabei der unglaublichsten Verbrechen bezichtigen mußten. Wenn die Opfer sich in diesem Stadium befanden, befahl man ihnen, die vorfabrizierten Geständnisse auswendig zu lernen, und erst wenn die Proben zur Zufriedenheit der Henkersknechte ausfielen, durften sie dem Generalstaatsanwalt Wyschinski und dem vorsitzenden Richter Wassili W. Ulrich – beide zynische Kreaturen und feige Hyänen in Menschengestalt – in dem Scheinspektakel eines öffentlichen Prozesses buchstäblich zum Fraß vorgeworfen werden.

Unter solchen Voraussetzungen kam es Ende Dezember 1934 zum Prozeß gegen das „Leningrader Zentrum", der von Ulrich geführt wurde und noch in der gleichen Nacht mit dem Todesurteil für alle Angeklagten endete, das unmittelbar anschließend in den Kellerräumen des Litejny-Gefängnisses vollstreckt wurde. Die Namen der Mitglieder des „Leningrader terroristischen Zentrums" brachte übrigens Nikolaj Jeschow, der spätere Generalkommissar des NKWD, auf einer von Stalin handgeschriebenen Liste aus Moskau nach Leningrad. Auf dieser Liste waren erwartungsgemäß auch ehemalige Anhänger der seinerzeit von Sinowjew geführten Leningrader Parteiorganisation und auch Namen eines ähnlichen „Moskauer Zentrums". angeführt. So war es auch nicht überraschend, daß schon Mitte Januar 1935 ein weiterer Prozeß in die Wege geleitet wurde, der sich gegen sechzehn Parteigenossen des sogenannten „illegalen konterrevolutionären Moskauer Zentrums" richtete, zu dem auch Sinowjew und Kamenew gezählt wurden. Da jedoch eine direkte Verbindung zum Mord an Kirow nicht hergestellt werden konnte, wurden die Angeklagten

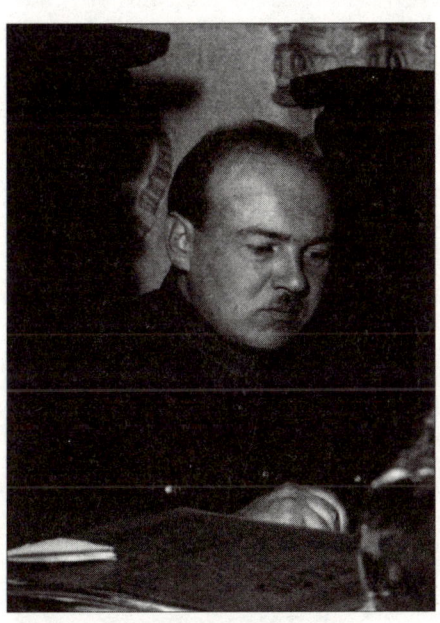

Wassili W. Ulrich (1889–1951), der vorsitzende Richter in den Moskauer Schauprozessen

vorläufig von Wassili Ulrich nur zu mehrjährigen Haftstrafen verurteilt. Als abschreckendes Exempel für die Sowjetbürger wurden bei der Säuberungsaktion gegen die Freunde und Sympathisanten Kirows und Sinowjews in Leningrad fast hunderttausend Personen aus den verschiedensten Standes- und Berufskreisen verhaftet und deportiert.

Als Stalin am 25. November 1936 eine neue Verfassung verkündete, an deren Ausarbeitung der gemäßigte Bucharin wesentlichen Anteil hatte, erhielt die Hoffnung des sowjetischen Volkes auf eine Verbesserung der Lebensbedingungen neue Nahrung. Doch auch dies sollte sich bald als ein bedauerlicher Trugschluß erweisen. Während nämlich Stalin von der „einzigen wirklich demokratischen Verfassung der Welt" sprach, ließ er in Wahrheit darin heimtückisch alle jene Voraussetzungen verankern, die er für seine Terrorherrschaft benötigte. Tatsächlich begann er auf diesem Fundament der endgültigen Legalisierung seiner Terrorherrschaft sofort mit einem neuen Schlag gegen die frühere Opposition, der allen deutlich machte, daß von nun an niemand mehr vor der Todesstrafe sicher sein konnte, auch nicht höchste Funktionäre im Politbüro oder im Zentralsekretariat, und daß mit der Einführung der Geiselhaft ganze Familien unschuldig dem Verderben anheimfallen konnten. Um seinen Plan zur Liquidierung aller führenden oppositionellen Kräfte und zur Beseitigung mißliebiger Personen – seien es Menschen, die ihm als Rivalen gefährlich schienen, oder Zeugen, die er zur Ausführung seiner teuflischen Vorhaben benützt hatte und die ihm nun schaden konnten – realisieren zu können, war es notwendig, mit Hilfe der Medien die Sowjetbürger davon zu überzeugen, daß nun ein Kampf auf Leben und Tod bevorstehe und man darangehen müsse, den „Spionen und Mördern", den „Verrätern und Saboteuren" sowie der „terroristischen Bande der Restauratoren des Kapitalismus" endlich die Maske vom Gesicht zu reißen. In seiner paranoiden Wahnidee, überall von verräterischen und mordlüsternen Feinden umgeben zu sein, galt es diese zu vernichten, noch bevor sie ihre Mordabsichten und Umsturzversuche in die Tat umsetzen konnten. Dabei wurden selbst solche Personen nicht verschont, die ihn als ihren „großen Führer" fast wie einen Gott verehrten und ohne zu zögern auch seine widerwärtigsten Direktiven auszuführen bereit waren.

Welch hinterhältige Methoden dabei zur Anwendung kamen, schilderte Stalins Leibarzt Professor Pletnew am Beispiel von Wjatscheslaw Menschinski, dem damaligen Chef des NKWD und Nachfolger Feliks Dzierżyńskis. Demzufolge erstattete Dr. Moschenberg von der Kreml-Klinik etwa ein Jahr vor dem Tod Menschinskis in Gegenwart seines ebenfalls dort arbeitenden Kollegen Dr. Weisbrod folgenden Bericht an Pletnew: „In Menschinskis Körper gehen merkwürdige Dinge vor sich. Immer wenn er seinen Aufenthalt wechselt oder wenn die

Dienerschaft ausgewechselt wird, ändert sich sein Zustand auffallend: Entweder er bessert sich, oder er verschlechtert sich radikal. Durch meine Blutanalysen kam ich zu der Überzeugung, daß man Menschinski von Zeit zu Zeit offenbar ein langsam wirkendes Gift verabreicht." Dieser Verdacht schien auch Dr. Weisbrod naheliegend, weshalb sich dieser entschloß, Stalin davon Mitteilung zu machen, der jedoch – angeblich lachend – alles als blanken Unsinn abtat. Menschinski starb 1934, nachdem ihm von seinem Nachfolger Genrich Jagoda Arsen verabreicht worden war, das dieser von dem Toxikologen Dr. Wasiljew erhalten hatte, der dann 1937 selbst hingerichtet wurde. Auch dies würde wieder einmal für Stalins „Handschrift" sprechen.

In dem mit der Verkündigung der neuen Verfassung zeitlich zusammenfallenden Angriff Stalins auf die vermeintlichen oppositionellen Kräfte im Staate bildeten die drei großen Moskauer Schauprozesse zwischen 1936 und 1938 innerhalb der nun folgenden berüchtigten Säuberungswellen zweifellos das Kernstück seines wohlvorbereiteten Schauspiels, mit dem er unter seinen Untergebenen Angst und Schrecken verbreitete. In dem ersten dieser Schauprozesse wurde eine Gruppe des Komsomol (Kommunistische Jugendorganisation. *Anm. d. Verf.*) im Pädagogischen Institut beschuldigt, angeblich auf Anregung Trotzkis die Ermordung Stalins geplant zu haben. Die von den Beschuldigten erpreßten Geständnisse bildeten nach dem Muster des Schachty-Prozesses die Grundlage für die Ausarbeitung gefälschter Anklagen, denn für Stalin genügte nach den Worten Chruschtschows „als einziger Schuldbeweis, im Widerspruch zu allen Normen der Rechtswissenschaft, das Geständnis des Angeklagten selbst."

Mit einer solchen Selbstbezichtigung sollte nicht nur Beweismaterial für den Staatsanwalt geliefert werden, sondern gleichzeitig dem krankhaften Bedürfnis Stalins nach Rache für persönliche Kränkung oder Kritik an seiner Person sowie nach bedingungsloser Unterwerfung seiner Rivalen unter seine Allmacht Rechnung getragen werden. Wie Alexander Orlow, ein ehemaliger Offizier des NKWD, der sich später in den Westen absetzte, berichtete, sollte dem NKWD das „Geständnis" eines in die verdächtigte Gruppe des Komsomol eingeschleusten Agenten dazu dienen, ein dem Wunsche Stalins entsprechendes „trotzkistisch-sinowjewsches Zentrum" als Teil einer umfangreichen Verschwörung zur Beseitigung Stalins und seines gesamten Führungsstabes aufzuspüren. Als Hauptverantwortliche mußten Sinowjew und Kamenew herhalten, die schon im Dezember 1934 verhaftet und wegen Teilnahme an einer angeblichen Verschwörung im Frühjahr 1935 zu mehrjährigen Haftstrafen verurteilt worden waren. Dank der bewährten Methoden des NKWD fiel es nicht schwer, durch Folterung, Hunger, Schlafentzug und pausenlose Verhöre im Sommer 1936 den beiden Altbolschewiken glaubhaft zu machen, daß im Falle eines „Geständnisses" ihr Leben geschont würde. In Wahrheit hatte allerdings Stalin, der diesen Sommer auf der Krim verbrachte, schon vor Beginn des Prozesses die Todesurteile mit seiner Unterschrift bestätigt. So war das Plädoyer Wyschinskis, in welchem er nach einer gebührenden Lobpreisung der Weisheit und klugen Voraussicht Stalins forderte, „daß diese tollwütigen Hunde alle miteinander erschossen werden müssen", nur eine geschmacklose und heuchlerische Farce. Ungeachtet des vorher gegebenen Versprechens wurden die Angeklagten noch in der gleichen Nacht im Keller der berüchtigten Lubjanka hingerichtet. Auch ihre Angehörigen landeten, soweit man sie ergreifen konnte, in Straflagern oder wurden erschossen. Nach den Angaben Alexander Orlows erhielt Genrich Jagoda schon wenige Tage nach der Hinrichtung Sinowjews und Kamenews von Stalin – offenbar mit dem Zweck, die Bevölkerung noch weiter einzuschüchtern und in permanente Angst zu versetzen – den Befehl, fünftausend oppositionelle Lagerhäftlinge auszusondern und ohne Angabe von Gründen erschießen zu lassen.

Über diesen infam inszenierten ersten großen Moskauer Schauprozeß von 1936 waren selbst hohe Parteifunktionäre schockiert. Wußten sie doch jetzt, daß jede Form von Widerspruch, jede noch so schüchterne Kritik Stalin gegenüber unbarmherzig mit dem Tode bestraft werden würde und daß diese Gefahr auch den Parteifunktionären der obersten Politetagen drohte. Dabei war die Mehrzahl der Bürger, die ihre Informationen ja ausschließlich über die staatlich gelenkten Medien erhielten, überzeugt, daß sich die Gewaltmaßnahmen des Regimes tatsächlich nur gegen echte Volksfeinde und Verräter richteten und daß bei unzulässigen Übergriffen der gütige, weise und gerechte Stalin als Garant von Gesetz und Ordnung sicher zum Schutz der Betroffenen eingriffe, würde er nur davon erfahren. Der Kult um seine Person und eine perfekte Propaganda sorgten dafür, daß die Glaubwürdigkeit dieses blutrünstigen Tyrannen trotz seines permanenten Staatsterrors unangetastet blieb. Stalin war zudem selbst streng darauf bedacht, diesen Eindruck bei der Masse der Bevölkerung aufrecht zu erhalten, was ihm seine meisterhafte Verstellungskunst ebenso erleichterte wie seine Skrupellosigkeit, mit der er die Verantwortung für die von ihm befohlenen Verbrechen stets auf andere Sündenböcke ablud.

Diesmal mußte als Sündenbock Genrich Jagoda herhalten. Unter dem Vorwand, er hätte sich bei der Zerschlagung der „trotzkistisch-sinowjewistischen Gruppe" als unfähig erwiesen, wurde er seines Postens als Chef des NKWD enthoben und durch den „boshaften Zwerg" Nikolaj Jeschow ersetzt. Dieser sorgte mit Unterstützung seines späteren Nachfolgers Lawrenti Berija für die rasche Entfachung jener Terrorwelle, die sich in den Jahren 1937/38 zu furchtbaren Dimensionen ausbreiten sollte und die als Ära der „Jeschowtschina" in die

Geschichte einging. Zunächst aber widmete Jeschow seine ganzen Kräfte der Vorbereitung des zweiten großen Moskauer Schauprozesses. Diesmal wurden siebzehn Parteifunktionäre angeklagt, die zwar niemals Mitglieder des Politbüros waren, früher jedoch ein enges Naheverhältnis zu Lenin hatten und als Mitglieder des Leninschen Kaders in den zwanziger Jahren gemeinsam mit Trotzki Stalin gegenüber eine oppositionelle Haltung an den Tag gelegt hatten. Zur Hauptfigur dieses Prozesses wurde Grigorij Pjatakow gemacht, der zwar nach seinem Parteiausschluß 1927 seine Verbindungen zu Trotzki gelöst hatte und später in der Partei als stellvertretender Volkskommissar für Schwerindustrie wieder zu hohen Ehren gelangt war. Pjatakow, der jede Opposition aufgegeben und als überzeugter Kommunist weiterhin treu zur Partei gehalten hatte, wies den schwerwiegenden Fehler auf, daß seine Treue mehr der Partei und nicht Stalin als Person galt. Dies allein genügte, um ihn gemeinsam mit den übrigen Angeklagten – Ingenieuren und höheren Verwaltungsbeamten – für die Rückschläge bei der Industrialisierung verantwortlich zu machen und sie als eine Gruppe von „Saboteuren" zu denunzieren. Darüber hinaus wurde mehreren industriellen Gruppierungen zur Last gelegt, Komplotte zur Ermordung Stalins und anderer Mitglieder des Politbüros geschmiedet zu haben. Die Vorwürfe waren so haltlos, daß sich Grigorij Ordschonikidse, zu diesem Zeitpunkt Volkskommissar für die Schwerindustrie, persönlich um das Schicksal Pjatakows bemühte und bei Stalin Protest anmeldete. Er konnte jedoch nur erreichen, daß Pjatakow im Falle eines Geständnisses sein Leben und das seiner Frau und seines zehnjährigen Kindes zugesichert erhielt. Der öffentliche Prozeß begann am 23. Januar 1937 und endete mit dem nun schon gewohnt heuchlerischen Plädoyer Wyschinskis: „Das ist ein Fall in abgrundlose Tiefe! Das ist der Gipfel, das ist die äußerste Grenze moralischer und politischer Verkommenheit!" Wie bei allen anderen Prozessen wurden auch diesmal die gegebenen Versprechen gebrochen; alle Angeklagten wurden zum Tode verurteilt und sofort hingerichtet.

Überschattet von diesen Hinrichtungen im Pjatakow-Prozeß kam es im Februar 1937 im Plenum des Zentralkomitees zu einer weiteren Anklage, nämlich gegen Nikolaj Bucharin und Alexej Rykow, die der Beteiligung an der Pjatakow-Verschwörung bezichtigt wurden. Bucharin war allerdings nicht gewillt, der Erpressung nachzugeben und ein nicht begangenes Verbrechen einzugestehen. Er gab im Gegenteil mit bemerkenswertem Mut eine Erklärung ab, wonach eine Verschwörung zwar in der Tat existiere, deren Führer aber Stalin und Jeschow seien, die planten, einen NKWD-Staat zu errichten und Stalin unbegrenzte Macht in die Hand zu geben. Sowohl Bucharin wie auch Rykow wurden zum Tod durch Erschießen verurteilt, wenngleich die Vollstreckung dieses Urteils erst dreizehn

Monate später – nach dem letzten Moskauer Schauprozeß – erfolgte. Vor seiner Verhaftung gelang es Bucharin noch, seiner jungen Frau Anna Larina einen Brief zu übergeben, den sie später nach ihrer Entlassung aus dem Gefängnis der Presse zur Verfügung stellte und in dem es unter anderem heißt: „An die künftige Generation von Parteiführern! Ich empfinde Hilflosigkeit angesichts einer teuflischen Maschinerie, die gigantische Macht gewonnen hat ... und die entschwundene Autorität der Tscheka benutzt, um Stalins morbides Mißtrauen zu beschwichtigen ... Jedes Mitglied des Zentralkomitees, jedes Parteimitglied kann ausgelöscht, in einen Hochverräter, einen Terroristen, einen Diversanten, einen Spion verwandelt werden."

Tatsächlich gelang Stalin mit der Verhaftung und Aburteilung Bucharins und Rykows die endgültige Entmachtung des Zentralkomitees, so daß er nun jederzeit in der Lage war, ohne Gefahr eines möglichen Einspruchs aus den Reihen der Mitglieder dieses Gremiums jeden beliebigen Parteigenossen, der ihm hinderlich oder gar gefährlich schien, verhaften und liquidieren zu lassen. Berauscht von diesem Gefühl der Allmacht und von den unbegrenzten Möglichkeiten eines gnadenlos herrschenden Tyrannen, gleichzeitig immer qualvoller gepeinigt von der ständigen Angst, beseitigt oder gar ermordet zu werden, steigerte sich sein Vernichtungswille gegen alles, was ihn zu bedrohen schien, ins Unermeßliche. Nachdem es ihm in einem ersten Akt seiner mit perfider Logik aufgebauten Säuberungskampagnen gelungen war, die oppositionellen Parteikräfte zu zerschlagen bzw. durch einen Zustand permanenten Schreckens völlig zu destabilisieren, wandte er sich nun in einem zweiten Akt jenen „Feinden der Sowjetmacht" zu, die ihm in seiner paranoiden Ideenwelt noch weitaus gefährlicher schienen, nämlich den „gedungenen Mördern" aus den Reihen der Führungselite der Roten Armee, durch die er sich ebenfalls zusehends bedroht fühlte.

In einem ersten Schritt ließ er den früheren Chef des NKWD, seinen gefügigen Erfüllungsgehilfen Genrich Jagoda, durch dessen Nachfolger Jeschow im April 1937 verhaften und dreitausend Offiziere Jagodas als unerwünschte Zeugen früherer Verbrechen im Verlaufe dieses Jahres hinrichten. Erst dann ordnete Stalin eine großangelegte Säuberung innerhalb der Roten Armee an, der zunächst neun Generäle im Oberkommando zum Opfer fielen, die des Hochverrats, der Spionage und der Verschwörung angeklagt wurden und unter denen sich auch der im Bürgerkrieg so bewährte und hochverdiente Marschall Michail Tuchatschewski befand. Nachdem man ihnen durch Folter ihre „Geständnisse" abgepreßt hatte, wurden sie von Ulrich unter Ausschluß der Öffentlichkeit allesamt zum Tode verurteilt und unverzüglich hingerichtet. Stalins blutrünstiger Charakter zeigte sich hier in einer besonders widerlichen Facette, indem er zur

Befriedigung seiner sadistischen Wünsche durch einen persönlichen Befehl auch die Gattin des Marschalls sowie deren Schwester und ihre zwei Brüder erschießen ließ. Drei Schwestern Tuchatschewskis sowie dessen siebzehnjährige Tochter Swetlana ließ er wegen „Gesellschaftsgefährdung" in ein Straflager deportieren. Neben dieser ersten Säuberung im Oberkommando beauftragte er den NKWD mit massenhaften Verhaftungen und Hinrichtungen von Offizieren und Politkommissaren in allen Bereichen der Roten Armee.

Im Frühjahr 1938 folgte eine zweite Säuberungswelle, der wiederum mehrere Armeekommandeure sowie zahlreiche Mitglieder des Zentralkomitees und des Politbüros zum Opfer fielen. Den verdienten Marschall Wassili Blücher vom Oberkommando der Fernost-Armee, der aufgrund seiner Schuldlosigkeit kein Geständnis ablegen wollte, folterte man so lange, bis er seinen Verletzungen erlag. Das unvorstellbare Ausmaß dieses Aderlasses, den Stalin in seiner krankhaften Angst vor einem Anschlag auf sein Leben der Roten Armee mit seiner Säuberungsaktion zufügte, geht eindrucksvoll aus der Zusammenstellung des Historikers Robert Conquest hervor, der sich auf die in der Zeitschrift *Ogonjok* in den Jahren 1987 und 1989 genannten Zahlen beruft: Demnach fielen allein von 272 Marschällen, Armeekommandeuren, Flottenadmiralen und Korps- bzw. Divisionskommandeuren 228 Stalins Blutrausch zum Opfer. Aber auch in den unteren Offiziersrängen räumte er unbarmherzig auf. So wurden bis Herbst 1938 rund vierzigtausend Armee- und Marineoffiziere aus dem Dienst entlassen. Insgesamt kommt man bis 1941 auf eine Zahl von dreiundvierzigtausend Bataillons- und Kompanieoffizieren, die verhaftet, vom Dienst suspendiert, in Straflager deportiert oder erschossen wurden, weshalb der Dissident und sowjetische Historiker Roy Medwedew diesen *overkill*, mit dem Stalin durch eine künstlich herbeigeführte Schwächung der Verteidigungskräfte jede Möglichkeit eines eventuellen Staatsstreiches auszuschließen versuchte, mit dem Satz resümierte: „Keine Armee hat im Kriege je so viele höhere Offiziere verloren wie die Rote Armee in dieser Periode des Friedens."

Die „Jeschowtschina" zeichnete sich nicht zuletzt durch gezielte und rigorose Aktionen gegen den Führungskader der Partei selbst aus, die damit endeten, daß in den Jahren 1937/38 – nach Roy Medwedew – neunzig Prozent der Parteimitglieder der regionalen Komitees und der Zentralkomitees der Unionsrepubliken aus ihren Ämtern entfernt wurden. Stalins Anordnungen spiegeln den Psychoterror, mit dem er bei derartigen Säuberungen vorging: So forderte er für jeden Bezirk im vorhinein eine fixe Zahl von zu entlarvenden Volksverrätern, Spionen und Saboteuren, die zu erschießen oder in ein Lager zu deportieren waren, wobei die zunächst verlangte Zahl von 1500 Exekutionen pro Bezirk später noch erhöht wurde. Mit sichtlich sadistischer Freude befahl er den für die genaue Durchführung seiner Anordnungen verantwortlichen regionalen Partei-sekretären, je zwei Nachfolger für sich selbst zu bestimmen, wodurch er diesen zu verstehen gab, daß auch sie bei Nichterfüllung der von ihm gefor-derten Quote von Exekutionen mit ihrer Erschießung zu rechnen hatten. Unter solchem Druck begreift man die unvorstellbare Härte und Brutalität, mit der diese Säuberungen vorgenommen wurden. Allein von den 102 Mitgliedern des Zentralkomitees der Partei in der Ukraine fanden 99 den Tod!

Den Hauptschlag der Säuberungskampagne beabsichtigte Stalin aber in Moskau zu führen, weshalb er hier die Organisation der von Jeschow in seinem Auftrag durchzuführenden Liquidierungen höchstpersönlich in seine Hände nahm. Die Listen mit den Todeskandidaten, die von ihm unterschrieben wurden, enthielten rund vierzigtausend Namen, unter denen sich auch solche von Genossen befan-den, die aus politischen Gründen aus Spanien, Deutschland oder Österreich geflüchtet waren und in der Sowjetunion Aufnahme gefunden hatten. Den Höhe-punkt der „Jeschowtschina" in Moskau stellte der dritte und zugleich letzte große Schauprozeß dar, der für März 1938 anberaumt wurde. Unter den einundzwan-zig Angeklagten befanden sich wie erwähnt die schon seit mehr als einem Jahr inhaftierten und abgeurteilten ehemaligen Mitglieder von Lenins Politbüro, Nikolaj Bucharin und Alexej Rykow, der ebenfalls schon knapp vor einem Jahr verhaftete ehemalige Chef des NKWD, Genrich Jagoda, sowie drei prominente Kremlärzte mit dem Leibarzt Stalins, Professor Dimitri Pletnew, an der Spitze. Bei der Konstruktion dieser „Ärzteverschwörung" waren für Stalin mehrere Mo-tive ausschlaggebend, unter denen die Beseitigung von unliebsamen Zeugen wahr-scheinlich das wichtigste war. Sowohl Dr. I. Kasakow von der Kreml-Klinik wie Professor Pletnew waren unmittelbare Zeugen des gewaltsamen Todes von Stalins zweiter Frau Nadeschda Allilujewa gewesen. Dr. Kasakow wurde darü-ber hinaus beschuldigt, dem nun ebenfalls angeklagten früheren NKWD-Chef Jagoda beim Beseitigen hoher politischer Funktionäre sowie bei der Ermordung des Dichters Maxim Gorki Hilfestellung geleistet zu haben. Daß Jagoda auch in diesen Fällen nicht aus eigenem Antrieb, sondern auf den ausdrücklichen Be-fehl Stalins gehandelt hatte, durfte im Prozeß natürlich nicht zur Sprache kom-men. Nur zu deutlich wurde ihm in den vorausgegangenen Verhören durch den NKWD eingeschärft, als alleinverantwortlicher Sündenbock aufzutreten. Dem-gemäß erklärte auch Pletnew in seinem auswendig gelernten Geständnis: „Tatsächlich schlug Jagoda mir ganz offen vor, meine Stellung als behandeln-der Arzt Gorkis, der seit Jahren an einer Tuberkulose erkrankt war, zu benüt-zen, um durch eine kontraindizierte Behandlung seinen Tod zu beschleunigen." Diese Erklärung stimmte naturgemäß mit der Aussage des dritten angeklagten Arztes aus der Kreml-Klinik, Dr. Lewin, überein, der zugab, Gorkis Tod „nicht durch Anwendung von Gift, sondern durch absichtlich unsachgemäße Behandlungsmaßnahmen" herbeigeführt zu haben.

Professor Pletnew war darüber hinaus aber auch Zeuge privater, zum Teil kompromittierender Ereignisse im Leben Stalins gewesen, und mußte wohl auch deshalb sicherheitshalber beseitigt werden. Seine Mitwisserschaft in bezug auf streng gehütete Geheimnisse betraf auch das Kapitel „Stalin und die Frauen", in dem uns dessen völlige Amoralität in besonders abstoßender Weise entgegentritt. Nach dem Tod seiner zweiten Frau Allilujewa arbeitete in seinem Sekretariat Rosa Kaganowitsch, die Tochter des Politbüro-Mitgliedes Lasar Kaganowitsch, die ihm von Molotow als „würdig" für eine eventuelle spätere neuerliche Heirat angeboten worden war. Sie soll nach einer in Elizabeth Lermolos Buch *Face of a victim* erwähnten Aussage der vorübergehend in Stalins Haushalt arbeitenden Natalie Truschina bereits zu Lebzeiten Nadeschda Allilujewas Anlaß zu eifersüchtigen Auseinandersetzungen gewesen sein. Wie Pletnew in seinen Aufzeichnungen festhielt, soll Stalin bei Annäherungsversuchen an Rosa über Potenzschwierigkeiten geklagt haben: „Michail Kalinin, ebenfalls ein Mitglied des Politbüros, empfahl ihm daraufhin, sich einer Verjüngungsoperation zu unterziehen, da sich diese bei ihm vorzüglich bewährt habe." Stalin beauftragte deshalb Dr. Pletnew, für ihn einen auf diesem Gebiet besonders erfahrenen Chirurgen ausfindig zu machen. Man einigte sich schließlich auf Professor Rosanow, den Chef der Botkin-Klinik, der dann tatsächlich unter Assistenz von Pletnew und Dr. Weisbrod eine sogenannte „Drüsenimplantation" vornahm. Das Ergebnis übertraf Stalins Erwartungen, und aus Freude über diesen Erfolg übersandte er Pletnew das Originalgemälde „Christus mit der Dornenkrone" von Raffaelo Santi, das aus dem Kunstmuseum in Moskau stammte. Die beiden anderen Ärzte erhielten je ein Automobil und fünfzigtausend Rubel. Da Stalin angeblich später feststellen mußte, daß Rosa bereits vor ihm Liebhaber gehabt hatte, distanzierte er sich von ihr offenbar bald. Die in den Memoiren von Romano-Petrowa behauptete Vermählung Stalins mit Rosa Kaganowitsch dürfte eine Legende sein, da sie von seiner Tochter Swetlana in ihren Schriften mit keinem Wort Erwähnung findet. Andere intime Hinweise erhalten wir aus einem Brief Awel Jenukidses, eines Freundes und ehemaligen Weggefährten Stalins aus der Zeit der georgischen Untergrundbewegung, der auch Freund sowie Taufpate von Nadeschda Allilujewa war. Wegen angeblicher Kontakte zum Ausland und „demoralisierender Tätigkeit" vom Geheimdienst beschuldigt, ließ ihn Stalin von Jeschow verhaften, und da dem völlig überraschten Jenukidse ein telefonischer Kontakt mit seinem langjährigen Freund Stalin kategorisch verwehrt wurde, richtete er aus dem Gefängnis ein Schreiben an den „Führer", in welchem er, in richtiger Einschätzung seiner ohnehin aussichtslosen Situation, seiner Enttäuschung und seinem Zorn freien Lauf ließ. In diesem Brief erkärte er Stalin offen, daß er zwar kein Volksfeind sei, aber ein überzeugter Antistalinist, und um seiner Verachtung entsprechend Ausdruck zu verleihen, erinnerte er Stalin an die zahlreichen verbrecherischen Affären, die dieser angeblich mit verschiedenen Frauen gehabt hatte. Wie aus den Aufzeichnungen Dimitri Pletnews hervorgeht, erwähnte Jenukidse die Entführung der Verlobten seines Freundes Kezochweli, die Verführung der erst sechzehnjährigen Nichte Swerdlows, Nastya Elagina, sowie ein Verhältnis zur Gattin seines Freundes Swerdlow, die er schließlich in die Verbannung abschob. Jenukidse erinnerte Stalin auch an die verbrecherische Affäre mit Kira Andronnikowa, die nicht bereit war, sich ihm hinzugeben, weshalb er ihren Gatten erschießen und sie selbst in die Verbannung deportieren ließ, getrennt von ihrem kleinen Kind. Schließlich kam in diesem Brief noch die besonders abstoßende Affäre mit Lisa Kasanowa zur Sprache: Diese blonde hübsche Frau arbeitete im Sekretariat Stalins und war mit einem Offizier der Roten Armee verlobt. Um sich den Weg zu Lisa freizumachen, erdachte er für er den Bräutigam eine besondere Mission nach China, um ihn am Wege dorthin wegen „konterrevolutionärer Betätigung" in der Eisenbahn verhaften und zu fünfundzwanzig Jahren Haft in einem verschärften Militärlager verurteilen zu lassen.

Da ihm Lisa offenbar nicht entsprechend entgegenkam, rächte er sich an ihr mit der Anordnung, sie auf seinen Landsitz bringen zu lassen, wo sie von einigen dorthin beorderten Männern sexuell mißbraucht wurde. Nur einer dieser Männer, ein Adjutant Marschall Budjonnys mit Namen M. Akwilianow, weigerte sich, an diesem Komplott mitzuwirken, weshalb er als unerwünschter Zeuge 1937 exekutiert wurde. Lisa wurde schließlich von Jagoda verhaftet, der dafür zu sorgen hatte, daß man niemals mehr etwas über sie erfahren konnte. Trotzdem wurde diese sadistische Teufelei später bekannt, da einer der beteiligten Frauenschänder – der übrigens in einem Naheverhältnis zu Marschall Woroschilow stand – in einem Kreis von Offizieren damit prahlte, wie raffiniert Stalin „diesen kleinen Schabernack" inszeniert hätte.

Nach dem Bericht Professor Pletnews soll Jenukidses Brief an Stalin mit der Anklage geendet haben: „Und nun richten sich Deine wollüstigen Begierden sogar auf Knaben, mit denen du von Timoschenko (dem späteren Volkskommissar für Verteidigung und Marschall in der Roten Armee. *Anm. d. Verf.*) versorgt wirst... Sei verflucht, Henker, Sadist, Teufel!" NKWD-Chef Jeschow war gewillt, dieses Stalin in höchstem Maße kompromittierende Schreiben seinem Herrn und Meister dienstbeflissen zu übergeben, obwohl ihm Pletnew nach Kenntnisnahme des Inhalts dringend davon abriet. Stalin verbrannte den

Brief zu Asche, noch bevor er den vollständigen Text gelesen hatte, und befahl Jeschow, Jenukidse unverzüglich in den Kreml zu schaffen. In Begleitung des Kreml-Kommandanten Peters begab er sich angeblich persönlich zu dem Gefangenen und ehemaligen Freund, um ihn eigenhändig zu erschießen.

Die Kenntnis der Stalin belastenden Anklagen in diesem Brief Jenukidses bedeutete natürlich für beide, für Jeschow ebenso wie für Pletnew, daß damit ihr Leben verwirkt war. Jeschow wurde zum Sündenbock für die unglaublichen „Exzesse" während der von Stalin befohlenen Säuberungen gemacht, im Dezember 1938 von Lawrenti Berija als Chef des NKWD abgelöst und nach dem XVIII. Parteitag im Frühjahr 1939 liquidiert.

Für die Beseitigung seines Leibarztes Pletnew spielte die geschilderte Briefaffäre nur die unmittelbar auslösende Rolle im Plan Stalins. Das eigentliche Motiv für seinen Entschluß, sich dieses unbequemen Zeugen vieler Intrigen und Verbrechen zu entledigen, scheint eher darin zu suchen zu sein, daß nach der Darstellung von Sterpellone Professor Pletnew gemeinsam mit Dr. Lewin, dem *Senior Consultant* der Medizinischen Klinik im Kreml, anläßlich einer internistischen Untersuchung Stalins Ende 1937 ganz offen die Diagnose einer paranoiden Psychose gestellt hatte. Im dritten Moskauer Schauprozeß ergab sich nun eine günstige Gelegenheit, die beiden Ärzte als Mitglieder einer Verschwörung anzuklagen, die es sich zum Ziel gesetzt hätte, Stalin und andere hohe Persönlichkeiten im Staat zu beseitigen. Dazu genügte schon allein das von Jagoda herausgepreßte „Geständnis", wonach Maxim Gorki durch Verabreichung einer Überdosis Strophantin mit Hilfe Pletnews und Gorkis Hausarzt Dr. Lewin getötet worden wäre und beide Ärzte auch für den Tod des früheren NKWD-Chefs Menschinski und von Walerian Kujbyschew, dem Vorsitzenden des Plankomitees (der bereits längere Zeit herzkrank gewesen sein soll. *Anm. d. Verf.*), verantwortlich gemacht wurden. Um die Aufdeckung einer Ärzteverschwörung glaubhafter erscheinen zu lassen, wurden neben dem in der Kreml-Klinik tätigen Internisten Dr. Kasakow, der seinerzeit an das Sterbebett Stalins zweiter Frau Nadeschda gerufen worden und Zeuge der zum Tod führenden Umstände war, auch noch andere Ärzte angeklagt, wie etwa Dr. V. Choltsman, der Leiter des Zentralinstitutes für Tuberkulose, sowie der bekannte Chirurg Dr. K. Koch. Nach Aussage des Dissidenten und sowjetischen Historikers Roy Medwedew kam Dr. Choltsman in einem GULAG ums Leben, während Dr. Koch erschossen wurde.

Um die Verhaftung Pletnews und die Anklageerhebung gegen ihn rechtfertigen zu können, mußte der Öffentlichkeit ein geeigneter Vorwand geliefert werden, und das geschah so: Als Pletnew bei Gelegenheit Stalin aufsuchte, um sich routinemäßig nach dessen Befinden zu erkundigen, führte Stalin in Gegenwart des Arztes ein Telefongespräch mit Woroschilow, dem späteren Marschall im Zweiten Weltkrieg, in welchem er diesem die Mitteilung machte, daß Jeschow belastendes Material gegen Frau Molotow in Händen habe, das eigentlich ihre Verhaftung fordern würde, die er, Stalin, bisher aber noch verhindert habe.

Um die Wirkung, die dieses Gespräch auf Pletnew ausübte, zu verstehen, muß man wissen, daß Frau Molotow nicht nur Volkskommissarin für die Nahrungsmittelindustrie war, sondern gleichzeitig auch die Leiterin eines kosmetischen Instituts, das auf Anregung Professor Pletnews eingerichtet und betrieben wurde. Pletnew hatte dabei auf den von Stalin geäußerten Wunsch reagiert, durch geeignete Forschungen den Altersvorgängen des Menschen wirksamer entgegentreten zu können. Stalin hatte nämlich schon seit einiger Zeit zunehmend panische Angst vor dem Altwerden und legte deshalb auch großen Wert auf sein Aussehen, weshalb er sich regelmäßig Massagen, Gesichtspackungen, Einreibungen und Wechselbädern unterzog. Mehrere Millionen Rubel wurden für die Errichtung eines solchen Forschungsinstitutes zur Verfügung gestellt, und die Arbeiten daran mußten auf allerhöchsten Befehl mit größter Eile vorangetrieben werden. Gleichzeitig wurden von Pletnew Ärzte beauftragt, Substanzen herzustellen, die eine Verjüngung der Zellen des Körpers und insbesondere auch eine Verjüngung der Haut herbeiführen sollten. Zu diesem Zweck wurde Frau Molotow inkognito nach Paris geschickt, um dort verschiedenen kosmetischen Geheimnissen auf die Schliche zu kommen. Aus diesem Auslandsaufenthalt vermochte natürlich mit Leichtigkeit eine verbotene Verbindung zu westlichen Agenten oder gar eine Spionageaffäre konstruiert werden, in die Pletnew hineingezogen werden konnte. Der Zweck des Telefongesprächs dürfte es gewesen sein, den Leibarzt in einen angstvollen Zustand der Ungewißheit zu versetzen. Pletnew kannte die Methoden Stalins zu genau, um nicht zu wissen, daß er als Zeuge des belastenden Gesprächs nun bald aus dem Weg geräumt würde. Und tatsächlich dauerte es nicht lange, bis in den Moskauer Tageszeitungen Artikel mit der Überschrift „Der sadistische Professor" oder „Professor Frauenschänder" erschienen, in denen ausführlich geschildert wurde, wie Pletnew die Sowjetbürgerin B. – eine gedungene Prostituierte, wie sich später herausstellte – angeblich in seine Wohnung verschleppt und dort sadistische Mißhandlungen verübt hätte. Wenn auch niemand in Moskau ernstlich an diese lächerliche Geschichte glaubte, so war Pletnew dennoch von nun an überall geächtet, und schließlich wurde ihm sogar der akademische Grad aberkannt. Vor seiner Verhaftung verbrannte Pletnew vorsichtshalber alles mit Ausnahme seiner Aufzeichnungen *Über den blutrünstigen Josef Stalin I.,* die er seiner langjährigen Mitarbeiterin, der Schwester Romano-Petrowa, übergab.

Die ausführlichere Schilderung des tragischen Schicksals Pletnews sollte zeigen, mit welch infamen Methoden Stalin arbeitete, wenn es ihm darum ging, unliebsame oder ihm gefährlich scheinende Menschen liquidieren zu lassen. Der bereits erwähnte NKWD-Offizier Alexander Orlow wußte aus eigener Erfahrung zu berichten, daß es für Stalin eine „allgemeine Regel war, sich all jener Personen zu entledigen, die zuviel über seine Vergangenheit wußten oder die sich im Hinblick auf die ungeheuerlichen Verbrechen der letzten Jahre an verschiedene Einzelheiten seiner Vergangenheit erinnern und diese vielleicht weitergeben konnten." Wie weit dies gehen konnte, schildert Swetlana Allilujewa so: „Im Jahre 1937 zögerte mein Vater nicht, auch Mitglieder seiner eigenen Familie auszurotten – die drei Swanidse, Redens und Enikidse, den Taufpaten meiner Mutter... Dasselbe Schicksal ereilte später im Jahre 1948 auch meine Tanten. Er hielt sie für gefährlich, weil sie ‚zuviel wußten' und seiner Meinung nach ‚viel zu schwatzsüchtig' waren. Wahrscheinlich konnte er ihnen nicht verzeihen, daß sie Zeugen all jener Vorfälle gewesen waren, die unsere Familie betrafen, im besonderen aber des Selbstmordes meiner Mutter (der heute angezweifelt wird. *Anm. d. Verf.*) und des Briefes, den sie zurückließ."

Stalin war beim dritten Schauprozeß in Moskau im März 1938 nicht persönlich anwesend. Offenbar war er zu feige, den zu Unrecht beschuldigten, zum Teil ehemals engen Freunden sowie seinem langjährigen Leibarzt in die Augen zu sehen oder gar aus ihrem Mund Worte anhören zu müssen, die sein kultisch überhöhtes Narzißbild besudeln konnten. So zog er es vor, den Prozeßverlauf über einen in seinem Arbeitszimmer angebrachten Lautsprecher zu verfolgen. Wyschinski, der angesichts der blendenden Argumentation Bucharins eine eher klägliche Figur machte, verlangte in seinem Schlußwort für die gesamte „Bande von Mördern, Spionen, Diversanten und Saboteuren, ohne jegliche Prinzipien oder Ideale" die Todesstrafe. Wie immer schloß sich das Gericht den haßerfüllten Hetztiraden des Generalstaatsanwaltes an und befand alle Angeklagten in allen Punkten schuldig. Dimitri Pletnew wurde zu 25 Jahren Haft verurteilt, seine Mitangeklagten Christian Rakowski und Sergej Bessonow zu 20 bzw. 15 Jahren, alle anderen zum Tode. Die Hinrichtungen wurden sofort vollzogen. Auch Pletnew sollte Stalin nicht überleben: Am 11. September 1941 wurde er aufgrund eines neuerlichen Gerichtsurteils erschossen.

Nachdem Stalin mit seinen terroristischen Säuberungen inzwischen so weit unter der Parteiführung, dem NKWD und dem Militär aufgeräumt hatte, daß es fast in allen Institutionen an brauchbaren und erfahrenen Mitarbeitern fehlte, flaute die Intensität des Terrors im Herbst 1938 allmählich ab. Aus Angst, das Volk könnte die Urheberschaft all der unbeschreiblichen Gewaltakte und der massenhaften Ermordungen in seiner Person erblicken, und in der ständigen Furcht vor einem Attentat zog sich Stalin nun für eine längere Weile aus der

Öffentlichkeit zurück. Von Pletnew wissen wir auch, daß diese Ängste nach manchen verbrecherischen Entscheidungen besonders stark in Erscheinung traten und in solchen Perioden des öfteren „Funktionsstörungen des Herzens" festzustellen waren. Mitunter konnte es geschehen, daß bis zum endgültigen Gelingen eines besonders hinterlistigen Komplotts gegen mächtige Genossen – etwa der Verhaftung des allmächtigen NKWD-Chefs Jagoda durch dessen Nachfolger Jeschow – Stalin tagelang nervös, schlaflos und ohne Appetit blieb und von Pletnew des öfteren noch am frühen Morgen am Schreibtisch sitzend angetroffen wurde. Erst nach erfolgter Bestätigung des geglückten Coups konnte er wieder aufatmen und – ohne sich seiner Kleider zu entledigen – in tiefen Schlaf sinken. Wenn ihm in solchen Situationen Professor Pletnew gesundheitliche Ratschläge geben wollte, erhielt er nur ärgerliche Antworten wie: „Belästigen Sie mich nicht mit Ihren Lappalien, Professor. Wir befinden uns in einer kritischen Phase und müssen den Teufel mit der Wurzel austreiben und im Keim ersticken."

Am XVIII. Parteitag im März 1939, der von Bullock bezeichnenderweise „Parteitag der Überlebenden" genannt wurde, traten die Lücken, die Stalins Mordlust gerissen hatte, in erschreckender Deutlichkeit zutage – nur wenige der Delegierten von 1934 hatten überlebt. Die Führung des NKWD lag nun in den Händen Lawrenti Berijas, nachdem dieser auftragsgemäß seinen Vorgänger Nikolaj Jeschow zusammen mit dessen gesamter Führungsmannschaft an die Wand gestellt hatte. Unter Berija wurde nach den Worten Bullocks der Terror, der sich während der „Jeschowtschina" so bewährt hatte, nun endgültig „institutionalisiert und zu einem ständigen Herrschaftsinstrument gemacht." Die Gesamtzahl der während der „Jeschowtschina" verhafteten, in Lager deportierten und erschossenen Menschen wird sich wahrscheinlich nie mehr genau ermitteln lassen. Nach der auf neuesten Zahlen beruhenden Schätzung, die Conquest 1990 bekanntgab, ergibt sich folgendes Szenarium der Schreckensherrschaft Stalins für die Jahre 1937/38: Im Januar 1937 befanden sich zirka fünf Millionen Menschen in Gefängnissen oder in Straflagern. In den zwei Jahren zwischen dem 1. Januar 1937 und dem 31. Dezember 1938 wurde die unvorstellbare Zahl von acht Millionen Menschen verhaftet, von denen eine Million hingerichtet wurde und zirka zwei Millionen auf andere Art umkamen. Ende 1938 befand sich ungefähr eine Million Sowjetbürger in Gefängnissen, zirka sieben Millionen Unglücklicher vegetierten in verschiedenen Straflagern des Archipels GULAG dahin.

Die Verantwortung für dieses unvorstellbare Leid von Millionen unschuldiger Menschen trägt einzig und allein Stalin, wie die *Prawda* unter Gorbatschow in einer Ausgabe vom April 1988 mit Bezug auf die Säuberungen offen zugab:

„Stalin wußte nicht nur davon, er organisierte und leitete sie sogar. Heute ist dies eine erwiesene Tatsache." Das Schreckliche daran ist, daß seine Verbrechen nicht mit der Tat eines Wahnsinnigen erklärt werden können, sondern daß er sie aus zwingender „machiavellistischer" Logik und in konsequenter Verfolgung seines Zieles vornahm, was einen beachtlichen Intellekt voraussetzt. Wie Wolkogonow zurecht betont, besteht die weltgeschichtliche Tragödie darin, daß bei Stalin der Intellekt, über den er verfügte, untrennbar mit seiner Bösartigkeit verbunden war, so daß er „wie eine mechanische, leistungsfähige Rechenmaschine funktionierte" und dadurch erbarmungslos, weil von jeder ethischen Schranke befreit, arbeitete. Alan Bullock resümiert die Bedeutung von Stalins Säuberungen so: „In psychologischer Hinsicht verringerten die Säuberungen Stalins seine allgegenwärtige Furcht vor Verschwörung, Umsturz und Mord. Sie stillten seinen Rachedurst, der in diesem Menschen ohne eine Spur von Großmut oder Mitleid ungehemmt wütete. In politischer Hinsicht... wurde der Weg zu einer autokratischen Herrschaftsform bereitet. Dies geschah dadurch, daß die letzten Reste der ursprünglichen Partei der Bolschewiki beseitigt wurden, in denen noch die Erinnerung an die Revolution von 1917 und den Bürgerkrieg vor kaum zwanzig Jahren, an Lenins Führungsstil, an die damals herrschende innerparteiliche Demokratie und die Ideologie des Marxismus-Leninismus lebendig war... Die Kontinuität wurde gewahrt, indem man die revolutionäre Tradition weiterhin in Anspruch nahm und Stalin als den Erben der Autorität Lenins hinstellte... Aber hinter dieser Fassade schuf Stalin eine ganz andere Partei als die, in der er zur Macht gelangt war."

„FÜHRER" IM „GROSSEN VATERLÄNDISCHEN KRIEG"

Am 23. August 1939 wurde die Welt durch den in Moskau abgeschlossenen Nichtangriffspakt zwischen dem Deutschen Reich und der Sowjetunion überrascht, der das Schicksal der Republik Polen auf schreckliche Weise besiegelte: Ein geheimes Zusatzprotokoll sah vor, daß nach einer Eroberung Polens durch die Deutsche Wehrmacht ein Teil dieses Raumes für die Russen wieder geräumt werde. Auf diese Weise gelangte im September 1939 mit der Zerschlagung Polens durch die Deutsche Wehrmacht und dem sowjetischen Einmarsch in Ostpolen nicht nur ein beträchtliches Territorium, sondern gleichzeitig auch fast eine Viertelmillion polnischer Kriegsgefangener in sowjetische Hände. Das östliche Polen wurde aber nicht nur von der Roten Armee überflutet, sondern auch von Ukrainern und Weißrussen, die mit dem Schlachtruf „Allen Polen, feinen Herren und Hunden – ein Hundetod" aufgemuntert wurden, polnische

Bauern und Grundbesitzer zu ermorden und plündernd durch das Land zu ziehen. Fast noch schlimmer wütete aber der NKWD, der in Ostpolen mit seinen Säuberungen, die in der Sowjetunion eben beendet worden waren, in gewohnter Weise fortfuhr. Verhaftung, Folter, Gefängnis und Hinrichtung standen auf der Tagesordnung, und wer sich einmal in den Klauen des NKWD befand, war verloren. Selbst nach der Eroberung der westlichen Ukraine durch die Deutsche Wehrmacht im Sommer 1941 sorgte man peinlich exakt dafür, daß die inhaftierten polnischen Opfer vor dem Herannahen der deutschen Truppen in den Gefängnissen erschossen oder nach Sibirien verschleppt wurden, wobei auf dem Weg dorthin nach Angaben des polnischen Generals Anders fast die Hälfte von eineinhalb Millionen Deportierten verstarben. Den aufsehenerregendsten Fall stellt jedoch die Ermordung von fünfzehntausend polnischen Soldaten und Offizieren in Katyn dar. Im April 1943 entdeckten die Deutschen die Massengräber und begannen dieses Verbrechen propagandistisch auszunützen, das – wie die Sowjetregierung erst 1989 offiziell zugab – dem NKWD anzulasten ist.

Um die in einer weiteren geheimen Absprache – anläßlich des deutsch-sowjetischen Freundschaftsabkommens vom 28. September 1939 – zugestandenen Interessensgebiete in die Hand zu bekommen, leitete Stalin unmittelbar nach der Besetzung Ostpolens die Okkupation der baltischen Staaten und Finnlands ein. Während die sowjetischen Druckmittel gegenüber den baltischen Staaten erfolgreich waren, versagten sie gegenüber Finnland, worauf es am 30. November 1939 zum sowjetischen Angriff kam. Woroschilow versicherte zwar Stalin, binnen einer Woche mit seinen Panzern in Helsinki zu stehen, doch erwies sich der Widerstand der Finnen als so stark, daß sich Stalin gezwungen sah, die gesamte Rote Armee zu mobilisieren und unter der Führung Timoschenkos die Entscheidung herbeiführen zu lassen. Trotzdem dauerte es noch Wochen, bis in verlustreichen Kämpfen am 12. März 1940 dieser Winterkrieg ohne entscheidenden Sieg der Roten Armee – eher aus außenpolitischen Gründen – beendet werden konnte; Finnland mußte die Karelische Landenge an die Sowjetunion abtreten. Für Stalin war die hohe Zahl von rund zweihunderttausend Gefallenen von geringer Bedeutung. Schwerer wog für ihn der große Prestigeverlust seiner vielgerühmten Roten Armee, deren Kommandostrukturen durch die mörderische Dezimierung des Offizierskorps weitgehend zerschlagen worden waren.

Hatte man schon aufgrund des enttäuschenden Abschneidens der Roten Armee gegen Finnland die von Stalin mutwillig herbeigeführte desolate Situation der Streitkräfte mit Schrecken zur Kenntnis genommen, so wirkten sich seine „Säuberungen" innerhalb des Offizierskaders beim Hereinbrechen des deutschen Invasionsheeres am 21. Juni 1941 geradezu katastrophal aus. Von Beginn an war

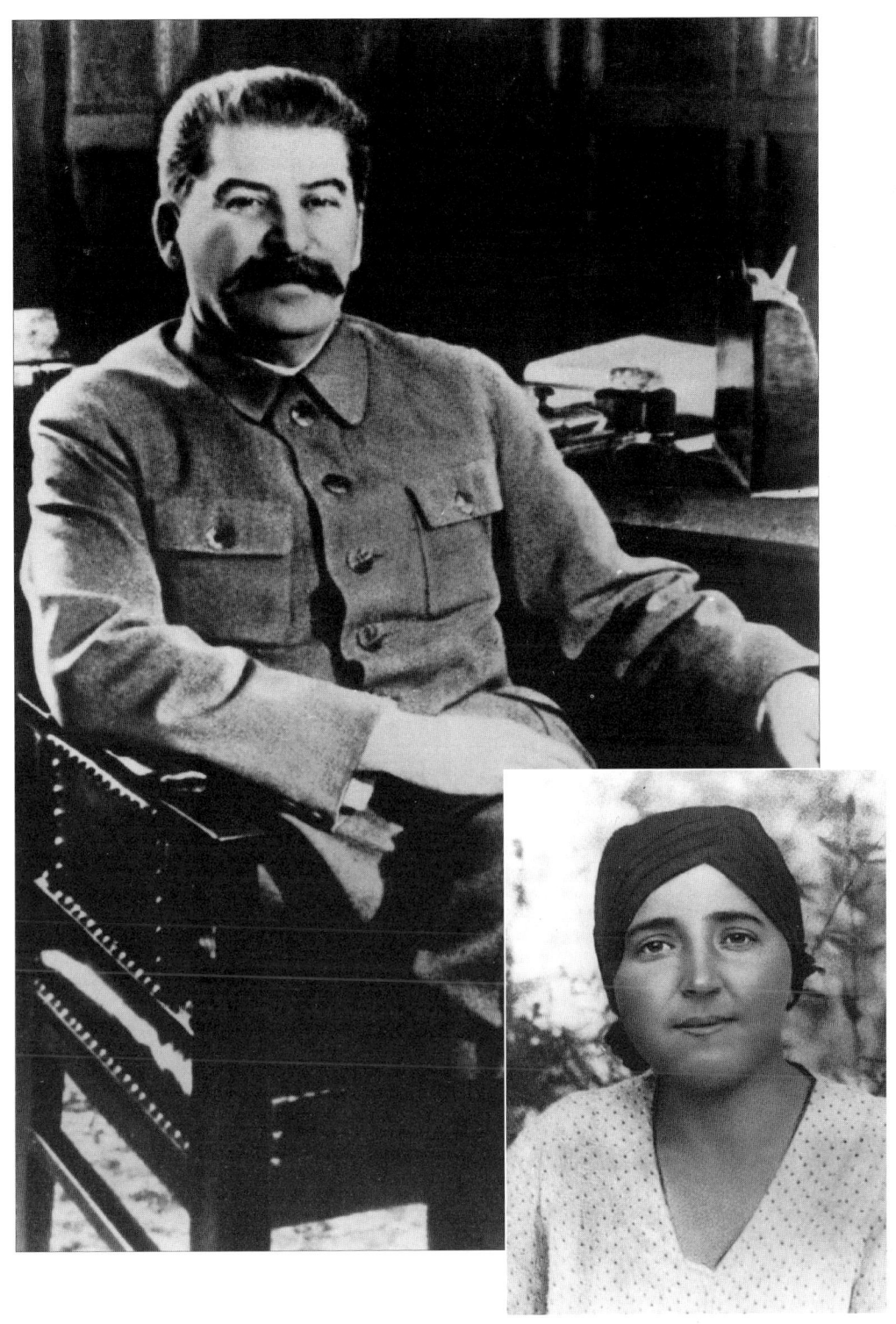

Als Nachfolger Lenins fest im Sattel: Stalin Ende der zwanziger Jahre in seinem Büro.
Kleines Bild: Stalins zweite Frau Nadeschda S. Allilujewa wurde 1932 ebenfalls
Opfer seiner Gewalttätigkeit.

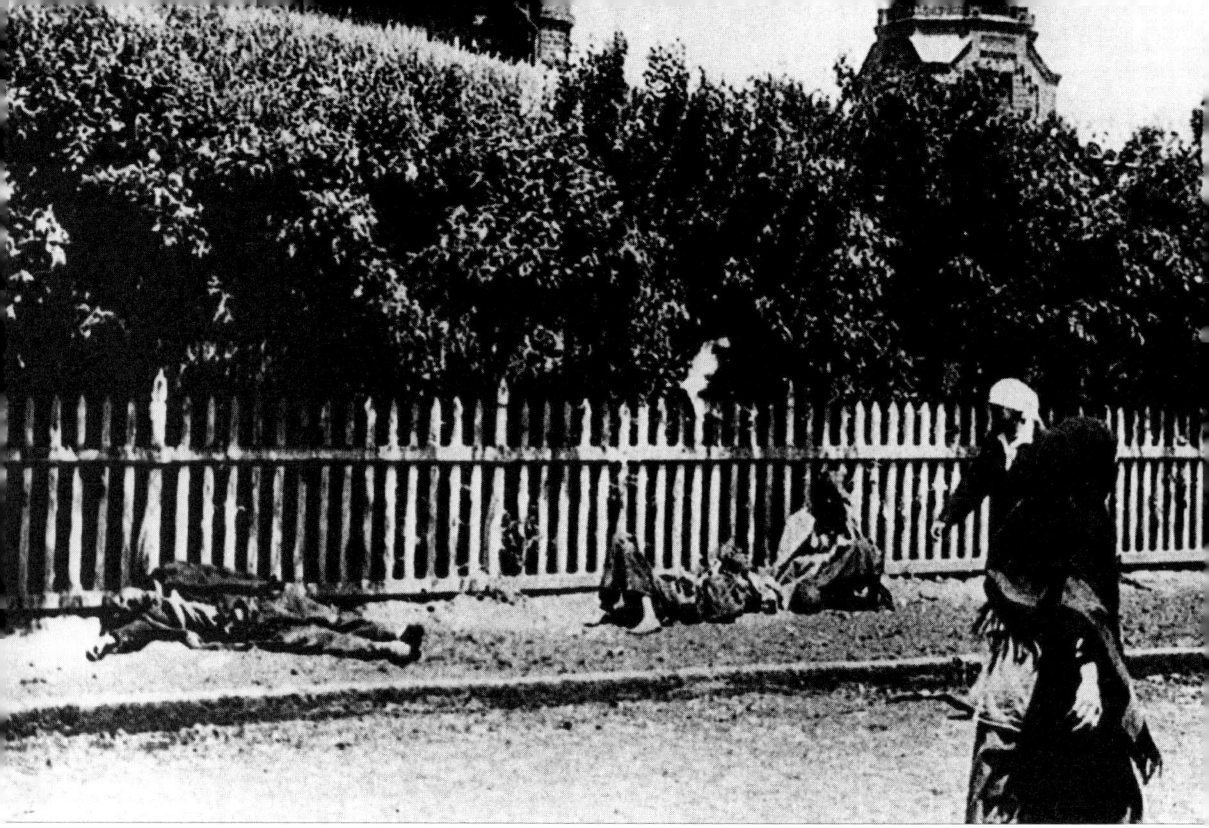

Straßenszene während des „Ukrainischen Hunger-Holocausts" 1932/33

Josef Stalin mit zweien seiner spätern Opfer: dem ZK-Mitglied Awel Safronowitsch Jenukidse (links, hingerichtet 1937) und dem Dichter Maxim Gorki (vergiftet 1936)

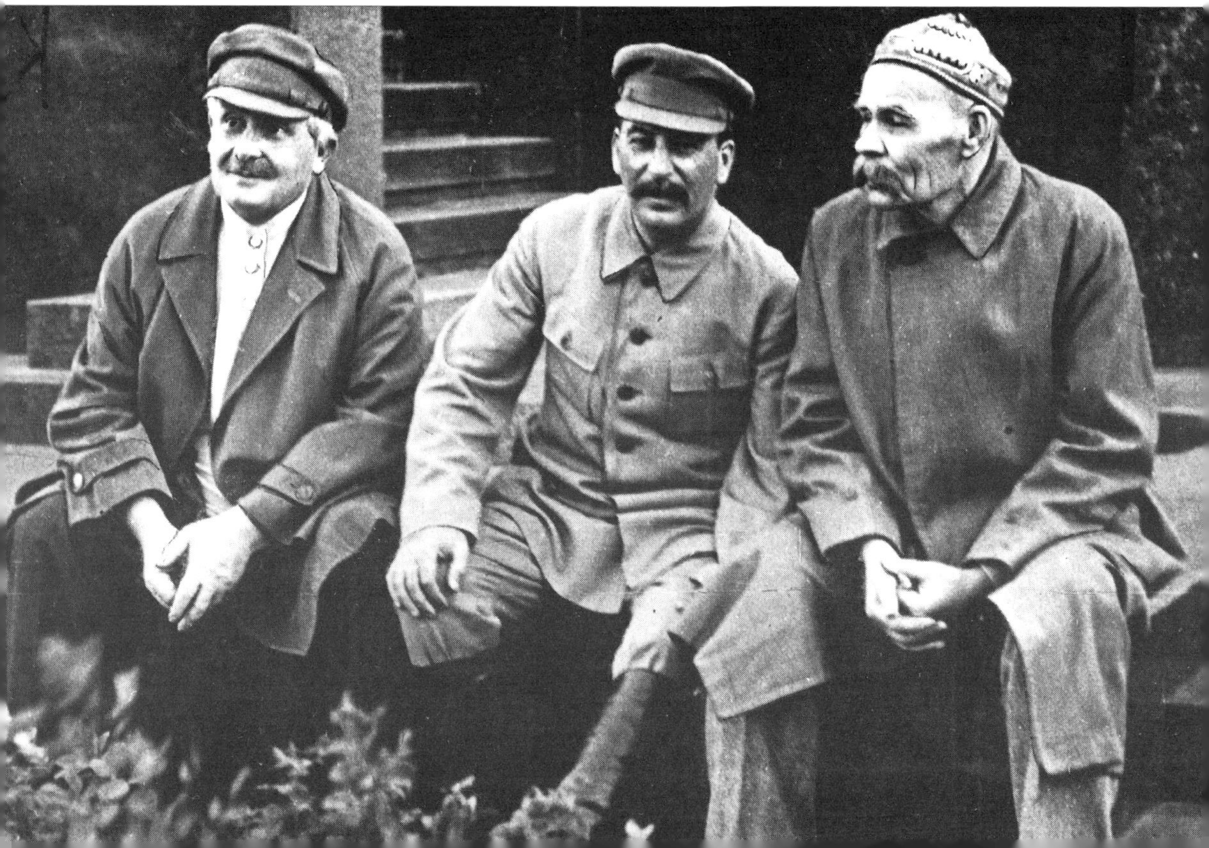

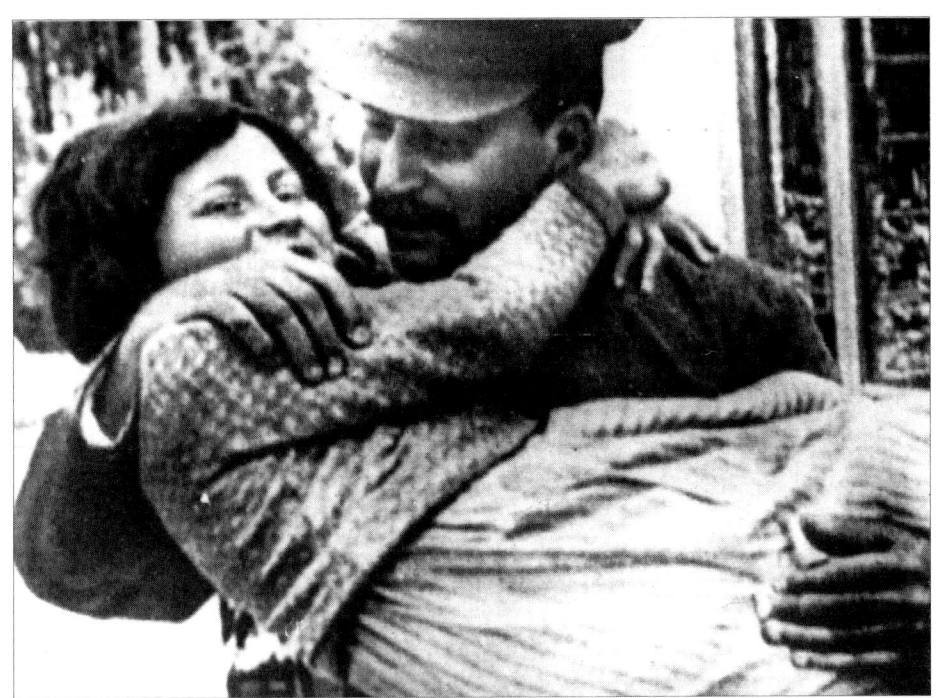

Mit Tochter Swetlana im Jahre 1937. 1967 flüchtete Swetlana Allilujewa in den Westen.

Familie Stalin mit Politbüromitglied Kliment J. Woroschilow und dessen Frau (1931)

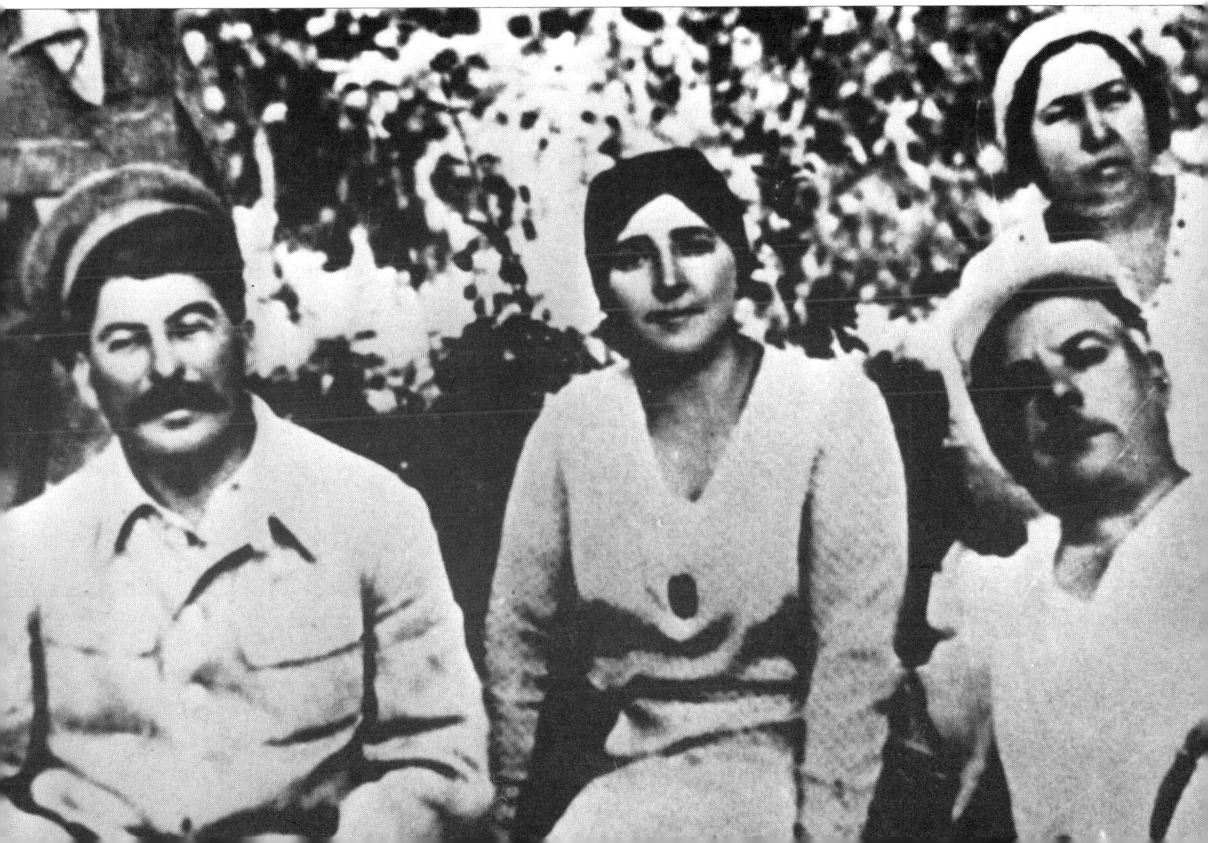

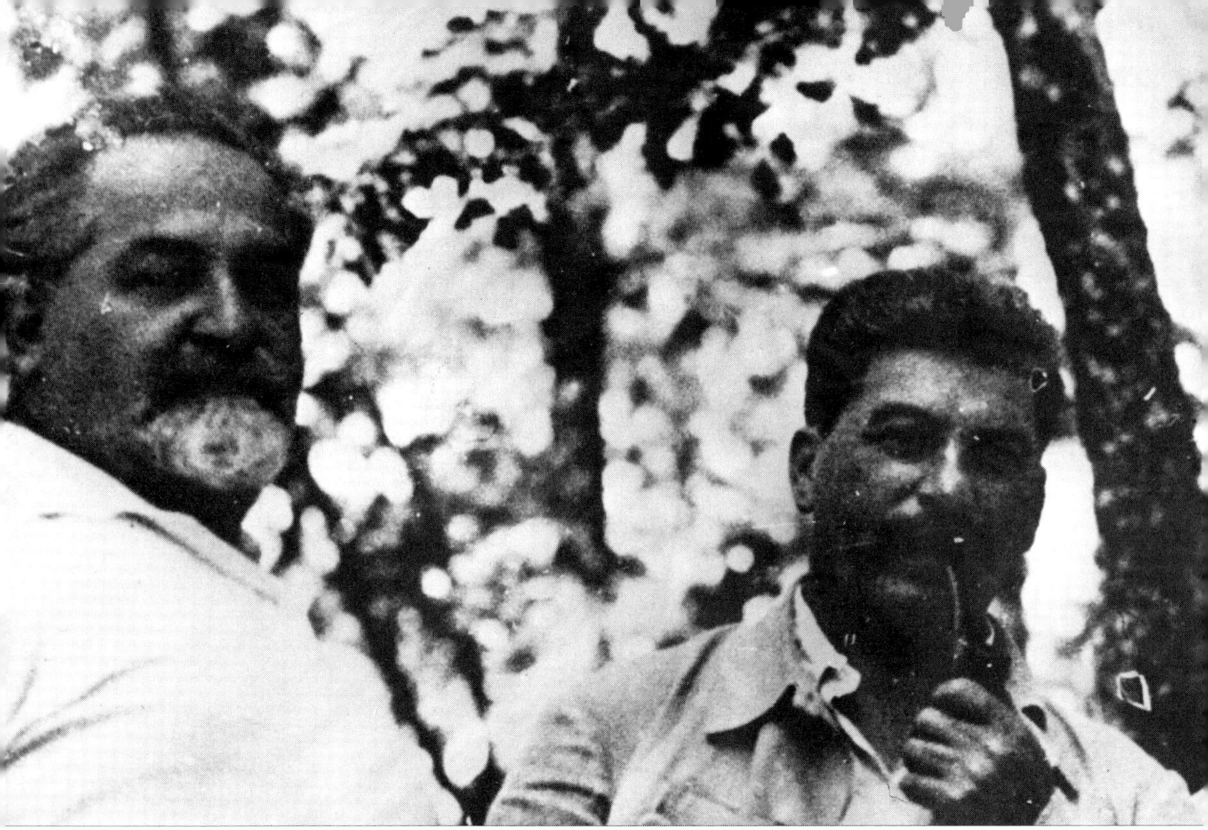

Oben: Stalin mit dem Altbolschewiken Budu Mdiwani bei Sotschi, 1931. Im Oktober 1936 ließ ihn Stalin verhaften und grausam foltern; 1937 wurde er erschossen.
Unten: Stalin mit Woroschilow (links), Molotow (zweiter von links) und Jeschow am Moskau-Wolga-Kanal, dessen Erbauung zahlreiche Opfer forderte (1937)

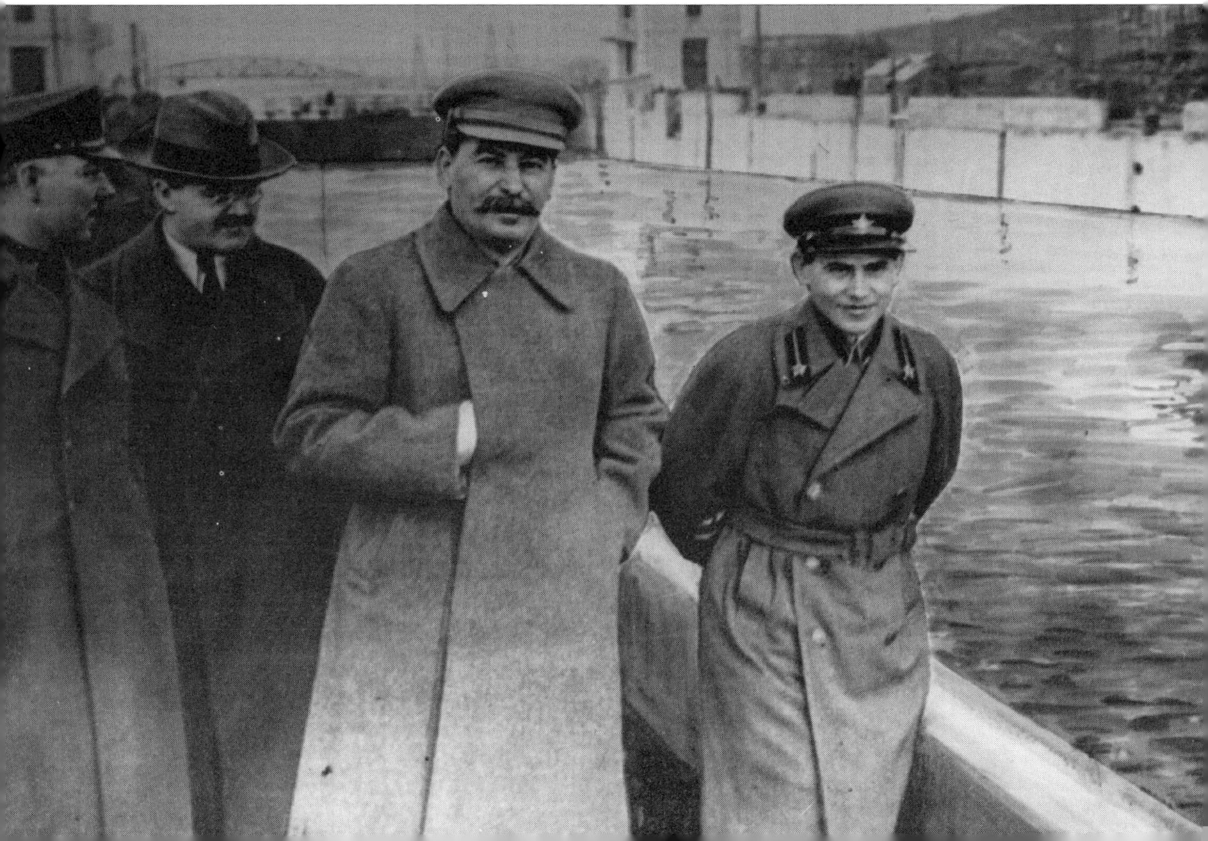

der obersten sowjetischen Militärführung klar, daß dieser mit enormer Wucht vorgetragene deutsche Angriff infolge Mangels an militärischen Führungskräften nur schwer aufzuhalten sein werde, und mit Recht wurde gegen Stalin damals der schwere Vorwurf erhoben, er habe mit der von ihm angezettelten „Jeschowtschina" dem deutschen Angriff wertvolle Schützenhilfe geleistet.

Hatte Stalin schon infolge des Terrors der Jahre 1937/38 sowie durch die katastrophale Fehleinschätzung seines „Verbündeten" Adolf Hitler als Politiker und Staatsmann, dem von den sowjetischen Medien geradezu seherische Gaben zugeschrieben wurden, völlig versagt, so erwies er sich nun bei der ersten Nachricht vom Einfall der deutschen Truppen in die Sowjetunion auch noch als einer der kläglichsten Heerführer aller Zeiten. Er, von der sowjetischen Presse als der größte und begabteste Feldherr der Geschichte gepriesen, wurde am 21. Juni 1941 von einer regelrechten Panik ergriffen, verlor jeden Handlungswillen, und gebärdete sich als „allerhöchster Deserteur", wie sich Awtorchanow treffend ausdrückte. Nachdem er am 22. Juni im Moskauer Verteidigungsminsterium die gesamte Rote Armee als eine Ansammlung von Verrätern und Feiglingen beschimpft hatte, zog er sich fluchtartig in seine als Festung ausgebaute Datscha zurück, um sich dort einzuschließen. Er lehnte es kategorisch ab, bei der außerordentlichen Zusammenkunft des Politbüros, des Ministerrats und des Obersten Sowjets zu erscheinen, so daß alle gemeinsam mit dem Generalstab gezwungen waren, zu ihm in seine Datscha nach Kunzewo zu kommen. Dort mußten sie erkennen, daß ihr großer „Führer" unfähig war, sich zu irgendeiner Handlung zu entschließen, sei sie politischer oder militärischer Natur. Vor allem weigerte er sich entschieden, das Oberkommando der Roten Armee in dieser Situation, in der es um Leben oder Tod ging, zu übernehmen, worauf Marschall Timoschenko damit beauftragt wurde. Stalin wagte es nicht einmal, selbst zu seinem Volk zu sprechen, sondern übertrug auch diese undankbare Aufgabe einem anderen, nämlich Wjatscheslaw Molotow. Als man endlich den Mut faßte, ihn an seine persönliche Verantwortung im Falle einer katastrophalen Entwicklung der weiteren Ereignisse zu erinnern, bedachte er alle Anwesenden mit unflätigen Schimpfworten und zog sich wütend in die Gemächer seines Labyrinthes zurück. Nicht einmal Berija gelang es, wie dieser später berichtete, Stalin aus seiner wahnhaften Angst zu reißen und ihn zur Rückkehr aus seiner Verschanzung sowie zur Übernahme der Befehlszentrale der Armee zu überreden. Völlig kopflos und kleinmütig soll der „große Feldherr" Berija gegenüber immer wieder erklärt haben, daß „alles verloren sei und er sich ergebe."

Erstaunen über das merkwürdige Verhalten des obersten Kriegsherrn herrschte in diesen Tagen auch in den russischen Botschaften im Ausland. Iwan Majskij, sowjetischer Botschafter in London, schrieb später in seinen Memoiren: „Der zweite Tag des Krieges war angebrochen, aber aus Moskau kam kein Laut; der dritte, dann der vierte Kriegstag – Moskau schwieg weiterhin... Weder Molotow noch Stalin gaben irgendwelche Lebenszeichen von sich. Damals wußte ich nicht, daß Stalin sich von dem Moment des deutschen Angriffs an eingeschlossen hatte, niemanden empfing und nicht den geringsten Anteil an der Entscheidung der Staatsgeschäfte nahm." Jeder andere wäre schon längst wegen Feigheit vor dem Feind oder als Deserteur vom NKWD erschossen worden.

An dieser Stelle erhebt sich die Frage, ob Stalin tatsächlich ein Feigling war. Sein langjähriger Sekretär Boris Baschanow äußerte sich in seinem Buch *Ich war Stalins Sekretär* zu diesem Thema so: „Eine klare Antwort zu geben, fällt nicht leicht. Wohl aber läßt sich in seinem ganzen Leben nicht ein einziges Beispiel für persönliche Tapferkeit anführen, weder in der Revolution noch während des Bürgerkriegs, da er stets aus der sicheren Etappe kommandierte, und erst recht gibt es kein Beispiel aus den friedlichen Zeiten." Tatsächlich hatte Stalin ja auch an den berüchtigten „Expropriationen" in seiner früheren Zeit als Berufsrevolutionär – das gilt auch für den aufsehenerregenden Überfall auf die Staatsbank – in Tiflis nie persönlich teilgenommen, sondern immer nur die Planung und Organisation solcher Unternehmungen durchgeführt, weshalb er wohl auch damals in Tiflis vor der zaristischen Ochrana unbemerkt blieb.

Wir wissen heute, daß der gleiche Stalin, der ungerührt und ohne den leisesten Hauch von Mitleid Todesurteile über Millionen von Menschen sanktionierte, selbst unendliche Angst vor dem Tode hatte, eine Angst, die so weit ging, daß es in seiner Gegenwart sogar untersagt war, auch nur vom Tode zu sprechen. Er war geradezu besessen von dem Gedanken, den Zeitpunkt seines Todes soweit als möglich hinauszuschieben, weshalb er die ebenso geheimnisvollen wie unseriösen Experimente des damals hochberühmten Professors Bogomolez großzügig finanziell unterstützte, im festen Glauben, durch das in Aussicht gestellte Wunderserum ein biblisches Alter erreichen zu können.

Der unvorteilhafte Eindruck, den Stalin zu Beginn des Krieges machte, veranlaßte auch die Generäle und Marschälle, sich kritische Gedanken über die unzureichenden Fähigkeiten ihres obersten Kriegsherrn zu machen, wenngleich sie es erst nach seinem Tode wagten, dies offen einzugestehen und ihn öffentlich als ein „aufgeblasenes militärisches Genie" zu bezeichnen. Sie bezogen sich dabei auf Stalins eitles, prahlerisches und „wendehälsiges" Verhalten im weiteren Verlaufe des Krieges.

Als nämlich die Ereignisse zunehmend eine Wendung des Kriegsglücks erkennen ließen, fing Stalin plötzlich an, vor seinem Volk den Helden zu spielen. Chruschtschow, der damals unmittelbarer Zeuge des kläglichen Verhaltens seines obersten Kriegsherrn war, schrieb später: „Ich wußte, was für ein Held er war. Ich hatte ihn gesehen, als er gelähmt war durch seine Angst vor Hitler wie ein Kaninchen vor einer Riesenschlange... In der ersten Hälfte des Krieges, als die Dinge sehr schlecht für uns standen, war mir nicht verborgen geblieben, daß Stalins Unterschrift auf keinem einzigen Dokument und keinem Befehl erschien." Tatsächlich war nach Aussage Marschall Wassilewskis, des damaligen Chefs des Generalstabs, Stalin erst zu Beginn des Jahres 1943, nämlich im Verlaufe der Kämpfe bei Kursk, in der Lage, nach und nach die oberste Leitung der Kriegsführung zu übernehmen. Stalins angebliche großartige Leistung als Feldherr in der Schlacht von Stalingrad muß deshalb ins Reich der Legende verwiesen werden, wie unter anderem einem Artikel der sowjetischen Presse vom September 1974 zu entnehmen ist, wonach Stalin „wohl erst im Laufe der Schlacht am Kursker Bogen von neuem begann, die Methoden und Formen bewaffneter Kampfführung vollauf zu beherrschen."

Wenn deshalb Mikojan anläßlich Stalins siebzigsten Geburtstages 1949 schrieb: „Die Führung des Genossen Stalin sicherte den Völkern unseres Landes die Erringung großer Siege mit den geringsten Verlusten", dann war diese Lobpreisung seines „Führers" eine doppelte Lüge. In Wahrheit stellten die Verluste der Sowjetunion mit zwanzig Millionen Toten und ebenso vielen Verwundeten einen geradezu unvorstellbaren Tribut an Menschenleben dar, der offenbar vor dem sowjetischen Volk aus Gründen der Aufrechterhaltung des Stalinkultes verborgen gehalten werden mußte. Die zweite Lüge betraf die angebliche unübertreffliche Feldherrnleistung Stalins, der in Wirklichkeit den geringsten Anteil am Sieg der Roten Armee hatte. Da er sich zu Beginn des Krieges angesichts der katastrophalen Lage an allen Fronten bloß als Panikmacher qualifiziert und in seiner angstvollen Verzweiflung und Hilflosigkeit psychisch bereits kapituliert hatte, waren andere Männer gezwungen, die Stabilisierung des gefährlich schwankenden Staatsschiffes in ihre Hände zu nehmen. Es waren dies Marschall Schukow, der den Oberbefehl über die Armee übernahm, Berija, der die Truppen des NKWD befehligte, und Malenkow, der das politische Hauptquartier leitete. Stalin selbst fungierte nur noch formell als Oberkommandierender.

Seine Tochter Swetlana versuchte später klarzumachen, was damals im Inneren ihres Vaters vorgegangen sein mochte: „Er hatte nicht geahnt oder vorausgesehen, daß der Pakt von 1939, den er als Frucht seiner eigenen großen Hinterlist betrachtete, von einem Gegner gebrochen würde, der noch hinterlistiger war als er selbst. Das war der wahre Grund für seine tiefe Niedergeschlagenheit in der Anfangsphase des Krieges: das ungeheure Ausmaß seiner politischen Fehleinschätzung."

Diese Erklärung reicht jedoch nicht aus, um Stalins Angst bei Kriegsausbruch, seine panische Untergangsstimmung und seine übertriebenen Reaktionen gegenüber den Führern der Armee, des NKWD und der Partei begreiflich zu machen, da ein psychisch normaler Mensch in seiner Position niemals so kläglich reagiert hätte. Um dieses unverständliche Verhalten verstehen zu können, muß man auf seinen ausgeprägten sozialen Infantilismus und auf seinen extremen Narzißmus zurückgreifen, der viele seiner Handlungen stark beeinflußte. Derartig sozial unreife Menschen können eben nicht die geringste Frustration hinnehmen, ohne mit ihren aggressiven Reaktionen über das Ziel zu schießen. Dies war ja auch der Grund, warum es niemand aus seiner engeren Umgebung jemals wagte, sich über ihn in seiner Gegenwart lustig zu machen, und Scherze über ihn geradezu als Majestätsverbrechen galten. Seine Frustrationsintoleranz war schon Anfang der zwanziger Jahre so, daß nicht einmal der berühmte Karikaturist der *Prawda*, Boris Efimow, es wagte, jemals eine satirische Darstellung von ihm zu veröffentlichen, obwohl er sonst kein prominentes Politbüro-Mitglied, angefangen von Lenin und Trotzki, damit verschonte. Neben der Frustrationsintoleranz war es aber auch Stalins „narzißtischer Unfehlbarkeitsdünkel", der ihn diese politische Fehleinschätzung größten Ausmaßes nicht überwinden ließ, wie ja solche Menschen überhaupt niemals ihre Fehler einzugestehen vermögen.

Innerlich schämte er sich jedoch sicher ungemein über sein feiges, verächtliches Verhalten und seine Rolle als „allerhöchsten Deserteur", da er sich über den dadurch bewirkten Prestigeverlust bei der Armee zweifellos bewußt war. Um dieses Versagen nicht eingestehen zu müssen, bediente er sich auch diesmal wieder seines bewährten Rezeptes, die Schuld für seine Fehleinschätzung auf andere abzuwälzen. So erklärte er für die katastrophale Überrumpelung der Roten Armee durch die Deutsche Wehrmacht einige hochrangige Offiziere für verantwortlich, indem er diese willkürlich ausgewählten schuldlosen Sündenböcke unter der Folter so lange bearbeiten ließ, bis sie schließlich „gestanden", einer gegen Stalin gerichteten Verschwörergruppe anzugehören und durch verübte Sabotageakte an dem Desaster der Armee die Schuld zu tragen. In ähnlich infamer Weise versuchte er sein feiges Verhalten damit aus seinem Bewußtsein zu verdrängen, daß er im Sinne einer Überkompensation eigener Schwäche jedes Zurückweichen einer Truppe, auch wenn es taktisch unumgänglich notwendig war, ebenso für Feigheit vor dem Feind erklären ließ wie die vom Gegner erzwungene Gefangennahme eines Soldaten. Diese Überreaktion führte dazu, daß Stalin bei Nachrichten über militärische Mißerfolge oder über notwendig gewordene Rückzugsoperationen statt strategischer und operativer Befehle nur „Strafanweisungen" erteilte. In solchen Fällen mußte auf Anordnung Stalins mit dem jeweils verantwortlichen Befehlshaber gleich „vor Ort als erklärtem Feigling und Verräter" durch den NKWD abgerechnet werden. Wie General a. D. Wolkogonow berichtet, töteten sich deshalb viele Generäle selbst, weil sie weder in Kriegsgefangenschaft geraten noch unter Stalins Strafgericht fallen wollten.

Von ähnlicher sadistischer Grausamkeit geprägt war Stalins Befehl, Soldaten oder Offiziere, die in Gefangenschaft gerieten und sich später wieder zu ihren eigenen Linien durchschlagen konnten, wegen Desertion erschießen zu lassen. Nicht einmal bei seinem eigenen Sohn Jakob ließ er Milde walten. Als Oberleutnant Jakob Dschugaschwili schon in der Anfangsphase des Krieges bei der Einkesselung der gesamten Armee, zu der seine Einheit gehörte, in deutsche Gefangenschaft geriet und anschließend in das Konzentrationslager Sachsenhausen gebracht wurde, war dies für den labilen Jakob, der bereits als Jugendlicher wegen seines besonders schwierigen Verhältnisses zu seinem Vater einen Selbstmordversuch unternommen hatte, allein schon ein psychisch schwer zu ertragendes Schicksal. Den endgültigen vernichtenden Schlag erhielt er aber von seinem Vater selbst, als dieser das spätere deutsche Angebot, seinen Sohn gegen den Generalfeldmarschall Paulus auszutauschen, mit der Begründung ablehnte, daß in seinen Augen die Gefangennahme eines Soldaten gleichbedeutend mit Feigheit vor dem Feinde sei. In seiner Verzweiflung stürzte sich Jakob daraufhin in suizidaler Absicht in die mit Starkstrom geladene Umzäunung des Konzentrationslagers. Da er nicht sofort tot war, half der deutsche SS-Lageraufseher Konrad Haflisch mit einem „Gnadenschuß“ nach.

Der gleiche unmenschliche Befehl Stalins führte dazu, daß hunderttausende russische Kriegsgefangene, die schon in deutschen Lagern unter oft unvorstellbaren Bedingungen leben mußten und die es schafften, diesem Martyrium lebend zu entrinnen, nach ihrer Rückführung in die Heimat samt und sonders als Deserteure gebrandmarkt und in sowjetische Straflager deportiert wurden. Stalin stand dem Schicksal dieser vom Kriege doppelt zerstörten Menschen ebenso ungerührt und gleichgültig gegenüber wie den Hekatomben von Soldaten, die das Opfer seiner nur allzuoft allein vom Starrsinn geleiteten militärischen Operationen wurden. Ähnlich wie Hitler hatte nämlich auch Stalin vom Kartentisch des Hauptquartiers aus keine wirkliche Vorstellung von den Bedingungen, unter denen die Truppen seine häufig unsinnigen Befehle auszuführen hatten.

Nach der im Mai 1943 über die Nachrichtenagentur Reuter bekanntgegebenen und von ihm veranlaßten überraschenden „Auflösung der Kommunistischen Internationale“ bewog ihn sein politischer Pragmatismus nun auch dazu, das Verhältnis der Sowjetregierung zur orthodoxen Kirche des Landes neu zu definieren, die ja seit 1925 auf seine damalige persönliche Initiative hin kein Oberhaupt mehr besitzen durfte. Dieser Schritt sollte allerdings nicht so sehr als Belohnung für die patriotische Haltung der Kirche während des „Großen Vaterländischen Krieges“, wie das Volk dies glaubte, gelten, sondern vor allem einem profanen außenpolitischen Motiv dienen. War doch für den 28. November 1943 die Teheran-Konferenz anberaumt, auf der sich Roosevelt und Churchill erstmals mit Stalin treffen sollten und bei der dieser hoffte, mit der Auflösung der Komintern und der Rehabilitierung der Kirche eine günstige Voraussetzung für die Realisierung seiner Wünsche geschaffen zu haben. Er war aber auch persönlich bemüht, vor seinen Verbündeten während der Konferenz in Teheran eine möglichst gute Figur zu machen: Er mied jede Vertraulichkeit, agierte stets in verbindlichem Ton und brachte wohlüberlegte, realistische Argumente vor, so daß selbst der ihm gegenüber sehr kritisch eingestellte britische Stabschef General Brooke überrascht und anerkennend feststellen mußte, daß Stalin „stets mit schnellem und unfehlbarem Blick sämtliche Implikationen einer Situation erfaßte."

Tatsächlich gelang es ihm, neben massiven Hilfslieferungen auch die feste Zusage auf die endliche Errichtung einer zweiten, die Sowjets entlastenden Front zu erreichen und sich über die Zusammenarbeit der Alliierten nicht nur im, sondern auch nach dem Kriege eingehend zu unterhalten. Für die Zukunft Europas bedeutsam war in diesem Zusammenhang die Installierung einer „Europäischen Beratenden Kommission" in London, in der am 12. September 1944 ein sogenanntes „Zonenprotokoll" unterzeichnet wurde, das die bis 1989 geltende Zonengrenze zwischen Ost und West in Deutschland festlegte und als zukünftige polnische Ostgrenze die Curzon-Linie vorschlug.

Diese beachtlichen diplomatischen Erfolge in Teheran verdankte Stalin seinem Geschick, aus den Schwächen seiner beiden Partner Gewinn zu ziehen und zugleich seine eigenen Schwächen ebenso wie seine geheimen Pläne für die weitere Zukunft vor ihnen geflissentlich verbergen zu können. Auf diese Weise wurden sein rücksichtsloser Charakter, sein mißtrauisches und durch paranoide Wahnvorstellungen gekennzeichnetes Wesen sowie sein Machthunger für die anderen Teilnehmer nicht erkennbar. Churchill distanzierte sich allerdings in mehreren Punkten von verschiedenen sowjetisch-amerikanischen Vereinbarungen. Als zum Beispiel bei einem Essen in der sowjetischen Botschaft Stalin in einem Gespräch über die Nachkriegsordnung „in der Liquidierung der fünfzigtausend, den Kern der deutschen Militärmacht darstellenden Offiziere das einzige Mittel erblickte, die militärische Stärke des Landes zu zerstören" und der Sohn Roosevelts diesem Vorschlag auch noch begeistert zustimmte, verließ Churchill zum Zeichen seines Protestes den Raum. Doch als ihm Stalin daraufhin nacheilte und ihn beschwichtigend zur Rückkehr überredete, war auch Churchill im Handumdrehen wieder von der Güte und Liebenswürdigkeit seines sowjetischen Partners überzeugt, da er später diesen Vorfall mit den Worten kommentierte: „Stalin hat eine sehr einnehmende Art, wenn er will, und nie habe ich ihn so liebenswürdig gesehen wie in diesem Augenblick."

Offensichtlich traute er ihm dann doch nicht zu, daß es ihm mit dem Vorschlag der Liquidierung so vieler deutscher Offiziere wirklich ernst war – ein Beweis dafür, daß selbst in Regierungskreisen des Westens das wahre Ausmaß von Stalins Terror, mit dem er unter anderem seine eigene Armee fast kampfunfähig gemacht hatte, zum damaligen Zeitpunkt nicht bekannt war. Die lückenlose Geheimhaltung von Stalins Staatsterror war nur durch die Errichtung eines undurchdringlichen Eisernen Vorhanges möglich, den er vor seinen Staatsgrenzen aufziehen ließ und der keine Nachricht und kein Dokument in Richtung Westen passieren ließ. Unterstützt durch geschickte Propaganda und ideologische Verbrämungen entstand so ein imaginäres Bild der Sowjetunion, in dem Stalins Schreckensherrschaft durch das Trugbild eines wohlversorgten Staates und eines Garanten für Frieden und für soziale Gerechtigkeit, in dem Gewalt und Terror keinen Platz fanden, ersetzt wurde.

Über die Person Josef Stalins selbst besitzen wir aus diesen Tagen eine bemerkenswert realistische Schilderung durch Milovan Djilas, der im März 1944 gemeinsam mit einer jugoslawischen Delegation Moskau besuchte und bei dieser Gelegenheit auch von Stalin in dessen Datscha empfangen wurde:

„Der Gastgeber war der Schlichteste von allen. Er trug Marschallsuniform... und keinerlei Auszeichnungen außer einem goldenen Stern, dem Orden eines Helden der Sowjetunion, auf der linken Brustseite... Das war nicht der majestätische Stalin der Fotografien und Wochenschau-Aufnahmen, der Stalin mit steifem, bedächtigem Gang und Gebaren. Er verhielt sich vielmehr keinen Augenblick still. Er spielte mit seiner Pfeife oder zeichnete Kreise mit einem blauen Stift um Worte herum, die die Hauptthemen der Besprechung angaben und die er mit schrägen Strichen durchkreuzte, wenn ein Punkt erledigt war, und er wandte den Kopf hin und her, während er auf seinem Sitz herumrutschte. Auch ein anderer Umstand überraschte mich: Er war von sehr kleiner und plumper Statur. Sein Oberkörper war kurz und schmal, während seine Beine und Arme zu lang waren. Der linke Arm und die linke Schulter wirkten etwas steif. Er hatte einen dicken Bauch und spärliches Kopfhaar, wenn auch noch keine vollständige Glatze. Sein Gesicht war weiß, mit rötlichen Wangen. Ich erfuhr später, daß diese Gesichtsfarbe, die für die viel im Büro sitzenden Menschen so typisch ist, in hohen sowjetischen Kreisen ‚Kremlteint‘ genannt wurde. Seine Zähne waren schwarz und unregelmäßig, nach innen gestellt. Nicht einmal sein Schnurrbart war dicht oder straff. Dennoch wirkte der Kopf nicht unangenehm. Er hatte etwas volkstümlich Unverbildetes, Bäuerliches, Familienväterliches – mit den gelben Augen und einer Mischung von Strenge und Schalkhaftigkeit... Er reagierte schnell, scharfsinnig und schlüssig, was nicht hieß, daß er den Redner nicht ausreden ließ, aber es wurde deutlich, daß er kein Freund von langen Erklärungen war.“

Liest man diese sehr objektiv wirkende Beschreibung, dann überrascht es nicht zu erfahren, daß es Stalin auch bei der schicksalsträchtigen Konferenz von Jalta vom 4. bis 11. Februar 1945 gelang, seine westlichen Verbündeten durch sein diplomatisches Geschick und sein hervorragendes, kühl rechnendes Gedächtnis zu beeindrucken. Diese Konferenz, auf der über die weitere Zukunft Europas entschieden wurde, war ein Treffen der damals mächtigsten Politiker der Welt: Franklin Delano Roosevelt in Begleitung seines Leibarztes Admiral Dr. Ross McIntire für die Vereinigten Staaten von Amerika, Sir Winston Churchill in Begleitung seines Leibarztes Lord Moran für Großbritannien und Josef Stalin in Begleitung eines ganzen Ärzteteams unter der Leitung seines Leibarztes Dr. Wladimir Winogradow. Dieser äußere Eindruck von Machtzusammenballung muß allerdings insoferne relativiert werden, als in Wirklichkeit in Jalta „drei Männer saßen, umsorgt und behütet von ihren Leibärzten, die über die Teilung der Beute feilschten wie drei alte, erschöpfte und zahnlose Löwen", wie sich Philipp Vandenberg bildhaft ausdrückte. In der Tat waren die „Großen Drei" gesundheitlich so angeschlagen, daß man wechselseitig an der Verhandlungsfähigkeit der beiden anderen Partner zweifelte. So bemerkte Churchill später, daß Roosevelt in Jalta im Vergleich zu Stalin nur eine Komparsenrolle gespielt hätte, was keine Übertreibung gewesen zu sein scheint, wenn man den Kommentar des Präsidenten der amerikanischen Ärztekammer liest, in welchem es heißt: „Roosevelt hatte vor acht Monaten einen Herzanfall... litt an einer Leberschwellung und war kurzatmig... Er war jähzornig und wurde sehr nervös, wenn er sich längere Zeit konzentrieren mußte. Wenn etwas zur Sprache kam, das Nachdenken erforderte, pflegte er das Thema zu wechseln." Ein ähnliches Bild gewinnt man aus der Eintragung vom 4. Februar 1945 im Tagebuch von Churchills Leibarzt Lord Moran: „Wenn Roosevelt früher manchmal nicht genau mit den zur Diskussion stehenden Fakten vertraut gewesen war, so hatte sein Scharfsinn diese Schwäche wieder wettgemacht... Nach allem, was ich hier beobachte, muß ich bezweifeln, ob er seiner Aufgabe gewachsen ist."

Aber auch Winston Churchill war in Jalta nur mehr ein Schatten seiner selbst. Er litt schon seit jungen Jahren immer wieder an depressiven Phasen, die er „Black Dog" nannte, und dieser psychische Zustand verschlimmerte sich im Laufe der Kriegsjahre, so daß er seinem Leibarzt Moran schon im Sommer 1944 offen anvertraute, daß er regelrecht suizidgefährdet sei. Außerdem stellte Dr. Moran seit 1944 Ausfallserscheinungen fest, die auch von Sir Allan Brooke, dem Chef des britischen Generalstabs, in seinem Tagebuch unter dem 28. März 1944 erwähnt werden: „Er scheint unfähig, sich auch nur ein paar Minuten zu konzentrieren, und schweift dauernd vom Thema ab." Seit Churchill während des

Jahres 1944 dreimal an einer schweren Lungenentzündung erkrankt war, war er eben nicht mehr derselbe wie früher.

Diese ausführlichere Beschreibung des physischen und psychischen Zustandes von Churchill und Roosevelt scheint deshalb notwendig, weil es unter solchen Umständen nach den Worten Lord Morans wirklich kein Wunder war, daß die beiden westlichen Verhandlungspartner in jenem Februar 1945 buchstäblich „im Schatten Stalins" standen. Doch auch dieser wirkte auf das westliche Ärzteteam angeschlagen, auffallend blaß und kränklich, selbst wenn er bei jedem offiziellen Auftritt sein väterliches Lächeln aufsetzte. Stalin war Kettenraucher und litt an Bluthochdruck, den sein Leibarzt vergeblich zu behandeln versuchte. Ähnlich wie Lenin hielt nämlich auch Stalin wenig von den russischen Ärzten und begegnete ihnen eher mit Mißtrauen. Er ließ sich zwar mehrmals im Jahr internistisch untersuchen, bevorzugte jedoch statt der ihm verordneten Medikamente zur Senkung des hohen Blutdrucks die in der russischen Volksmedizin verankerten Jodtropfen und sibirische Dampfbäder, von deren wunderbarer Wirkung er überzeugt war.

Im Hinblick auf den Gesundheitszustand der „Großen Drei" war Stalin dennoch ohne Zweifel deutlich im Vorteil, und wenn ihm in Jalta die Durchsetzung praktisch aller entscheidenden Kriegsziele der Sowjetunion relativ leicht gelang, dann war dies nicht nur seinem diplomatischen Geschick, sondern zu einem erheblichen Teil auch den Schwächen der gesundheitlich stark angeschlagenen beiden Konferenzpartner zuzuschreiben. Selbst die amerikanische Presse kritisierte scharf Roosevelts unbegreifliche Nachgiebigkeit und lahme Durchsetzungsfähigkeit, und wie sehr der amerikanische Präsident gar nicht mehr realisieren konnte, was in Wirklichkeit ausgehandelt wurde, zeigt seine selbstzufriedene Äußerung über das erzielte Ergebnis in Jalta seinem Leibarzt McIntire gegenüber: „Ich habe alles erreicht, wofür ich gekommen bin, und nicht einmal zu einem hohen Preis." Churchill äußerte sich demgegenüber viel vorsichtiger, denn er war sich als erfahrener Realpolitiker darüber im klaren, daß diese Allianz die Beendigung des Krieges kaum überdauern dürfte, was sich schon bald bei der Frage um das Schicksal Polens bewahrheiten sollte. Stalin, der als unbestreitbarer Sieger aus dieser Konferenz hervorging, hatte als die personifizierte Verkörperung des sowjetischen Reiches mit dem Erfolg von Jalta den Zenit seines persönlichen Triumphes und gleichzeitig auch seines internationalen Ansehens erreicht und jenen Platz im Buch der Geschichte erklommen, den er in all den Jahren seines krankhaften Machtrausches erträumt hatte.

Nach Moskau zurückgekehrt, begann Stalin noch im Februar 1945 über Kopfschmerzen, Übelkeit, Brechreiz und leichten Schwindel zu klagen. Wenige Tage später setzte plötzlich ein intensiver Schmerz in der Herzgegend ein, verbunden mit dem Gefühl, sein Brustkorb sei mit einem eisernen Band umklammert. Unverzüglich wurde der bekannte Kardiologe Professor Myasnikow beigezogen, der bei der klinischen Untersuchung zunächst keine Auffälligkeiten feststellen konnte. Die eindeutige Symptomatik einer Angina pectoris und der spontane starke Blutdruckabfall bei dem hochdruckkranken Patienten riefen jedoch den Verdacht auf das Vorliegen eines Herzinfarktes hervor, der durch das eilig angefertigte Elektrokardiogramm schließlich auch bestätigt werden konnte. Aus der Herzstromkurve war allerdings ersichtlich, daß es sich nur um ein umschriebenes Infarktereignis handelte, das auf die Region der Herzspitze beschränkt blieb. Natürlich mußte diese Erkrankung Stalins von den Kremlärzten als strenges Geheimnis gehütet werden, damit keine auch noch so unbedeutende Einzelheit nach außen dringen oder gar in den Westen gelangen konnte. Die gleichen Vorsichtsmaßnahmen wurden bei dem wenige Wochen später auftretenden Rezidiv eines ebenfalls wieder nur umschriebenen Herzinfarktes getroffen, der sich Ende April 1945 ereignete.

In diesem angeschlagenen Zustand empfing Stalin mit unbeschreiblicher Genugtuung am 9. Mai das Protokoll von jener Zeremonie, bei der die Repräsentanten Hitlerdeutschlands die bedingungslose Kapitulation unterzeichnet hatten, wie sie im Abschlußkommuniqué von Jalta gefordert worden war. Mit der Verleihung des Titels eines Generalissimus, der den „Großen Vaterländischen Krieg" durch seine geniale Feldherrnkunst siegreich beendet hätte, erreichte der Stalinkult in der Sowjetunion seinen Höhepunkt. Stalin galt von nun an nicht mehr nur als der legitime Erbe Lenins, sondern auch als jener der großen Zaren – als Iwan der Schreckliche und Peter der Große in einer Person, wie General de Gaulle sich ausdrückte. Um dieser symbolischen Rolle gerecht zu werden, feierte er endgültige Versöhnung mit der russisch-orthodoxen Kirche, indem er sie offiziell zur Staatskirche erklärte.

Das Zusammentreffen der „Großen Drei" bei der vom 17. Juli bis zum 2. August 1945 tagenden Potsdamer Konferenz, das zugleich das letzte Gipfeltreffen der Siegermächte sein sollte, hatte zum Ziel, das weitere Vorgehen im geschlagenen Deutschland, die Reparationsansprüche und Demontagen sowie die Errichtung eines „Alliierten Kontrollrates" in Berlin festzulegen. Anstelle des inzwischen verstorbenen Roosevelt erschien Präsident Harry S. Truman im eleganten, schwarzgestreiften Zweireiher, außenpolitisch völlig unerfahren und überdies für diese Konferenz nicht im geringsten vorbereitet; der Gesundheitszustand Churchills, der sich in seiner hellen Paradeuniform mit einer dreireihigen Ordensspange über der linken Brusttasche zeigte, hatte sich seit Jalta so verschlechtert, daß er nach der Meinung Lord Morans „nicht mehr die Energie aufbrachte, seine Chancen zu nützen." Tatsächlich konnte Chuchill bei den folgenden Verhandlungen nur durch die Mitwirkung seines am 29. Juli eintreffenden Nachfolgers Attlee die britischen Interessen entsprechend vertreten. Stalin, der Dritte im Bunde, trug einen weißen Galarock mit vergoldeten Achselspangen und eine blauschwarze Hose mit zwei seitlichen breiten Streifen. Er traf als einziger mit einer eintägigen Verspätung ein, da er, wie wir heute wissen, wenige Tage zuvor den erwähnten dritten Herzinfarkt erlitten hatte. Verständlicherweise wollte er dies vor seinen beiden Verhandlungspartnern nicht zur Sprache bringen, obwohl allen Teilnehmern seine auffallende Blässe und eine gewisse Gangunsicherheit auffielen. Bei der Begrüßung Trumans räumte Stalin nur erklärend ein: „Ich bitte, meine Verspätung um einen Tag zu entschuldigen. Ich bin wegen Verhandlungen mit den Chinesen aufgehalten worden. Ich wollte fliegen, aber die Ärzte haben es mir verboten", wobei er bei diesen Worten vielsagend mit dem Finger auf sein Herz deutete. Trotz des soeben überstandenen Herzinfarktes scheint sich Stalin erstaunlich einsatzfähig gezeigt zu haben, wie man der resignierenden Feststellung von Churchills Leibarzt Lord Moran entnehmen muß: „Stalins Zähigkeit und Hartnäckigkeit haben auf unserer Seite nicht ihresgleichen." Dementsprechend fiel auch die Nachkriegsordnung aus, wie sie in der abschließenden „Potsdamer Deklaration" vom 2. August 1945 festgelegt wurde.

Die Früchte dieses Sieges bestärkten Stalin im Glauben an seine Unfehlbarkeit, seine geistige Überlegenheit, seine Unbesiegbarkeit und an seine messianische Rolle bei der Gestaltung des Sozialismus und damit der Zukunft des sowjetischen Volkes. Aber auch für die Mehrzahl der Sowjetbürger wurde Stalin zu einer Art Messias und zu einem irdischen Gott hochstilisiert, der sie von der faschistischen Knechtschaft Hitlers befreit hatte und der sie nun hoffen ließ, in Zukunft endlich glücklicher, freier, gewaltloser und ohne Entbehrungen leben zu dürfen.

STALINS NACHKRIEGSORDNUNG

Diese Hoffnung sollte sich nur allzubald als Trugbild erweisen. In einer programmatischen Rede vom Februar 1946 machte er dem Volk unmißverständlich klar, daß sich in absehbarer Zukunft weder an den politischen Verhältnissen noch an der wirtschaftlichen Struktur des Landes etwas ändern werde. Da er auch nach dem siegreich beendeten Krieg sich und die gesamte Sowjetunion weiterhin durch Kapitalismus und Imperialismus bedroht sah, erklärte er den Fortbestand der landwirtschaftlichen Kollektivierung für einen ebenso wichtigen Grundpfeiler des sowjetischen Systems wie die rasch voranzutreibende Industrialisierung des Landes. Nur im Ausbau der Schwerindustrie und im besonderen der Rüstungsindustrie erblickte er die Möglichkeit, die Sowjetunion künftig zu einer weltbeherrschenden Großmacht aufbauen zu können, die es mit der kapitalistischen amerikanischen Weltmacht nicht nur aufzunehmen vermögen würde, sondern sie schließlich sogar zu übertreffen imstande sein könnte.

Mit solchen Zukunftsperspektiven war es jedem Sowjetbürger klar, daß die erhoffte Lockerung der bisherigen repressiven Verhältnisse nicht zu erwarten war und von jedem einzelnen nur noch härtere Arbeit verlangt werden würde. Dazu kam noch, daß die ohnehin schon katastrophalen Lebensbedingungen unmittelbar nach dem Krieg in den Jahren 1945/46 einer neuerlichen Hungersnot zusteuerten. Wolkogonow veröffentlichte aus dieser Zeit erschütternde Dokumente, die der von Stalin angeordneten Vernichtung entgingen und ein niederschmetterndes Bild von den unvorstellbaren Zuständen geben, unter denen viele Menschen damals leben mußten. In einer dieser Meldungen heißt es: „Im Gebiet von Tschita wurden verendete Tiere und Baumrinden gegessen. Eine bis zum äußersten verzweifelte Mutter von sieben Kindern, deren Körper vom Hunger aufgequollen waren, tötete ihre jüngste, eineinhalb Jahre alte Tochter und benutzte sie als Nahrung, um die übrigen zu retten. Ihr Name ist A. Demidenko." Derartige Nachrichten über die Hungersnot in weiten Teilen der Sowjetunion, die Stalin ungerührt ließen, durften auf seine Anweisung hin weder von der Presse noch gar vom Runkfunk – auch nicht in stark abgeschwächter Form – weitergegeben werden und wurden befehlsgemäß zum größten Teil vernichtet. War doch Stalin gerade in den ersten Nachkriegsjahren bemüht, dem Ausland gegenüber den gewaltlosen inneren Frieden und das soziale Glück in der Sowjetunion vor Augen zu führen.

Erstaunlicherweise waren manche ausländische Delegationen, die er sogar zum Besuch der „angeblichen" Straflager einlud, einfältig und naiv genug, seinen Täuschungsmanövern auf den Leim zu gehen, wie uns dies der Besuch eines Frauenlagers durch eine britische Delegation anschaulich vor Augen führt: Aus Anlaß dieses vorher angekündigten Besuches wurden zunächst siebzig Prozent der in einer schlimmen Verfassung befindlichen Insassinnen vorsorglich rechtzeitig aus dem Lager geschafft, das Lager selbst wurde gesäubert und westlichen Vorstellungen entsprechend adaptiert. Die verbliebenen weiblichen Gefangenen wurden anschließend mit Nachdruck so instruiert, daß sie sich als „politisch bewußte" Bürgerinnen präsentieren konnten, die sich nur vorübergehend in dem bewußten Gemeinschaftslager aufhielten. Wie erfolgreich diese Irreführung war, beweist die naive Eintragung der englischen Frauendelegation im Gästebuch des Lagers: „Es hat einen großen Eindruck auf uns hinterlassen, mit welcher Direktheit die Menschen auf uns zukamen. Überall ist alles sauber. Wir glauben, daß dies ein wertvolles Experiment ist, das Erfolg haben wird."

Stalin verstand es aber auch, andere schwerwiegende Repressalien und Gewaltmaßnahmen der Kenntnis des Auslandes weitgehend vorzuenthalten, Maßnahmen, mit denen er der Bevölkerung millionenfaches Unglück und Leid zufügte und die einmal mehr seiner krankhaften Angst um seine Macht und um sein Leben zuzuschreiben waren. In seiner von Verfolgung und Mord beherrschten Ideenwelt erblickte er nämlich auch in den fünfeinhalb Millionen sowjetischer Staatsbürger, die er aus Deutschland und aus den nach dem Krieg von den Westmächten besetzten Regionen Europas zurückholen ließ, Scharen potentieller Feinde, die sich der Kollaboration mit den Deutschen schuldig gemacht haben könnten. Allein die mögliche Berührung dieser Menschen mit westlichem Gedankengut genügte ihm, sie als „Volksfeinde" zu verdächtigen, die nichts anderes im Sinne hätten, als durch subversive Tätigkeit in der Heimat die Grundpfeiler seiner Machtstrukturen zu unterminieren. So kam es für das leidgeprüfte russische Volk zu einer neuerlichen, unfaßbaren Tragödie: Nur einem Fünftel der aus dem Westen zurückgeholten Menschen wurde die Rückkehr zu ihren Familien gestattet, während ein anderes Fünftel zum Tode oder zu fünfundzwanzig Jahren Straflager verurteilt wurde; der Rest erhielt Strafen bis zu zehn Jahren Verbannung nach Sibirien, wo diese Menschen als Arbeitssklaven ihr Leben fristen mußten und zum Teil umkamen.

Ein besonderes Anliegen Stalins nach dem Krieg war es, seinen unverdienten „militärischen Ruhm" als Generalissimus nicht durch die Marschälle der Roten Armee verdunkeln zu lassen. War doch der Gedanke an sein Versagen und sein feiges Verhalten während der ersten Phase des Krieges noch zu lebendig in seinem Gedächtnis erhalten geblieben. Unter den Militärs, die sein schlechtes Gewissen beunruhigten, war es vor allem der im Volk außerordentlich populär gewordene Marschall Georgij K. Schukow, im Krieg stellvertretender Oberkommandierender und nun Oberbefehlshaber der sowjetischen Streitkräfte in Deutschland, dem er mit besonderer Eifersucht und zunehmendem Mißtrauen gegenüberstand. Um ihn den allzu bewundernden Blicken der Weltöffentlichkeit und des sowjetischen Volkes zu entziehen, ließ er ihn deshalb ohne Angabe von Gründen in eine zweitrangige Position nach Odessa versetzen, wo er in genügender Entfernung von Moskau den Glanz des Generalissmus nicht trüben konnte und bis zum Tode Stalins verbleiben mußte. Ähnlich erging es vielen anderen hohen und höchsten Militärführern, die seinen Ruhm als „genialer Feldherr" zu schmälern schienen.

Überhaupt war er der Meinung, man müsse die durch die besonderen Umstände in den ersten Nachkriegsjahren gefährdete ideologische Autorität mit mehr

Disziplin und Härte für die dringend erforderliche Stärkung der stalinistischen Grundsätze im Staat einsetzen, damit die aufgrund der Säuberungen „blutleer" gewordene Partei wieder die ihr gebührende, alles beherrschende Führungsrolle einnehmen könne. Für die klaglose Durchführung eines solchen Wechsels des politischen Kurses schien ihm Andrej Schdanow der geeignetste Mann zu sein. Wie schon bei den Säuberungen in den dreißiger Jahren führte auch in der nun folgenden verhaßten „Schdanow-Ära", die von 1946 bis 1948 dauerte, ausschließlich Stalin die Zügel der Politik, während Schdanow – so wie ehedem Jagoda oder Jeschow – die Verantwortung für die von ihm angeordneten unpopulären Maßnahmen auf seine Schultern nehmen mußte.

Da es Stalin nicht verborgen bleiben konnte, daß seit dem Kriegsende besonders unter den Intellektuellen der vorsichtige Wunsch nach Veränderungen in der sowjetischen Gesellschaft zum Ausdruck kam, ein Wunsch, der sich vor allem in der Literatur durch „ein Abgehen von den klassischen Prinzipien" bemerkbar machte, richtete sich die nun in der Sowjetunion entbrennende „Hexenjagd" mit Vorliebe gegen diese „gefährliche" Gesellschaftsschicht. Nach altbewährtem Rezept gelang es rasch, durch entsprechende „Verhöre" unliebsame oder zu wenig hündische Ergebenheit zeigende hohe Funktionäre aus dem Politbüro oder dem Zentralkomitee als „Entartete" oder „Fürsprecher der parteifeindlichen Gruppierung" zu entlarven und zu „reuevollen Geständnissen zu überreden." Bei diesem neuerlichen Stalinschen Gewaltexzeß, dem auch viele Angehörige der Beschuldigten zum Opfer fielen, genügten für die Verurteilung die lächerlichsten Anschuldigungen. So war es etwa für die Ausschaltung so hoher Funktionäre wie Nikolaj Wosnessenski – dessen Bücher vernichtet werden mußten und der später hingerichtet wurde – ausreichend, von ihnen zu wissen, daß sie „unabhängig" zu denken wagten und Stalin bei verschiedenen Anlässen nicht ausreichend gepriesen hatten. Für Stalin galt eben nach wie vor der von ihm formulierte Grundsatz: „Wir werden jeden Feind vernichten, sei er auch ein alter Bolschewik. Wir werden sein gesamtes Geschlecht vernichten, seine Familie. Jeden, der mit seinen Handlungen und Gedanken, ja, auch Gedanken, einen Anschlag auf die Einheit des sozialistischen Staates unternimmt, werden wir erbarmungslos vernichten."

Auch diese Verfolgungswelle entsprang zu einem wesentlichen Teil seiner immer krankhafter zum Ausdruck kommenden fixen Wahnidee, überall von potentiellen Feinden umgeben zu sein. Obwohl noch niemals ein wirkliches Attentat auf ihn versucht worden war, lebte er ständig in der Furcht, die Mehrzahl der Sowjetbürger hätte nichts anderes im Kopf, als ihn zu stürzen oder ermorden zu wollen. Wahrscheinlich begann ihn trotz seiner totalen Amoralität, seiner beispiellosen Gewissenlosigkeit und seiner messianischen Überzeugung, außerhalb jedes

Gesetzes zu stehen und mit den Menschen ganz nach seinem Belieben verfahren zu können, doch auch die Erinnerung an seine Untaten zu belasten und die Angst in ihm zu nähren, daß ihn der Fluch der mehr als zwanzig Millionen Mitbürger, die – ohne Berücksichtigung der Kriegsjahre – Opfer seines Massenterrors geworden waren, schließlich doch erreichen könnte. Unwillkürlich erinnert man sich an die von Äschylos in seinen *Eumeniden* geschilderten Erinnyen, die Rachegöttinnen der Antike, die den Frevler – ihm Wahnsinn einhauchend und die Sinne verwirrend – mit blutigen Augen Tag und Nacht wie ein gehetztes Wild verfolgten. Nicht einmal die ständige strengste Bewachung seiner Person durch Tschekisten, besonders ausgebildete Bodyguards, konnte ihm ein Gefühl wirklicher Sicherheit vermitteln, so daß er auf den absurden Gedanken kam, einen „Doppelgänger" für sich ausfindig machen zu lassen, dessen Auftreten bei bestimmten Anlässen ihn seiner Meinung nach am sichersten vor einem möglichen Attentat bewahren konnte.

Diese zunächst skurril erscheinende Geschichte einer „Stalin-Attrappe" war westlichen Geheimdiensten zwar schon längere Zeit bekannt, wurde in Rußland aber erst im Jahre 1991 bestätigt. In der Jänner-Ausgabe der Zeitschrift *Sowjetskaja Molodjosch*, die mit wahrer Akribie alle erreichbaren Daten und Fakten zu diesem Thema sammelte, wurde der seinerzeitige Doppelgänger Stalins in Gestalt eines jüdischen Buchhalters mit Namen Lubizki erstmals öffentlich vorgestellt. Lubizki, der dem Diktator äußerlich vollkommen ähnlich sah, wurde mit Hilfe von Friseuren, Kosmetikern und Modeberatern dem Aussehen Stalins haargenau angeglichen und durch Einschulung mit dessen persönlichen Eigenheiten, Bewegungen und Umgangsformen so vertraut gemacht, daß es selbst Regierungsmitgliedern auf der Ehrentribüne am Roten Platz schwer gefallen sein soll, Unterschiede wahrzunehmen. Aus unbekannten Gründen, die aber wahrscheinlich wieder in Stalins paranoiden Ideen bestanden, wurde Lubizki 1952 verhaftet und in ein sibirisches Lager deportiert, aus dem er erst nach dem Tod des Diktators befreit wurde. Nach der Darstellung Vandenbergs soll man ihm dabei das Versprechen abgenommen haben, seine delikate Rolle als Doppelgänger Stalins als strenges Geheimnis zu hüten, weshalb erst kurz vor seinem Tod die volle Wahrheit ans Tageslicht gekommen sein soll.

Ab dem Jahre 1947 alterte Stalin sichtbar. Milovan Djilas, der ihn in diesem Jahre anläßlich eines Aufenthaltes in Moskau aufsuchte, fiel dies ebenfalls auf, wenngleich er einschränkend bemerkte: „In einem jedoch war er noch immer der alte Stalin: Er war eigensinnig, heftig und argwöhnisch, wenn jemand eine andere Meinung vertrat als er." Auch andere Besucher stellten fest, daß er in den letzten Jahren zunehmend verfallen wirkte und in seinem Gang unsicher wurde. Neben seinem schlechten Allgemeinzustand beklagte seine Tochter Swetlana besonders die besorgniserregende psychische Verfassung ihres Vaters. Den Schlüssel für das Nachlassen seiner geistigen Kräfte glaubten die Ärzte, die nicht ohne Angst in seine Nähe kamen, in einer zunehmenden Arterienverkalkung der Gehirngefäße gefunden zu haben.

Ein deutlicher Hinweis dafür, daß sich sein Denkmechanismus beunruhigend verändert hatte, war unter anderem seine merkwürdige Einstellung der Wissenschaft gegenüber. Hatte er schon immer eine Vorliebe für die Volksmedizin und für Quacksalberei gehabt, so fühlte er sich jetzt der Schulmedizin geradezu ausgeliefert, so daß er deren Vertretern zunehmend Mißtrauen und drohende Ablehnung zu verstehen gab. Mit der ihm eigenen sadistischen Art, anderen Menschen Demütigungen zuzufügen oder sie bloßzustellen, gefiel er sich jetzt in der Rolle, echte Wissenschaftler vor den Kopf zu stoßen und fragwürdigen Scharlatanen in aller Öffentlichkeit den Vorzug zu geben.

Ein groteskes Beispiel dafür ist das große Vertrauen, das er einem Agronomen namens Trofim D. Lysenko entgegenbrachte. Dieser Phantast gab sich als der Erfinder einer neuen umwälzenden Theorie aus, derzufolge auch die erworbenen Charaktereigenschaften eines Menschen hereditär übertragbar seien, was in diametralem Gegensatz zur klassischen Erblehre steht. Lysenko verstand es anfangs der dreißiger Jahre, den in solchen Dingen völlig ungebildeten Stalin für seine Idee mit dem Hinweis zu gewinnen, daß es sich bei seiner Theorie um eine materialistische, „proletarische Agrobiologie" handle, die sich gegen die von rückständigen bürgerlichen Vorstellungen durchsetzte Mendelsche Erblehre richte. Stalin war so beeindruckt, daß er Lysenko als Deputierten in den Obersten Sowjet entsenden ließ, ihm den Stalin-Preis verlieh und ihn zum Vorstand der Lenin-Akademie für landwirtschaftliche Studien einsetzte. Der bis 1935 amtierende Leiter des Institutes, der berühmte Genetiker N. J. Wawilow, wurde trotz seiner hohen wissenschaftlichen Reputation aus der Akademie ausgeschlossen und landete schließlich 1940 – gemeinsam mit seinem Mitarbeiterstab – mit der Begründung, die neue Lehre von der „Heredität erworbener Charaktereigenschaften" sabotiert zu haben, im Kerker. Im Juli 1941 wurde Wawilow wegen angeblicher „rechtsgerichteter Verschwörung und Spionage" zum Tode verurteilt, er starb im Jänner 1943 an den Folgen einer Dystrophie.

Ein ähnlich provokanter Schlag ins Gesicht der Wissenschaft war die Förderung, die Stalin dem zwielichtigen Professor Alexander Bogomolez angedeihen ließ. Dieser gab vor, ein Mittel erfunden zu haben, das das Alter besiegte und bewirken könnte, daß alle Menschen künftig einhundertvierzig Jahre alt werden würden. Bogomolez erhielt ungeheure Geldsummen bewilligt, um mit seinem geheimnisvollen Elixier, das er aus tierischem Knochenmark gewinnen wollte, experimentieren zu können. Stalin, der dieses Bogomolez-Serum bei sich selbst ebenfalls anwendete, im festen Glauben, sich damit ein biblisches Alter zu sichern, sah in Bogomolez den größten russischen Gelehrten seit Iwan Pawlow, der seit dem 1904 an ihn verliehenen Nobelpreis in Rußland fast wie ein göttliches Wesen verehrt wurde. Nachdem jedoch dieser „slawische Faust" im Alter von nur fünfundsechzig Jahren starb, fiel die Bogomolez-Saga jäh in sich zusammen. Nur im Geiste Stalins lebte sie noch weiter.

Nikita Chruschtschow schilderte den alternden „Führer": „Verbunden mit dem Mißtrauen waren es allgemeine Symptome der Senilität, wie etwa Gedächtnislücken und eine zunehmende Tendenz, jüngste Ereignisse mit den Erfahrungen aus seiner Kindheit in Zusammenhang zu bringen." Bulganin fügte dem hinzu, daß „die Erinnerungslücken und die Vergeßlichkeit ihn immer häufiger behinderten, was ihn gewöhnlich wütend machte."

Generell verschlechterte sich seit den Jubiläumsfeierlichkeiten anläßlich seines siebzigsten Geburtstages im Dezember 1949 Stalins Gesundheitszustand merklich, wobei ihm vor allem der ständig erhöhte Blutdruck zunehmend zu schaffen machte. Schon Mitte dieses Monats befiel ihn eines Abends, als er sich eben in seine Datscha bringen lassen wollte, ein heftiger Schwindelzustand, der von einer kurzen Bewußtlosigkeit gefolgt war. Sein „Schildknappe" Poskrebyschew, der ihm beim Aufstehen behilflich war und ihn stützte, wollte sofort ärztliche Hilfe aus der Kremlklinik anfordern, was Stalin jedoch brüsk und entschieden ablehnte. Er blieb einige Minuten ruhig sitzen, trank Tee und bemerkte, daß sich der Schwindel langsam wieder verflüchtigte und nur ein dumpfer Schmerz im Nacken zurückbliebe. Die Ablehnung einer ärztlichen Untersuchung paßte ganz zu seinem zunehmenden Mißtrauen, das er den Ärzten in letzter Zeit entgegenbrachte und das ihm die Befolgung medizinischer Ratschläge nur dann gerechtfertigt erscheinen ließ, wenn dies unumgänglich notwendig war. Auch ärztliche Untersuchungen ließ er nur im Notfall zu, etwa bei seinem Herzinfarkt knapp vor der Abreise nach Potsdam. Aber auch damals mied er das modern eingerichtete Zentralkrankenhaus im Kreml und bevorzugte sein eigenes, am Weg nach Minsk gelegenes Spital bei Fili.

Am schlimmsten wirkte sich jedoch in der nun folgenden Periode seine pathologische Verfolgungsangst aus, die zum Krankheitsbild eines regelrechten Verfolgungswahnes eskalierte. Niemand, auch nicht seine engsten Vertrauten, waren jetzt frei von Verdacht, überall lauerten ihm seiner Meinung nach Attentäter auf, und seine Angst vor dem Tode nahm unbeschreibliche Formen an. Seine Tochter Swetlana beschrieb den bedenklichen Zustand ihres Vaters in jener Zeit so: „Er vergaß alle menschlichen Verbindungen, ihn begann die Angst zu quälen, die sich in den letzten Lebensjahren in einen wahren Verfolgungswahn verwandelte. Die starken Nerven versagten schließlich. Jedoch seine Manie war keine krankhafte Phantasie: Er wußte und verstand, daß man ihn haßte, und er wußte auch, warum." In einer Art von verzweifelter Besessenheit richtete sich seine Vernichtungswut jetzt so gut wie gegen alles. Die Zensur wurde noch eiserner gehandhabt, und alle wissenschaftlichen und technischen Kontakte zum Westen wurden unter Androhung schwerer Strafen untersagt, mit der lächerlichen Begründung, daß die fortschrittliche Sowjetunion vom dekadenten kapitalistischen Westen ohnedies nichts mehr lernen könne. Professor Bykow von der Akademie der Wissenschaften fand sich plötzlich in der Rolle eines Staatsanwaltes, der gegen die verängstigten Wissenschaftler vorgehen mußte. Dienstbeflissen registrierte er am laufenden Band Verfehlungen, urteilte und verurteilte selbstherrlich, so daß schließlich selbst die renommiertesten Köpfe unter den sowjetischen Medizinern vor seinen vernichtenden Blitzen nicht mehr sicher waren.

In dieser Periode von 1948 bis 1950 ist auch der Beginn von Stalins antisemitischer Kampagne anzusetzen, die bald in eine systematische Judenverfolgung ausartete und die „Beseitigung" der in seinen Augen gefährlichen „zionistischen Agenten des amerikanischen Imperialismus" zum Ziel hatte. Nach dem Prozeß gegen die „zionistischen Spione", bei dem Solomon Losowski, der Direktor des während des Krieges gegründeten „Jüdischen Antifaschistischen Komitees" und frühere stellvertretende Außenminister, hingerichtet, und Molotows jüdische Gattin Polina in ein mittelasiatisches Straflager deportiert wurde, aus dem sie erst nach Stalins Tod wieder befreit wurde, witterte Stalin überall zionistische Verschwörer. Das galt in seinen Augen nun für jeden Juden, auch wenn er der Kommunistischen Partei angehörte, und es galt auch für kommunistische Funktionäre, die eine jüdische Frau zur Gattin hatten oder bei denen sich bis ins dritte Glied des Familienstammbaumes jüdische Vorfahren eruieren ließen.

Bei der Durchforstung der „Ahnentafeln" in der höchsten Politetage stellte sich heraus, daß von den elf Mitgliedern des Politbüros Kaganowitsch Jude, Berija Halbjude und die fünf Genossen Molotow, Woroschilow, Andrejew, Malenkow und Chruschtschow jüdisch versippt waren! Die Ironie des Schicksals wollte es, daß man bei der Offenlegung des Stammbaumes von Stalins Mitarbeitern auf „verschwörerische jüdische Elemente" stieß, mit denen er sogar selbst verwandt war. Das hinderte ihn jedoch nicht, in diese künstlich geschaffene „jüdische Affäre" die Frauen Molotows und Andrejews sowie die Witwe Kalinins hineinzuziehen, um von ihnen unter der Folter das gewünschte „offenherzige Geständnis" herauszupressen, nämlich daß das „Antifaschistische Jüdische Komitee" in Wahrheit die Absicht verfolgt hätte, das stalinistische System im Auftrage des amerikanischen Geheimdienstes zu beseitigen.

Der Sadismus, der sich hinter der Maske dieses Heuchlers, der seine Rollen so meisterhaft zu spielen verstand, verbarg, heckte auch eine besonders grausame Methode aus, mit der er die unerschütterliche und bedingungslose Treue seiner engsten Mitarbeiter zu prüfen beliebte. Die Methode bestand darin, daß er deren Ehefrauen oder nächste Verwandte verhaften, verbannen oder gar erschießen ließ und dann mit lauerndem Blick die Reaktionen seiner Gefolgsleute beobachtete. Es ist geradezu unvorstellbar, daß Genossen wie Molotow, dessen Frau in einem GULAG landete, oder Generalleutnant Poskrebyschew, der jahrzehntelang ihm treu ergebene Chef seiner persönlichen Sicherheitstruppe, dessen Gattin Stalin nach dreijähriger Haft erschießen ließ, diesem Tyrannen weiterhin sklavisch ergeben blieben und ihre Umgebung nicht ahnen ließen, welche Katastrophe sich auf Anordnung des „Führers" in ihrer eigenen Familie ereignet hatte.

DAS ENDE VON STALINS ALLMACHT

Da Stalin – furchtsam wie jeder Tyrann – aus Angst vor vermeintlichen Meuchelmördern sogar seinen treuesten Beschützern Wlassik und Poskrebyschew zu mißtrauen begann und sie schließlich verhaften ließ, beraubte er sich in seiner Verblendung gleichzeitig des wichtigsten Sicherheitskordons. War doch Generalmajor Wlassik mit seinen Tschekisten für den persönlichen Schutz Stalins verantwortlich, während Generalleutnant Poskrebyschew, sein persönlicher Sekretär und engster Vertrauter, ebenso brutal handelte wie sein Herr und in so gut wie alle Geheimnisse und Intrigen Stalins eingeweiht war. Mit der Entfernung dieser beiden Männer, ohne deren Erlaubnis bisher niemand, auch nicht Mitglieder des Politbüros, zu ihm gelangen konnte, beraubte er sich selbst des perfektesten und verläßlichsten Sicherheitssystems. War doch dem Generalleutnant Poskrebyschew zugleich auch die „Sonderabteilung" unterstellt, deren wichtigste Funktion weniger in der Bewachung der Angehörigen von Partei und Staat als vielmehr in der Beschützung Stalins vor einer möglichen Verschwörung bestand. Da der Chef dieser „Sonderabteilung" überdies ein Heer spionierender Agenten, sogenannter „Parteiberichterstatter", befehligte, war Stalin jederzeit über das Tun und Lassen der Parteifunktionäre im ganzen Land informiert, weshalb diese politische Polizei der mächtigste Garant für seine persönliche Sicherheit war. Weil Stalin sich dessen völlig bewußt war, ist der von Awtorchanow geäußerte Gedanke, daß er bei der Beseitigung von Wlassik und Poskrebyschew möglicherweise Werkzeug eines fremden Willens – wahrscheinlich Berijas – wurde, nicht ganz von der Hand zu weisen.

Die erfahrenen Mitglieder des Politbüros glaubten jedenfalls ihren „Führer" gut genug zu kennen, um mit der Entfernung seiner verläßlichsten Beschützer den ersten Schritt eines umfassenderen strategischen Plans Stalins erraten zu können. In seiner „Geheimrede" am XX. Parteitag sprach Chruschtschow dies auch offen aus: „Offensichtlich beabsichtigte Stalin, sich der alten Politbüro-Mitglieder zu entledigen. Er hat oft erklärt, daß die Mitglieder des Politbüros durch neue ersetzt werden sollten ... und es ist anzunehmen, daß er damit zugleich auf die spätere Vernichtung der alten Mitglieder des Politbüros hinarbeitete." Dieser Verdacht verstärkte sich durch Stalins massives Eingreifen in die Szenarien zweier politischer Prozesse im Ausland, in denen der mächtige Einfluß Berijas auf führende Köpfe der Kommunistischen Parteien Polens und der Tschechoslowakei zutage trat – ein Umstand, der bei Stalin sofort den Verdacht einer geheimen Verschwörung gegen ihn wachrief. Da der Verlauf dieser Prozesse ohnedies von ihm dirigiert wurde, gab er unter anderem die Anweisung, in den „reumütigen Geständnissen" der Angeklagten Aussagen zu erreichen, die Berija diskreditieren und als Verschwörer entlarven sollten. Über die in Prag und Warschau postierten Geheimagenten des NKWD erfuhr Berija jedoch prompt in allen Einzelheiten von diesem gegen ihn gerichteten Komplott, weshalb es sowohl Berija wie auch dem mit ihm aufs engste verbundenen Malenkow klar war, daß sie jetzt nur durch ein entschlossenes Vorgehen im Plenum des für Oktober 1952 anberaumten XIX. Parteitages ihr Überleben sichern konnten.

Tatsächlich gelang es ihnen dort, den Antrag Stalins auf Abberufung von mindestens sechs Mitgliedern des alten Politbüros vom Plenum ablehnen zu lassen, was der „ersten historischen Niederlage Stalins in seiner Partei" gleichkam. Der völlig perplexe Stalin setzte nun alles auf eine Karte; in der sicheren Annahme, daß seine Jünger einen Verzicht auf seine Funktion als allmächtiger Generalsekretär des Zentralkomitees niemals akzeptieren würden, schlug er dem Plenum vor, ihn von dieser Position zu entbinden. Was er in seinen schlimmsten Träumen nicht befürchtet hätte, geschah: Das Plenum des Zentralkomitees nahm ohne Diskussion seinen angebotenen Rücktritt an, was seine zweite, diesmal unvergleichlich demütigendere historische Niederlage war.

Seine Tochter Swetlana schrieb über diese denkwürdigen Ereignisse vom Oktober 1952: „Es hing sicherlich auch mit seiner Krankheit zusammen, daß Vater nach dem XIX. Parteitag zweimal seinen Rücktritt angeboten hatte." Und in der Tat scheint zu diesem Zeitpunkt die Arteriosklerose seiner Gehirngefäße bereits einen erheblichen Grad erreicht zu haben, was sich neben gelegentlichen Halluzinationen auch in Sprechschwierigkeiten äußerte. Dies war wohl auch der Grund, warum er am Parteitag nur zweimal kurz auftrat, nämlich bei dessen Eröffnung und bei der abschließenden Schlußkundgebung. Sein nur zehn Minuten dauerndes Erscheinen erlaubte es allen Delegierten klar zu erkennen, daß seine Sprache schwerfällig und unbeholfen geworden war. Stalins Tochter hatte den geistigen Abbau ihres Vaters natürlich ebenfalls wahrgenommen, weshalb sie dessen Rücktrittsangebot mit seiner Krankheit in Zusammenhang bringen wollte. Die Demütigung, daß dieses Angebot vom Plenum akzeptiert wurde, wollte sie jedoch offenbar nicht gelten lassen, denn sie schrieb später, daß man den Rücktritt ihres Vaters „einstimmig als unmöglich ablehnte". Zweifelnd fügte sie allerdings hinzu: „Aber wollte er wirklich demissionieren?"

Heute wissen wir, daß Stalin zweifelsfrei an diesem Parteikongreß als Generalsekretär auf seinen eigenen Antrag hin ausschied, wovon man sich im *Enzyklopädischen Wörterbuch der Sowjetunion* von 1955 sowie im Register der vollständigen Gesamtausgabe von Lenins Werken überzeugen kann. Dort heißt es unter dem Stichwort „Stalin": „Von 1922 bis 1952 Generalsekretär des Zentralkomitees der Partei, danach bis zu seinem Lebensende Sekretär des Zentralkomitees." Vom Oktober 1952 an war Stalin also eindeutig nur noch einer der zehn Sekretäre, während seine ehemalige Funktion Malenkow übernahm, der sich allerdings nicht mehr Generalsekretär, sondern „Erster Sekretär" des Zentralkomitees nannte.

Zum erstenmal verbrachte Stalin seinen Urlaub nicht im Süden der Sowjetunion, wie dies sonst die Regel war. Zu sehr scheinen ihn seine politische Niederlage und der Gedanke an eine mögliche Verschwörung, die sich dahinter verbarg, beschäftigt zu haben. Vom Mißtrauen förmlich zerfressen, richtete sich sein Verdacht neuerlich gegen die Ärzteschaft, in der er getarnte Verschwörer oder vom Ausland gedungene Mörder erblickte. Eines der ersten Opfer dieser Wahnvorstellung war die international anerkannte Physiologin Lina Stern, die durch ihre Forschungen über die Bedeutung der Blut-Liquorschranke im Gehirn bahnbrechend wirkte. Schon 1949 wurde sie unter der Beschuldigung, in ihren Publikationen ausländische Autoren zitiert und sogar Briefe ausländischer Fachkollegen erhalten zu haben, zu fünf Jahren Einzelhaft bei Brot und Wasser verurteilt. Den Hauptschlag dieser Verfolgungskampagne stellte aber die im Herbst 1952 erfolgte „Aufdeckung" einer angeblichen Ärzteverschwörung dar. Auslösend war eine Denunziation der als Radiologin an der Kremlklinik beschäftigten Ärztin Lidija Timaschuk, einer Geheimagentin Berijas, die „für die Hilfe, die sie der Regierung bei der Entlarvung der Schädlingsärzte geleistet hat, mit dem Leninorden ausgezeichnet wurde." Diese am 18. Januar 1953 veröffentlichte „Heldentat" sollte Anreiz für weitere Denunziationen durch Kollegen der Klinik sein. Timaschuk, die als „Patriotin ihrer Heimat" gefeiert wurde, denunzierte allerdings nur das Akademiemitglied

Professor Wladimir Winogradow, doch war es für Stalin in Anlehnung an das Vorgehen bei der seinerzeitigen Liquidierung der „Ärzteschädlinge" im dritten Moskauer Schauprozeß nicht schwer, auf Basis der „Entlarvung" seines Leibarztes gleich eine ganze Gruppe von Ärzte-Verschwörern aufzubauen. Überzeugt davon, daß die aufgedeckte „Schädlingstätigkeit" von Ärzten einem allgemeingültigen Trend entspräche, schrieb er damals: „Die Geschichte kennt schon Beispiele, in denen gemeine Mörder hinter der Maske von Ärzten agierten – wie die Ärzte Lewin und Pletnew, die im Auftrag der Feinde der UdSSR den großen russischen Schriftsteller Maxim Gorki und die hervorragenden Politiker des sowjetischen Staates Kujbyschew und Menschinski umbrachten."

Unter Berufung auf die „freimütigen Mordgeständnisse" der nun beschuldigten Ärzte, die ihre angeblichen Missetaten und ihre Beziehungen zu ihren ausländischen Auftraggebern zugegeben hatten, veröffentlichte die TASS-Chronik am 13. Januar 1953 den neuesten Erfolg des wachsamen Staatssicherheitsdienstes, dem es gelungen sei, „eine terroristische Gruppe von Ärzten auszuheben, die sich das Ziel gesetzt hatten, das Leben der aktiven Politiker der Sowjetunion durch falsche Behandlung zu verkürzen." Wie in diesem Artikel weiter zu lesen ist, würde es sich bei den „gemeinen Spionen und Mördern in der Maske ärztlicher Professoren" um die Juden M. S. Wowsi, B. B. Kogan, A. I. Feldman, A. M. Grinstein, G. J. Etinger und G. I. Majorow handeln, die vom amerikanischen Geheimdienst angeworben worden wären und der Gruppe der „Internationalen jüdischen bourgeois-nationalistischen Organisation Joint" angehörten. Das Akademiemitglied W. N. Winogradow sowie Professor P. I. Jegorow, die beide keine Juden waren, hätten sich laut TASS als Agenten des englischen Geheimdienstes erwiesen. Alle Beschuldigten waren an der Kreml-Klinik tätig, wo sie als Leibärzte der Regierungsmitglieder, der Mitglieder des Politbüros sowie höherer Offiziere des NKWD fungierten. Neben der geplanten Ermordung mehrerer Generäle „gestanden" die Angeklagten übrigens auch, die ZK-Sekretäre Schdanow und Schtscherbakow umgebracht zu haben – beide waren, wie wir wissen, chronisch herzkrank, und zumindest Alexander S. Schtscherbakow starb mit Sicherheit an einem Herzinfarkt.

Obwohl dieser Ärzteprozeß ohnehin nach den von Stalin vorgegebenen Spielregeln ablaufen sollte, erlaubte er sich auch diesmal, hinter der Maske des Heuchlers scheinheilig Zweifel an der unlauteren Tätigkeit seiner Ärzte zu äußern, mit dem Hintergedanken, jeden Verdacht von sich abzulenken, der ihn mit dieser Aktion in Zusammenhang bringen könnte. In diesem Sinne ist die Schilderung von seiner Tochter Swetlana zu verstehen, die auf einer Mitteilung von Stalins langjähriger und ihm besonders treu ergebenen Wirtschafterin Walentina Wassiljewa aufbaut: „Der Ärzteprozeß wurde im letzten Winter seines

Lebens durchgeführt. Walentina erzählte mir später, daß Vater über die Wendung, die diese Sache genommen hatte, sehr bekümmert gewesen sei. Sie hatte gehört, wie die Angelegenheit während eines Essens bei Tisch besprochen wurde. Sie hatte wie immer an der Tafel bedient. Der Vater sagte, er glaube nicht an die ‚Unehrlichkeit‘ dieser Ärzte, das könne nicht wahr sein... Doch alle Anwesenden blieben, wie immer in solchen Fällen, mucksmäuschenstill." Dieser rührenden Darstellung konnte selbst Swetlana nicht ganz Glauben schenken, da sie wußte, daß Walentina ihren Vater stets in Schutz zu nehmen versuchte. Sie stellte deshalb den Wahrheitsgehalt dieser Aussage mit den Worten in Frage: „Trotzdem muß man anhören, was sie berichtet, und aus ihren Erzählungen da und dort das Körnchen Wahrheit herausklauben, denn sie war während der letzten achtzehn Jahre in Vaters Haus, indes ich fern von ihm lebte."

Wie sehr die ganze „Verschwörung" Stalins ureigenste Erfindung war, verriet Chruschtschow am XX. Parteitag 1956: „Lassen Sie mich auch die Affäre der Ärzteverschwörung erwähnen... Im Grunde genommen gab es eine solche Affäre überhaupt nicht, wenn man von der Aussage der Ärztin Timaschuk absieht, die wahrscheinlich von irgend jemand beeinflußt oder angewiesen war, an Stalin einen Brief zu richten – schließlich war sie eine geheime Mitarbeiterin der Staatssicherheitsorgane. Kurz nach der Verhaftung der Ärzte erhielten wir Mitglieder des Politbüros die Protokolle über ihre Schuldgeständnisse... Der Fall wurde uns so dargestellt, daß niemand die Tatsachen nachprüfen konnte, auf denen die Untersuchungen beruhten... Als wir nach Stalins Tod diesen ‚Fall‘ untersuchten, stellten wir fest, daß er von Anfang bis Ende erfunden war. Dieser schändliche Fall war von Stalin konstruiert worden, doch hatte er keine Zeit mehr, ihn ganz zu Ende zu führen – zu einem Ende in seinem Sinne."

Wir wissen heute, daß Stalin auf einen raschen Verlauf des Prozesses drängte und schon im vorhinein die Art der Todesstrafe anordnete, nämlich die Verurteilten nicht zu erschießen, sondern zu hängen. Wie Chruschtschow berichtete, befahl Stalin, seinen Leibarzt Professor Winogradow in Ketten zu legen und bei den „Ärzteschädlingen" durch Folter und Schläge „spontane Geständnisse" zu erzwingen. Wörtlich soll er dem damaligen Minister für Staatssicherheit, dem Genossen Ignatjew, erklärt haben: „Wenn Sie von den Ärzten kein Geständnis beibringen können, dann werden wir Sie um einen Kopf kürzer machen." Auch Lawrenti Berija gestand später als Angeklagter, daß alle Ärzte ohne gesetzliche Motive verhaftet und unter falschen Anschuldigungen mit „verbotenen Mitteln" zu ihren Geständnissen gezwungen worden wären. Glücklicherweise wurden die dem sicheren Tod entgegensehenden Opfer durch das gerade noch rechtzeitig eintretende Ableben Stalins gerettet. Als man jedoch diese „Mörder im Ärztemantel", diese „Henker der menschlichen Gesellschaft" aus ihrem Kerker, dem Lefortowo-Gefängnis, befreite, waren zwei von ihnen inzwischen den Folgen der Folter-Inquisition erlegen.

Nachdem Stalin seinen Artikel vom 13. Januar 1953 über die Verhaftung der „terroristischen Kreml-Ärzte" veröffentlicht hatte, wartete man allgemein auf eine nun einsetzende „stürmische, alles umfassende und gnadenlose" Säuberung. Gegen welche „Volksfeinde" sich dabei sein Racheplan richtete, deutete er selbst unmißverständlich an: „Manche unserer sowjetischen Organe und ihre Leiter haben ihre Wachsamkeit verloren und sind von der Unaufmerksamkeit angesteckt worden. Die Staatssicherheitsorgane haben die schädliche, terroristische Organisation unter den Ärzten nicht rechtzeitig aufgedeckt." Wen er damit meinte, kündigte er drohend am Schluß dieses Artikels an: „Das sowjetische Volk brandmarkt die Verbrecherbande der Mörder und ihrer ausländischen Herren mit dem Zorn der Entrüstung. Es wird die verachtenswerten Söldlinge, die sich gegen Dollars und Pfund Sterling verkauft haben, wie ein abscheuliches Reptil zertreten. Was die Inspiratoren dieser gemieteten Mörder angeht, so können sie davon überzeugt sein, daß die Vergeltung sie nicht vergessen und einen Weg zu ihnen finden wird, um ihnen eine gewichtige Mitteilung zu machen."

Die „Vierergruppe" im Zentralkomitee, die sich aus Berija, Malenkow, Bulganin und Chruschtschow zusammensetzte und die seit dem XIX. Parteitag die eigentliche Macht in ihren Händen hielt, kannte diese Sprache Stalins nur zu gut, um nicht die gegen sie persönlich gerichteten Pfeile wahrnehmen zu können, und sie wußte nun genau, daß ihre Tage gezählt sein würden, sollte sie Stalins Macht nicht rechtzeitig brechen können. Wie dieser Umsturz im einzelnen vor sich ging, ist ein bisher noch immer nicht völlig gelöstes Geheimnis. Fest steht, daß Berija und seine Kollegen ultimativ von Stalin nicht nur die Freilassung der zu Unrecht beschuldigten Ärzte, sondern gleichzeitig auch seinen Rücktritt von allen Ämtern verlangten. Einen derart gefährlichen Schritt konnten sie nur deshalb wagen, weil es ihnen inzwischen gelungen war, wahrscheinlich unter Mithilfe des als Haupt der Verschwörung geltenden Berija Stalin zur Verhaftung von Generalmajor Wlassik und Generalleutnant Poskrebyschew zu veranlassen und damit den sonst unüberwindbaren „innersten Kreis" des „Führers" zu sprengen. Möglicherweise gehörte sogar die Verhaftung der Kremlärzte zu diesem Plan, weil sich Stalin damit selbst den Weg für eine eventuell notwendige schnelle ärztliche Versorgung verbaute. Schenkt man der erst kürzlich bekanntgewordenen Aussage von Franz Borkenau, eines Mitarbeiters der Komintern, Glauben, dann wären nämlich sowohl Professor Winogradow wie auch der Chef der medizinischen Verwaltung des Kreml, Professor Jegorow, mit Wissen und Einverständnis Malenkows, Bulganins und Chruschtschows auf Veranlassung Berijas verhaftet worden. Die Darstellung Chruschtschows, wonach die „Ärzteverschwörung" die alleinige Erfindung Stalins gewesen sei, hätte dann eher dazu gedient, sich und seine Freunde reinzuwaschen.

Als ideale Drehscheibe bei der Organisation einer solchen Verschwörung erwies sich S. D. Ignatjew, der Minister für Staatssicherheit. Da sich dieser bewußt war, daß er sich in der gleichen Situation wie seine Vorgänger befand und früher oder später von Stalin liquidiert werden würde, war er an dessen Beseitigung mehr als interessiert und deshalb auch bereit, alle Anordnungen Stalins zwar ordnungsgemäß auszuführen, solche jedoch, die gegen die „Vierergruppe" gerichtet waren, unverzüglich an diese zur Kenntnisnahme weiterzureichen. Ilja Ehrenburg, der Sprecher der damaligen Kreml-Mannschaft, erzählte dem befreundeten französischen Dichter Jean-Paul Sartre aus seiner eigenen Sicht den Hergang der Ereignisse, jene Version, die sich dann rasch über die französischen Medien in der gesamten westlichen Welt verbreitete. Nach Ehrenburgs Worten wurde „nach dem XIX. Parteitag allen klar, daß Stalin an Verfolgungswahn litt... Er bereitete die größte blutige Säuberung vor und wollte das Zentralkomitee des XIX. Parteitages physisch vernichten." Ausschlaggebend dafür war nach Ehrenburg der Umstand, daß Stalin zu diesem Zeitpunkt bereits fest davon überzeugt war, daß eine Verschwörung aus dem Kreise des Politbüros nach seinem Leben trachtete. Dieser von Stalin geplante Vernichtungsschlag gegen das Zentralkomitee wurde jedoch durch das entschlossene Vorgehen des Politbüros vereitelt, durch eine Art Palastrevolution, die sich nach den Aussagen von Ehrenburg und von Ponomarenko, der als späterer Botschafter in den Niederlanden seine Version 1957 dem Westen schilderte, folgendermaßen abspielte: Am 1. März 1953 forderte Lasar Kaganowitsch in einer Präsidialsitzung Stalin kategorisch auf, unverzüglich eine Sonderkommission zur genauen Aufklärung der „Ärzteaffäre" einzusetzen und gleichzeitig den Befehl zur Deportation aller Juden in entfernte Regionen der Sowjetunion zu widerrufen, eine Forderung, die mit Ausnahme des überängstlichen Berija einstimmig vom Politbüro angenommen wurde. Stalin, der sich fassungslos einem Komplott gegenüber sah, verlor seine Beherrschung und drohte unter wilden Flüchen, dieser inneren Rebellion mit schärfsten Vergeltungsmaßnahmen zu begegnen. Konnte noch vor kurzem eine solche Reaktion Stalins für viele Betroffene den Tod bedeuten, so fühlten sich die Mitglieder des Politbüros in dem Bewußtsein, sowohl die Sicherheitspolizei unter Ignatjew wie auch die Armee unter Marschall Schukow auf ihrer Seite zu haben, jetzt stark genug, eine solche Drohung zu mißachten. Anders als in früheren Zeiten, in denen nach Chruschtschow „beim Betreten von Stalins Zimmer wir in der letzten Zeit niemals wußten, ob wir es lebend wieder verlassen würden", gab nun Mikojan dem Tobenden furchtlos zu verstehen: „Wenn wir in einer halben Stunde nicht frei aus diesem Zimmer herausgehen, besetzt das Militär den Kreml." In diesem Augenblick fühlte sich auch Berija sicher genug, sich den Rebellierenden anzuschließen, was Stalin endgültig aus der Fassung brachte. Als schließlich Kaganowitsch noch wütend seinen Mitgliedsausweis des Präsidiums des Zentralkomitees vor seinen Augen zerriß und ihm die Reste ins Gesicht schleuderte, brach Stalin in ohnmächtiger Erregung bewußtlos zusammen.

Diese von Ehrenburg und Ponomarenko geschilderte Palastrevolution spiegelte sich in der sowjetischen Presse ebenfalls wider. Während die *Prawda* seit dem 8. Februar durch tägliche Hetzkampagnen gegen die „Ärztemörder" und „Spione" gegeifert und die Atmosphäre im Land bis zu einer Art „Spionagewahn" aufgeheizt hatte, wurden die Leser am 1. März durch die Tatsache überrascht, daß nun plötzlich die Ärzteverschwörung und die „jüdischen Volksfeinde" mit keinem einzigen Wort mehr Erwähnung fanden. Bei Kenntnis der Fakten liegt die Erklärung dafür auf der Hand: Das Präsidium des ZK hatte alle Machtbefugnisse übernommen. In einer Regierungserklärung, die allerdings erst am 4. März 1953 in der *Prawda* veröffentlicht wurde, hieß es, daß Stalin durch eine plötzliche Erkrankung „vorübergehend" an seiner Machtausübung verhindert sei und daß es sich bei dieser Erkrankung um einen Schlaganfall als Folge eines aufgetretenen Blutgerinnsels im Gehirn handelte, der sich in der Nacht zum 2. März in seiner Wohnung ereignet hätte. Diese Erklärung, in der weder der Ort des Ereignisses noch das Datum stimmten, schloß mit den Worten: „Das Zentralkomitee und der Ministerrat der UdSSR sind sich über die ganze Bedeutung der Tatsache im klaren, daß die schwere Krankheit des Genossen Stalin seine mehr oder weniger lange Nichtteilnahme an der Führungstätigkeit mit sich bringt. Das Zentralkomitee und der Ministerrat berücksichtigen in der Führung der Partei und des Landes mit allem Ernst alle Umstände, die sich aus dem zeitweiligen Rückzug des Genossen Stalin von der Führungsarbeit in Staat und Partei ergeben."

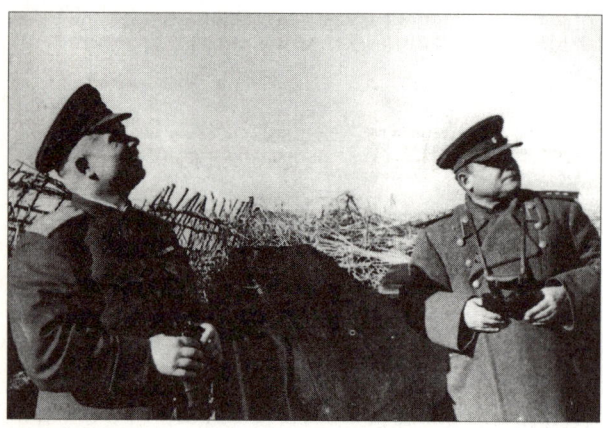

Chruschtschow (links) an der Woronesch-Front, 1943

DER TOD STALINS

Die genauen Umstände von Stalins Tod sind bis heute nicht restlos befriedigend geklärt, so daß man sich nach wie vor im wesentlichen – wenn auch mit einiger Vorsicht – an den Darstellungen Chruschtschows orientieren muß.

Averell Harriman, der während des Krieges amerikanischer Botschafter in Moskau war, wurde offenbar als erster von Chruschtschow über die näheren Details betreffend den Tod Stalins unterrichtet. In seiner 1959 veröffentlichten Schrift mit dem Titel *Frieden mit Rußland?* äußerte sich Harriman zu diesem Thema so: „Das sogenannte Ärztekomplott, bei dem eine Reihe von Ärzten angeklagt worden waren, sie hätten konspiriert, um führende Kommunisten umzubringen, war von Stalin offensichtlich ausgedacht worden, um eine neue Säuberung einzuleiten. Manche Beobachter glaubten, daß die Männer um ihn aus Furcht, in einer neuen Massensäuberung das Leben zu verlieren, selbst den alten Mann ermordet hätten. Das ist mir immer zweifelhaft erschienen. In einer unserer Unterhaltungen gab mir Chruschtschow seine Version von Stalins Tod. Auf meine Bitte erlaubte er mir später, sie zu veröffentlichen. Stalin sei, so erzählte Chruschtschow, in seinen letzten Jahren noch mißtrauischer, despotischer und grausamer geworden als im Krieg, da ich ihn kennengelernt hatte: ‚Er traute niemandem, und keiner von uns konnte ihm trauen. Er ließ uns nicht einmal die Arbeit machen, die er nicht mehr leisten konnte. Es war sehr schwierig für uns. Eines Samstag abends lud er uns alle in seine Datscha auf dem Lande zum Abendessen ein‘, fuhr Chruschtschow fort. ‚Stalin war guter Laune. Es war ein fröhlicher Abend, und wir waren alle vergnügt. Dann fuhren wir nach Hause. An Sonntagen pflegte Stalin jeden von uns anzurufen, um über die Arbeit zu sprechen, aber an diesem Sonntag rief er nicht an, was uns sonderbar erschien. Er kam am Montag nicht in die Stadt zurück, und am Montag abend rief uns der Chef seiner Leibgarde an und sagte, Stalin sei krank. Wir alle – Berija, Malenkow, Bulganin und ich – eilten zu ihm hinaus aufs Land. Er war schon bewußtlos. Ein Blutgerinnsel hatte einen Arm, ein Bein und die Zunge gelähmt. Wir blieben drei Tage bei ihm, aber er blieb bewußtlos. Dann kam er für einige Zeit zu sich, und wir gingen zu ihm in sein Zimmer. Eine Krankenschwester fütterte ihn löffelweise mit Tee. Er schüttelte uns die Hand und versuchte zu scherzen, lächelte schwach und winkte mit seinem gesunden Arm zu einem Bild über seinem Bett, das ein Lamm darstellte, wie es mit einem Löffel von einem kleinen Mädchen gefüttert wird. Durch Gesten zeigte er uns, daß er nun genauso hilflos wie das Lamm sei. Etwas später starb er. Ich weinte. Wir waren schließlich alle seine Schüler und verdankten ihm alles.‘

Ich fragte, ob Stalin vor seinem Tode einen Nachfolger ausgewählt habe.

Chruschtschow antwortete fast bitter: ‚Er wählte keinen. Er glaubte, er würde ewig leben.' "

In dieser Darstellung fällt auf, daß kein Wort über ärztliche Hilfe am Krankenbett Stalins erwähnt wird, weshalb in einer späteren Version Chruschtschow wohl auch diesen Umstand mitberücksichtigte. Der Kern der Erzählung blieb später im wesentlichen unverändert, doch hieß es nun in der Beschreibung des dem fröhlichen Abend folgenden Sonntags, des 1. März 1953, so: „Plötzlich klingelte das Telefon. Malenkow war am Apparat und sagte: ‚Hören Sie, die Burschen von der Tscheka haben gerade von Stalins Datscha aus angerufen. Sie glauben, ihm ist etwas zugestoßen. Ich meine, wir sollten besser rausfahren. Ich habe Berija und Bulganin schon Bescheid gesagt. Machen Sie sich lieber gleich auf den Weg.' Ich zog mich schnell an und fuhr zu Stalin. Als wir uns alle versammelt hatten, sahen wir, bevor wir in Stalins Zimmer gingen, bei den wachhabenden Offizieren hinein. Sie erklärten uns, warum sie beunruhigt waren: ‚Genosse Stalin ruft gegen elf Uhr fast immer jemanden zu sich und läßt sich Tee oder etwas zu essen kommen. Heute hat er es nicht getan.' Die Tschekisten berichteten, sie hätten Matrjona Petrowna geschickt, nach ihm zu sehen. Matrjona Petrowna war eine alte Hausangestellte, die seit vielen Jahren für Stalin sorgte. Sie war nicht sehr intelligent, aber sie war ehrlich und Stalin treu ergeben. Nachdem sich Matrjona Petrowna umgesehen hatte, kam sie zurück und berichtete den Tschekisten, Genosse Stalin liege schlafend auf dem Boden in dem großen Zimmer, wo er gewöhnlich schliefe. Offenbar war Stalin aus dem Bett aufgestanden und dabei gestürzt. Die Tschekisten hoben ihn vom Boden auf und legten ihn auf ein Sofa in dem kleinen angrenzenden Speisezimmer. Nachdem wir uns das alles angehört hatten, kamen wir zu dem Schluß, daß es unpassend sei, wenn wir uns bemerkbar machten, solange Stalin in diesem unrepräsentablen Zustand war. Wir gingen auseinander und fuhren alle nach Hause."

Auch bei dieser Schilderung fällt sofort auf, daß die am 1. März in die Datscha Stalins gerufenen „Vierergruppe" darauf verzichtete, den offensichtlich kranken und sprechunfähigen Patienten zu sehen, und nach Hause zurückkehrte, ohne vorher nach Ärzten gesandt zu haben. Dies geschah erst etwas später, wie wiederum Chruschtschow in seinen „Erinnerungen" ausführt: „Etwas später in dieser Nacht rief Malenkow erneut an. ‚Die Burschen von Genosse Stalins Datscha haben wieder angerufen. Sie sagen, daß eindeutig irgend etwas nicht mit ihm stimmt. Matrjona Petrowna hat gesagt, daß er fest geschlafen hat, als wir sie noch einmal zu ihm hineingeschickt haben, aber es ist eine ungewöhnliche Art Schlaf. Wir sollten lieber noch mal rausfahren.' Wir verabredeten, daß Malenkow auch die anderen Mitglieder des Büros, Woroschilow und Kaganowitsch, anrufen sollte, die am Abend zuvor nicht zum Essen dagewesen waren... Wir verabredeten auch, Ärzte kommen zu lassen... Diese versicherten uns, daß Krankheiten wie diese gewöhnlich nicht lange dauern und tödlich ausgehen."

Nun wurden also doch auch Ärzte hinzugezogen, doch kannte sie niemand mit Namen, und Stalins eben erst vollzogener Rachefeldzug gegen seine Ärzte wendete sich nun gegen ihn selbst: Sowohl sein langjähriger, gewissenhafter und fachlich hervorragender Leibarzt Professor Winogradow wie auch der Chef der Medizinischen Verwaltung der Kremlklinik schmachteten schon seit geraumer Zeit unschuldig im Kerker. Nur so konnte es dazu kommen, daß Stalin vierundzwanzig Stunden oder länger ohne ärztliche Hilfe halbseitig gelähmt und sprechunfähig am Boden seines Zimmers lag. Schuld daran war sicher auch der Umstand, daß es niemandem gestattet war, in Stalins Räume einzutreten, wenn man nicht ausdrücklich von ihm gerufen wurde. Chruschtschow bestätigte dies 1963 vor Vertretern der Polnischen Kommunistischen Partei, und diese Version seiner Darstellung gelangte naturgemäß auch in den Westen, wo sie sowohl von dem französischen Journal *Paris Match* als auch vom deutschen Nachrichtenmagazin *Der Spiegel* wiedergegeben wurde.

Bei dieser Version ging Chruschtschow neuerlich auf den Anruf der Stalin bewachenden Tschekisten in der Nacht zum 2. März ein, in dem die „Vierergruppe" davon unterrichtet wurde, daß Stalin schon seit vielen Stunden kein Lebenszeichen von sich gegeben hätte. Wörtlich heißt es: „Sie wußten nicht, was sich ereignet hatte, da das innere Verbindungssystem zwischen den drei Räumen, in welchen sich Stalin befand, zu kompliziert war. Nur er selbst konnte die Tür mit Hilfe eines speziellen elektrischen Mechanismus öffnen. Da keiner der Wächter wußte, in welchem Zimmer Stalin sich aufhielt, mußten alle Türen nacheinander aufgebrochen werden: Man öffnete die erste, die zweite – und fand Stalin. Er lag, bekleidet mit seiner Generalissimusuniform, leblos auf dem Boden."

Wäre diese Darstellung ganz korrekt, dann wäre Chruschtschows frühere Version nicht verständlich. In dieser hatte er nämlich berichtet, daß beim Eintreffen der „Vierergruppe" die Tschekisten ihnen mitgeteilt hätten, die Wirtschafterin Petrowna zu Stalin geschickt zu haben, mit dem Auftrag, sich nach seinem Befinden zu erkundigen, und daß Petrowna bald darauf mit der Nachricht zurückgekommen wäre, ihren Herrn schlafend auf dem Boden seines Zimmers vorgefunden zu haben. Wie aber hätte Petrowna in dieses nur über einen komplizierten Mechanismus von innen zu öffnende Zimmer gelangen können?

Bemerkenswerterweise wurde am 2. März, also nach mehr als vierundzwanzig Stunden, ein Ärzteteam unter der Leitung von P. E. Lukomski, einem Kardiologen und Mitglied der Akademie der Medizinischen Wissenschaften, zu dem bewußtlosen Patienten gerufen oder besser gesagt, vorgelassen. Swetlana, die so wie ihr Bruder Wassili ebenfalls erst an jenem Tag an das Krankenbett ihres Vaters gebeten wurde, berichtete: „Unbekannte Ärzte, die zum erstenmal den Kranken besuchten, entfalteten eine schreckliche Betriebsamkeit. Man setzte Blutegel im Genick und am Hals an, man machte Elektrokardiogramme, Röntgenaufnahmen von der Lunge; eine Krankenschwester gab dem Patienten immer wieder Injektionen, und einer der Ärzte machte ständig Aufzeichnungen über den Verlauf der Krankheit... alle waren bemüht, ein Leben zu retten, das nicht mehr zu retten war." Ihr Bruder Wassili war nach der Schilderung Swetlanas wie immer betrunken und trank in der Dienstwohnung weiter, „lärmte, beleidigte die Ärzte und brüllte, sie hätten Vater vergiftet, ermordet... Er war entsetzt und fest davon überzeugt, daß man seinen Vater vergiftet habe."

Diese Verdächtigung ist wohl nur damit zu erklären, daß sich sein Vater tatsächlich in den letzten Jahren zunehmend vor einer Vergiftung durch verräterische Elemente in seiner engsten Umgebung gefürchtet und diese Angst seinem Sohn gegenüber wahrscheinlich wiederholt gestanden hatte. Die Anschuldigungen Wassilis dürften dazu beigetragen haben, daß in jüngster Zeit die Möglichkeit einer Vergiftung ernsthaft in Erwägung gezogen wurde. Nach einer Andeutung Awtorchanows soll zumindest ein raffiniertes Komplott, das unter dem Codenamen „Mozart" in Anlehnung an Puschkins Bühnenstück *Mozart und Salieri* in Szene gesetzt werden sollte, ausgearbeitet worden sein. Zur Ausführung eines solchen Planes ist es jedoch sicher nicht gekommen, da der Schlaganfall Stalins mit einer solchen Version auf keinen Fall in Einklang zu bringen wäre.

Die interimistische Führungsmannschaft war auch sehr bemüht, das sowjetische Volk davon zu überzeugen, daß alles Menschenmögliche getan werde, um das Leben Stalins zu retten, und daß auch von den erst vor kurzem noch heftig angegriffenen „Ärzteschädlingen" nichts zu befürchten sei. In der Regierungserklärung vom 4. März heißt es dementsprechend, daß „die Behandlung des Genossen Stalin unter ständiger Beobachtung durch das Zentralkomitee der KPdSU und den Ministerrat der UdSSR verläuft", also eine „fehlerhafte Behandlung" mit Sicherheit ausgeschlossen werden könne.

Im ärztlichen Bulletin vom 5. März wird zunächst der Ernst der Situation noch zu verschleiern versucht, wie dem Text deutlich zu entnehmen ist: „Um 11.30 Uhr ereignete sich zum zweitenmal ein schwerer Kollaps, der mit Mühe durch die entsprechenden medizinischen Maßnahmen kontrolliert wurde... Im weiteren haben sich die Störungen der Herzgefäße ein wenig gemildert, obwohl der allgemeine Zustand immer noch sehr ernst ist." Wie ernst er zu diesem Zeitpunkt bereits ist, erfahren wir von Swetlana, die mit eigenen Augen das nahende Ende ihres Vaters erlebt: „Die Agonie war entsetzlich, sie erwürgte ihn vor aller Augen. In einem dieser Augenblicke öffnete er plötzlich die Augen und ließ seinen Blick über alle Umstehenden schweifen. Es war ein furchtbarer Blick, halb wahnsinnig, halb zornig... dieser Blick ging im Bruchteil einer Sekunde über alle hin, und da – es war unfaßlich und entsetzlich, ich begreife es bis heute nicht, kann es aber nicht vergessen –, da hob er plötzlich die linke Hand, die noch beweglich war, und wies mit ihr nach oben und drohte uns allen. Die Geste war unverständlich, aber drohend, und es blieb unbekannt, worauf oder auf wen sie sich bezog." Sicher jedenfalls nicht, wie Awtorchanow spöttisch bemerkte, auf das unschuldige Lämmlein, das nach der Schilderung Chruschtschows auf einem Bild über dem Kopfende des Krankenbettes hing und auf das Stalin hingewiesen haben soll! Um 21.50 Uhr des 5. März 1953 ist Stalins Todeskampf zu Ende. Als sich die Nachricht von seinem Tod in Windeseile über das ganze Land verbreitete, kam auffallenderweise nirgends rechte Freude auf. Der Personenkult

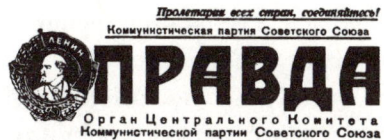

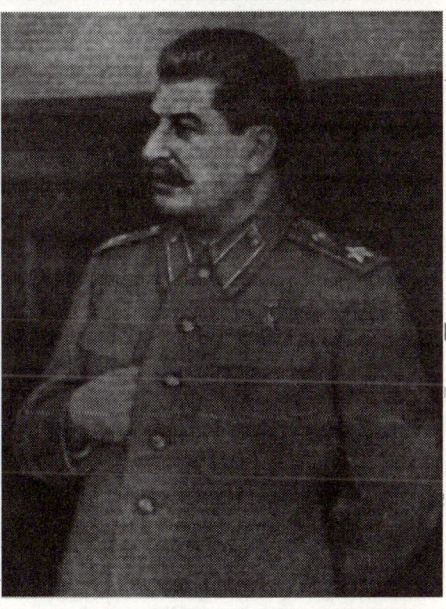

Die „Prawda" meldet Stalins Tod, 6. März 1953.

dieses Mannes hatte eine so überdimensionale Höhe erklommen, daß die Genossen aus tiefster Überzeugung und das übrige Volk zumindest in ehrfürchtiger Angst zu diesem irdischen und zugleich göttlichen Wesen emporgeblickt hatten. Für das Volk war er offenkundig wenigstens ein „Symbol der Ordnung" gewesen, „einer grausamen, unerbittlichen, aber trotz alledem einer Ordnung." So waren die Gefühle der Bevölkerung auch dementsprechend unterschiedlich und widersprüchlich. Viele schienen bestürzt zu sein, und viele – man möchte es angesichts der begangenen unmenschlichen Verbrechen nicht für möglich halten – weinten in den Straßen. Stalins Sohn Wassili befand sich, wie uns Swetlana versicherte, „am Tage des Begräbnisses in einem grauenhaften Zustand und benahm sich auch dementsprechend gräßlich. Vor allen Anwesenden warf er mit Verdächtigungen und Vorwürfen nur so um sich, beschuldigte die Regierung, die Ärzte und alle möglichen Personen, die ihm gerade einfielen, sie hätten Vater nicht entsprechend behandelt und würden ihn jetzt gebührend bestatten... Er fühlte sich als ‚Erbprinz' und als ‚Thronfolger'!"

Nach den Trauerzeremonien brachte man den Leichnam ins Mausoleum am Roten Platz, wo er einbalsamiert Jahrhunderte neben Lenin liegen sollte. Niemand rechnete damals damit, daß schon bald nach der schonungslosen Aufdeckung der unvorstellbaren Verbrechen dieses Menschen sein Götzenbild von seinem Podest gestürzt werden und seine Mumie bereits am Abend des 31. Oktobers 1961 aus dem Mausoleum entfernt werden würde. Auch jene dienstbeflissenen Gefolgsleute, die Stalin noch vor kurzem als ihren „genialen und unvergleichlichen Führer" gepriesen hatten, führten schon bald eine ganz andere, bisher unbekannte Sprache. Ein historisches Beispiel hierfür ist die vielbeachtete Rede Nikita Chruschtschows vom 19. Juni 1964 vor einer ungarischen Regierungsdelegation:

„Stalin schoß auf seine eigenen Leute, auf die Veteranen der Revolution. Dieser Willkür wegen verurteilen wir ihn... Die Anstrengungen derjenigen sind vergeblich, welche die Führung in unserem Lande verraten und alle Mißbräuche, die Stalin verübt hat, in Schutz nehmen wollen. Niemand wird ihn reinwaschen... In der Geschichte der Menschheit hat es nicht wenige grausame Tyrannen gegeben, doch sie alle sind genauso unter dem Fallbeil umgekommen, wie sie ihre Macht mit dem Fallbeil aufrechthielten." Mit diesem letzten Satz wollte Chruschtschow wahrscheinlich öffentlich andeuten, daß die ehemaligen führenden Stalinisten selbst einen Anteil an der Beseitigung Stalins hatten, und sei es nur dadurch, daß man durch Berija den Leibwachen und Hausbediensteten in der Nacht zum 2. März verbieten ließ, Ärzte zu dem bewußtlosen Patienten zu rufen, mit der fadenscheinigen Begründung, man „dürfe den Schlaf des Führers nicht stören." So gesehen, resümiert Awtorcha-

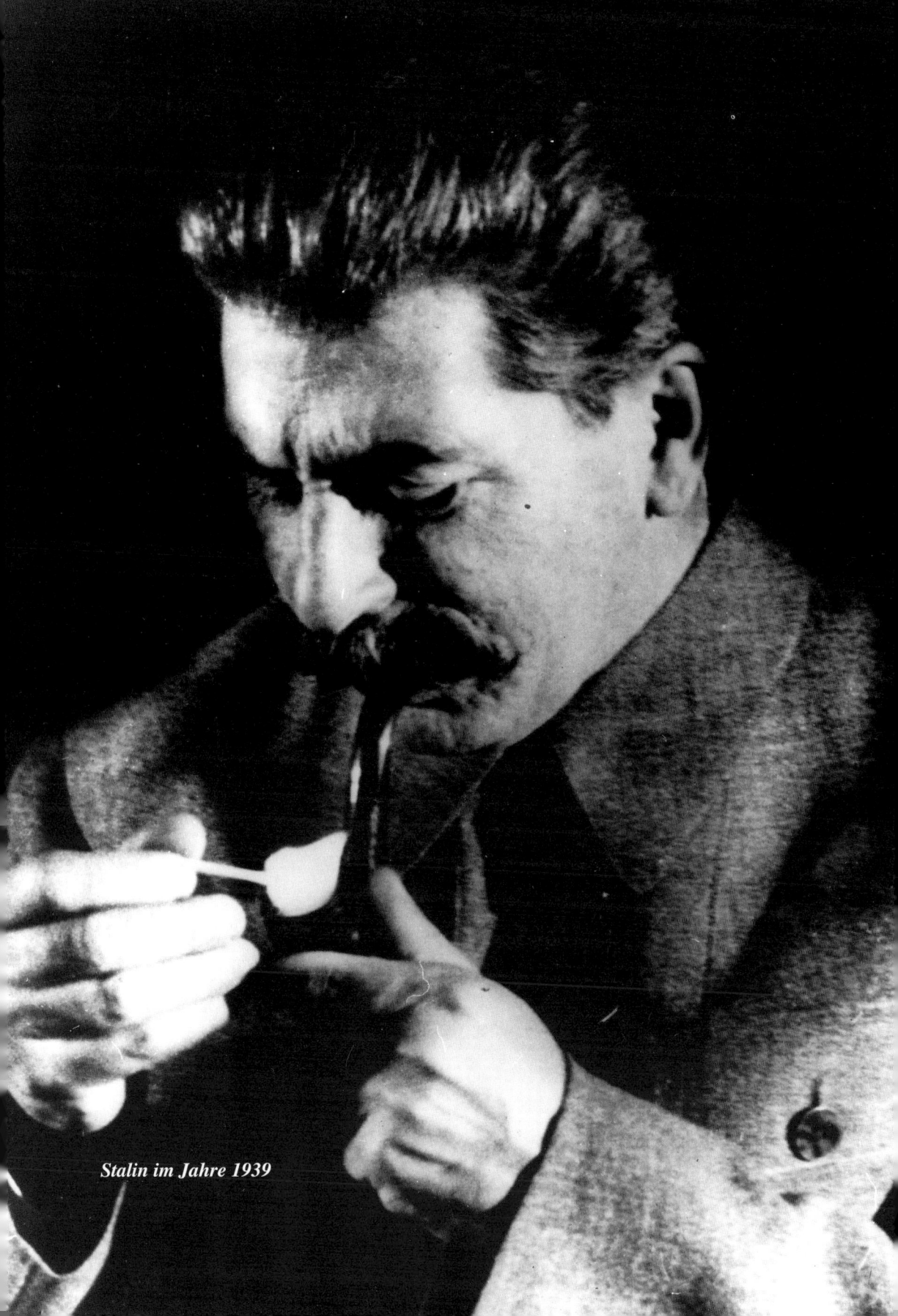

Stalin im Jahre 1939

STALINS HELFERSHELFER

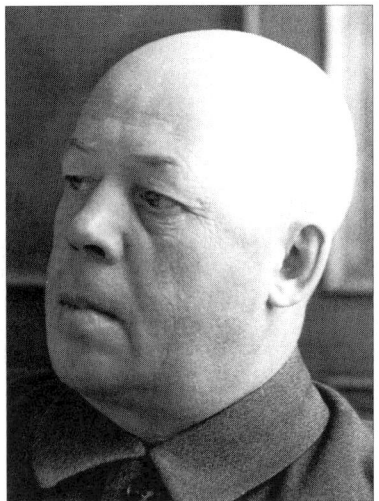

*Alexander N. Poskrebyschew
(1891–1965?),
Stalins erster Sekretär*

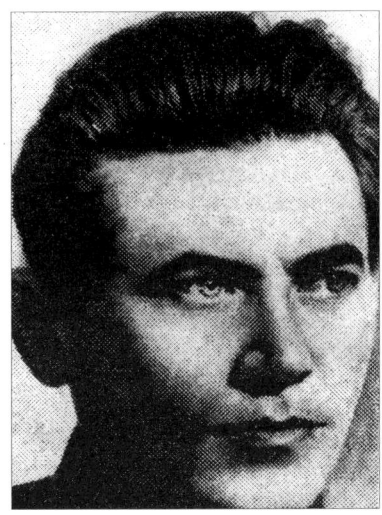

*Nikolaj I. Jeschow
1936–1938 Chef des NKDW,
1940 erschossen*

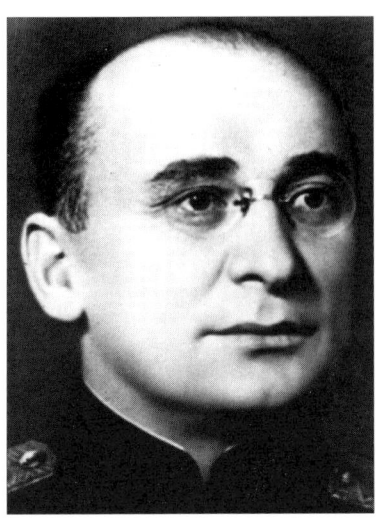

*Lawrenti P. Berija
(1899–1953). 1938–1945 Chef
des NKWD, 1953 erschossen*

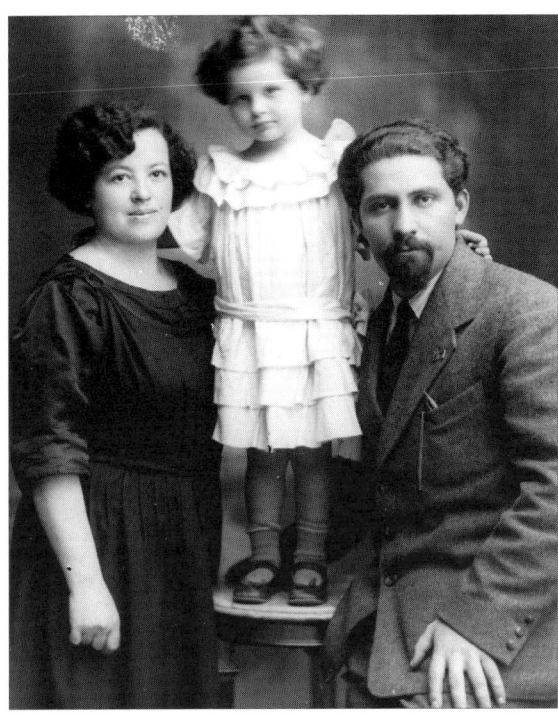

*Politbüromitglied Lasar M. Kaganowitsch mit
Familie. Er war bekannt durch seine Grausamkeit
und absolute Loyalität gegenüber Stalin.*

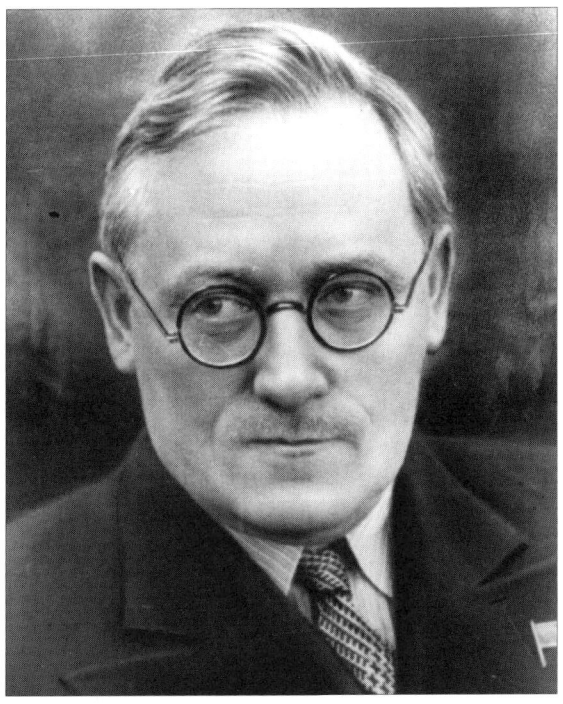

*Andrej J. Wyschinski (1883–1954), 1935–1939
Staatsanwalt der UdSSR. Er war der Ankläger in
den Moskauer Schauprozessen.*

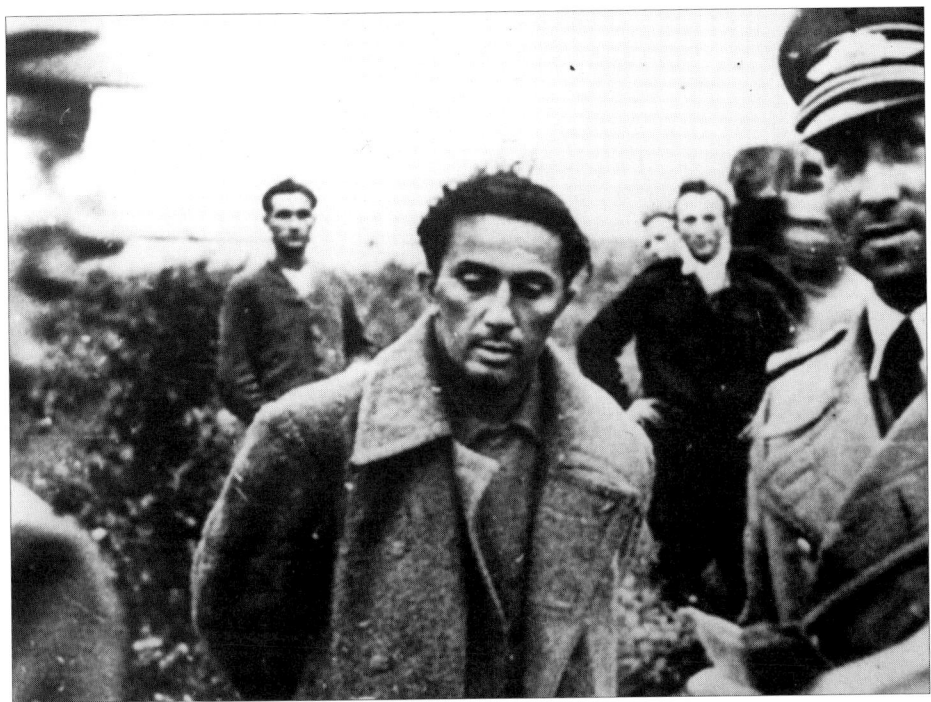

Jakob Dschugaschwili, der erste Sohn Stalins, erschossen im KZ Sachsenhausen im Frühjahr 1943; hier bei seiner Festnahme an der Front

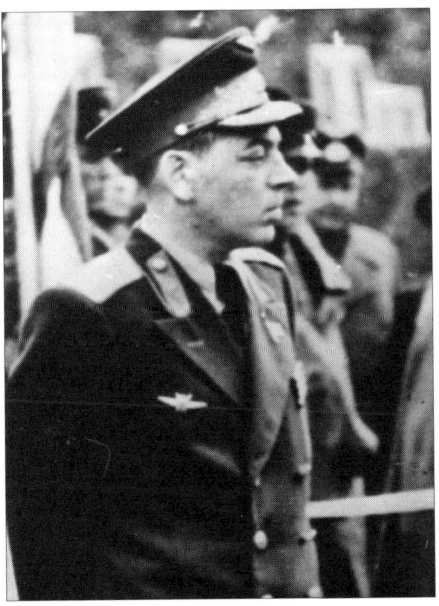

Wassili Stalin, der Sohn aus zweiter Ehe, in der Uniform eines Luftwaffen- offiziers.
Er starb 1962 als Alkoholiker.

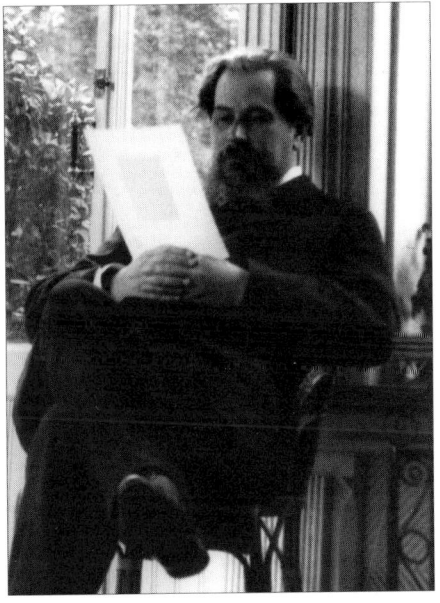

Der Leningrader Neurologe Wladimir M. Bechterew.
Seine Diagnose einer Paranoia bei Stalin kostete ihm das Leben.

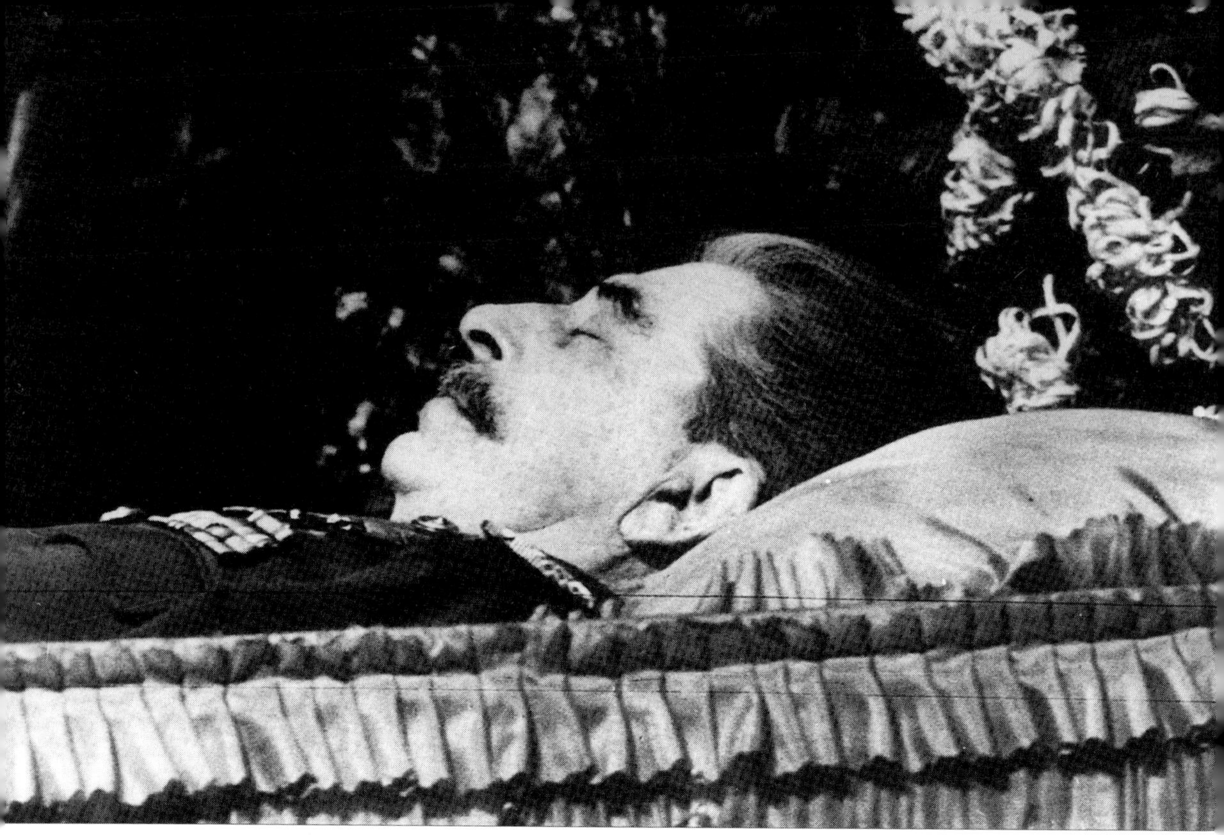

Der tote Stalin, ausgestellt in seinem Sarg auf dem Trubnaja-Platz in Moskau

Stalins Leibarzt Prof. W. N. Winogradow (rechts) im Kreis von Kollegen, 1960. Im Zuge der „Ärzteverschwörung" 1952/53 verhaftet, hatte er das Glück zu überleben.

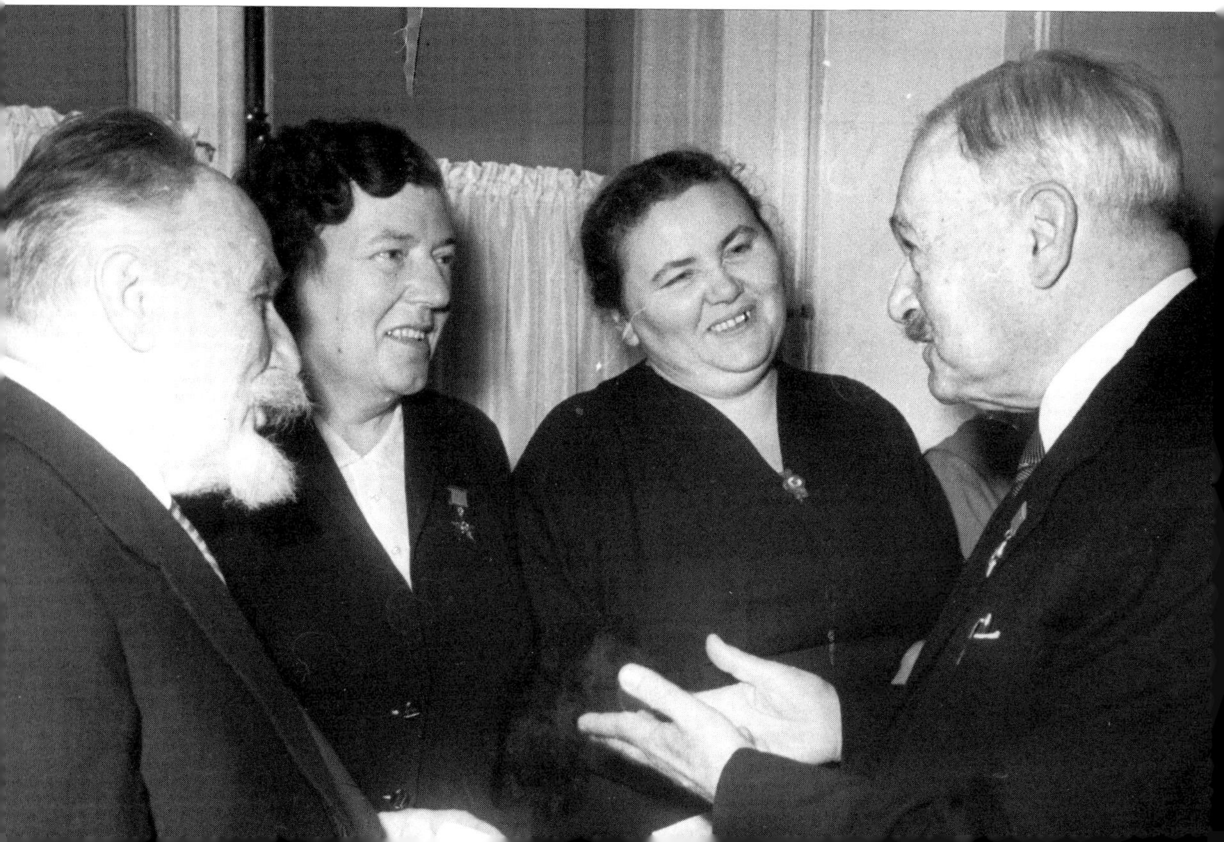

now, besteht das Rätsel um Stalins Tod angesichts der einwandfreien Diagnose eines Schlaganfalles heute nicht mehr darin, ob man seinen Tod durch Gift oder andere Mittel gewaltsam herbeigeführt hat, sondern nur mehr darin, auf welch vielfältige Weise man seinem Sterben nachgeholfen hat.

Das Schicksal von Stalins Sohn Wassili wurde bereits geschildert. Swetlana setzte sich anläßlich eines Besuches in Indien 1961 in den Westen ab. In den USA nahm sie Verbindung mit dem aus Rußland emigrierten Juden Lasar Karp, dem Bruder der von Stalin verbannten Gattin Molotows, auf, der sie mit dem Anwalt Dr. Greenbaum bekannt machte. Dieser organisierte Swetlanas Reise nach Zürich, wohin Stalin durch seinen Vertrauten Poskrebyschew zuletzt noch 1948 riesige Geldsummen transferieren hatte lassen. Ihr Leben beschloß sie in einer psychiatrischen Klinik.

Patient Stalin

27 Jahre lang war ich Zeuge
der geistigen Zerstörung meines eigenen Vaters
und beobachtete Tag für Tag, wie ihn alles
Menschliche verließ und er immer mehr
zu einem finsteren Monument seiner selbst wurde.

Swetlana Allilujewa

Die medizinische Auswertung der biographischen Anamnese Stalins stößt deshalb auf Schwierigkeiten, weil er im Gegensatz zu Hitler, dessen Blutdruck ebenso wie seine Laboratoriumsbefunde einschließlich der angefertigten Röntgenaufnahmen und Elektrokardiogramme peinlichst genau aufgezeichnet und deshalb auch überliefert wurden, jede Dokumentation ärztlicher Untersuchungsergebnisse streng untersagte. Dies resultierte nicht nur aus seinem krankhaften Mißtrauen, sondern auch aus der allgemeinen Ablehnung, ja fast Verachtung, die er den Ärzten und ihren medizinischen Untersuchungen entgegenbrachte. Er ließ sich zwar zunächst von seinem langjährigen, später vor Gericht gestellten und 1941 hingerichteten Leibarzt Professor Pletnew und dann von Professor Winogradow, für den er im Prozeß gegen die „Ärzteverschwörer" 1953 ebenfalls die Todesstrafe vorgesehen hatte, zweimal im Jahr genauer untersuchen. Die von den Ärzten vorgeschriebenen Medikamente pflegte er jedoch regelmäßig seiner Schublade anzuvertrauen, aus der er sich bestenfalls nach Gutdünken dann und wann bediente. Da er offensichtlich so

wie Lenin von russischen Ärzten reichlich wenig hielt, zog er den schulmedi-
zinischen Ratschlägen eine aus der Volksmedizin entlehnte Eigenbehandlung
vor. Unter Berücksichtigung des dadurch verursachten Informationsmangels
und der nur spärlich auffindbaren dokumentarischen Hinweise auf eventuelle
krankhafte Veränderungen steht man beim Versuch einer medizinischen
Analyse der psychischen und physischen Besonderheiten Stalins vor einem
nicht unerheblichen Problem. Am ehesten läßt sich noch das „Psychogramm"
dieses im höchsten Grade abnormen Menschen aus den biographischen Informationen zu seinem Leben herausarbeiten, während man sich beim Versuch
einer Interpretation körperlicher Befunde nur auf die wenigen Hinweise seiner
Ärzte und auf verstreute lebensgeschichtliche Details stützen kann.

Die Schwierigkeiten einer Abklärung somatischer Auffälligkeiten beginnen
schon bei seinem um vier Zentimeter verkürzten und offenbar im Schulterbe-
reich eingeschränkt beweglichen linken Arm. Stalin selbst begründete offiziell
diese „linksseitige Lähmung" des Armes mit einem Unfall, den er als Kind
erlitten hätte. Professor Pletnew, der diesen Arm ja wiederholt selbst betrachten konnte, hielt die Wachstumsverkürzung und die Funktionseinschränkung
für die Folge einer durchgemachten infektiösen Kinderkrankheit, bei der es sich
möglicherweise um eine Poliomyelitis, also eine Kinderlähmung, gehandelt
haben könnte. Erst nach Stalins Tod berichtete seine Tochter Swetlana, daß die
Ursache der Verkürzung und Funktionseinschränkung des linken Armes in einem geburtshilflichen Kunstfehler gelegen haben soll. Ein Zusammenhang mit
einer nach Angaben von Vandenberg in klinischen Untersuchungen angeblich
nachgewiesenen früheren Syphilisinfektion scheint mehr als unwahrscheinlich
zu sein.

Mit Mühe und Not überstand er im Alter von fünf Jahren eine schwere Pocken-
erkrankung, die zahlreiche Narben in seinem Gesicht zurückließ. In weiterer
Folge hören wir erst wieder von Erkrankungen, die sich in den Jahren seiner
Verbannung abspielten. Nach vagen Berichten soll es sich einmal um eine
Lungentuberkulose gehandelt haben, die ihn jedoch nicht daran hindern konnte,
auf abenteuerliche Weise aus dem Straflager zu entfliehen und die unerhörten
Strapazen eines Marsches durch die endlosen, eisigen Weiten Sibiriens zu über-
stehen. Im Februar 1909 erkrankte er im Lager an einem schweren Typhus –
Bauchtyphus oder Fleckfieber –, weshalb er verlegt werden mußte und auf dem
Transport bei Wologda trotz seines enorm geschwächten Allgemeinzustandes
wieder einmal entfliehen konnte.

Bei der ersten gründlichen Untersuchung durch Professor Pletnew im Jahre
1927 wurde ein Gallenblasenleiden konstatiert, das wiederholt bei diätetischen
Belastungen zu Beschwerden geführt haben soll. Aus den Aufzeichnungen Plet-

news geht jedoch nicht hervor, ob es sich um ein Steinleiden der Gallenblase oder nur um funktionelle Störungen im Bereiche der Gallenwege handelte. Anläßlich dieser Untersuchung wurde auch ein „Herzmuskelschaden" festgestellt, ohne daß uns klinische oder elektrokardiographische Befunde für eine genauere Diagnose überliefert wurden. Wahrscheinlich handelte es sich bei dem damals achtundvierzig Jahre alten Patienten um eine beginnende Erkrankung der Herzkranzgefäße, die durch Ablagerungen an der Gefäßinnenwand zu Verengungen führen kann und dann die Sauerstoffzufuhr zum Herzmuskel mehr oder weniger behindert. Man spricht in solchen Fällen von einer koronarsklerotischen Myokardiopathie, für deren Entstehung die Risikofaktoren Bluthochdruck, übermäßiger Nikotingenuß und mangelnde körperliche Bewegung von besonderer Bedeutung sind.

Gerade diese Risikofaktoren trafen bei Stalin im höchsten Maße zu: Er war bis ein Jahr vor seinem Tode Kettenraucher, war gewohnt, unglaubliche Mengen von Speisen zu verschlingen, und unterbrach seine ständig sitzende Lebensweise kaum durch körperliche Bewegung. Schließlich schien Stalin schon damals unter einem hohen Blutdruck gelitten zu haben, wenngleich in den Aufzeichnungen von Professor Pletnew keine zahlenmäßigen Werte vorliegen. Indirekte Hinweise für das Vorliegen eines Bluthochdruckes sind die geröteten Wangen in dem sonst eher blassen Gesicht Stalins, die von verschiedenen Personen aus seiner engeren Umgebung beobachtet wurden, sowie der Umstand, daß er schon damals regelmäßig Jodtropfen in Wasser gelöst einnahm, die ein beliebtes Volksmittel zur Senkung von überhöhtem Blutdruck waren.

Erstmals offiziell erwähnt wurde der Bluthochdruck Stalins während der Konferenz in Jalta im Februar 1945. Um diese Zeit wurden auch zum erstenmal die subjektiven Klagen in Form von Kopfschmerzen, Ohrensausen und Schwindelzuständen, die von leichter Übelkeit begleitet waren, registriert. Auslösend für diese bei Hochdruckpatienten relativ häufig anzutreffenden Symptome dürften die psychischen Belastungen gewesen sein, welche die harten Verhandlungen mit seinen Gesprächspartnern mit sich brachten. Wie stark der Streß für Stalin gewesen sein muß, beweist sein bedenklicher Zustand, der sich wenige Tage nach seiner Rückkehr in Moskau einstellte. Zu den geschilderten Symptomen trat jetzt ein anhaltender, intensiver Schmerz in der Herzgegend und unter dem Brustbein, der ihm den Brustkorb abzuschnüren schien und für einen Angina-pectoris-Anfall charakteristisch ist. Der zur Konsultation gerufene Kardiologe Professor Myasnikow äußerte aufgrund des unverändert anhaltenden Herzschmerzes und des starken Blutdruckabfalles, der bei Hochdruckkranken eine ernste Bedeutung haben kann, den Verdacht auf

Vorliegen eines Herzinfarktes. Ein unverzüglich angefertigtes Elektrokardiogramm bestätigte diesen Verdacht und zeigte gleichzeitig, daß es sich nur um ein umschriebenes, auf die Region der Herzspitze beschränktes Infarktgeschehen handelte. Schon wenige Wochen später, nämlich im Mai 1945, kam es zu einem neuerlichen und wieder nur umschriebenen Infarktereignis, das Stalin ebenfalls komplikationslos überstand. Rezidive eines Infarktes ereignen sich erfahrungsgemäß bei Rauchern, die ihre Gewohnheit nicht aufzugeben bereit sind, signifikant häufiger, und da Stalin das ärztliche Rauchverbot nicht beachtete, überrascht es nicht, daß es wenige Tage vor Beginn des Gipfeltreffens in Potsdam im Juli 1945 zu einem dritten Herzinfarkt kam, der so wie die vorangegangenen Infarkte natürlich streng geheimgehalten werden mußte. Zweifellos war es ein gewisses Wagnis, trotzdem die Reise nach Potsdam anzutreten. Das langjährige Bestehen eines mit völlig unzulänglichen Mitteln behandelten Bluthochdruckes sowie der chronische Nikotinmißbrauch Stalins mußte natürlich auch am übrigen Gefäßsystem unheilvolle Auswirkungen zeigen. Dabei gewann klinisch vor allem die Arteriosklerose im Bereiche der Gehirngefäße während seiner letzten Lebensjahre zunehmend an Bedeutung. So schrieb Chruschtschow, daß Stalin in seinen letzten Lebensjahren immer häufiger auf seine Kindheitserinnerungen zurückgriff und diese mit jüngsten Ereignissen in Zusammenhang zu bringen versuchte, ein charakteristisches Symptom für eine zerebrovaskuläre Erkrankung. Typisch für diese Gefäßveränderungen im Gehirn sind auch die Merkfähigkeitsstörungen und Gedächtnislücken, über die Stalin im vorgerückten Alter klagte, sowie seine holprig gewordene, unbeholfene und motorisch schwerfällige Sprache, die am XIX. Parteitag allen Anwesenden auffiel.

Der Begriff „zerebrovaskuläre" Erkrankung bezieht sich auf jede Erkrankung, bei der ein oder mehrere Hirngefäße in einen krankhaften Prozeß verwickelt sind. Am häufigsten sind dafür Gefäßwandveränderungen im Sinne der Arteriosklerose verantwortlich, die wiederum mit Vorliebe bei erhöhtem Blutdruck angetroffen werden und zu einer Minderversorgung verschiedener Hirnareale mit Blut und Sauerstoff führen. In der Regel kann man aus dem neurologischen Ausfallsbild einer vorübergehenden akuten Verminderung der Durchblutung, einer sogenannten transitorischen Attacke, die betroffene Arterie bzw. das betroffene Versorgungsgebiet erkennen. Eine solche transitorische Attacke mit kurzem Bewußtseinsverlust im Anschluß an einen heftigen Schwindelanfall, der von dumpfen Schmerzen im Nackenbereich begleitet war, ereignete sich nach Schilderung von Poskrebyschew im Dezember 1949. Solche Attacken sind deshalb klinisch von großer Bedeutung, weil sie nicht selten Vorboten eines drohenden Hirninfarktes, also eines Schlaganfalles, sind.

Ein solcher Schlaganfall ereignete sich dann auch am 1. März 1953. Auslösend dürfte ein akuter Blutdruckanstieg im Gefolge der ungewöhnlich heftigen Auseinandersetzung mit den Mitgliedern des Präsidiums des Zentralkomitees gewesen sein. Stalin reagierte auf die provozierenden Forderungen zunächst mit einem Tobsuchtsanfall und brach schließlich bewußtlos zusammen. Als der unter nicht ganz geklärten Umständen erst am 2. März gerufene Kardiologe Professor Lukomski mit seinem Team den bereits längere Zeit Bewußtlosen untersuchte, stellte er eine rechtsseitige Hemiplegie mit Lähmung des Beines und des Armes sowie aufgrund der Mitteilung der Wirtschafterin auch das Vorliegen einer Sprachlähmung fest, wie sie für eine Blutung im Bereich der linken Hirnhemisphäre nahe der sogenannten „inneren Kapsel" typisch ist. Die geschilderten Ausfallserscheinungen entwickeln sich je nach Grad und Geschwindigkeit der Ausbreitung der Blutung innerhalb von Minuten, Stunden oder Tagen. Bei massiver Blutung tritt fast sofort die Halbseitenlähmung und die Bewußtlosigkeit des Patienten ein, und in einem solchen Falle verschlechtert sich der Zustand rasch progredient.

Die von Swetlana beschriebene, kurz vor dem Tode ihres Vaters aufgetretene schwerste Atemnot, die ihn zu ersticken drohte und von einer blauschwarzen Verfärbung des Halses und des Gesichtes begleitet war, deutet darauf hin, daß es zu einem ganz akuten Versagen der Funktion der linken Herzkammer mit Ausbildung eines massiven Lungenödems kam, für die ein elektrokardiographisch nachgewiesener ausgedehnter frischer Herzinfarkt verantwortlich war. Die Behandlungsmaßnahmen bestanden in einem Blutentzug mittels Blutegeln, wie er damals in solchen Situationen noch üblich war. Außerdem erhielt der Patient zur Stärkung der Pumpkraft des linken Herzens Strophanthin-Injektionen sowie zur Stützung des Kreislaufes Kampfer und Koffein. Zur Linderung der hochgradigen Atemnot sorgte man für eine künstliche Sauerstoffzufuhr. Da sich schon bald Fieber und eine Vermehrung der Zahl der weißen Blutkörperchen zeigte, verabreichte man Penicillin, um rechtzeitig einer bei Lungenstauung oft sich rasch entwickelnden Pneumonie entgegenzuwirken.

Wie vorauszusehen war, blieben alle Bemühungen erfolglos. Am 5. März 1953, um halb zehn Uhr abends war die Agonie Stalins zu Ende. Um die vom Kardiologen Professor Myasnikow und von dem Neurologen Professor Konowalow gestellte Diagnose einer „Gehirnblutung, die vitale Zonen des Gehirns außer Funktion setzte", auf ihre Richtigkeit hin überprüfen zu können und gleichzeitig das korrekte Vorgehen der Ärzte bei der Behandlung Stalins zu bestätigen, wurde eine Kommission gegründet, die aus sieben Mitgliedern der Akademie der Wissenschaften bestand. Die Erkenntnisse dieser Prüfungskommission wurden am 7. März in der Presse verlautbart: „Die Ergebnisse der pathologisch-anatomischen Untersuchungen bestätigen die Diagnose vollkommen, welche die Stalin behandelnden Professoren gestellt haben. Die Daten der pathologisch-anatomischen Untersuchung bewiesen, daß Stalins Krankheit vom Moment der Gehirnblutung an unumkehrbar war. Deshalb konnten die getroffenen energischen Behandlungsmaßnahmen kein positives Resultat bringen und den unheilvollen Ausgang nicht verhindern." Das Autopsieprotokoll, das von neun Ärzten unterzeichnet und vom Pathologen Professor Migunow beglaubigt wurde, endet mit einer präzisen Zusammenfassung: „Hämorrhagischer Herd in den subkortikalen Zentren der linken Hemisphäre des Gehirns, verantwortlich für die gekreuzte Hemiplegie. Es zeigt sich eine Arteriosklerose aller zerebralen Gefäße ... Am Herzen besteht eine Hypertrophie des linken Ventrikels mit einer frischen Blutung in der Wand des Myokards."

Dieser Obduktionsbefund bestätigt abschließend nicht nur die Gehirnblutung, die zur Halbseitenlähmung rechts und zur Ausschaltung des in der linken Hemisphäre gelegenen motorischen Sprachzentrums führte, sondern auch den frischen Herzinfarkt in der – infolge des jahrelang existenten Bluthochdrucks – deutlich verdickten, hypertrophischen Wand der linken Herzkammer, der für das zuletzt akut aufgetretene Lungenödem verantwortlich war. Schließlich

Патолого-анатомическое исследование тела И. В. Сталина

При патолого-анатомическом исследовании обнаружен крупный очаг кровоизлияния, расположенный в области подкорковых узлов левого полушария головного мозга. Это кровоизлияние разрушило важные области мозга и вызвало необратимые нарушения дыхания и кровообращения. Кроме кровоизлияния в мозг установлены значительная гипертрофия левого желудочка сердца, многочисленные кровоизлияния в сердечной мышце, в слизистой желудка и кишечника, атеросклеротические изменения сосудов, особенно сильно выраженные в артериях головного мозга. Эти процессы явились следствием гипертонической болезни.

Результаты патолого-анатомического исследования полностью подтверждают диагноз, поставленный профессорами-врачами, лечившими И. В. Сталина.

Данные патолого-анатомического исследования установили необратимый характер болезни И. В. Сталина с момента возникновения кровоизлияния в мозг. Поэтому принятые энергичные меры лечения не могли дать положительного результата и предотвратить роковой исход.

Министр здравоохранения СССР А. Ф. ТРЕТЬЯКОВ
Начальник Лечсанупра Кремля И. И. КУПЕРИН
Президент Академии медицинских наук СССР академик Н. Н. АНИЧКОВ
Действительный член Академии медицинских наук СССР профессор М. А. СКВОРЦОВ
Член-корреспондент Академии медицинских наук СССР профессор А. И. СТРУКОВ
Член-корреспондент Академии медицинских наук СССР профессор С. Р. МАРДАШЕВ
Главный патолого-анатом Министерства здравоохранения СССР профессор В. И. МИГУНОВ
Профессор А. В. РУСАКОВ
Доцент Б. Н. УСКОВ

Das Ergebnis der pathologisch-anatomischen Untersuchung, „Prawda", 7. März 1953

wurde bei der Autopsie die fortgeschrittene Gefäßverkalkung aller Gehirnarterien hervorgehoben; ihre Auswirkungen dürften Stalins Handlungen und Fehleinschätzungen während seiner letzten Lebensjahre zusätzlich mitgeprägt haben.

Die geschilderten klinischen und autoptischen Befunde lassen mit Sicherheit die Möglichkeit einer Vergiftung durch einen gezielten Mordanschlag ausschließen. Wenn in späteren Darstellungen von Stalins Nachfolger Nikita Chruschtschow nach dem XXII. Parteitag im Jahre 1961 eine solche Version seines Todes angedeutet wurde, dann dürfte damit wahrscheinlich eine ganz bestimmte Absicht verfolgt worden sein. Bei der Aufdeckung der unglublichen Verbrechen Stalins könnten die neuen Machthaber im Hinblick auf eine Rehabilitierung des eigenen Verhaltens versucht haben, den empörten Genossen glaubhaft zu machen, daß sie in der letzten Lebensphase Stalins bereits Antistalinisten waren und als „Leninscher Kern" aktiv seinem wütenden Treiben entgegenzusteuern versucht hatten. Als Versuch einer Vertrauensbildung der neuen Führung beim sowjetischen Volk und innerhalb der Partei hätte deshalb die Andeutung eines verschwörerischen Giftmordplans immerhin einen gewissen Sinn gehabt.

DAS PSYCHOGRAMM DES „GROSSEN FÜHRERS"

NARZISSTISCHER GRÖSSENWAHN

Dank der Fortschritte der modernen Psychologie vermögen wir heute die psychologischen Widersprüche in ein und demselben Individuum besser zu begreifen, wobei vor allem die von Sigmund Freud und seiner Schule erarbeitete Erkenntnis von Bedeutung ist, daß sich unsere mentale Innenwelt stets auf zwei Ebenen entfaltet, nämlich der bewußten und der unbewußten. Darüber hinaus wissen wir heute, daß der Charakter eines Menschen nur zum Teil durch Erbfaktoren in seinen Grundzügen präformiert vorliegt, seine endgültige Struktur aber erst unter dem Einfluß der Erziehung und der Eindrücke in früher Kindheit und in der Jugend erhält. Diese ursprünglichen Eindrücke werden niemals gänzlich ausgelöscht, sondern höchstens ins Unbewußte verdrängt, von wo aus sie später in wechselndem und unterschiedlichem Ausmaß die Gefühlswelt und die Handlungsweisen des erwachsenen Individuums beeinflussen. Es ist deshalb unmöglich, den Charakter eines Individuums in seiner Gesamtheit zu verstehen, ohne dem Unbewußten in derselben Weise Rechnung zu tragen wie dem Bewußten und ohne zu den Ursprüngen der Jugendeindrücke eines Menschen zurückzukehren.

Es wird deshalb, ähnlich wie bei Napoleon und bei Hitler, auch bei Stalin notwendig sein, eine vollständige Synthese der einzelnen Entwicklungsstufen zu versuchen, die die Formung seines Charakters markieren.

Unterzieht man unter diesem Gesichtspunkt seine Jugendanamnese einer objektiven medizinischen Betrachtung, dann lassen sich für seine spätere Entwicklung mehrere entscheidende Phasen ausmachen:

Die erste prägende Phase stellt ohne Zweifel Stalins frühe Kindheit dar. Wie wir der Schilderung seines Jugendfreundes Iremaschwili entnehmen können, hinterließen die brutalen Züchtigungsmaßnahmen des gewalttätigen und häufig betrunkenen Vaters unverkennbar bleibende Spuren. Dabei waren es offensichtlich nicht nur die körperlich als Schmerz empfundenen täglichen Prügel, mit denen ihm der Vater seinen angeblichen Eigensinn austreiben wollte, sondern das demütigende Erlebnis einer ungerechtfertigten und fast zur Regel gewordenen Strafaktion sowie die Ohnmacht, mit der er die Gewalttätigkeiten seines rohen, primitiven und unberechenbaren Erzeugers über sich ergehen lassen mußte. Derartigen körperlichen Mißhandlungen und psychischen Demütigungen waren ja auch unzählige Erwachsene als Opfer der faschistischen und kommunistischen Gewaltsysteme unseres Jahrhunderts hilflos ausgeliefert. Wie Alice Miller so eindringlich zu zeigen versucht, bestehen jedoch zwischen der Mißhandlung eines Erwachsenen und der eines Kindes noch deutliche Unterschiede, und zwar insofern, als das Kind den Haß gegen seine Peiniger nicht ausleben kann. Es darf ja – so will es das vierte Gebot – seinen Vater gar nicht hassen, und im Grunde will es ihn auch gar nicht hassen, da es ihn doch liebt. Und diese paradoxe Situation eines leidvollen Erlebens durch die Hand eines „geliebten Verfolgers" kann sich dann unheilvoll auf die weitere psychische Entwicklung des Menschen auswirken.

Da nämlich beim Kind zwar die Erinnerung an den Umstand, geschlagen worden zu sein, fortlebt, nicht aber der dazugehörige Gefühlsinhalt des Erleidens der Mißhandlung, die ihm von seinen Eltern ja stets als eine zu seinem Wohle notwendig gewesene Erziehungsmaßnahme geschildert wurde, wird der später Erwachsene infolge vollständiger Verdrängung dieser Jugenderlebnisse ähnlichen Ereignissen eher gefühllos und abgestumpft gegenüberstehen. Das unbewußt gespeicherte Leiden der eigenen Mißhandlung bzw. der Mangel an Einfühlung in die eigenen leidvollen Kindheitsereignisse führt dann dazu, daß diese ehemals geschlagenen oder mißhandelten Kinder aus innerem Zwang heraus später ihr Kindheitsleiden zu wiederholen versuchen, wobei sie dies charakteristischerweise meist ohne jegliches Mitleid für das betroffene Opfer tun, weil sie sich dann vollständig mit dem befehlenden Aggressor identifizieren. Nicht umsonst rekrutieren sich aus einem solchen menschlichen Reservoir die zuverlässigsten Lageraufseher und Henkersknechte. Das ehemals geknechtete, verfolgte Kind wird auf diese Weise selbst zum Verfolger und wird noch nach Jahrzehnten unter dem tragischen Zwang stehen, früh erfahrene Kränkungen rächen zu müssen und den aufgestauten Haß auf andere Personen oder ganze Institutionen zu projizieren.

Stalins Jugendfreund Iremaschwili hat diese modernen psychologischen Erkenntnisse schon vor hundert Jahren vorweggenommen, wenn er schrieb, daß „die ungerechten und schweren Prügel, die der Knabe bezog, ihn ebenso hart und herzlos machten, wie sein Vater es war. Da er überzeugt war, daß jeder, dem irgend jemand Gehorsam schuldete, seinem Vater gleichen müsse, entwickelte er bald eine tiefe Abneigung gegenüber allen, die ihm übergeordnet waren. Von klein auf wurde die Verwirklichung seiner Rachegelüste zu dem Lebensziel, dem er alles andere unterordnete." Da der Vater ständig nur als strafender Beherrscher der Familie in Aktion trat und anscheinend auch zwischendurch kaum freundliche oder gar zärtliche Seiten an den Tag legte, war der aufsteigende Haß im Kind „kontinuierlich und eindeutig".

Über den Einfluß der Mutter kann man nur Mutmaßungen anstellen. Zweifellos bestand nicht im entferntesten eine ähnlich starke Bindung zur Mutter, wie dies bei Napoleon oder gar bei Hitler der Fall war. Wir wissen nur, daß auch sie Demütigungen und Ungerechtigkeiten, ja auch Schläge des brutalen Familienoberhauptes widerspruchslos und gehorsam hinnehmen mußte und tatenlos die Züchtigungen des kleinen „Soso" mitansehen mußte. In den Augen des Kindes, für das die Mutter als Bundesgenossin in der Behauptung gegen den Vater ausfiel, schien sie deshalb wohl stillschweigend einverstanden mit den rauhen Erziehungsmaßnahmen des Vaters gewesen zu sein, was zweifellos die Mutter-Kind-Beziehung nicht gerade gestärkt haben dürfte.

Andererseits darf man annehmen, daß die Mutter an dem einzigen, ihr verbliebenen Sohn angesichts des sonst so freudlosen Daseins mit besonderer Liebe hing, um so mehr, als er ihr durch die Verkürzung seines linken Armes schutzbedürftiger als ein anderes Kind erscheinen mochte. Ihre große Liebe zu ihrem „Soso" fand sichtbaren Ausdruck in ihrer Opferbereitschaft, alles zu tun, um ihm ein Leben ohne Not zu sichern. Indem sie ihm den Eintritt in eine höhere Schule ermöglichte, gelang ihr schließlich ein Erfolg, der sie auf eine große Karriere ihres Jungen hoffen ließ. Das von den Lehrern schon früh bemerkte auffallende Selbstvertrauen und das Durchsetzungsvermögen „Sosos" könnten darauf hinweisen, daß die Mutter mit ihrem unerschütterlichen Glauben an spätere bedeutende Leistungen ihres Sohnes für ihn – um mit Helm Stierlin zu sprechen – die „stärkere elterliche Realität" darstellte, in der er seine zentrale und ihn delegierende Elternfigur fand.

Mit dem Eintritt in die Pfarrschule von Gori und anschließend in das Priesterseminar in Tiflis beginnt die zweite Phase, die für die spätere Entwicklung Josef Stalins von Bedeutung ist. Zunächst mußte er sehr bald feststellen, wie hemmungslos die Lehrer bei der Züchtigung ihrer Schüler die Väter nachzuahmen bereit waren und wie notwendig sie dies zudem für die narzißtische Festigung ihres schwachen Egos hatten. Noch deutlicher wurde ihm dies im Priesterseminar klar, das mehr einem Kasernenbetrieb denn einem Studentenheim glich. Die ständige lückenlose Überwachung der Zöglinge durch Bespitzelung und Denunziation mittels sklavisch gehorchender Mönche, die durch Strafen unterschiedlicher Härte Gehorsam und Unterwerfung erzwingen wollten, wurde ihm zu einer weiteren Brutstätte des Hasses. Auf diese Weise intensivierte sich in der Pubertät der frühkindliche, abgewehrte Haß neuerlich, doch wurde er nun, da er ein eindeutiges Feindbild bekam, insofern verändert, als der heranwachsende Dschugaschwili nun „frei und erlaubtermaßen hassen" durfte. Sein aufgestauter Haß konzentrierte sich zunächst zwar nur auf die Mönche, die ihn beaufsichtigten, doch dehnte er ihn bald auch auf andere autoritäre Machtträger aus, wie etwa auf die Beamten und Offiziere der zaristischen Regierung. Gleichzeitig entwickelte er eine tiefe Abneigung gegen die in seinen Augen dumme und feige Masse, die sich willenlos allen autoritären Gewaltmaßnahmen unterwarf, wobei er sich unbewußt wohl an die Rolle seiner Mutter innerhalb der Familie erinnerte.

In dem ihm immer unerträglicher erscheinenden Milieu des Priesterseminars erhielt er überdies praktischen Anschauungsunterricht, wie man sich dem Zugriff eines solchen verschlagenen und strengen Machtapparats am wirksamsten zu entziehen vermag, nämlich durch List, Lüge und mißtrauischer Zurückhaltung gegenüber jedermann. Seine Tochter Swetlana meinte deshalb, daß er schon damals „aus seiner Seminarerfahrung zu wissen glaubte, daß die Menschen intolerant und roh waren, ihre Herde betrogen, um sie dadurch fest in der Hand zu haben, daß sie intrigierten und logen." Deshalb fühlte er sich angeblich schon als Seminarist mit den Gedanken von Karl Marx völlig eins. Schien ihm doch die Kernidee des Marxismus, nach einem erfolgreichen Klassenkampf die korrupte und fadenscheinige bürgerliche Gesellschaftsordnung zu beseitigen, am ehesten dazu geeignet, seine mächtig aufgestauten Haßgefühle gegen jede Form von Autorität ausleben und seinen Rachedurst stillen zu können.

Als er 1899 aus uns unbekannten Gründen schließlich aus dem Seminar ausgeschlossen wurde, begann die dritte Phase der Formung seiner Persönlichkeit. Der Kommentar seines Kommilitonen Iremaschwili, wonach der junge Stalin das Seminar mit einem „grimmigen und bitteren Haß gegen die Schulverwaltung, die Bourgeoisie und gegen alles andere im Land, was den Zarismus verkörperte", verließ, deutet darauf hin, daß er nun entschlossen war, eine klare Ich-Identität aufzubauen. Er brach alle Brücken hinter sich ab und entschied sich für ein Leben als Berufsrevolutionär mit all den sich daraus ergebenden Gefahren und Konsequenzen, womit die „Identitätskrise seiner Jünglingsjahre" abgeschlossen und zugleich kompensiert wurde. Auf dieser Suche nach seiner wahren Identität war er bemüht, von sich selbst ein idealisiertes Bild zu entwerfen und diesem in der Praxis möglichst gerecht zu werden. Dabei diente ihm als Vorbild Koba, das kaukasische Pendant zu Robin Hood, mit dem er sich weitgehend identifizierte. Diese imaginäre fusionäre Beziehung zu seinem Kosenamen Koba sollte wohl der narzißtischen Verstärkung seiner noch nicht endgültig aufgebauten Identität dienen. Im Rahmen der modernen Narzißmustheorien spricht man in einem solchen Falle von einer Alter-Ego-Beziehung und will damit zum Ausdruck bringen, daß der jeweilige Partner – in diesem Fall der kaukasische Held Koba – keine klare psychische Abgrenzung zur eigenen Person aufweist und daher fast wie ein Zwilling empfunden wird.

Der moderne Begriff „Narzißmus" trägt heute zum besseren Verständnis einer Persönlichkeitsstörung bei, die immer dann erkennbar wird, wenn die Herstellung normaler Beziehungen zur konkreten und abstrakten Außenwelt nicht geglückt ist. Eine narzißtische Persönlichkeit wird deshalb immer nur das als reale Gegebenheit gelten lassen, was ihren eigenen Wünschen, ihrem Denken und Fühlen entspricht. Personen und Dinge, die außerhalb ihres egozentrischen Gesichtskreises existieren, verdienen deshalb auch keine Beachtung, ebenso wie alles, was andere Menschen tun, ausschließlich auf die narzißtische Persönlichkeit bezogen und bewertet wird. Je nach dem Ausmaß narzißtischer Mechanismen, die bis hin zur Entwicklung eines missionarischen Sendungsbewußtseins führen können, wird das Postulat der persönlichen Unfehlbarkeit und der unkontrollierten absoluten Macht schließlich so weit führen, daß jede geringste Kritik oder Handlung, die das selbst geschaffene Idealbild von der eigenen Persönlichkeit bedroht, rücksichtslos bis hin zur physischen Vernichtung des Urhebers geahndet wird.

Für die Charakterisierung Stalins besitzen diese Gesichtspunkte insofern Bedeutung, als sie bei ihm infolge Wirksamwerdens eines doppelten Maßstabes schwerwiegende Defekte in seinem Urteilsvermögen und seiner Fähigkeit zur Objektivität zur Folge hatten. Auf diese Weise wuchs in ihm aber auch der Glaube an seine einmalige welthistorische Größe und seine absolute Unfehlbarkeit. Es war also narzißtischer Größenwahn, der die Genese des Stalin-Kultes bestimmte, keineswegs die tatsächliche Leistung des „Großen Führers" als reales menschliches Wesen.

Empfand er den Verweis aus dem Seminar als soziale Diskriminierung und als Willkürakt einer anmaßenden, privilegierten Gesellschaft, so fand er nun als selbsternannter Berufsrevolutionär jene Anerkennung und Befriedigung, die er für seine Selbstfindung und für den endgültigen Aufbau einer festgefügten Identität nach all den demütigenden und entwürdigenden Erlebnissen im Elternhaus und im Seminar so dringend benötigte. War er doch jetzt ein vollwertiges Mitglied jenes operierenden Kaders, den sein großes Vorbild Lenin als „Avantgarde des Proletariats" und als die eigentliche Triebkraft bei der Verwirklichung der geplanten Revolution immer wieder so anerkennend hervorhob. Derartige politische Gruppierungen appellieren natürlich bevorzugt an narzißtische Vorurteile, da dadurch die Solidarität und die innere Geschlossenheit gefördert werden. Dieser Gruppennarzißmus verschafft aber gleichzeitig auch den einzelnen Mitgliedern Genugtuung und Befriedigung, vor allem jenen unter ihnen, die bisher an Minderwertigkeitsgefühlen und Frustrationen litten. Durch die Zugehörigkeit zu dieser bedeutenden, von Lenin besonders geschätzten Gruppe mußte sich auch das am wenigsten respektierte Mitglied für alle bisher erlittenen Enttäuschungen oder Repressalien mehr als entschädigt fühlen. Deshalb entspricht ja auch der Grad des Gruppennarzißmus stets dem Defizit an wirklicher Befriedigung im Dasein des einzelnen Individuums. Die Zugehörigkeit zu dieser Gruppe der Berufsrevolutionäre bot Stalin darüber hinaus auch eine Kompensation für die spürbare Geringschätzung, mit der ihm die führenden Parteigenossen, die vorwiegend der Intelligenz angehörten, häufig begegneten. Eine vierte Phase in der Entwicklung seines Charakters stellen die sechzehn Jahre dar, die er als Berufsrevolutionär im Untergrund, in Gefängnissen oder in der Verbannung zubrachte. Die unliebsamen Erlebnisse während dieser Zeit verstärkten seine schon in der Jugend erkennbaren Charaktereigenschaften – die Gefühlskälte, die Berechnung, die listige Verschlagenheit und vor allem sein Mißtrauen allen Menschen gegenüber. Wie wir von Mithäftlingen erfahren, entwickelte er sich immer mehr zu einem Einzelgänger, der selbst zu seinen Leidensgenossen jeden engeren Kontakt vermied und sich für normale zwischenmenschliche Beziehungen als unfähig erwies. Am wohlsten fühlte er sich noch in Gesellschaft krimineller Häftlinge und anderer dunkler Existenzen, was zu zusätzlichen psychischen Verformungen führte, die er auch später nie mehr ablegen konnte und die ihn zu einem ungehobelten, groben und rohen Menschen machten, der von Haß und Rachsucht getrieben war und sich zugleich durch mimosenhafte Empfindlichkeit gegenüber geringsten Kränkungen oder Zurücksetzungen auszeichnete – letzteres wieder Ausdruck seines extrem narzißtischen Wesens.

Ein Fall von nichtsexuellem Sadismus?

Mit großer Wahrscheinlichkeit leisteten die Jahre der Freiheitsberaubung, in denen er schutzlos der Willkür seiner Bewacher ausgesetzt war, jenem bösartigen, aggressiven Charakterzug Vorschub, dessen Grundstein schon in seiner Kindheit gelegt worden war, nämlich seinem ausgeprägten Sadismus. Wie Erich Fromm in seiner Studie *Anatomie der menschlichen Destruktivität* so überzeugend darlegen konnte, sind unter den Bedingungen, die Sadismus hervorrufen können, vor allem jene von Bedeutung, die dem Kind oder auch dem Erwachsenen ein Gefühl der Ohnmacht vermitteln. Zu diesen zählen solche, die etwa durch „diktatorische" Bestrafung starke Angst auslösen. Unter einer derartigen diktatorischen Bestrafung versteht Fromm eine Strafmaßnahme, „deren Intensität nicht streng begrenzt ist, die nicht in einem angemessenen Verhältnis zu einem speziellen Verhalten steht, sondern die willkürlich vom Sadismus des Bestrafenden genährt und von einer angsterregenden Intensität ist." Solche Umstände müssen bei Stalin sowohl für das Elternhaus und das Seminar sowie besonders für die verschiedenen Gefängnisse und Straflager, in denen er jahrelang festgehalten wurde, angenommen werden.

Versucht man zu ergründen, warum der Sadismus bei Stalin später so krasse Formen angenommen hat, dann darf man nicht nur die konstitutionsbedingten Anlagefaktoren und den Familienhintergrund alleine zu Rate ziehen, sondern man muß auch die psychische Atmosphäre berücksichtigen, die für die Entwicklung sowohl des sozialen wie auch des individuellen Sadismus verantwortlich zeichnet. Wissen wir doch, daß die Macht, mit deren Hilfe eine herrschende Gruppe eine andere Gesellschaftsgruppe ausbeutet und knechtet, bei der herrschenden und kontrollierenden Gruppe *per se* Sadismus hervorzurufen pflegt. Betrachtet man die Stellung Stalins innerhalb des sowjetischen Gesellschaftssystems und führt man sich den unseligen Geist dieses autoritären Systems vor Augen, dann versteht man wahrscheinlich eher, warum seine sadistischen Charakterzüge so ungewöhnlich stark, hartnäckig und tiefverwurzelt in Erscheinung traten.

Erich Fromm sieht in Stalin das Paradebeispiel eines klinischen Falles von nichtsexuellem Sadismus. Stalin darf sich rühmen, als erster seit Beginn der Russischen Revolution die Folterung politischer Gefangener angeordnet zu haben, und unter seiner Herrschaft übertraf das Raffinement und die Grausamkeit der Foltermethoden des NKWD alles bisher Dagewesene. Mitunter leistete sich Stalin auch die Pikanterie, die besondere Art der Folterung eines Gefangenen selbst auszuwählen. Das größte Vergnügen verschaffte ihm allerdings die seelische Qual, mit dem er die Betroffenen zwischen Andeutungen seiner besonderen Zuneigung und nachfolgender Verkündung des Todesurteils in Angst und Verzweiflung schweben ließ, um sie schließlich endgültig beseitigen zu lassen. Mit satanischer Genugtuung vergewisserte er sich des absoluten Gehorsams höchster Regierungs- oder Parteifunktionäre gelegentlich dadurch, daß er ihre Frauen und manchmal auch ihre Kinder willkürlich verhaften und in ein Arbeitslager deportieren ließ, während die Männer ihren Dienst weiter versehen mußten und es nicht wagen durften, ihn um die Freilassung ihrer Angehörigen zu bitten. Ja, sie mußten Stalin sogar noch bestätigen, daß die Verhaftung ihrer Familienmitglieder berechtigt war, obwohl sie wußten, daß er solche Maßnahmen völlig willkürlich und ausschließlich zu seinem privaten Vergnügen anzuordnen pflegte. Roy Medwedew berichtet, daß Stalin nicht nur die Frau eines so hohen Funktionärs wie Molotow in ein Arbeitslager schicken ließ, sondern auch die Gattin Michail Kalinins, des Präsidenten der Sowjetrepublik Rußland, verhaften und unter der Folter kompromittierende Behauptungen gegen ihren Gatten unterschreiben ließ, die er in Händen haben wollte, falls es ihm in den Sinn kommen sollte, Kalinin später einmal zu beseitigen.

In diesem Verhalten Stalins kommt jenes Element seines Charakters zum Tragen, das den Kern jedes Sadismus darstellt, nämlich die Leidenschaft, „absolute und uneingeschränkte Herrschaft über ein lebendes Wesen auszuüben" – sei es ein Mann, eine Frau, ein Kind oder eine ganze Gesellschaftsgruppe. Stalin empfand in seiner Macht, jemanden zwingen zu können, Schmerzen oder Demütigungen über sich ergehen zu lassen, nicht nur höchsten Lustgewinn, sondern auch die Bestätigung absoluter Herrschaft. Dieses Gefühl der absoluten Beherrschung eines anderen Wesens vermittelte ihm die Illusion, das Problem der menschlichen Existenz lösen zu können – eine Illusion, die jemand wie er, in dessen Leben jede kreative Kraft und jeder Funke von Freude fehlt, mit besonderer Inbrunst herbeiwünscht. So gesehen ist der Sadismus, wie sich Fromm einmal ausdrückte, „die Verwandlung der Ohnmacht in das Erlebnis der Allmacht. Er ist die Religion der seelischen Krüppel." Mag sein, daß auch die Verkrüppelung seines linken Armes, die ihn zeitlebens psychisch sehr belastet haben soll, dieser abenteuerlichen malignen Entwicklung seines Charakters zusätzlich Vorschub leistete.

Im übrigen findet man im Spektrum des Stalinschen Sadismus noch ein anderes, für diesen Charakter typisches Symptom, nämlich die Feigheit. Wie sein langjähriger Sekretär Boris Baschanow ausführt, läßt sich in der Tat in seinem ganzen Leben nicht ein einziges Beispiel für persönliche Tapferkeit auffinden, weder in der Revolution noch während des Bürgerkrieges, „da er stets aus der sichersten Etappe kommandierte."

Während der Revolution blieb er tatsächlich, wie Nikolaj Suchanow bemerkte, „in der politischen Arena nicht mehr als ein grauer Fleck", wie sich überhaupt in dieser Zeit zum ersten Male ganz deutlich seine schwachen Seiten zu erkennen gaben. Wegen seiner mangelhaften Bildung, aufgrund des Fehlens kreativer Kräfte und wegen seiner unzureichenden Rednerbegabung blieben ihm nur Verwaltungsaufgaben im „Stab" vorbehalten. Die Tatsache, daß er in dieser entscheidenden Phase nur ein Schattendasein fristete und nicht jene Rolle im Führungsstab spielen konnte, von der sein narzißtisches Selbstporträt träumte, stellte für Stalin ohne Zweifel ein gewaltiges seelisches Trauma dar, das er nicht verwinden konnte. Um diese Kränkung und Zurücksetzung, die unauslöschlich in seiner Seele brannte, rächen zu können, mußte er nur geduldig auf den kommenden richtigen Augenblick warten. Gerade dieses geduldige Zuwarten, wenn nötig über Jahre hinweg, lernte er aber gezwungenermaßen in den harten Zeiten seiner sibirischen Verbannung, und dieses Warten auf die beste Gelegenheit zur Erreichung seiner Ziele wurde geradezu zu einem Markenzeichen Stalins. Erst Ende 1929 schien ihm der geeignete Moment gekommen, durch eine gewaltsame Revision der Historiographie – mit Urkundenfälschung und Beseitigung von Dokumenten – die damalige Kränkung zu rächen und den Grundstein für einen monumentalen Kult seiner Person zu legen.

Von nun an traten auch seine Minderwertigkeitskomplexe gegenüber den intellektuell führenden Parteigenossen mehr und mehr zurück, und im geheimen keimte schon jetzt der Plan zur Beseitigung seiner gefährlichsten Rivalen, die ihm eventuell seine führende Stellung als Generalsekretär streitig machen hätten können. Vor allem sorgte er mit der Verbannung Leo Trotzkis dafür, daß diese dominierende Figur aus der Zeit der kommunistischen Machtergreifung ins Schattenreich verwiesen wurde und ihm, Stalin, allein neben Lenin die führende Rolle beim Aufbau der kommunistischen Herrschaft zugeschrieben werden konnte.

Die erlittene narzißtische Kränkung seiner Person während und unmittelbar nach der Revolution blieb eine offene Wunde, und so suchte er darüber hinaus sogar nach einer Möglichkeit, sein ehemaliges Vorbild Lenin tunlichst noch zu übertreffen, und fand sie in der Einleitung einer „dritten Revolution", die in Gestalt der gewaltsamen landwirtschaftlichen Kollektivierung und Industrialisierung des Landes während der Jahre 1929 bis 1933 nicht nur durch die unglaubliche Brutalität der angewandten Mittel, sondern auch durch die ungeheure „revolutionäre" Umgestaltung der sowjetischen Gesellschaft alles Vergleichbare in den Schatten stellte.

Der von Stalin befohlene und organisierte ukrainische „Hunger-Holocaust" der Jahre 1932/33, dessen schreckliches Ausmaß erst seit der Offenlegung geheimgehaltener Akten des deutschen Auswärtigen Amtes vor einigen Jahren der Welt bekannt gemacht wurde, zeigt in schockierender Weise die destruktiven verbrecherischen Charaktermerkmale dieses Monsters. Sieben Millionen ukrainischer Bauern fielen diesem wahnsinnigen Völkermord zum Opfer, und es ist geradezu unvorstellbar, daß es Stalin mittels drastischer Strafandrohungen gelang, das wütende Morden unter der eigenen Bevölkerung nicht nur vor dem Ausland, sondern auch vor den Sowjetbürgern geheimhalten zu können. Lew Kopelew, der damals die grauenhaften Szenen selbst mitansehen mußte und immerhin der Intelligenz zugerechnet werden kann, schrieb: „Ich wagte nicht, schwach zu werden und Mitleid zu empfinden. Wir vollbrachten doch eine historisch notwendige Tat. Wir erfüllten eine revolutionäre Pflicht. Wir versorgten das sozialistische Vaterland mit Brot."

Diese Rechtfertigung zeigt, wie stark sich damals bereits das sowjetische Volk in Stalins Lügennetz verfangen hatte und seinen propagandistischen Tricks und raffinierten Täuschungsmanövern zum Opfer gefallen war. Nicht umsonst bezeichnete Pasternak als eines der wichtigsten Elemente in Stalins Politik „die unmenschliche Macht der Lüge." In der Tat waren ihm Täuschung und Verrat schon längst zur zweiten Natur geworden, und da er seine Macht stets nur aus dem Hintergrund ausübte und offene Konfrontationen mied, vermochte er sich selbst in dem blutigen Experiment seiner brutalen Agrarrevolution als mäßigende Integrationsfigur zu profilieren, die stets nur in der guten Absicht zu handeln bemüht war, die Interessen der Partei, das Wohl des Volkes und die sozialistischen Grundsätze Lenins im Auge zu behalten. Nur auf solcher Grundlage war es ihm möglich, dieses schreckliche Schauspiel eines „verschwiegenen Völkermordes" zu inszenieren, ohne dabei seinem Image als „großem Führer" des Volkes zu schaden.

Zur Planung und Durchführung eines derart teuflischen Unternehmens bedurfte es aber auch eines Menschen, der, wie eben Stalin, über die dazu erforderlichen verbrecherischen Eigenschaften in seinem Charakter wie in einem Brennspiegel gebündelt verfügte: Seine abgrundtiefe Menschenverachtung, seine beispiellose Rücksichtslosigkeit, das vollkommene Fehlen jeglichen Mitleids und die kaltblütige Grausamkeit, die aus seinem tiefverwurzelten Haß gegen alle potentiellen Feinde gespeist wurde, waren Wesenszüge, die ihn zur Anwendung auch der skrupellosesten Machtmittel zur Erreichung seiner Ziele jederzeit prädestinierten. Dazu kam noch, daß die narzißtische Überzeugung von seiner historischen Aufgabe zu einem wachsenden Sendungsbewußtsein führte, das nicht nur im Rahmen des „Personenkults" zu einem zentralen Instrument seiner Machtausübung wurde, sondern das ihm auch das Gefühl vermittelte, jenseits der üblichen moralischen Gesetze agieren zu dürfen. Das dadurch korrumpierte internalisierte Wertsystem machte ihn gegen jede Art von Schuldgefühl oder Mitleid völlig immun, so daß er ungehemmt seinem Verlangen nach Allmacht, nach Befriedigung seiner sadistischen Wunschproduktion nachgeben konnte.

DIE PARANOIDE PERSÖNLICHKEITSSTRUKTUR

Zum Unterschied von Hitler fehlten Stalin entsprechende charismatische Gaben, um sich auf diese Weise eine loyale Anhängerschaft sichern zu können, weshalb er in Anlehnung an historische Vorbilder von der Art Iwans des Schrecklichen es vorzog, die Sowjetbürger und insbesondere auch den politischen Machtapparat selbst ständig in Angst und Schrecken zu halten. Mit seiner raffinierten Kunst, unablässig Psychoterror auszuüben setzte er seine engere Umgebung derart unter Druck, daß sich zuletzt so gut wie niemand mehr vor seinen unberechenbaren Launen, die blitzschnell physische Vernichtung bedeuten konnten, sicher fühlte. Nach dem Motto Stalins, daß es in der Politik kein Vertrauen gebe, wuchs gleichzeitig auch sein eigenes Mißtrauen gegenüber allem und jedem bis zur Entwicklung eines regelrechten Verfolgungswahnes.

Der erste Arzt, der bei Stalin die Diagnose einer Paranoia stellte, war der in Leningrad arbeitende Neuropathologe Professor Wladimir Bechterew, der nach einem Besuch bei Stalin im Rahmen eines internationalen Kongresses Ende Dezember 1927 diese brisanten Beobachtungen seinem Assistenten Dr. Mnuchin mitteilte und dabei darauf hinwies, daß mit Stalin, der eindeutig an einer Paranoia leide, ein „gefährlicher Mann an der Spitze der Sowjetunion stehe." Der Umstand, daß Professor Bechterew daraufhin in seinem Moskauer Hotel an einer plötzlichen Erkrankung starb, trägt die charakteristische Handschrift Stalins, wenngleich für diese Annahme wie immer kein Beweismaterial auffindbar ist. Die zutreffende Diagnose Bechterews wurde jüngst in der russischen *Literaturnaja Gazeta* vom September 1988 durch den sowjetischen Psychiater Dr. E. A. Litschko vollinhaltlich bestätigt. Er ergänzte seine Feststellung noch mit dem Hinweis, daß Schübe einer paranoiden Psychose in aller Regel durch verschiedene Belastungen und ungewöhnliche psychische Situationen ausgelöst werden und typischerweise einen periodischen Verlauf erkennen lassen. Durch Auswertung der biographischen Anamnese Stalins gelangte Litschko zu der Vermutung, daß es im Gefolge der „Entkulakisierung" anfangs der dreißiger Jahre zu einem ersten Schub und vor Beginn der großen „Säuberung" des Parteiapparates und der Armeeführung 1936/37 zu einem zweiten paranoiden Schub bei Stalin gekommen sei. Wahrscheinlich, so Litschko, „gab es auch einen Schub im Moment des Kriegsbeginnes, als er die

Staatsführung de facto abgab." So gut wie sicher setzte aber ein paranoider Schub knapp vor seinem Tod im Zusammenhang mit der „Ärzteverschwörung" ein. Alan Bullock weist mit Recht darauf hin, daß es sich bei Stalin – ebenso wie bei Hitler – nicht um eine organische psychiatrische Erkrankung im Rahmen einer echten Schizophrenie gehandelt haben konnte, sondern um eine paranoide Persönlichkeitsstruktur, die dementsprechend auch umfassend für alle Handlungen verantwortlich gemacht werden muß. Nach Ansicht der heutigen Psychiatrie handelt es sich bei einer paranoiden Persönlichkeit um ein „systematisch ausgebildetes und unerschütterliches Wahnsystem", das sich in der Regel erst im mittleren Lebensalter zu erkennen gibt. Da sich dieses Wahnsystem von allen anderen kognitiven Funktionen streng abgrenzt, bleibt die Persönlichkeit uneingeschränkt lebenstüchtig und kann allen notwendigen Anforderungen des Lebens gerecht werden. Bereits der berühmte Psychiater Krafft-Ebing wies darauf hin, daß man bei der paranoiden Psychose neben einem deliranten Aspekt auch ein „luzides" Stadium beobachtet, in welchem der Betreffende ein unauffälliges normales Gehaben an den Tag legt und deshalb bei seiner Umgebung keinen Verdacht aufkommen läßt.

Das hervorstechendste Merkmal einer paranoiden Psychose ist der Verfolgungswahn, der sich in einem krankhaften Mißtrauen äußert und schließlich in die fixe Idee mündet, überall von Feinden und Verrätern umgeben zu sein. Bei Stalin ging die paranoide Wahnvorstellung so weit, daß er schließlich fast alle seine ehemaligen Mitstreiter bis hinauf in die höchsten Ämter unter dem Vorwand konspirativer Betätigung und terroristischer Verschwörung im Rahmen seiner berüchtigten „Säuberungswellen" liquidieren ließ, wobei ehemalige Freunde sowie eigene Familienmitglieder nicht verschont wurden. In vielen Fällen genügte es bereits, „zuviel" aus Stalins Vergangenheit gewußt zu haben. Seine zunehmende Angst vor einem Attentat trieb groteske Blüten: Er schlief in seiner zu einer wahren Festung ausgebauten Datscha hinter einer Panzertür, die nur von innen über einen komplizierten Mechanismus zu öffnen war, umgeben von einer Unzahl von wachsamen Tschekisten, die er in seinem Mißtrauen zu den unmöglichsten Zeiten plötzlich auswechseln ließ. Stets trug er eine Pistole bei sich, die er nachts unter sein Kopfkissen legte. Auf seinem kurzen Weg in den Kreml, der von hundert Geheimpolizisten gesäumt war, benutzte er jeweils eine andere der fünf losfahrenden Limousinen, so daß die eigenen Wachen nicht wissen konnten, in welchen der mit grauen Vorhängen nach außen abgeschirmten Wagen er eingestiegen war. Die Speisen mußten wie erwähnt unter strenger Überwachung in eigenen Küchen zubereitet und vor dem Auftragen von einem besonders geschulten Toxikologen auf eventuelle Schadstoffe oder Gift analysiert werden. Schließlich wurde sogar ein Doppelgänger

Stalins installiert, um bei bestimmten Anlässen durch dessen Einsatz möglichen Gefahren von vornherein aus dem Wege zu gehen.

Obwohl ihn bei all seinen Verbrechen kaum jemals heftige Gewissensbisse verfolgt haben dürften, stand dieser extreme Verfolgungswahn wahrscheinlich doch auch mit der Angst im Zusammenhang, der Arm eines Rächers für seine millionenfachen Morde könnte ihn eines Tages erreichen.

Dazu kam sicher auch noch der Umstand, daß sich Stalin immer wieder an die jahrhundertealte Tradition der politischen Verschwörungen in der Geschichte Rußlands erinnerte, weshalb er schon beim leisesten Verdacht eines Komplottes gegen ihn die vermeintlichen „Verschwörer" sicherheitshalber liquidieren ließ. Um sein festgefügtes Wahnsystem abzusichern, mußte er die Richtigkeit seiner paranoiden Vermutungen von den zumeist völlig unschuldigen Verurteilten durch ein „freimütiges" Geständnis bestätigt bekommen. Gleichzeitig erlebte er anhand der von Wyschinski inszenierten Schauprozesse, in die, abhängig von seiner Laune, jeder hineingezogen werden konnte, die sadistische Genugtuung, wieder einmal gezeigt zu haben, daß er jederzeit Herr über Leben und Tod seiner Mitbürger war. Dieser Machtrausch fügt sich nahtlos in das Bild einer extrem paranoiden Persönlichkeit.

Neben dem Machtwahn und dem Verfolgungswahn ist der Größenwahn, die Megalomanie, ein drittes kennzeichnendes Merkmal der paranoiden Persönlichkeit. Auch Stalin lebte in dem Wahn, ähnlich wie Hitler „ein an Geisteskraft die Mitwelt einsam überragendes Individuum zu sein." Am Höhepunkt des Stalinkults machte die Partei Stalin zu einem „Übermenschen, der gottähnliche, übernatürliche Eigenschaften besitzt, zu einem Menschen, der angeblich alles weiß, alles sieht, für alle denkt, alles kann und in seinem ganzen Verhalten unfehlbar ist." Diese Glorifizierung ist nicht etwa Produkt fanatischer, gläubiger Verehrer, sondern in solchen Tönen schrieb Stalin selbst über Stalin in seiner *Kurzen Lebensbeschreibung*. In dieser Selbstbeschreibung bezeichnete er sich als den größten Theoretiker, als die führende Kraft der Partei und des Staates, als das Genie, welches die fortgeschrittene sowjetische Kriegswissenschaft weiterentwickelte, als Feldherr mit genialem Scharfblick und als ein Meister operativer Kriegskunst. Diese Selbstbeschreibung illustriert besser als jeder wissenschaftliche Exkurs, was man in der Medizin unter „wahnhafter Geistesgröße" versteht. In Stalins letzten Lebensjahren verstieg sich seine Megalomanie so weit, daß er 1949 die sowjetischen Historiker anweisen ließ, in Zukunft dem Sowjetstaat, mit dem er sich total identifizierte, systematisch den Primat in bezug auf alle wichtigen technischen und wissenschaftlichen Errungenschaften dieses Jahrhunderts, einschließlich der „Entdeckung des Rundfunks" zuzuerkennen. In seinem Größenwahn und seinen infantilen Omnipotenzgefühlen hatte er zu jener Zeit bereits völlig das Gefühl dafür verloren, daß er sich mit solchen Anordnungen vor aller Welt der Lächerlichkeit preisgab.

In Stalins Größenwahn spielten nicht metaphysische Inhalte die tragende Rolle, sondern einzig und allein sein Machtwahn. Da er der Überzeugung war, auf Grund seiner außergewöhnlichen Fähigkeiten für eine welthistorisch einzigartige Rolle auserwählt zu sein, sah er sich in Erfüllung dieser Aufgabe gezwungen, sich zum absoluten Herrscher über die gesamte Sowjetunion zu machen; als Grundlage dafür wurde die Umformung des von Lenin aufgebauten Bolschewismus in den von seinen megalomanen Ideen getragenen Stalinismus unabdingbar. Dieser Plan entsprach ganz seinem größenwahnsinnigen und machtbesessenen autistischen Denken und seiner extrem narzißtischen Persönlichkeitsstruktur, die – vollkommen losgelöst von der Wirklichkeit – ihre ganze Sorge und Aufmerksamkeit ausschließlich auf die eigene Person zu konzentrieren gewohnt war und schon längst die Fähigkeit verloren hatte, andere Menschen real sehen zu können. Um diese Rolle des „Woschd", des „Führers", ideologisch entsprechend zu untermauern, wurde unter anderem die bereits zitierte, von ihm selbst redigierte *Kurze Lebensbeschreibung* des „Führers" herausgegeben, die nicht nur für jeden Parteigenossen, sondern auch an allen Hochschulen des Landes zur Pflichtlektüre erklärt wurde. Mit der Errichtung eines derart perfekten Personenkultes nach orientalischem Muster wurde zugleich für immer jeder freie Meinungsaustausch, der noch unter Lenin hochgehalten worden war, radikal unterbunden und die von Stalin geforderte Einheit der Partei mit widerspruchslosem Gehorsam gegenüber seinen Direktiven und mit absoluter Unterwerfung unter die Willkürherrschaft ihres „Woschd" gleichgesetzt. Diese für den Staat und für die Bürger des Landes gefährliche Paarung von Größenwahn und Machtwahn einer paranoiden Persönlichkeit erfuhr ihre unheilvolle Ergänzung durch Stalins extremen nichtsexuellen Sadismus, der ihm sein heimtückisches Spiel mit Leben und Tod von Menschen zu einem berauschenden Erlebnis machte und zig Millionen Opfern unsägliches Leid zufügte.

Es klingt wie ein Widerspruch, wenn sich dieser hochstilisierte „Übermensch" in der kritischen Phase der Sowjetunion, nämlich zu Beginn der deutschen Invasion im Juni 1941, völlig hilflos zeigte und in seiner Angst und Verzweiflung psychisch kapitulierte. Von Panik ergriffen, verkroch er sich in den ersten Tagen des Krieges in den labyrinthähnlichen Schutzräumen seiner Datscha, nicht ohne zuvor die Offiziere der Roten Armee pauschal des Verrats und der Feigheit zu bezichtigen. Letzteres bildet den typischen Abwehrmechanismus einer paranoiden Persönlichkeit, nämlich durch Projektion jene Fehler und Mängel, die man bei sich nicht dulden will, anderen zuzuschreiben. Stalin versuchte , sein feiges Verhalten und seinen Verrat am Volk vor sich selbst und vor seiner engsten Umgebung damit zu rechtfertigen, indem er dieses schändliche Verhalten der Armeeführung vorwarf.

Stalin war übrigens nicht nur feige – man durfte, wie erwähnt, in seiner Gegenwart nie vom Tode sprechen –, sondern auch unterwürfig, was sich wieder typisch in das Syndrom des Sadismus eingefügt und am deutlichsten in seiner kritiklosen Ergebenheit und flexiblen Anpassung an Lenin in der Zeit während und unmittelbar nach der Revolution zum Ausdruck kam. Wegen der engen Beziehung zwischen Sadismus und Masochismus sollte man eigentlich besser von einem sadomasochistischen Charakter sprechen, auch wenn individuell jeweils der eine oder andere Aspekt überwiegt und vorherrschend ist. Nach Erich Fromm wird der Sadomasochist auch als „autoritärer Charakter" bezeichnet, wenn man die psychologische Seite seiner Charakterstruktur auf seine politische Haltung bezieht. Tatsächlich kann man in der Regel bei Menschen, die politisch als „autoritäre Charaktere" imponieren, sadomasochistische Elemente ihres Charakters erkennen, nämlich den Wunsch nach Beherrschung ihrer Untergebenen einerseits und ein feiges, unterwürfiges Verhalten gegenüber ihren Vorgesetzten andererseits.

Entsprechend seiner paranoiden Persönlichkeitsstruktur reagierte Stalin auf sein beschämend feiges Verhalten und seine weitgehende Handlungsunfähigkeit während der ersten Zeit des Zweiten Weltkrieges höchst empfindlich, da sie seine Selbstachtung und das von ihm selbst entworfene, narzißtisch überhöhte Bild schwer beeinträchtigten. Um seinem Volk klarmachen zu können, daß der Sieg nur ihm und seiner „genialen Feldherrnleistung" zuzuschreiben war, entschloß er sich zu Überreaktionen: Er entfernte jene Personen, denen der militärische Sieg und die Stabilisierung des vom Sturm des Krieges gefährdeten Staatsschiffes zu danken war, unmittelbar nach Kriegsende aus ihren hohen Führungspositionen und ließ sie zum Teil in Gegenden versetzen, die weit genug von Moskau entfernt lagen. Er demonstrierte aber auch seine Härte und seine Verachtung für angebliche Feigheit vor dem Feind – wieder ein charakteristischer Projektionsmechanismus – mit der Anordnung, Hunderttausende aus deutschen Lagern zurückgehetzte Kriegsgefangene in sibirische Straflager zu deportieren, da sie im Kampf gegen Hitler die Gefangenschaft dem Tod vorgezogen hätten.

Diese ungerechten, überzogenen Reaktionen waren Ausdruck seiner hohen Frustrationsintoleranz, die bei kriminalpsychologischen Analysen von Verbrechern häufig der Schlüssel zum Verständnis abwegigen Verhaltens ist. Man versteht darunter die Unfähigkeit, Enttäuschungen, Mißerfolge, Kränkungen oder Demütigungen ohne überschießende Reaktionen zu ertragen. Menschen mit

hoher Frustrationsintoleranz neigen daher stets zu aggressiven Handlungen, und
da die Unfähigkeit, Frustrationen zu ertragen, zu den typischen Merkmalen
sozial unreifer Menschen zählt, unter die Stalin einzureihen ist, wurde bei ihm
durch den Mangel an sozialen Kontakten seine Aggressionsbereitschaft noch
zusätzlich gefördert.

Im Jahre 1949 kündigte sich wie oben geschildert ein neuerlicher Schub seiner
Paranoia an, der eine zweite große „Säuberungswelle" auslöste, in der sich wie
in einer Art von Besessenheit sein Vernichtungsdrang so gut wie gegen alles
richtete. Er begann in seinem Verfolgungswahn plötzlich überall „zionistische
Agenten" zu erblicken, und mit der nun einsetzenden systematischen Judenverfolgung verlangte er sogar von seinen höchsten Funktionären bis ins dritte
Glied des Familienstammbaumes eine „Ahnentafel". Familienmitglieder höchster Politbüro-Mitglieder fielen seinem terroristischen Wüten zum Opfer, und
seinen engsten Mitarbeitern wurde klar, daß Stalin im Begriff war, sich aus
Angst vor gefährlichen Rivalen nun auch der alten Politbüromitglieder zu entledigen. Dazu kam es allerdings ebensowenig wie zur Liquidierung der „Ärzteverschwörer", die sich seit Herbst 1952 in Haft befanden, da Stalin gerade
noch rechtzeitig genug vorher starb.

„Am Bett des Sterbenden", so schrieb Dimitri Wolkogonow, „endete die Tragödie des Volkes, auch wenn diese Tatsache erst spät erkannt werden sollte. Eine
Tragödie, die untrennbar mit dem Leben dieses Menschen verbunden war. Damals schien es, als sei sein Tod die Tragödie des Volkes, aber dann sollte das
Volk verstehen, daß die Verbrechen seines Lebens die wahre Tragödie waren."
Das Imperium Stalins ist inzwischen zerfallen, Freiheit und Demokratie haben
nun auch in der russischen Gesellschaft ihre Chance erhalten – geblieben ist
das Andenken an die Millionen unschuldiger Opfer des Stalinismus und das
Grauen über einen Mann, dessen Leben sich in Menschenverachtung und Men-
schenvernichtung erfüllte.

* * *

LITERATUR

ACCOCE, Pierre u. RENTCHNICK, Pierre: Kranke machen Weltgeschichte. Düsseldorf 1978

ALLILUJEWA, Swetlana: Zwanzig Briefe an einen Freund. Wien 1967

ALLILUJEWA, Swetlana: Das erste Jahr. Wien-München-Zürich 1969

ANTONOW-OWSSEJENKO, Anton: Stalin. Porträt einer Tyrannei. Berlin 1986

AWTORCHANOW, Abdurachman: Das Rätsel um Stalins Tod. Frankfurt-Berlin-Wien 1984

BASCHANOW, Boris: Ich war Stalins Sekretär. Frankfurt 1989

BLEULER, Eugen: Lehrbuch der Psychiatrie. Heidelberg 1969

BOOR, Wolfgang de: Terrorismus. Der „Wahn" der Gesunden. Berlin 1978

BORTOLI, Georges: Als Stalin starb. Kult und Wirklichkeit. Stuttgart 1974

BULLOCK, Alan: Hitler and Stalin. London 1991

BULLOCK, Alan: Hitler und Stalin. Berlin 1991

CHRUSCHTSCHOW, Nikita S.: Chruschtschow erinnert sich. Hg. von Strobe Talbott. Hamburg 1971

CONQUEST, Robert: Die Ernte des Todes. München 1988

CONQUEST, Robert: Der große Terror. Sowjetunion 1934-1938. München 1992

DEUTSCHER, Isaac: Stalin. Eine politische Biographie. Stuttgart 1962

DJILAS, Milovan: Gespräche mit Stalin. Frankfurt 1962

DOLLARD, J. et al.: Frustration und Aggression. Weinheim 1972

ERIKSON, Erik H.: Kindheit und Gesellschaft. Stuttgart 1971

ERIKSON, Erik H.: Identität und Lebenszyklus. Frankfurt 1966

FISCHER, Ruth: Stalin und der deutsche Kommunismus. Frankfurt/M. 1948

FROMM, Erich: Anatomie der menschlichen Destruktivität. Stuttgart 1977

HINGLEY, R.: Joseph Stalin. Man and Legend (zit. nach Sterpellone)

IREMASCHWILI, Jossif: Stalin und die Tragödie Georgiens. Berlin 1932 (zit. nach Alan Bullock)

KOLENDIC, A.: Machtkampf im Kreml. Bergisch-Gladbach 1983

KOPELEW, Lew: Und schuf mir einen Götzen. Lehrjahre eines Kommunisten. Hamburg 1981

LERMOLO, Elizabeth: Face of a victim. New York 1955

LEWYTZKYI, Boris: Die rote Inquisition. Frankfurt/M. 1967

MEDWEDEW, Roy A.: Die Wahrheit ist unsere Stärke. Frankfurt 1973

MEDWEDEW, Roy A.: All Stalin´s Men. Garden City, New York 1984

MILLER, Alice: Am Anfang war Erziehung. Frankfurt 1983

ORLOW, Alexander: Kreml-Geheimnisse. Würzburg 1956

PALOCZI-HORVATH, George: Stalin. Gütersloh 1966

PAYNE, Robert: Stalin. Aufstieg und Fall. Stuttgart 1967

PIRKER, Theo: Die Moskauer Schauprozesse 1936–1938. München 1963

PORTISCH, Hugo: Hört die Signale. Wege und Irrwege des Sowjet-Kommunismus. Wien 1991

ROMANO-PETROVA, N.: Stalin's Doctor – Stalin's Nurse. Princeton 1984

RUBEL, Maximilien: Josef W. Stalin in Selbstzeugnissen und Bilddokumenten. Reinbek bei Hamburg 1975

SMITH, Edward Ellis: Der junge Stalin. München-Zürich 1969

SOLSCHENIZYN, Alexander: Archipel GULAG. Reinbek bei Hamburg 1988

STERPELLONE, L.: Pazienti illustrissimi. Rom 1985

Szondi, Lipót: Kain. Gestalten des Bösen. Bern 1969

Tolstoj, Nikolaj: Die Verratenen von Jalta. München-Wien 1977

Trotzki, Leo: Stalin. Eine Biographie. Hamburg 1971 (zit. nach Alan Bullock)

Tucker, Robert: Stalin in Power. The Revolution from Above 1928–1941. New York 1990

Ulam, Adam B.: Stalin, Koloß der Macht. Esslingen 1977

Vandenberg, Philipp: Die heimlichen Herrscher. München 1991

Waksberg, Arkadi: Gnadenlos. Andrej Wyschinski – Mörder im Dienste Stalins. Bergisch-Gladbach 1991

Wolkogonow, Dimitri: Stalin: Triumph und Tragödie. Düsseldorf 1989

Zlepko, Dmytro: Der ukrainische Hunger-Holocaust. Sonnenbühl 1988

EPILOG

Das höchste Oberhaupt soll aber gerecht für sich selbst
und doch ein Mensch sein.
Diese Aufgabe ist daher die schwerste unter allen;
ja ihre vollkommene Auflösung ist unmöglich:
aus so krummen Holze, als woraus der Mensch gemacht ist,
kann nichts ganz Gerades gezimmert werden.
Nur die Annäherung zu dieser Idee ist uns von der Natur auferlegt.

Immanuel Kant,
Ideen zu einer allgemeinen Geschichte in weltbürgerlicher Absicht, 1784

Sechs Jahre vor dem Ausbruch der Französischen Revolution geschrieben, schwingt in diesen hellsichtigen und im Grunde skeptischen Worten des großen Philosophen doch auch Hoffnung mit, die Zuversicht, daß es trotz aller Schwächen des Menschen möglich sein müsse, in Zukunft Persönlichkeiten für die Lenkung der Staaten zu finden, die ihre Freiheit nicht mißbrauchten. Der Lauf der Weltgeschichte in den letzten 200 Jahren scheint Kant jedoch eines Besseren belehrt zu haben, ja, die erhoffte „Annäherung" an das von ihm postulierte Ideal drohte ins Gegenteil umzuschlagen: Das Gespenst des Nationalismus und neue totalitäre Ideologien führten zu einer bisher nicht gekannten politischen Radikalisierung weiter Bevölkerungskreise, eine mit allen Mitteln und Tricks arbeitende Propagandamaschine zimmerte am Mythos selbsternannter Erlöserfiguren, die doch nur Elend und Tod über ihre Länder brachten. Symbolhaft für diese Entwicklung stehen die Namen Napoleon, Hitler, Stalin – sie markieren ihre Höhepunkte, jene perversen Augenblicke der Geschichte, in der die hohle Phrase alles, ein Menschenleben jedoch nichts mehr galt.

Falsch wäre es, nun die Untaten und Grausamkeiten dieser drei Männer mechanisch gegeneinander aufzurechnen, ist doch jeder von ihnen untrennbar mit seiner Gesellschaft und seiner Zeit verbunden; eine umfassende Beurteilung ihres politischen Handelns muß daher auch ökonomisch-soziale Aspekte berücksichtigen – eine Aufgabe, die den Rahmen dieser medizinischen Studie natürlich bei weitem sprengt. Dennoch glaube ich sagen zu können, daß die vorliegenden Biographien eines eindringlich gezeigt haben: Die Schreckensherrschaft eines Diktators ist niemals ein unerklärlicher „Betriebsunfall" der Geschichte, individuelle und gesellschaftliche Voraussetzungen entwickeln hier vielmehr eine sich wechselseitig befruchtende Dynamik, die sehr wohl der Analyse zugänglich ist. Was Hitler und Stalin betrifft, so zeigt sich in ihren Entscheidungen eine neue, furchtbare Qualität diktatorischen Handelns: das Töten als nüchterner bürokratischer Akt, der unzählige unschuldige Menschen nur aufgrund eines äußeren Merkmals – sei es ihre Nationalität oder ihre gesellschaftliche Position – in den Tod schickt. Beherrscht von einem zynisch-technokratischen Kalkül, beginnt man im vorhinein „Produktionszahlen" festzulegen – die Zahl der zu tötenden Opfer; eine bisher unbekannte „Arbeitsteilung" läßt das Morden selbst für ansonsten „harmlose" Naturen zur Routine werden.

Angesichts der unvorstellbaren Verbrechen, die von diesen Diktatoren verübt wurden – Napoleon davon einmal ausgenommen –, seien hier abschließend noch zwei grundsätzliche Fragen gestellt:

• Lag bei Hitler und bei Stalin ein „angeborener ethischer Defekt" im Sinne der altbekannten „Moral-Insanity-Hypothese" vor, oder wurde ihr zutiefst amoralisches Verhalten – wie bereits von Kant befürchtet – nur dadurch ermöglicht, daß ihr verbrecherisches Handeln durch keine höhere Distanz mehr behindert und kontrolliert wurde?

• Und wie war es zu allen Zeiten möglich, daß die Tyrannen für die Ausführung ihrer unmenschlichen Vorhaben jederzeit willfährige, sklavisch ergebene und skrupellos-grausame Helfershelfer in beliebiger Zahl zur Verfügung hatten? Wolfgang de Boor hat in seiner zitierten kritischen Analyse in diesem Zusammenhang auf die höchst interessante Monographie Kain. Gestalten des Bösen von Lipót Szondi hingewiesen, der in seiner „Schicksalspsychologie" eine Antwort auf diese brennenden Fragen zu geben versuchte, die wohl entscheidend für jede politische Praxis sind. Szondi vertritt demnach die These, daß die „tötende Gesinnung" eines Menschen im Sinne einer „Kain-Natur" auf einer angeborenen Charakterdisposition beruht, die er mit dem Radikal „e" bezeichnet. Er schätzt, daß etwa sechs Prozent der Menschen in einer Durchschnittspoulation ein solches Kain-Merkmal aufweisen und weitere vierzehn Prozent verdeckte, maskierte Träger dieses Merkmals sind, die er als „abelisierte Alltags-Kainiten" bezeichnet. Szondi vermutet aufgrund seiner umfangreichen psychologischen Studien zu dieser Frage, daß die Massenmorde aller Zeiten und jene unter dem Nationalsozialismus und Stalinismus im besonderen nur durch die relative Häufigkeit des Vorkommens dieses Radikals „e" überhaupt erst möglich gemacht wurden. Zur Identifikation dieses geistigen Merkmals entwickelte Szondi ein eigenes spezifisches Testverfahren.

Sind nun – so Szondi – Träger des Kain-Merkmales nicht in der Lage, ihre aufgestaute „tötende Gesinnung" durch entsprechend perverse Handlungen oder ekstatische Äußerungen abzureagieren, dann können sie unter den besonderen Umständen revolutionärer und/oder kriegerischer Ereignisse, aufgestachelt durch politisch-ideologische Motive, durchaus in der Lage sein, tausende Menschen zu töten. Auf diese Weise würden aus unbedeutenden, harmlosen „Alltags-Kainiten" blutrünstige Massenmörder und Kriegsverbrecher. Die Resultate seiner langjährigen Forschungen faßte Szondi so zusammen: „Daß ein größenwahnsinniger Kaiser oder König, Politiker oder Führer zu seinen schmachvollen Unternehmungen, die er als ‚heiligen Krieg oder Kampf' propagiert, überall in der Welt in allen Epochen der Weltgeschichte Millionen von Menschen mobilisieren und diese zu verbrecherischen Taten antreiben kann und konnte, ist und war nur deshalb möglich, weil das sogenannte Volk teils aus verborgenen Kainiten besteht. Diese Ultra-Chauvinisten und -Rassisten warten nur darauf, als ‚Patrioten' getarnt ihre kainitischen Ansprüche einmal geschützt und frei ausleben zu können. Die Masse an sich ist ja bereits ein vortreffliches Tarnkleid, in dem einer als Kainit unterschlüpfen mag, denn die Masse hebt die persönliche Verantwortung auf."

Man mag nun zur Terminologie und zu den Thesen Szondis stehen, wie man will – sein Modell könnte eine Erklärung dafür bieten, wie es einem narzißtisch überformten, sadomasochistisch veranlagten Psychopathen mit paranoiden Wahnideen gelingen kann, Gefolgschaft zu finden: In dem Moment, in dem er als unumschränkter Herrscher über Leben und Tod seinen Untertanen oder Volksgenossen absolute Straffreiheit zusichert, und dies selbst für die unmenschlichsten Verbrechen, sprießen aus den Reihen der betroffenen Gesellschaft plötzlich jene Folterknechte und Menschenschlächter hervor, wie sie zu Tausenden in den nationalsozialistischen Konzentrationslagern und Gestapogefängnissen sowie in den stalinistischen Straflagern und Folterwerkstätten des NKWD anzutreffen waren.

Der Wiener Psychiater Professor Erwin Stransky aus der weltberühmten Schule Wagner-Jaureggs, den der Verfasser als junger Klinikassistent noch persönlich kannte, hat deshalb in seiner typisch feurigen Vortragsweise schon vor vielen Jahren die – zugegebenermaßen unrealistische - Forderung aufgestellt, daß sich eigentlich jeder führende Staatsmann mit Verantwortungsgefühl einmal jährlich einer psychiatrischen Kontrolluntersuchung unterziehen sollte. Derartigen Konsequenzen möchte nun diese Studie keineswegs das Wort reden – sehr wohl aber einem gesunden Mißtrauen, einer kritisch-vernünftigen Haltung gegenüber all jenen verlockenden Parolen, die Freiheit und Größe versprechen und doch nur Unterdrückung, Disziplinierung und Tod meinen.

PERSONENREGISTER

Abbatucci, S.: 111f., 115, 125
Abel, Clarke: 116
Abrantès, Herzogin von: 15, 104
Accoce, Pierre: 375
Adler, Alfred: 103
Aich, Thomas: 241, 254
Akwilianow, M.: 314
Albach-Retty, Rosa: 158
Albert-Samuel, Colette: 125
Alexander der Große: 21, 28, 36, 89, 106,
   124, 206, 245
Alexander I.: 44, 51
Alexandre (unehelicher Sohn Napoleons): 49
Allilujew: 271
Allilujewa, Nadeschda: 285, 287, 292ff.,
   312f., 315
Allilujewa, Swetlana: 259, 263, 282, 286f.,
   293, 313, 316, 323, 336f., 340, 342f., 350,
   352ff., 357, 362, 375
Anders, Władysław: 320
Andrejew, Andrej A.: 338
Andrews, Edward L.: 117, 125
Andronnikowa, Kira: 314
Antommarchi, Francesco: 68, 70ff., 83ff.,
   100, 104, 110ff., 117f., 125
Antonow-Owssejenko, Anton: 375
Aretz, Paul: 125
Aristoteles: 36
Arnott, Archibald: 72ff., 77, 84, 121f. 125
Äschylos: 335
Attlee, Clement Richard: 331
Aubry, Octave: 63, 107, 125
Awtorchanow, Abdurachman: 259, 303, 321,
   339, 350ff., 375
Ayer, Wardner D.: 103 f., 125

Bahnsen, Uwe: 245, 254
Baillie, Matthew: 117
Bankl, Hans: 125, 223
Barbeyrac, Charles de: 97
Barras, Paul: 23ff.
Baschanow, Boris: 279ff., 287, 322, 366, 375
Baudouin, M.: 117, 125
Beauharnais, Eugène de: 99
Beauharnais, Hortense de: 99
Beauharnais, Joséphine de: 25, 28, 36f., 42f.,
   69, 86, 88, 99, 101, 106f.
Beauregard, Foureau de: 68
Bechterew, Wladimir: 369
Beethoven, Ludwig van: 37
Bellini, Angelo: 98, 125

Below, Nicolaus von: 201, 245
Bergmann, Gustav von: 194
Berija, Lawrenti P.: 300, 308, 315, 318, 321,
   323, 338ff., 343ff., 352
Bernadotte, Folke: 221
Bertaut, Jules: 125
Bertrand, Henri-Gratien: 62, 67f., 76, 69, 109,
   116, 125
Bessonow, Sergej: 317
Bett, W.R.: 105f., 125
Bienvelot (Dr.): 96f.
Binion, Rudolph: 141, 155f., 241, 254
Bismarck, Otto von: 132
Blaschke, Hugo: 212f., 224f.
Bleuler, Eugen: 375
Bloch, Eduard: 153ff., 246, 254
Blücher, Gebhard Leberecht, Fürst: 55, 58f.
Blücher, Wassili K.: 311
Bogomolez, Alexander: 322, 336f.
Bonaparte, Caroline: 107
Bonaparte, Jérôme: 43, 59
Bonaparte, Joseph: 15f., 20, 22, 42, 44, 88,
   123f.
Bonaparte, Louis: 91
Bonaparte, Napoleon: (7), 132, 172, 206, 209,
   244, 245, 284, 360f., 377
Bonaparte, Pauline: 73
Boor, Wolfgang de: 133, 166, 168, 190, 210,
   231f., 235, 241, 245ff., 252ff., 375, 378
Borghese, Pauline: 112
Borissow (Leibwächter Kirows): 301
Borkenau, Franz: 344
Bormann, Martin: (202), 215, 218, 222
Bortoli, Georges: 375
Bouhler, Philipp: 125
Bourrienne, Louis Antoine F.: 17, 27, 34
Boyer, Alexis: 56
Brandt, Karl: 214, 225f.
Braun, Eva: 179ff., 189, 193, 207, 211, 221f.
Braunmühl, Anton von: 254
Bredow, Ferdinand von: 165, 247
Breton, Guy: 125
Brice, Raoul: 112, 115, 125
Brinsteiner, Joseph: 175
Brock, Russel: 125
Bromberg, Norbert: 145, 183, 254
Brooke, Sir Allan: 326, 328
Brüning, Heinrich: 187
Bucharin, Nikolaj I.: 276, 278, 282, 309f.,
   312, 317
Budjonny, Semjon M.: 314
Bulganin, N. A.: 337, 344f., 347f.
Bullock, Alan: 132, 238, 254, 273f., 277, 279,
   291, 303, 318f., 370, 375

383

BILDNACHWEIS

Österr. Nationalbibliothek bzw. Bildarchiv der Österreichischen Nationalbibliothek: Bildteil Napoleon: 1–7, 10–12, 16–18, 20, 25, 26; Bildteil Hitler: 1, 2, 5–10, 16, 43; Bildteil Stalin: 3, 4, 9, 12, 20; weiters die Abbildungen auf den Seiten 33, 35, 61, 71, 108, 122, 163, 351 u. 358
Österreichisches Institut für Zeitgeschichte Wien – Bildarchiv: 130
Bayerische Staatsbibliothek München, Fotoarchiv Hoffmann: Bildteil Hitler: 11–13, 19, 31, 33; weiters die Abbildungen auf den Seiten 174, 202, 207, 213 u. 238
Ullstein Bilderdienst, Berlin: Bildteil Hitler: 3, 14, 18, 28, 29, 30; Bildteil Stalin: 1, 19
Contrast/Archiv Interfoto/TRANSGLOBE: Bildteil Hitler: 21 u. Abbildung S. 185
Bundesarchiv Koblenz: Bildteil Hitler: 4, 22–27, 34 sowie Abbildung S. 221
Bildarchiv Preußischer Kulturbesitz, Berlin: Bildteil Hitler: 32; Bildteil Stalin: 7, 17, 258
Votavafoto Wien: Bildteil Hitler: 20, Bildteil Stalin: 14, 15
Deutsche Presse–Agentur: Bildteil Stalin: 2, 6, 8, 13, 23, 24; weiters Abbildung S. 346
Presseagentur Nowosti Wien: Bildteil Stalin: 26, Abbildung S. 294
Russisches Zentrales Staatsarchiv für Dokumentarfilme und Photographie: Bildteil Stalin: 10 (Nadeschda Stalin), 16, 18, 21, 22, 25, 27; weiters Abbildung S. 305
David King Collection: Bildteil Stalin: 5
Politisches Archiv des Auswärtigen Amtes, Bonn: Bildteil Stalin: 11
Sammlung Ernst Weizmann: Bildteil Hitler: 15, 17
Ciba-Zeitschrift, Nr. 5, 1940: Bildteil Napoleon: 13–15, 23, 24
Friedrich M. Kircheisen und F. Wencker-Wildberg: Napoleon. Die Memoiren seines Lebens. Wien Hamburg Zürich 1930/31: Bildteil Napoleon: 8, 9, 19, 22
Privatbesitz: 10
Die Abbildung auf Seite 52 ist der „Illustrierten Geschichte der Medizin", Bd. 5, von Richard Toellner (Salzburg: Verlagsbuchhandel Andreas & Andreas) entnommen; Abdruck mit freundlicher Genehmigung des Verlags.
Die Kartenskizze von Seite 63 stammt aus Octave Aubry: Sainte–Hélène, Bd. 1: La captivité de Napoléon, © by Flammarion, Paris: 1935.
Die Grafik auf Seite 136 ist entnommen Werner Maser: Hitler. Legende, Mythos, Wirklichkeit. © by Bechtle in der F. A. Herbig Verlagsbuchhandlung GmbH, München.
Die Abbildung von Seite 169 ist dem Buch „Illustrierte Geschichte des Dritten Reiches", hrsg. von Kurt Zentner (Wien 1965; © by Südwest Verlag Dr. Neumann & Co. KG, München) entnommen; Abdruck mit freundlicher Genehmigung des Verlags.
Der Brief von Seite 206 (Quelle: IMT, Bd. XXV., Nürnberg 1947) ist entnommen dem Museumskatalog „Konzentrationslager Dachau. 1933–1945" (München 1978); Abdruck mit freundlicher Genehmigung der KZ-Gedenkstätte Dachau.
Das Porträt Dzierżyńskis ist entnommen dem Buch „Geist und Gesicht des Bolschewismus" von René Fülöp-Miller (Zürich-Wien 1926).
(Die Ziffern entsprechen jeweils der fortlaufenden Zählung innerhalb der einzelnen Bildkapitel.)

Autor und Verlag bedanken sich für die freundlichen Abdruckgenehmigungen. Die Rechtslage bezüglich der reproduzierten Bildvorlagen wurde – soweit möglich – sorgfältig geprüft; eventuelle berechtigte Ansprüche werden bei Nachweis vom Verlag in angemessener Weise abgegolten.